临床护理要点与常用技术操作流程

杨彦彦 李 晴 徐 文 邵明芳 孙晋密 高 磊 主编

天津出版传媒集团

天津科学技术出版社

图书在版编目（CIP）数据

临床护理要点与常用技术操作流程 / 杨彦彦等主编. -- 天津：天津科学技术出版社，2023.9

ISBN 978-7-5742-1617-4

Ⅰ.①临… Ⅱ.①杨… Ⅲ.①护理—技术操作规程 Ⅳ.①R472-65

中国国家版本馆CIP数据核字(2023)第178626号

临床护理要点与常用技术操作流程

LINCHUANGHULIYAODIANYUCHANGYONGJISHUCAOZHUOLIUCHENG

责任编辑：张建锋

责任印制：兰　毅

出　　版：	天津出版传媒集团
	天津科学技术出版社
地　　址：	天津市西康路35号
邮　　编：	300051
电　　话：	(022)23332377
网　　址：	www.tjkjcbs.com.cn
发　　行：	新华书店经销
印　　刷：	天津印艺通制版印刷股份有限公司

开本 787×1092 1/16　印张 24.125　字数 512 000

2023年9月第1版第1次印刷

定价：70.00元

《临床护理要点与常用技术操作流》编委会

主　编

杨彦彦　枣庄市中医医院
李　晴　枣庄市立医院
徐　文　枣庄市精神卫生中心
邵明芳　枣庄市峄城区人民医院
孙晋密　枣庄市峄城区中医院
高　磊　枣庄市立医院

副主编

王　燕　山东中医药大学第二附属医院
韩　玲　枣庄市立医院
刘美菊　枣庄市立医院
张艳华　枣庄市立医院
张　睿　枣庄市精神卫生中心
李　丽　枣庄市立医院
何宜臻　枣庄市妇幼保健院
王　燕　枣庄市立医院
周传云　枣庄市立医院
邵珠红　枣庄市峄城区古邵镇中心卫生院
高海艳　枣庄市薛城区陶庄镇中心卫生院
庞凤美　枣庄市台儿庄区运河街道社区卫生服务中心
孔祥其　枣庄市立医院
张明灿　山东国欣颐养集团枣庄中心医院

编　委

宋珍珍　山东国欣颐养集团枣庄中心医院
高　红　山东国欣颐养集团枣庄中心医院
靳　静　山东国欣颐养集团枣庄中心医院
张　鑫　山东国欣颐养集团枣庄中心医院
周玉芬　山东国欣颐养集团枣庄中心医院
路月月　山东国欣颐养集团枣庄中心医院
程　姣　山东国欣颐养集团枣庄中心医院

目 录

第一章 消化系统疾病护理要点 ... 1
  第一节 上消化道出血 ... 1
  第二节 消化性溃疡 ... 2
  第三节 原发性肝癌 ... 3
  第四节 胃癌 ... 5
  第五节 肝硬化腹水 ... 6

第二章 循环系统疾病的护理要点 ... 8
  第一节 冠状动脉粥样硬化性心脏病 ... 8
  第二节 高血压病 ... 11
  第三节 心力衰竭 ... 12
  第四节 心律失常 ... 14
  第五节 急性心肌梗死 ... 18

第三章 呼吸系统疾病的护理 ... 20
  第一节 支气管哮喘 ... 20
  第二节 呼吸衰竭 ... 21
  第三节 急性呼吸窘迫综合征 ... 23
  第四节 原发性肺癌 ... 23
  第五节 肺结核 ... 24
  第六节 纤维支气管镜检查 ... 26
  第七节 胸腔镜检查 ... 27

第四章 血液系统疾病的护理要点 ... 28
  第一节 再生障碍性贫血 ... 28
  第二节 白细胞减少症和粒细胞缺乏症 ... 30
  第三节 弥散性血管内凝血 ... 32
  第四节 特发性血小板减少性紫癜 ... 33

第五章 内分泌代谢性疾病要点 ... 35
  第一节 甲状腺机能亢进症 ... 35
  第二节 肾上腺皮质机能减退症 ... 36
  第三节 糖尿病 ... 37
  第四节 尿崩症 ... 39

第六章 神经系统疾病要点 ... 41
  第一节 急性脑血管疾病 ... 41
  第二节 格林巴利综合征 ... 43

第三节　重症肌无力 43
　　第四节　癫痫 44
第七章　小儿科疾病护理要点 46
　　第一节　急性支气管炎患儿的护理 46
　　第二节　肺炎患儿的护理 47
　　第三节　常见先天性心脏病患儿的护理 53
　　第四节　病毒性心肌炎患儿的护理 58
　　第五节　充血性心力衰竭患儿的护理 61
　　第六节　营养性缺铁性贫血患儿的护理 62
　　第七节　营养性巨幼红细胞性贫血患儿的护理 66
　　第八节　脑性瘫痪 68
　　第九节　小儿惊厥 71
第八章　肿瘤病人护理要点 74
　　第一节　化疗病人护理 74
　　第二节　支气管肺癌护理 74
　　第三节　胃癌护理 75
　　第四节　肝癌护理 76
第九章　普外科疾病的护理 77
　　第一节　甲状腺肿瘤病人的护理 77
　　第二节　乳腺癌 78
　　第三节　腹部损伤 80
　　第四节　急性阑尾炎 82
　　第五节　胃癌 85
　　第六节　原发性肝癌 87
第十章　泌尿外科疾病 90
　　第一节　肾输尿管结石 90
　　第二节　前列腺增生 92
　　第三节　肾脏移植术 94
　　第四节　精索静脉曲张 95
第十一章　手术室护理常规 97
　　第一节　颈部手术的护理常规 97
　　第二节　腹部手术的护理常规 98
　　第三节　心胸外科常见手术的护理常规 100
　　第四节　肺叶切除术 101
　　第五节　纵膈肿瘤切除术 101
　　第六节　动脉导管结扎或切断缝合术 102
　　第七节　泌尿外科手术的护理常规 103
　　第八节　泌尿外科腔镜技术 106
　　第九节　腹腔镜囊肿去顶减压术 106

    第十节　腹腔镜下肾切除术 107
    第十一节　膀胱肿瘤电切术 108
    第十二节　前列腺等离子电切术 109
    第十三节　妇产科手术的护理常规 109
    第十四节　颅脑手术的护理常规 111
    第十五节　神经外科手术常规配合 113
    第十六节　体外循环手术 115
第十二章　骨外科疾病 119
    第一节　骨科常用护理技术 119
    第二节　腰椎间盘突出症 121
    第三节　颈椎病 123
    第四节　人工全髋关节置换术 124
    第五节　膝关节镜技术 125
    第六节　四肢骨干骨折、骨不连 126
第十三章　妇产科常用手术及护理 129
    第一节　无痛流产术 129
    第二节　会阴切开缝合术 129
    第三节　胎头吸引术与产钳术 130
    第四节　自凝刀射频消融术治疗子宫肌瘤 131
    第五节　经阴道手术病人的护理 131
    第六节　无痛分娩术 132
    第七节　气囊助产术 133
    第八节　多胎妊娠选择性终止妊娠术 133
第十四章　妇科疾病 136
    第一节　子宫肌瘤 136
    第二节　卵巢癌 137
    第三节　子宫颈癌 138
    第四节　子宫内膜癌 139
    第五节　妊娠滋养细胞疾病 141
第十五章　社区护理 143
    第一节　健康教育与健康促进 143
    第二节　社区保健操作与指导 156
第十六章　常用技术操作流程 169
    第一节　人工呼吸与机械通气 169
    第二节　心脏按压 172
    第三节　脑复苏 173
    第四节　外科输血 173
    第四节　水电解质与酸碱失衡的护理 175
    第五节　中心静脉插管术与中心静脉压的测定 182

第六节	静脉切开置管	184
第七节	动脉插管与动脉血压的测定	185
第八节	腰穿	186
第九节	三腔管压迫	187
第十节	腹腔穿刺与置管引流	188
第十一节	灌肠法	190
第十四节	消化道造瘘病人的护理	193
第十二节	导尿术	194

第十七章 内科护理技术操作流程 196

第一节	循环系统护理操作流程	196
第二节	呼吸内科护理操作流程	211
第三节	肾内科疾病护理操作流程	238
第四节	消化内科护理操作流程	262

第十八章 外科护理技术操作流程 268

第一节	外科一般护理操作流程	268
第二节	胸外科护理操作流程	269
第三节	普外科护理操作流程	284
第四节	骨科护理操作流程	306
第五节	神经外科护理操作流程	318
第六节	泌尿外科护理操作流程	329

第十九章 儿科护理技术操作流程 336

第一节	儿科一般护理操作流程	336
第二节	新生儿护理操作流程	336
第三节	高热护理操作流程	341
第四节	肺炎护理操作流程	341
第五节	哮喘护理操作流程	342
第六节	充血性心力衰竭护理操作流程	343
第七节	病毒性心肌炎护理操作流程	343
第八节	先天性心脏病护理操作流程	344
第九节	风湿热护理操作流程	345
第十节	小儿腹泻护理操作流程	346
第十一节	婴儿红臀护理操作流程	346
第十二节	急性肾炎护理操作流程	347
第十三节	肾病综合征护理操作流程	347
第十四节	营养不良护理操作流程	348
第十五节	维生素 D 缺乏性佝偻病护理操作流程	348
第十六节	血液病护理操作流程	349
第十七节	营养性缺铁性贫血护理操作流程	350
第十八节	原发性血小板减少性紫癜护理操作流程	351

第十九节 急性白血病护理操作流程	352
第二十节 中枢神经系统感染性疾病护理(化脓性脑膜炎、病毒性脑膜炎)	353
第二十一节 蓝光疗法护理操作流程	354
第二十二节 保暖箱应用护理操作流程	355

第二十章 妇产科护理技术操作流程 **357**

    第一节 妇科护理技术操作流程 369

第一章 消化系统疾病护理要点

第一节 上消化道出血

上消化道出血是指屈氏韧带以上的消化道，包括食管、胃、十二指肠、胰腺、胆道或胃空肠吻合术后的空肠等病变引起的出血。

上消化道大量出血是指在数小时内失血量超过 1000ml（或循环血容量的 20%），主要表现为呕血和/或黑便，常伴有急性周围循环衰竭。

【病因及发病机制】

病因以消化性溃疡、食管胃底静脉曲张、急性胃黏膜病变及胃癌等出血为常见，此外还可由邻近组织或全身性疾病引起。

【临床表现】

1. 呕血与黑便　是上消化道出血的特征性表现。
2. 失血性周围循环衰竭　头晕、心悸、出汗、脉细速、血压下降、皮肤湿冷、精神烦躁不安或意识不清。
3. 氮质血症　24~48 小时达高峰，3~4 天后降至正常。
4. 血象变化　出血 24 小时内网织红细胞逐渐降至正常，白细胞计数可暂时增高，出血停止后 2~3 天恢复正常，出血伴脾功能亢进者白细胞计数不增高。
5. 发热　24 小时出现发热，不超过 38.5℃，持续 3~5 天。

【辅助检查】

1. 化验检查　血象、肝肾功能测定有助于对出血量及有无活动性出血的估计。
2. 内镜检查　为上消化道出血病因诊断的首选检查措施，一般在上消化道出血后 24~48 小时内进行急诊内镜检查。
3. X 线钡餐造影检查　应在出血已经停止及病情基本稳定数天后进行。
4. 选择性动脉造影　适用于内镜检查无阳性发现或不适宜作内镜检查者，此法安全有效，多可明确诊断。

【护理措施】

1. 休息与体位　大量出血者应绝对卧床休息，协助病人取舒适体位或平卧位，可将下肢略抬高，以保证脑部供血。呕血时将头偏向一侧，避免误吸，保证呼吸道通畅。
2. 心理护理　及时消除血迹，陪伴病人，使病人有安全感；向病人及家属解释各项检查、治疗的目的，以减轻其恐惧心理。
3. 饮食护理　急性大出血病人、留置三腔二囊管病人均应禁食；少量出血无呕吐，无明显活动性出血者，可给予清淡无刺激性、温凉的流质饮食；出血停止后改为营养丰富、易消化、无刺激半流质饮食，逐渐改为正常饮食。

4. **密切观察病情** ①每30分钟测量生命体征一次，注意观察颜色及肢端温度变化；②观察呕血与黑便的量、次数及性状，评估出血量；③准确记录出入量，必要时留置尿管，每4小时测量尿量一次；④如出现血压下降、脉细速、面色苍白、出冷汗、皮肤湿冷等，提示机体微循环血流灌注不足，应立即报告医生，及时处理。

5. **三腔气囊管的护理** ①向病人解释操作的过程及目的、配合方法等，以减轻病人的恐惧心理；②仔细检查三腔气囊管是否通畅、有无漏气，然后抽尽囊内气体备用，协助医生进行插管，尽量减少病人不适感；③放置三腔气囊管24小时后放气数分钟再注气加压，以免食管胃底黏膜受压过久，而致黏膜糜烂、缺血、坏死；④止血目的，或压力过高压迫组织一起坏死；⑤出血停止后，放出囊内气体，继续观察24小时，无再出血可考虑拔管。拔管前口服液体石蜡20~30ml，抽尽囊内气体，以缓慢轻巧的动作拔管。

【健康教育】

（1）指导病人识别本病的诱因及病因，以减少自发出血的危险。

（2）合理饮食：应定时进餐，避免过饥、过饱；避免粗糙食物；避免刺激性食物，如浓茶、辣椒、咖啡等；避免食用过冷、过热食物。

（3）教育病人禁酒、戒烟。

（4）避免服用某些损害胃黏膜的药物：如阿司匹林、消炎痛、激素类药物等。

（5）合理安排日常生活，避免劳累、精神紧张，保持乐观情绪。

（6）坚持遵医嘱服药治疗溃疡病或肝病。

（7）定期复查，如果发现呕血、黑便时及时到医院就诊。

第二节 消化性溃疡

【概念】

指胃肠道黏膜被胃消化液消化而造成的溃疡，可发生于食管下段、胃、十二指肠、胃空肠吻合术后，但以胃及十二指球部最为多见，故分别称为"胃溃疡"和"十二指肠溃疡"。

【病因】

病因迄今尚未阐明，一般认为与下列因素有关：①胃酸和胃蛋白分泌过多。②幽门螺旋杆菌感染。③胃运动功能障碍。④十二指肠内容物反流。⑤精神遗传因素。⑥其他因素，如吸烟、服用阿司匹林等药物。

【临床表现】

本病具有慢性过程、周期性发作与节律性疼痛三大特点。临床表现有：

（1）腹痛 胃溃疡疼痛常在进食后1/2~1小时出现，持续1~2小时后逐渐缓解，下次进食后复发。其典型节律为进食—疼痛—缓解。十二指肠溃疡病人疼痛发生在胃处于空虚状态。疼痛节律为疼痛—进食—缓解。

（2）胃肠道症状 反酸、嗳气、恶心、呕吐等。

（3）全身症状 可有失眠、多汗、脉缓等自主神经功能失调表现即营养不良、消瘦和贫血。

（4）并发症 出血、穿孔、幽门梗阻、癌变。

【辅助检查】

（1）大便潜血试验 阳性提示溃疡有活动。

（2）胃液分析 胃溃疡病人胃液分泌正常，十二指肠病人胃液分泌增加。

（3）X 线钡餐检查 直接征象可见龛影。

（4）胃镜检查 可直接观察溃疡部位、溃疡大小、性质，并可取活体组织作病理检查。

（5）C13 呼气试验 可发现有无幽门螺杆菌感染。

【护理要点】

1．疼痛护理 了解疼痛特点。如有典型节律，可按其特点指导缓解疼痛的方法。如十二指肠溃疡系空腹痛或午夜痛，指导病人准备抑制酸性食物，在疼痛前进食或服用抗酸药物，防止疼痛发生，也可采用局部热敷或针灸止痛。

2．饮食调理 指导病人进食营养丰富、易消化的食物，避免粗糙、酸辣等刺激性食物，定时进餐，少量多餐。

3．休息 对溃疡有活动、大便潜血试验阳性病人，嘱其卧床休息，一般溃疡病人要求避免过度疲劳，注意劳逸结合。

4．指导病人戒烟、戒酒。

5．观察病情变化 观察腹痛的部位与成都，大便形状。对突发性腹部剧痛，应注意有无穿孔并发症，大便呈柏油样或呕血，说明有消化道出血，均应及时报告主管医师。

第三节 原发性肝癌

【概念】

指肝细胞或肝内胆管细胞发生的癌肿，简称"肝癌"，是比较常见的一种恶性肿瘤，其发病率世界各地不同，美洲发病率较低，亚洲和非洲发病率较高，我国为高发期，仅次于胃癌和食管癌。值得注意的是，原发性肝癌发病率在世界各地上有上升趋势。本病可发生于任何年龄，以 40-49 岁为多，男女之比为 2:1□5:1。

【病因】

原发性肝癌的病因和发病机制尚未明确。从目前研究进展看，可能与以下因素有关：

（1）病毒性肝炎 发性肝癌患者中约 1/3 患过慢性肝炎。流行病调查提示乙型肝炎病毒（HBV）与肝癌有关。近年发现，丙型肝炎病毒感染与肝癌的发病亦密切相关。目前，已型和丙型肝炎病毒作为肝癌的直接病因尚未证实，但肯定是促癌因素。

（2）肝硬化　发性肝癌合并肝硬化的发生率约占原发性肝癌的50%-90%，病理检查多为大结节性肝硬化。一般认为，癌变的可能发生在肝细胞再生的过程中。近年研究表明，丙型病毒性肝炎进展成肝硬化的比例并不低于乙型病毒性肝炎。

（3）长期酗酒　长期酗酒与肝癌的发生密切相关。一般认为，仅次于HBV，特别无HBV感染的人群中占重要地位。酗酒除可改变免疫系统应答功能外，还能诱导微粒细体酶化和影响DNA的代谢和修复，这些都是肝癌发生的重要因素。

（4）食物中的致癌物质　某些地区饮水中的亚硝酸盐含量较高，可能与肝癌发病率相关。进来还发现，黄曲霉素产生的黄曲霉素在肝内代谢的产物对肝脏有严重损害，大剂量可因急性肝炎损害而死亡，小剂量则诱发肝癌。某些食品如玉米、花生发霉后，很可能有黄曲霉素污染。流行病学调查发现，食物易被黄曲霉素污染的区域，肝癌的发病率高，说明黄曲霉素与肝癌的发生有关。

【辅助检查】

（1）酶学检查　γ-谷氨酰胺转肽酶及其同工酶在肝癌时明显升高。

（2）甲胎蛋白的检测　肝癌早期诊断的重要方法之一，对肝癌的普查、诊断、判断、疗效预测、复发等有重要意义。

（3）B型超市显像　可显示直径2cm以上的肿瘤，对早期定位诊断有较大的价值。

（4）CT诊断　是肝癌较常用的检查方法，阳性率达90%，为目前诊断小肝癌和小肝癌的最佳方法。

（5）其他　X线肝血管造影、放射性核素扫描、磁共振成像、肝穿刺活检、剖腹探查。

【护理要点】

1．休息　创造舒适安静的修养环境，晚期伴有腹水黄疸者应卧床休息，以减少机体消耗。病情稳定的患者可进行适当活动，以增强机体抵抗力。

2．营养　鼓励患者进食高蛋白高维生素饮食。进食少者给予支持疗法，如静脉补液，必要时给予白蛋白等。患者伴有肝功能衰竭和肝性脑病倾向时，蛋白质的摄入量应减少，甚至暂禁蛋白质饮食。

3．加强基础护理　如口腔卫生、皮肤护理等，以预防并发症的发生。

4．病情监测　注意观察肿瘤治疗的疗效及病情的进展，如肝区疼痛，肝脏大小的变化，黄疸发热和腹水呕吐、恶心是否存在及其变化；有无转移的症状和体征，如咳嗽、咯血、锁骨上淋巴结肿大等，尤其注意有无肝性脑病食管静脉曲张、破裂出血、癌结节破裂引起的急腹症出血性休克等；随时了解患者情绪、家属态度及需求，及时制订护理计划。

5．肝动脉栓塞后护理　肝动脉栓塞术后由于肝动脉供血量突然减少，可产生栓塞后综合征，即出现腹痛、发热、恶心、呕吐及血浆白蛋白降低、各种酶升高、肝功能异常等改变，应给予以下护理。

（1）饮食　术后禁食2~3天，可减轻恶心呕吐，同时避免因食物消化吸收过程消耗门静脉含氧量，故进食初期进流质食物并少食、多餐。

（2）栓塞后综合征护理　如腹痛于48小时内根据需要按医嘱注射哌替啶安依痛以缓解疼痛。发热与栓塞有关，术后观察体温变化。中等度发热不需要特殊处理；持续高热应与主管医生联系进行对症处理。

（3）预防肺部感染　注意防寒保暖，鼓励患者深呼吸、排痰。必要时吸氧以提高血氧分压。

（4）密切观察病情变化　如发现肝性脑病前驱症状，应及时处理。

（5）注意补充葡萄糖和蛋白质　栓塞术1周后，因肝缺血影响肝糖原贮存和蛋白质的合成。如血浆白蛋白少于25g/L，应静脉输入白蛋白，适量补充葡萄糖液，并维持水电解质平衡，准确记录出入量、出汗、呕吐物、尿量和尿比重，以作为补液的依据。

6. 加强心理护理　应关心和鼓励患者，调动其内在的康复潜力，增强机体免疫力，对完成疗程和提高疗效极为重要。

第四节　胃癌

胃癌是最常见的胃部恶性肿瘤，在我国是常见的癌肿之一，占消化系统癌肿的第一位。多发于胃窦部，其次为胃小弯、贲门部。

【病因和发病机制】

病因和发病机制不完全清楚，但可以肯定是外界环境因素与内在机体因素相互作用的结果。外源性因素主要有环境与饮食因素、吸烟、饮酒及幽门螺杆菌感染等；内源性因素包括遗传和一些癌前病变。

【临床表现】

胃癌可分为早期胃癌和进展期胃癌。

1. 早期胃癌　大多数无任何症状及体征，部分类似慢性胃炎及溃疡病表现。

2. 进展期胃癌

（1）上腹痛：最早出现的症状，开始表现为上腹部不适、胀满，而后出现疼痛。

（2）食欲减退。

（3）恶心、呕吐。

（4）呕血与黑便：呕吐物多呈咖啡色，黑便较少见，但粪便隐血试验多呈持续阳性。

（5）其他症状：腹胀、腹泻、便秘、低热等。

（6）体征：上腹部可触及肿块，有压痛，癌肿转移时可出现相应脏器受累体征。

3. 并发症　大出血、幽门或贲门梗阻及胃穿孔等。

【辅助检查】

1．血常规　可有血红蛋白降低、血沉增快。
2．粪便隐血试验　常呈持续阳性。
3．X线钡餐检查　气钡双重对比造影对胃癌的诊断很有帮助。
4．胃镜检查　胃镜检查结合黏膜活检，是目前最可靠的诊断手段。

【护理措施】

1．休息　早期胃癌经过治疗后可从事一些轻工作，中晚期病人需卧床休息，避免体力消耗。

2．饮食　尽量给予适合病人口味的高热量、高蛋白、易消化的食物，少量多餐，化疗病人常有食欲减退、恶心、呕吐，应多鼓励病人进食，必要时给予静脉营养。

3．疼痛的护理　多关心病人，提供减轻疼痛的非药物治疗方法，如让病人放松肌肉、深呼吸、听音乐、看书报。疼痛剧烈时，遵医嘱给予止痛剂，并观察效果。

4．化疗的护理　严密观察药物引起的局部及全身反应，保护好血管，避免药液外漏引起局部皮肤及血管损害，一旦发生药液外漏，立即给予50%硫酸镁湿敷或利多卡因局部封闭，或热敷理疗等。

5．心理护理　给予病人心理支持，提供治疗及检查的信息，及时回答病人及家属提出的各种疑问，鼓励病人树立战胜疾病的信心。

6．病情观察　加强病情观察，预防感染及其他并发症的发生。

【健康教育】

（1）指导病人注意饮食卫生，多食富含维生素C的新鲜蔬菜、水果；少吃腌制、熏制、油煎及含盐高的食物，不食霉变食物；避免刺激性食物，防止暴饮暴食。

（2）教育病人防治与胃癌有关的疾病，如胃溃疡、萎缩性胃炎等。

（3）嘱病人定期来院复查，及时发现异常征兆。

第五节　肝硬化腹水

由一种或多种病因所引起的，以肝组织弥慢性纤维化、假小叶和再生结节形成为特征的慢性肝病。临床上以肝功能损害和门静脉高压为主要表现，晚期常出现消化道出血、肝性脑病、继发感染等严重并发症。肝硬化是我国常见疾病和主要死亡病因之一。

【病因】

病毒性肝炎、酒精中毒、胆汁淤积、循环障碍、工业毒物或药物、代谢障碍、营养障碍、免疫障碍等。

【临床表现】

（1）全身症状　消瘦乏力，精神不振，严重者衰弱而卧床不起，皮肤干枯，面色黝黯无光泽，可有不规则低热、夜盲及浮肿。

（2）消化道症状　食欲不振，进食后常感上腹饱胀不适、恶心或呕吐。

（3）出血倾向及贫血。
（4）内分泌紊乱，出现蜘蛛痣、肝掌。
（5）门静脉高压症

①脾大，常伴有红细胞、白细胞及血小板减少，此综合征称为"脾功能亢进"。

②侧支循环的建立和开放食管和胃底静脉曲张；腹壁静脉曲张；痔静脉扩张，形成痔核；腹水，腹水是肝硬化最突出的临床表现，腹水出现前常有腹胀。大量腹水使腹部膨隆，状如蛙腹。

【辅助检查】

肝功能试验、免疫功能检查、腹水检查、影像学检查、内镜检查、肝穿刺活组织检查、腹腔镜检查以明确诊断。

【护理要点】

1．详细记录生命体征及出入量，每日空腹测体重、腹围，限制液体量及钠盐的摄入。根据医嘱用药，包括提高血浆胶体渗透压、降低门脉压力及利尿剂等药物，并观察药物疗效及副作用。

2．保持舒适卧位，注意皮肤护理，指导病人根据病情适当休息，以促进疾病恢复，把病人出现呼吸、脉搏加快、疲乏作为限制活动的指征。

3．关心体贴病人，给予可以减轻焦虑的语言性、非语言性安慰、创造良好的修养环境，稳定起情绪，分散病人注意力，介绍增加舒适、松弛的方法。把治疗疾病的信息及时反馈给病人，帮助病人解决后顾之忧，协调病人之间的关系。

4．鼓励病人进食易消化吸收的高营养食品，并少量多餐，提供令人愉快的进餐环境，避免不良刺激，以增加机体抵抗力。保持口腔卫生，必要时静脉输液补充营养。

5．保持空气新鲜，定期进行空气消毒，观察体温变化，保持良好的个人卫生习惯，合理有效地应用抗生素。

（杨彦彦　李　晴　徐　文　邵明芳　程　姣）

第二章 循环系统疾病的护理要点

第一节 冠状动脉粥样硬化性心脏病

冠状动脉粥样硬化性心脏病,简称"冠心病",是指冠状动脉粥样硬化使管腔阻塞导致心肌缺血缺氧而引起的心脏病。

高脂血症、高血压病、糖尿病、吸烟等被认为是冠心病主要的危险因素,此外还与年龄、性别、肥胖、体力活动少、遗传、饮食不当等有关。

临床上分为以下五型:隐匿型冠心病、心绞痛型冠心病、心肌梗死型冠心病、心力衰竭和心律失常型冠心病、猝死型冠心病。

一、心绞痛

是指冠状动脉供血不足导致心肌急剧的、暂时的缺血、缺氧所引起的临床综合征。

【病因及发病机制】

1. 病因 冠状动脉粥样硬化所致的冠脉管腔狭窄或痉挛。

2. 发病机制 由于冠状动脉粥样硬化导致管腔狭窄或部分分支闭塞,当心脏负荷突然增加,不能满足心肌的需血量,心肌缺血缺氧产生的代谢产物,刺激心脏内传入性交感神经末梢而产生心绞痛。

【临床表现】

1. 诱因 体力劳动、情绪激动、饱食、寒冷、吸烟、心动过速等。

2. 部位 胸骨后或心前区,常放射至左肩、左臂内侧或至颈、咽、背部、上腹部、肩胛部。

3. 性质 疼痛表现为压榨性、紧缩性或烧灼感。

4. 持续时间 经休息或含服硝酸甘油后1~5分钟内缓解。

【辅助检查】

1. 心电图 心绞痛发作时,可有ST段压低>0.1mV,T波低平或倒置等心肌缺血性改变。

2. 冠状动脉造影 具有确诊价值,可显示冠状动脉狭窄性病变的部位、范围及程度。

【护理措施】

（1）心理护理：耐心向病人解释病情，使病人保持情绪稳定，积极配合治疗。

（2）心绞痛发作时，立即让病人安静坐下或半卧位，舌下含服硝酸甘油或消心痛，有条件者给予氧气吸入（2~4L/min）。

（3）饮食：给予低热量、低脂肪、低胆固醇、适量蛋白质、丰富维生素、清淡易消化、少刺激性的食物，不饮浓茶和咖啡，戒烟酒。

（4）病情观察：观察心绞痛的部位、性质、有无放射、疼痛程度、持续时间、缓解方式、询问发生前有无诱甲存在。

（5）使用硝酸甘油的护理：给予病人舌下含服硝酸甘油，或嘱病人轻轻嚼碎后继续含服，服药3~5分钟后疼痛仍不缓解，可加服一片；对于静脉点滴硝酸甘油者，应注意速度宜慢，以免造成低血压，并嘱病人及家属不可擅自调节低速。如出现头晕、头胀、面红、心悸等症状，应让病人平卧。

（6）避免诱因：告诉病人过度劳累、情绪激动、饱餐、寒冷是引起心绞痛发作的常见诱因，应注意避免。

【健康教育】

（1）指导病人缓解期长期使用抗心绞痛的药物，外出时需随身携带硝酸甘油以应急。

（2）向病人及家火速介绍冠心病的知识，控制和避免诱发因素，以控制病情，减少复发。

（3）教会病人及家属识别病情变化的表现即紧急自救措施。

（4）防治冠状动脉粥样硬化的危险因素是控制冠心病进展的中国要方面，指导病人摄入低热量、低脂、低盐饮食，戒烟，积极治疗高血压病、糖尿病、高脂血症。

（5）合理安排运动锻炼，保持经常的、适度的体力劳动或进行步行、轻便体操等锻炼，以提高耐受力，促进侧支循环建立，减少心绞痛发作。

（6）积极控制危险因素，避免诱因；必要时，在体力活动前含服硝酸甘油预防发作，活动期间注意休息。

（7）定期门诊复诊，遵医嘱用药，防止病情进展。

二、心肌梗塞

是指冠状动脉血供急剧减少或中断，使相应心肌严重而持久地缺血导致心肌坏死。

【病因及发病机制】

1. 病因　冠状动脉粥样硬化造成管腔严重狭窄和心肌供血不足，而侧支循环未充分建立。

2. 发病机制

（1）管腔内血栓形成，使冠状动脉完全闭塞。

（2）休克、脱水、出血或严重心律失常使心排血量骤降、冠状动脉灌流量锐减。

（3）过度劳累、情绪激动使心肌耗氧量猛增，冠脉供血明显不足。

【临床表现】

1. 先兆表现　半数以上病人发作前数日或数周有初发心绞痛或原发心绞痛加重，表现在发作频繁、程度加重、持续时间延长，硝酸甘油疗效差，诱发因素不明显等。

2. 主要症状

（1）疼痛：是最早出现和最突出的症状，持久胸骨后疼痛、持续时间较长，可达数小时或数天，经休息和口含硝酸甘油无效。

（2）全身症状：发热、心动过速、血沉增快等。

（3）胃肠道症状：疼痛剧烈时常伴有恶心、呕吐和上腹胀痛。

（4）心律失常：极常见，多发生在起病一周内，尤以 24 小时内最多见。

（5）心力衰竭：主要为急性左心衰竭，其发生率可为 32%～48%。

（6）休克：主要为心源性休克，多发生于起病数小时至一周内。

【辅助检查】

1. 心电图检查　心电图的特征性改变是宽而深的 Q 波（反映心肌坏死），ST 段明显抬高弓背向上（反映心肌损伤）及 T 波倒置。

2. 实验室检查　血清磷酸肌酸激酶及其同工酶（CPK、CPKMB）、天门冬酸氨基转移酶（AST）、乳酸脱氢酶（LDH）均升高。

3. 超声心动图　有助于了解心室壁活动和左心室功能。

4. 放射性核素检查　可显示心肌梗塞的部位和范围。

【护理措施】

（1）安置病人于冠心病监护病房，连续监测心电图、血压、呼吸5～7日，密切观察心率、心律、心功能及血流动力学变化，询问病人有无心悸、胸闷、胸痛、气短、乏力、头晕等不适。

（2）病室保持安静、舒适，限制探视，保证病人充足的休息和睡眠时间，防止任何不良刺激。

（3）卧位，据病情安置病人于半卧位或平卧位，第1~3日绝对卧床休息，第4~6日可在床上活动肢体，无合并症者可在床上坐起逐渐过渡到坐在床边或椅子上，每次20分钟，每日3~5次。

（4）饮食：给予低钠、低脂、低胆固醇、无刺激、易消化的饮食，少量多餐、避免进食过快、过饱而加重心脏负荷，第1周给流质饮食，第2周改为半流质，第3周可吃软饭，禁烟酒。

（5）监护并解除疼痛：安置病人绝对卧床休息、吸氧、遵医嘱给予吗啡、杜冷丁、扩容、升压及血管扩张药物。

（6）心理护理：多陪伴、安慰病人，预期保持良好的沟通，以减少心理压力。

（7）预防便秘：嘱病人勿用力排便，必要时给予缓泻剂，病人排便时注意观察，以防止意外发生。

【健康教育】

（1）调整生活方式，缓解压力，减少刺激。

（2）合理饮食：低热量、低脂肪、低胆固醇；少量多餐，多食富含纤维素和果胶的食物。

（3）避免危险因素，如戒烟酒。

（4）适度的体力活动。

（5）避免饱餐；防止便秘。

（6）坚持服药、定期复查。

第二节　高血压病

【概念】高血压指收缩压和舒张压升高的一组临床症候群，常引起心、脑、肾等脏器的并发症，严重危害人们的身体健康。

【诊断标准】

成人收缩压≥140mmHg或舒张压≥90mmHg即为高血压。诊断高血压时，须多次、不同时间测量血压,至少要连续两次舒张压的平均值≥90mmHg,才能确诊为高血压病。

【高血压的分级及危险的分层】

1．1期高血压　血压升高,超过高血压的诊断标准,但是心脏、脑、肾脏等器官无损害。

2．2期高血压　血压升高,超过高血压诊断标准,并伴有X线、心电图检查示左心室肥厚;生化检查尿蛋白或血肌酐轻度升高,眼底动脉局部痉挛、狭窄。

3．3期高血压　血压持续升高,并有高血压脑病或脑溢血、脑梗死、心力衰竭、肾功能衰竭、眼底出血或渗出、视乳头水肿。

【护理要点】

1．病情观察　密切监测血压的变化,需在固定条件下测量血压(定时间、定部位、定血压表),测量前后缀需静坐或静卧30分钟。发现患者血压急剧升高,同时出现头痛、呕吐等症状时,立即报告主管医师,并让患者卧床、吸氧。如患者抽搐、躁动,则应有专人看护。

2．心理护理　创造舒适、安静的修养环境,保持病人情绪稳定,对患抑郁症者应针对其心理特点进行心理疏导。

3．健康指导　指导病人自测血压,调整饮食及生活习惯,避免情绪激动;保持大便通畅,切忌用力;指导病人遵医嘱用药,切勿擅自停药加药,并定期复查。

第三节　心力衰竭

【概念】

心衰指在静脉回流正常情况下,由于原发的心排血量减少,不能满足组织代谢需要的一种综合征。临床上以肺循环和(或)体循环淤血以及组织血液灌注不足为主要特征。

【分型】

临床上,按心衰发展的速度分为急性和慢性两种;按心衰发生的部位分为左心、右心和全心衰竭;按有无临床症状分为无症状性和充血性心衰;按心衰的性质分为收缩性或舒张性心衰。

【临床表现】

慢性左心衰竭以肺淤血及心排血量降低为主。主要症状有呼吸困难、咳嗽、咯血、乏力、少尿及肾功能损害症状，主要体征有肺部湿啰音、心脏体征等。慢性右心衰竭以体循环淤血表现为主，主要症状有消化道症状，主要体征有水肿、颈静脉征、肝大、心脏体征。全心衰竭左右心衰的临床表现同时存在，因为有右心衰存在可使肺淤血症状减轻。急性左心衰竭的临床表现主要为肺水肿，突发严重呼吸困难，呼吸频率可达30~40次/分，端坐呼吸，有窒息感，面色青灰，发绀，大汗，烦躁，同时频繁咳嗽，咳出粉红色泡沫样痰；体征有心率增快、舒张期奔马律、两肺对称性不满湿啰音和哮鸣音，严重出现心源性休克及猝死。

【治疗】

1. 减轻心脏负荷　休息，控制钠盐摄入，应用利尿剂及血管扩张剂。
2. 加强心肌收缩力　应用洋地黄类药物、非洋地黄类正性肌力药。
3. 防治各种诱发心衰的因素。
4. 治疗原有心脏病。

【护理要点】

1. 休息　根据性功能受损程度而定。心功能Ⅰ级应适当休息，保证睡眠，劳逸结合；心功能Ⅱ级，应增加休息，但能起床活动；心功能Ⅲ级，限制活动，增加卧床休息时间；心功能Ⅳ级，绝对卧床休息，原则上以不出现症状为限。

2. 饮食　限制盐的摄入，强调低盐饮食。以高维生素、低热量、多维生素、易消化为宜，少量多餐。

3. 注意早期心衰临床表现　如发现，应及时与医师联系。一旦发生急性肺水肿征兆，应立即准备配合抢救。

4. 定时测量心率、血压、呼吸　应用血管扩张剂需15~30分钟测血压1次。随时调整药物浓度和滴速，严格控制补液速度。

5. 观察并准确记录24小时出入液量。

6. 急性肺水肿的抢救配合及护理

（1）体位　采取坐位，两腿下垂，以减少静脉回流。

（2）吸氧　高流量鼻管吸氧，可吸入20%-30%酒精湿化的氧气，以降低肺内泡沫的表面张力，使泡沫破裂，有利于改善肺泡通气。吸入时间不宜过长，以免酒精中毒。

（3）镇静　吗啡 5-10mg 静脉缓注，可使患者镇静，还具有小血管舒张的功能，减轻心脏的负荷。

（4）及早准确使用强心、利尿剂血管扩张剂。

（5）药物观察　使用洋地黄类药物之前先数心率，如<60 次/分，则暂停给药。注意观察哟无发生胃肠道、神经系统、心脏三大毒性反应。

第四节　心律失常

心律失常是指心脏冲动的频率、节律、起源部位、传导速度与激动次序的异常。

【病因及发病机制】

1．生理性原因　精神紧张、过度劳累、过量吸烟、饮酒、饮咖啡、剧烈运动及高度应激状态等。

2．病理性原因　各种器质性心脏病，电解质与酸碱平衡紊乱，药物过量或中毒，各种感染、高热、缺氧、低温及心导管检查或心脏手术的直接刺激，其他疾病如甲亢、嗜铬细胞瘤等。

3．发病机制　在上述某种原因的影响下，使窦房结的自律性降低，或窦性激动下传受阻，以致潜在起搏点起而代之，兴奋心房或心室即产生被动性异位心律。倘若某一潜在起搏点的自律性异常增高，其频率超过窦性心律而暂时控制心脏，则形成主动性异位心律。

【分类】

按照心律失常的发生原理，可将其分为冲动形成异常和冲动传导异常两大类。

1．冲动形成异常

（1）窦性心律失常：窦性心动过速，窦性心动过缓，窦性心律不齐，窦性停搏。

（2）异位心律失常：①被动性异位心律：如逸搏心律；②主动性异位心律：过早搏动、阵发性心动过速、心房扑动、心房颤动、心室扑动、心室颤动。

2. 冲动传导异常 ①传导阻滞：窦房传导阻滞、房室传导阻滞、房内传导阻滞、室内传导阻滞；②房室内传导途径异常：预激综合征。

【临床表现】

1. 过早搏动 偶发早搏一般不引起症状，病人仅有漏跳感；频发的早搏可使病人由心悸、乏力感，听诊时可闻心律不齐。若每个一个正常心脏搏动后出现一个早搏，称二联律；每个二个正常心脏搏动后出现一个早搏或每个正常心脏搏动后连续出现两个早搏称三联律。

2. 阵发性心动过速

（1）室上性阵发性心动过速：突然发作，儿科持续数秒或数日，心率可突然增至 150~250 次/分，病人感觉心悸，可同时出现乏力、头晕、胸闷、心绞痛、晕厥等。

（2）室性阵发性心动过速：多见于器质性心脏病的病人，临床症状较重，症状包括低血压、晕厥、心绞痛、听诊心律不规则，第一心音强度经常变化。

3. 心房扑动、心房颤动 房颤的发生率远较房扑为高，房颤症状的轻重及对血液动力学的影响取决于房颤心室率的快慢。心室率越接近正常，症状越轻；心室率过快，病人可出现心悸、胸闷、心绞痛等症状。

房颤的典型临床体征有三项：心律完全不规则，第一心音强弱不等，脉率少于心率（脉搏短绌）。

4. 心室扑动心室颤动 一旦发生，很快便引起晕厥，随之出现意识丧失、抽搐、呼吸停止甚至死亡。血压、脉搏无法测出，听诊心音消失。

5. 房室传导阻滞 分为三度房室传导阻滞。

第一度房室传导阻滞常无症状；第二度 I 型病人常有心悸及心搏脱落感；II 型病人可出现乏力、心悸、胸闷、头晕等症状；第三度房室传导阻滞病人若心室率缓慢可出现心功能不全及脑缺血症状；若心室率<20 次/分，可出现阿—斯综合征。

6. 预激综合征 本身不引起症状，但可并发室上性心动过速、心房扑动或颤动，若房颤时心室率过快可导致充血性心力衰竭甚至死亡。

【心电图特点】

1. 过早搏动

（1）房性早搏：P 波提前出现，P-R 间期＞0.12 秒，但其后的 QRS 波群一般形态无变化。

（2）交界性早搏：逆行 P 波，早搏后有完全或不完全代偿间歇。

（3）室性早搏：提前发生的 QRS 波群、形态宽大畸形，T 波方向与主波方向相反，前无 P 波，后有完全性代偿间歇。

2．阵发性心动过速

（1）室上性阵发性心动过速：心率 150~250 次/分，节律规则，QRS 波群大多正常，P 波不易分辨。

（2）室性阵发性心动过速，3 个或 3 个以上连续而迅速的室性早搏，QRS-T 波特征同室性早搏，心率 100-250 次/分，常有房室分离，心室率大于心房率。

3．扑动与颤动

（1）心房扑动：P 波消失，代之以 F 波，频率为 250~350 次/分；F 波长与 QRS 波群形成某种固定比例，如 2:1 或 4:1.

（2）心房颤动：P 波消失，代之以 F 波，大小不等，形态各异，频率为 350~600 次/分，QRS 波群间距绝对不规则。

（3）心室扑动：无正常 QRS-T 波群，代之以连续快速而相对规律的大振幅波动，频率达 200-250 次/分。

（4）心室颤动：QRS-T 波群完全消失，出现波形、振幅，频率均极不规则的波动。

4．房室传导阻滞

（1）第一度房室传导阻滞：P-R 间期＞0.20 秒，无 QRS 波群脱落。

（2）第二度房室传导阻滞：

I 型：P-R 间期逐渐延长，直至 QRS 波群脱落，脱落后 P-R 间期又趋缩短，之后又渐延长，周而复始。

II 型：P-R 间期恒定，部分 P 波后无 QRS 波群。

（3）第三度房室传导阻滞：心房与心室活动各自独立，互不相关，心房率快于心室率。

5．预激综合征 P-R 间期＜0.12 秒，ST-T 呈继发性改变，某些导联的 QRS 波群时间延长＞0.12 秒，且起始部分粗钝。

【护理措施】

1. 根据病情合理安排别人的休息与体位。

（1）对无器质性心脏病的心律失常病人，鼓励其正常工作和生活，注意劳逸结合，避免过度疲劳。

（2）心律失常发作导致胸闷、心悸、头晕时，嘱病人取高枕卧位、半卧位或其他数十体位，尽量避免左侧卧位。

（3）频发早搏、阵发性室性心动过速或第二度Ⅱ型、第三度房室传导阻滞的病人应绝对卧床休息，协助做好生活护理，减少和避免任何不良刺激，饮食不宜过饱，保持大便通畅。

2. 对室上性阵发性心动过速者可试用兴奋迷走神经的方法终止其发作方法有：用压舌板刺激腭垂；深吸气后屏气、再用力做呼气动作；颈动脉按摩；压迫眼球。

3. 心理护理 病人有概率、烦躁和恐惧情绪，应向病人解释焦虑可矫正心脏负荷，诱发或加重心律失常，解除病人思想顾虑，帮助其树立战胜疾病的信心。

4. 氧气吸入 对版友气促、发绀等缺氧症状病人，氧流量为2~4L/min。

5. 观察病情

（1）定时测量生命体征，注意心率和心律的变化。

（2）严重心律失常者入监护室进行心电监测。

（3）注意病人的神志、皮肤颜色及温度、尿量等有无改变。

（4）心律失常病人突然出现心前区疼痛、心悸、头昏、晕厥、气促、乏力等症状提示发生猝死先兆，应嘱病人立即停止活动，安置病人于半卧位，给予吸氧，密切观察生命体征的变化，进行心电监护。

6. 用药护理

（1）抗心律失常药物静脉注射时应缓慢，以防血压过低。

（2）奎尼丁对心脏毒性较严重，给药前应测量心率、心律、血压、呼吸，观察意识状态及有无头晕、耳鸣、恶心、皮疹、昏厥、抽搐等不良反应。

（3）胺碘酮长期服用可影响甲状腺功能，应注意观察有无甲状腺功能紊乱及胃肠道反应、皮疹等。

（4）利多卡因有抑制中枢的作用，剂量过大或静脉注射过快可引起传导阻滞、低血压、震颤、抽搐，甚至呼吸抑制的心跳停搏。

7. **心脏电复律后护理** 心电监护 3~12 小时，绝对卧床休息 1~2 日，保持大便通畅，严密观察心律、心率、呼吸、血压、意识、面色及肢体活动情况。

【健康教育】

（1）向病人及家属讲解心律失常的常见病因、诱因及防治知识。

（2）指导病人保持情绪稳定，分散注意力，不要过分注意心悸的感受。

（3）坚持原发病的防治，避免和消除各种诱发因素。

（4）教给病人及其家属测量脉搏的方法，以利于自我监测病情。

（5）戒烟，避免摄入刺激性食物，如咖啡、浓茶、可乐、烈性酒等。

（6）适当休息与活动。

（7）帮助病人认识服药的重要性。

（8）定期复查，及早发现病情变化。

第五节　急性心肌梗死

【概念】

在冠状动脉病变的基础上，发生冠状动脉血供急剧减少或中断，使相应的心肌严重而持久的急性缺血所致。

【临床表现】

（1）疼痛　最早、最突出的症状，性质与心绞痛相似，但程度要为剧烈，时间可长达数小时甚至 1~2 天，休息和含服硝酸甘油无效，常伴有出汗、烦躁等。少数病人无疼痛或疼痛部位不典型（上腹痛、下颌、颈部或背部等）。

（2）心源性休克　面色苍白、皮肤湿冷、脉搏细速、血压下降、尿量减少。

（3）心律失常　多发生在心肌梗死后 1□2 周内，以 24 小时内发生率最高，也最危险，是心梗急性期死亡的主要原因之一。前壁梗死者易发生室性早搏和心房扑动、颤动等；下壁梗死者易发生房室传导阻滞。

（4）胃肠道症状　恶心、呕吐、上腹胀痛。

（5）心力衰竭　呼吸困难、紫绀、烦躁，严重者出现肺水肿。

（6）全身症状　发热，体温一般在 38cC 左右，持续 1 周左右；心动过速，白细胞增高，血沉增快。

（7）体征 心浊音界增大，心率增快，第一心音减弱，可出现奔马律，各种心律失常，还可出现休克、心力衰竭等体征。

【护理要点】

1．严密观察胸痛、心率、节律、血压、心电图 ST 段的变化，及早发现并处理各种心律失常，积极治疗心源性休克和心力衰竭；根据医嘱镇静止痛，观察尿量及血电解质酸-碱平衡、心肌酶谱等。

2．对抗凝溶栓治疗的病人，注意观察有无出血情况，如血尿、黑便等。

3．心理护理 消除恐惧、悲观情绪，鼓励其战胜疾病。

4．休息 绝对卧床休息 3~5 天，无并发症时 5 天后可在床上活动肢体，逐渐至床边活动、室内活动。环境安静、清洁、舒适。限制亲友探视，防止情绪激动。饮食第一周给予半量流质或半流质饮食；对心衰者应限制钠盐，急性期后可恢复冠心病饮食，不宜过饱，并保持大便通畅。

5．备好抢救药品及物品 抢救药品、物品包括除颤器、起搏器、按压板等。

6．特护 需行 PTCA 术者做好相应的护理。

（徐 文 邵明芳 靳 静 张 鑫 张 睿）

第三章 呼吸系统疾病的护理

第一节 支气管哮喘

支气管哮喘是以嗜酸性粒细胞、肥大细胞反应为主的气道变应性炎症和气道高反应性为特征的疾病。

【病因及发病机制】

1. 病因 过敏、遗传、感染因素，环境、气候因素及某些药物神经、精神因素，剧烈运动等。

2. 发病机制 目前认为哮喘发病与气道的变应性炎症有关，包括速发型及迟发型哮喘反应，在哮喘发病中起重要作用的有组胺、乙酰胆碱、白三烯、血小板激活因子及前列腺素等，使支气管平滑肌痉挛、气道黏膜水肿、腺体分泌增多，引起支气管广泛狭窄与阻塞及哮喘发作。气道的变应性炎症直接损伤气道上皮，神经末梢暴露，进一步加重黏膜水肿，腺体分泌和支气管平滑肌痉挛，使哮喘反复发作难以缓解。

【临床表现】

1. 症状和体征 哮喘发作前有干咳、打喷嚏、流泪等先兆，典型表现为发作性呼吸困难、咳嗽和哮鸣三症状并存，为呼气性呼吸困难，多在夜间或清晨发作和加重，发作缓解后可无任何症状及体征，但常反复发作，严重者可出现紫绀、大汗、奇脉和颈静脉怒张等体征。中、重度病人发作时呈端坐位。
临床上将哮喘分为外源性、内源性和混合性三型。

2. 哮喘持续状态 指哮喘发作严重、持续 24 小时以上，经用一般平喘药治疗不缓解者，病人表现极度呼吸困难、张口呼吸、紫绀明显。大量出汗，甚至出现呼吸循环衰竭。

3. 并发症 自发性气胸、肺不张、肺炎、慢支、肺气肿及肺源性心脏病等。

【辅助检查】

1. 血常规检查 嗜酸性粒细胞常升高，并发感染时白细胞可增多。

2. X 线检查 发作期两肺透明度增加，呈过度充气状态。

3. 血气分析 中、重度哮喘发作有低氧血症，严重病人由 $PaCO_2$ 升高。

4. 过敏原检测 血清 IgE 在外源性哮喘时增高，外源性哮喘病人过敏原批复试验呈阳性反应。

【护理措施】

（1）改善环境，保持居住环境干净、无尘无烟，不放置花草，保持适宜温度、湿度。

（2）给予营养丰富、高维生素饮食，忌食易引起过敏的食物；多饮水，保持大便通畅。

(3) 协助病人排痰：教会病人有效咳嗽，协助病人定期翻身、拍背、促进痰液排出，遵医嘱给予祛痰药物。

(4) 协助病人取舒适体位（半卧位、坐位）。

(5) 氧气吸入：2-4L/min，呼吸困难明显者给 1~2L/min 鼻导管持续吸氧，吸氧时注意湿化，避免引起气道干燥痉挛。

(6) 防治并发症，严密观察呼吸困难的程度及生命体征情况，及时发现呼吸衰竭及自发性气胸等并发症。及时采取抢救措施。

(7) 遵医嘱使用支气管解痉剂及抗炎药物，注意观察药物的不良反应。

【健康教育】

(1) 避免接触过敏原，避免进食能诱发哮喘的食物，如牛奶、鱼虾、鸡蛋等；避免吸入刺激性物质，如灰尘、烟雾、油烟等；避免接触油漆、染料等化学物质。

(2) 预防呼吸道感染：冬天外出戴口罩，避免冷空气刺激及受凉。

(3) 劝告吸烟者戒烟。

(4) 哮喘发作时及时就医治疗。

(5) 发作季节前 3 个月开始遵医嘱注射哮喘菌苗及使用色甘酸二钠。

第二节 呼吸衰竭

【概念】

呼吸衰竭是指由于各种原因油漆的肺通气或肺换气功能的严重障碍，使机体在静息状态下亦不能维持有效的气体交换，导致缺氧伴或（不伴）二氧化碳潴留，从而产生一系列的生理改变和相应的临床表现的一种综合征。

【分型】

按病程分为急性和慢性呼吸衰竭；按病理生理和血气分为Ⅰ型和Ⅱ型呼吸衰竭。$PaO_2<60mmHg$，$PaCO_2$：正常或低于正常，为Ⅰ型呼吸衰竭；$PaO_2<60mmHg$，同时伴有 $PaCO_2>50mmHg$，为Ⅱ型呼吸衰竭。使用血气分析结果判断呼吸衰竭时应注意，PaO_2 值随年龄的增长而下降，不同年龄按 $PaO_2=102-0.33×年龄$ 来计算。

【病因】

呼吸衰竭可因呼吸道病变、肺组织病变、神经系统病变、胸廓活动障碍等引起。

【症状】

常表现为呼吸困难、紫绀、精神神经症状、周围血管扩张、心动过速、血压升高、球结膜水肿等。严重者可引起消化道出血、酸碱平衡失调、电解质紊乱、肺动脉高压及右心功能不全。

【护理要点】

1. **心理护理** 呼吸衰竭患者多为老年人，病情反复发作，治疗费用较高，使用呼吸机治疗又使病人产生焦虑恐惧与隔离感，故护理人员应以娴熟的技术、和蔼的态度、中肯的语言加强病人的心理支持，使其树立战胜疾病的信心，积极配合治疗。

2．休息　卧床休息为主，可采取半卧位以改善呼吸困难，侧卧、平卧交替以减少皮肤压力性溃疡的发生；症状允许时可行散步等活动。

3．饮食　急慢性呼吸衰竭患者多存在营养障碍，特别是应用呼吸机后进食受限，营养障碍更明显，从而加重呼吸机疲劳，导致呼吸泵衰竭，因此，应及时评估患者的营养状态，合理补充营养，给予易消化、不致肠胀气、含丰富蛋白质、维生素及碳水化合物的食物；不能进食者应留置胃管定时注入流质饮食，必要时静脉营养支持。

4．病情观察

（1）观察神志、体温、脉搏、呼吸、血压变化。

（2）注意有无窒息、感染、酸碱平衡紊乱等并发症发生，一旦发现及时配合医生进行处理。

（3）对烦躁不安、夜间失眠的病人，禁用麻醉剂，慎用镇静剂，防止引起呼吸抑制严重后果。

（4）长期应用广谱抗生素，应观察有无二重感染。

（5）使用呼吸兴奋剂时，注意通气过度及副反应的发生；若出现恶心、呕吐、烦躁、颜面潮红、肌肉颤动等现象，提示药物过量，应及时减量或停药。

5．合理氧疗　建立通畅的气道，包括清除气道分泌物，应用支气管舒张剂，气管插管或气管切开术给氧吸入。必要时行机械辅助通气。

（1）机械辅助呼吸的护理　熟悉各种呼吸机的性能和特点，观察机械部件运转情况。如遇故障，及时排除，确保病人安全；检查呼吸机各连接处是否紧密，防止漏气和脱落。密切观察病人用机后情况，根据病情和血气分析检测结果调整呼吸机参数；防治机械通气治疗的并发症。如通气不足，可加重二氧化碳潴留，病人出现血压上升、心率加快、出汗、烦躁、外周表浅静脉充盈；如通气过度致二氧化碳排出过多，可出现血压骤降、心律失常及谵妄、昏迷等呼吸性中毒症状，应立即复查动脉血气，及时报告主管医生进行处理。

（2）气管切开术后护理　严密观察切口周围有无渗血，保持气管套管外周清洁，用生理盐水清洁伤口，周围皮肤用75%乙醇消毒，4~6小时更换无菌纱布垫一次，气管内套管应每4-6小时取出，用毛刷清洁干净，煮沸消毒后放回。外套管定时用酒精棉签擦拭，外口保持清洁无干痂，套管气囊内适量充气，以机械通气时阻止气体漏出即可。为避免长时间压迫气道黏膜导致糜烂，气囊应2-3小时放气一次，每次5-10分钟。

（3）气管插管患者的护理　注意保持气管插管通畅，妥善固定插管，避免翻身时脱落，在入口处做标记，以便于发现导管移位；通过观察胸部起伏是否对称和听诊来判断插管深度；用生理盐水棉签擦洗口腔每日3□4次，以保持口鼻腔清洁，口鼻干燥者涂润滑油，适量滴注生理盐水，保持气道湿化，刺激患者咳嗽，防止黏稠分泌物结痂。

第三节　急性呼吸窘迫综合征

【概念】

急性呼吸窘迫综合征（ARDS）多发生于原心肺功能正常的患者，由于肺外或肺内的严重疾病引起肺毛细血管炎症性损伤，通透性增加，继发急性高通透性肺水肿和进行性缺氧性呼吸衰竭（1型）。

【病因】

ARDS病因尚无阐明，与之相关的疾病（危险因素）包括严重休克、严重感染严重创伤、DIC、吸入刺激性气体或胃内容物、溺水、急性胰腺炎、氧中毒等。

【症状体征】

主要表现为突发性进行性呼吸窘迫、气促、发绀，常伴有烦躁、焦虑、出汗等。其呼吸窘迫的特点是呼吸深快、用力，伴明显的发绀，且不能用通常的吸氧疗法改善，早期体征无异常，或仅闻双肺少量细湿啰音；后期多可闻及水泡音，可有管状呼吸音。

【护理要点】

1．病人采取半卧位或平卧位，松开衣领及裤带。

2．维持呼吸道通畅，吸痰，准备气管插管或气管切开。

3．氧疗是纠正缺氧，为刻不容缓的重要措施。鼻塞和面罩吸氧多难奏效。机械通气是纠正缺氧的主要措施。

4．迅速建立静脉通道，加强液体管理，原则上应以最低的有效血管内容量维持有效的循环功能，以免加重肺水肿。

5．准备抢救物品，熟练掌握呼吸机的性能和使用方法。

6．定时抽血，做血气生化分析，进行临床检测。

7．严密观察病人生命体征，避免高浓度、长时间给氧。

8．积极治疗原发病，尽早除去导致ABDS的原发病或诱因，是ARDS治疗的首要措施。特别强调对感染的控制、休克的纠正等。

第四节　原发性肺癌

【概念】

肺癌是一种严重威胁人们身体健康和生命的疾病。在许多国家中男性肺癌为各癌肿死因的首位。肺癌全称"原发性支气管肺癌"，肿瘤细胞源于支气管黏膜或腺体，常有区域性淋巴结转移和血行播散。

【病因】

发病与吸烟、职业致癌因子的吸入、空气污染、电离辐射、饮食营养、遗传有关。

【分类】

组织学分为鳞癌、小细胞癌、腺癌、大细胞癌四大类型；按部位分为中央型和周围型。

【临床表现】

以咳嗽、咯血、发热、胸痛最常见。纤支镜取活检标本诊断阳性率较高，其他如X线胸片、CT等也有较高的诊断价值。

【护理要点】

1. 评估及控制疼痛。
2. 维持气道通畅。
3. 维持水电解质及营养平衡。
4. 介入化疗的护理

（1）病人心理　大多数初次做介入化疗的病人对该项治疗了解较少，应认真耐心地解释该技术的相关注意事项，可轻已做过的患者现身说教，接触患者思想顾虑，使其积极配合。

（2）术前常规做造影剂及抗生素过敏试验、查血常规、出凝血时间、肝肾功能、胸片或CT，患者双侧腹股沟备皮，检查前4小时禁食。

（3）绝对卧床24小时　拔管后局部加压包扎，穿刺侧肢体制动，沙袋压迫6~12小时，大小便均在床上。

（4）穿刺处伤口情况　护士应加强巡视，注意观察敷料有无渗血渗液情况。

（5）下肢循环情况　注意观察病人肢体的感觉和运动功能，脚背动脉搏动情况，保持敷料清洁、干燥。

（6）并发症　如疼痛，造影剂或化疗药物的副作用，脊髓损伤。一旦发生并发症，应报告主管医生积极处理。

第五节　肺结核

肺结核是结核分枝杆菌引起的慢性呼吸道传染病，是最常见的一种结核病。

【病因和发病机制】

主要通过呼吸道传播，排菌的肺结核病人是主要的传染源，病人在咳嗽、打喷嚏时排出的结核菌悬浮在飞沫中，被健康人吸入后可引起结核感染；其次是通过消化道传播，极少数通过皮肤、泌尿生殖系统传播。感染结核菌后绝大多数人因免疫机制健全而不发病称为结核感染，少数人患结核病。结核分枝杆菌在体内可经淋巴管、支气管、血行或直接蔓延播散，引起其他部位的结核病变。

【临床表现】

1. 临床类型　肺结核分为5型：I型肺结核（原发型肺结核）、II型肺结核（血行播散型肺结核）、III 型肺结核（浸润型肺结核）、IV 型肺结核（慢性纤维空洞肺结核）、V 型肺结核（结核性胸膜炎）。

2．症状　多数病人起病缓慢，常有低热、盗汗、乏力、食欲不振、体重下降等，呼吸系统症状为咳嗽、咯血、胸痛及呼吸困难。

3．体征　可无阳性体征或仅在肩胛区闻及湿啰音。当肺部病变发生广泛纤维化或胸膜增厚粘连时，可见患侧胸廓下陷、肋间隙变窄、气管移向患侧及叩诊浊音等。

4．并发症　自发性气胸、脓气胸、支气管扩张、肺心病。

【辅助检查】

1．痰结核菌检查　痰中找到结核菌是确认肺结核最特异的方法。

2．X 线检查　是肺结核的必备检查，因病变性质不同可有不同的 X 线表现。

3．结核菌素试验　常用旧结核菌素（OT）来测定人体是否受过结核菌感染。

4．血液检查　血常规多无异常，重症者出现贫血、血沉加快等。

【护理措施】

1．补充营养，促进身心恢复

（1）饮食：指导病人选用高热量、富含维生素、高蛋白饮食，如牛奶、豆浆、鸡蛋、鱼、瘦肉、蔬菜、水果等，以增强机体抵抗力，促进病灶愈合。

（2）休息：依据病情安排病人休息，活动性肺结核增加休息时间，有高热等明显中毒症状及咯血者应卧床休息。

（3）心理护理：主动向病人讲解疾病的知识及治疗的效果，给予心理安慰与支持，使病人保持情绪稳定，树立战胜疾病的信心。

2．咯血护理　安置病人取患侧卧位，防止病灶向对侧扩散。一旦出现窒息先兆，应将病人置于头低足高 45°的俯卧位，轻拍背部、头偏向一侧，及时清除积血，高浓度氧气吸入。

3．按医嘱正确给予抗结核药物治疗　注意观察药物副作用，告知病人所用抗结核药可能出现的不良反应，以便及时发现及时处理。

4．预防传染。

（1）控制传染源的传播。

（2）消毒隔离，切断传染途径。

（3）开放性肺结核病人应进行呼吸道隔离。

（4）接种卡介苗，使人体产生对结核菌的特异性免疫力。

5．督导化疗　向病人及家属解释化疗的意义，阴道病人坚持全程化疗。

6．症状护理　如高热、盗汗病人的护理，胸腔穿刺的护理。盗汗者可用温毛巾擦干身体和更换汗湿的衣被；胸腔穿刺抽液过程中密切观察病人病情变化，根据具体情况做相应处理。

【健康教育】

（1）肺结核活动期病人注意休息、戒烟及维持良好营养。

（2）指导病人做好消毒、隔离，防止传播。
（3）向病人及家属讲解肺结核相关知识，指导坚持化疗的作用及意义。
（4）指导病人合理安排休息及活动，避免劳累，合理饮食，促进康复。
（5）教育病人定期复查，彻底治愈肺结核。

第六节 纤维支气管镜检查

20世纪60年代，可曲性纤维光束支气管镜的问世，是内镜史上的一次革命。近年来，又相继推出了电子支气管镜。支气管镜检查在支气管、肺疾病和肺癌肺结核肺间质纤维化诊断中的价值是人们所熟知的。10余年来，又增加了在呼吸系统疾病治疗中的作用，尤其对需气管插管建立人工气道、气道异物及气管、支气管内有分泌物潴留、阻塞者的治疗有其独到之处。

【护理要点】

1．术前护理

（1）心理护理　详细介绍纤支镜检查的重要性及操作过程，并请已做过该项检查的患者现身说法，消除患者心理障碍。

（2）器械准备　检查纤支镜性能，毛刷有无断裂，活检钳是否锋利，开关是否灵活，并备齐氧气、吸痰器及抢救物品，活检留取标本瓶、载玻片等。

（3）环境　预约室与操作室分开。操作室安静、清洁、空气流通、光线暗淡，以利于操作者窥视。每日紫外线消毒，桌面、地面用消毒液擦拭。

（4）每月做内镜、消毒液细菌学监测一次，并进行分析评价。

2．患者准备

（1）术前三天禁食辛辣食物，备好近期X光片和CT片，做心电图、肺功能检查，并查凝血酶原时间，以确定有无凝血机制障碍，询问患者有无冠心病、高血压等病史。术前晚22时至当日晨禁食禁水；术前30分钟肌注阿托品0.5mg，安定5-10mg。不能配合的患儿，轻麻醉科医师协助全麻下进行操作。

（2）术前10分钟给患者行喉部麻醉，有假牙者取下假牙，给氯麻液、麻黄碱滴鼻液2ml滴鼻，嘱患者尽量张大嘴，发"啊"音，以1%的卡因5ml左右对准咽喉部行局部喷雾麻醉，重复3次。若个别患者咳嗽、恶心明显，可加强一次。

（3）患者取仰卧位，头略后仰，清洁双侧鼻腔，解开颈部衣扣，年老体弱或有缺氧者，可给予氧气吸入。告诉患者全身放松，不可紧张。纤支镜通过声门时，有咳嗽、憋气现象，切勿做吞咽动作，只需深呼吸即可缓解。

3．术中配合

（1）在患侧肺的对侧鼻腔将纤支镜轻轻插入，过声门时应安慰患者，减轻紧张感，过声门后予以2%利多卡因5ml行局部麻醉，继续向下检查。

（2）需活检组织时应严格禁忌证，同时建设呼吸动度，并严禁咳嗽，以免损伤血管、引起大出血。活检后若出血过多，应局部注入0.1%肾上腺素，并严密观察患者呼吸、脉搏。若发现异常，应立即停止检查，并采取相应的措施。

4．术后护理

（1）患者拔管后　根据具体情况，可卧床休息 5-10 分钟或给予静脉补液。护理人员还应将下列情况告诉患者，即纤维支气管镜术后可能并发咽痛、声嘶等不适；活检者可能出现痰中带血，无需特别治疗，卧床休息即可。术后禁食 2 小时。

（2）行活检术者　术后一个注意观察咯血量大小，若出血量较多时给予相应的止血对症处理。注意观察体温变化，低热者应卧床休息，适当饮水；高热者应给予物理降温或药物降温，必要时给予抗感染等处理。

第七节　胸腔镜检查

胸腔镜手术的历史已有 80 余年，胸腔镜技术完成了从传统到现代的转变，目前已发展成为一种专门的学科——现代胸腔镜外科。高精度光学技术、高清晰度摄显像系统，高技术内镜手术器械和先进的麻醉剂监护水平，是现代胸腔镜外科的基石。胸腔镜检查成为可用于各种胸部疾病诊断和治疗，不受手术时间限制的一种专门手术科学。

【护理要点】

1．术前护理　由于病人对此检查了解少，易产生紧张恐惧心理，术前详细介绍手术的必要性及可能出现的不适感，解除患者顾虑，增强检查及治疗信心。常规检查心肺功能、肝肾功、凝血机制、血糖，若心肺功能严重障碍，有传染性疾病或年龄小于 6 个月者，视为禁忌证。指导患者进行有效呼吸和用力咳嗽的方法。术前戒烟，使用支气管扩张剂及抗生素，有效控制分泌物。术前 30 分钟给予镇静剂及抑制腺体分泌剂。器械准备。齐全的监护设备、胸腔镜及配套设备，开胸包等，并调试镜面的亮度及清晰度。仔细阅读胸片、CT 片，了解病变位置，以利检查手术顺利进行。

2．术中配合　根据检查和治疗的不同目的分别施行局麻或全麻术。若行全麻术，注意观察麻醉的深浅度呼吸机参数及心电监护仪的各项指数。术中注意观察有无大出血、肺漏气等现象发生，并及时给予对症处理。

3．术后护理　患者回病房严密观察神志、生命体征，取平卧位检查各种引流管的连接及通畅情况。观察记录胸腔引流液性质、量及气体情况，保持引流管通畅，一般术后 48 小时内拔管，注意观察有无咯血及气胸发生。鼓励患者术后尽早活动，指导病人深呼吸，鼓励、训练咳嗽咳痰的方法，防止术后并发症。术后给予充分止痛，保持伤口敷料干燥，无渗液、出血现象。

（徐文　邵明芳　庞凤美　张睿）

第四章 血液系统疾病的护理要点

第一节 再生障碍性贫血

【概念】

再生障碍性贫血（简称再障）是一组由于化学、物理、生物因素及不明原因引起的骨髓造血概念衰竭，以致造血干细胞损伤、外周血全血细胞减少为特征的疾病。临床主要表现为贫血、出血和感染，一般无肝脾淋巴结肿大。根据症状发生的急慢、贫血的严重程度，分为急性再障及慢性再障贫血。

【临床表现】

1. 急性再生障碍性贫血 往往起病急，进展迅速。贫血进行性加重，伴明显的乏力、头晕及心悸等。出血部位广泛，除皮肤、粘膜外，还常有深部出血，如便血、血尿、子宫出血或颅内出血，危及生命。皮肤感染、肺部感染多见，严重者可发生败血症，病情险恶，一般常用的对症治疗不易奏效。

2. 慢性再生障碍性贫血 病情进展较缓慢。贫血往往是首发和主要表现。出血较轻，以皮肤、粘膜为主。除妇女易有子宫出血外，很少有内脏出血。感染以呼吸道多见，合并严重感染者少。

【实验室检查】

1. 血象 全血细胞减少，急性型较明显，贫血为正常细胞正常色素型。网织红细胞计数降低明显。白细胞计数大多减少，主要是中性粒细胞减少，急性型常在 $0.5\times 10^9/L$，慢性型 $>0.5\times 10^9/L$，血小板减少，出血时间延长。

2. 骨髓象 骨髓穿刺物中骨髓颗粒很少，脂肪滴增多。大多数患者多部位 涂片呈现增生不良，粒系及红系细胞减少，淋巴细胞、浆细胞、组织嗜碱细胞相对增多。巨核细胞很难找到或缺如。

【护理要点】

1. 一般护理 重症患者及急性病例均应卧床休息，慢性型轻度或中度配型病例可下床活动。饮食可进行高热量、高维生素、高蛋白、易消化食物。有消化道出血者暂时忌食或给予流质饮食。血小板明显低下者应避免便秘，适当给予通便药物，保持大便通畅，以免诱发颅内出血。

2. 病情观察　急性型再障症状重、预后差，应特别注意有无感染及出血倾向。皮肤、口腔、肛门等处须重点观察有无潜在感染灶。头痛往往是颅内出血先兆，须严密观察其发展趋势，是否伴随恶心、呕吐及神志改变，注意四肢活动情况，并及时报告经治医生加以处理。女患者应注意观察月经来潮情况，保持会阴清洁。慢性再障病情进展相对缓慢而平稳，但也应警惕有无转为急性型倾向。

3. 感染及出血

（1）预防感染　急性再障常因粒细胞缺乏及机体免疫力降低，极易引起各种细菌、病毒、真菌感染。呼吸道、消化道、泌尿道、口腔、肛门及皮肤等是最易感染的部位应采取下列护理措施：①病室需保持清洁，定期紫外线消毒，限制探视人员，防止交叉感染；出现粒细胞缺乏时，有条件者进入层流无菌室行保护性隔离。②注意保持皮肤洁净，防止因毛囊皮脂腺管发生阻塞引起脓肿；肌注或静脉穿刺处应严格消毒。③注意口腔卫生，进食后必须漱口，减少口腔细菌繁殖感染的机会；必要时定期进行口腔护理。④每次便后用 1:5000 高锰酸钾溶液坐浴，有痔疮、肛裂或肛周感染者给予局部湿热药敷；女性患者于月经期更应做好会阴部卫生处理。

（2）出血的护理　由于血小板减少，毛细血管脆性增加，以及感染发热，可出现各种出血症状，应做好相应的护理：①皮肤粘膜应避免搔抓、碰撞、挤压等动作，行动须小心尽可能避免注射用药，静脉注射时压脉带不得过紧，肌注或静脉穿刺后用消毒棉球压迫止血应可靠。②鼻出血量少时可用 1%麻黄素棉签塞鼻及局部冷敷；出血严重时，可用凡士林纱条填塞；不要用手指挖鼻痂，每日 3 次滴复方薄荷油防止鼻腔粘膜干燥。③牙龈出血时用冷开水漱口，或 1%麻黄素或 1:1000 肾上腺素棉片贴敷渗血牙龈，或用止血海绵贴敷，亦可用三七粉或云南白药局部涂敷；饮食宜少渣温凉，不要用牙签剔牙。④胃肠道出血表现为黑便或呕血时，应立即报告经治医生，同时准备各种消化道出血的应急处理，并密切观察血检查。⑤眼底出血可突然视物模糊，须安静休息，勿精神紧张，加强生活照顾；平时不要用力揉擦眼球，勿用眼过度。⑥颅内出血应时刻警惕并采取相应的防护措施，患者须安静休息，保持睡眠安稳，避免情绪激动，防止头部受伤。感染高热时进行头部冰敷降温处理，勿用乙醇擦浴；一旦发生颅内出血征象时，应立即报告经治医生，并做好各项应急处理准备，密切观察病情变化。

4．用药护理

（1）雄激素肌肉注射时，应采取深部注射方法，以免造成硬结块，必要时可用金黄散或喜疗妥外敷并密切观察局部感染倾向，及时采取抗菌治疗。

（2）肌肉或静脉注射处，均匀注意严格消毒及加强压迫止血，以免感染及出血。输血和输液时须减慢低速，防止在原有贫血基础上加重心脏负担而诱发心力衰竭；在已有贫血性心脏病存在时更须密切观察心力衰竭征象并及时加以处理。

（3）在应用抗胸腺细胞球蛋白等药物治疗过程中须注意过吗现象并注意及时处理。

（4）高热应用退热药物时，剂量宜偏小，以免降温幅度大、出汗多而导致虚脱，并避免使用影响造血功能的药物。

（5）排便不畅使用开塞露或灌肠通便是，应注意润滑、无损伤肛门皮肤，以免增加感染机会。

5．心理护理

再生障碍性贫血属血压系统良性难治性疾病范畴，医护人员应给患者以信任感及安全感，做好必要的思想及病情解释工作，争取家属的理解和支持，使患者及其家属能主动配合治疗。

第二节　白细胞减少症和粒细胞缺乏症

【概念】

外周血白细胞持续低于正常值（成人 $4×10^9/L$）时，称为"白细胞减少症"。白细胞减少症主要由于中性粒细胞减少所致。当中性粒细胞绝对值低于 $2×10^9/L$ 时，称为"粒细胞减少症"；低于 $0.5×10^9/L$ 时，称为"粒细胞缺乏症"。粒细胞缺乏症常伴有严重的感染。

【病因和发病机理】

1．粒细胞生成障碍　化学毒物、电离辐射、细胞毒药物可以直接损失造血干细胞或干扰粒细胞的增生周期，其损失作用与剂量有关。由于粒细胞更新较快，故粒细胞减少常先于红细胞和血小板而出现。某些药物仅使易感患者的粒细胞减少，与剂量大小无关。如抗甲状腺药物、保泰松和部分抗糖尿病药物等。营养缺乏也可以使骨髓正常造血受抑制而以亲粒细胞减少，如维生素 B_{12}，和叶酸缺乏勇气的巨幼细胞性贫血、严重感染、恶性肿瘤骨髓转移、白血病和病毒性肝炎等。

2. 粒细胞破坏和消耗过多　与免疫有关的疾病；免疫性粒细胞减少症；其他疾病所致，如脾亢时大量粒细胞被脾滞留或恶性组织细胞病时，组织细胞异常增生，大量粒细胞被吞噬破坏等。

3. 粒细胞分布紊乱　大量粒细胞转移至边缘池，而循环池的粒细胞减少，称为"转移性或假性粒细胞减少"。常见于变态反应性疾病、内毒素血症等。

4. 释放障碍　粒细胞不能从骨髓向血内释放。

【临床表现】

1. 粒细胞缺乏症　大多由药物或化学毒物通过免疫反应引起。其病多急骤，可突然畏寒、发热、周身不适；2-3 天后临床上缓解，仅有极度疲乏感，易被忽视；6-7 天后粒细胞已极度低下，出现严重感染，再度骤然发热，咽部疼痛、红肿、溃疡和坏死，颌下及颈部淋巴结肿大，可出现急性咽峡炎。此外，口腔、鼻腔、食管、肠道、肛门、阴道等处粘膜可出现坏死性溃疡；严重的肺部感染、败血症、脓毒血症等问问导致患者死亡。

2. 白细胞减少症　起病缓慢，少数患者可无症状，检查血象时才被发现。多数患者可由头晕、食欲减退及低热等表现。有的患者可反复感染口腔炎、上呼吸道感染、支气管炎、肺炎、中耳炎或皮肤感染等，但有的患者却无反复感染表现。

【辅助检查】

1. 白细胞减少症　外周血白细胞计数 $<4.0\times10^9/L$。粒细胞减少时，外周血中性粒细胞绝对值 $<2.0\times10^9/L$，淋巴细胞相对增多，红细胞及血小板大致正常，骨髓象呈幼粒细胞不少而成熟粒细胞减少的"成熟障碍"表现，或呈代偿性增生改变。

2. 粒细胞缺乏症　外周血中性粒细胞绝对值低于 $0.5\times10^9/L$，甚至消失。淋巴细胞相对增多，红细胞及血小板一般正常，骨髓中各阶段的粒细胞几乎消失。

【护理要点】

1. 一般护理　绝对卧床休息，进高蛋白饮食，加强消毒及无菌操作的管理，有条件者应住层流病房，如五层流设备也应设单人房间，对患者进行保护性隔离。如能有效地控制感染，使其骨髓有恢复的机会，一般2~4周白细胞可以恢复正常。有感染的患者，应常规进行血液、尿液、粪便及感染局部分泌物的培养。口腔是最容易感染的部位，易导致粘膜肿胀和溃疡，患者常因局部疼痛影响进食和营养的摄入，故应加强对口腔的护理，给予温凉流质或半流质饮食。

2. 心理护理　由于粒细胞缺乏症发病急、病情重、进展变化快，患者可能对自己的病情不理解而没有心理准备，往往产生对疾病的恐惧、不安。因此，应向患者解释疾病的性质，说明只要患者能积极配合治疗，短时间内大部分患者都能获得治愈，解除其思想负担，使患者积极配合治疗。

第三节　弥散性血管内凝血

【概念】

弥散性血管内凝血（DIC）是一种发生在许多疾病的发展过程中，在某些诱发因素的作用下激活凝血系统，在微循环内发生过分的PLT凝集和纤维蛋白沉积或血液凝固，导致全身微血栓形成，出现消耗性低凝血状态和继发性纤溶亢进引起的一组严重出血性综合征。

【病因】

严重的细菌感染、恶性肿瘤、创伤性手术及产科意外等引起的血管内皮广泛损伤及组织损伤，均可引起DIC。

【临床表现】

根据发病的缓急及微血栓形成的速度不同，可将DIC分为急性型、亚急性型和慢性型。根据DIC的病理生理过程，临床可分为3期：早期为高凝期，中期为消耗性低凝血期，晚期为继发性纤溶亢进期，各期无明显界限。各型的共同特点是出血、栓塞、微循环障碍、溶血。

【辅助检查】

1. 消耗性凝血障碍指标　PLT计数呈进行性下降，纤维蛋白原减少，凝血酶原时间和凝血活酶时间延长。

2. 纤溶亢进指标　纤维蛋白原降解产物增多，血浆鱼精蛋白副凝试验（3P试验）阳性，D-二聚体阳性。

【护理要点】

1. 病情观察　充分认识 DIC 的危险性。应定时测生命体征，注意观察意识状态、皮肤粘膜出血的范围，如已有内脏出血，要及时纪录出血量，并具体脑出血。

2. 药物治疗观察　肝素是常用抗凝剂，肝素用力过大有引起全身大出血的危险，以及引起发热过敏、PLT 减少等不良反应，应严格掌握用药量和时间，密切观察出血有无减轻及加重，定时抽血查凝血时间，以调整肝素用量。

3. 心理护理　加强与患者及其家属的沟通，解除其恐惧心理，介绍积极治疗原发病的重要性，使其配合治疗，树立战胜疾病的信心。

第四节　特发性血小板减少性紫癜

【概念】

ITP 又称"自身免疫性血小板减少性紫癜"，是最常见的一种血小板减少性疾病，其特点是血小板寿命缩短，骨髓巨核细胞增多，血小板更新率加速，80%~90%病人的血清或血小板表面有 IgG 抗体。

【病因】

尚未完全明了。可能与免疫因素、脾脏因素、毛细血管壁缺陷等有关，80%的急性 1TP 病人在发病前 1~3 周有上呼吸道感染史，如风疹、水痘、传染性单核细胞增多症，或活病毒疫苗注射等。

【临床表现】

1. 急性型　多见于儿童。起病急骤，畏寒，发热，有广泛的皮肤粘膜出血，可形成大片瘀斑或血肿，常见于四肢，以下肢更多，口腔粘膜下可见血疱。重症患者可有眼底出血，但颅内出血少见。

2. 慢性型　起病缓慢，出血症状轻，表现为反复发作的皮肤淤点、淤斑、鼻出血、牙龈出血，可伴轻度贫血和轻度脾脏肿大。女性病人有月经过多。

【辅助检查】

1. 血象　血细胞计数减少程度不一，急性型常低于 $20×10^9/L$，慢性型多在 $50×10^9/L$ 左右，失血多者可出现贫血，血小板平均体积偏大，但功能一般正常。

2. 骨髓象骨髓巨核细胞正常或增多，血小板的巨核细胞减少，急性型病人更明显。

【护理要点】

1. 休息　尽量卧床休息，避免过分活动，对 PLT 极低（$<20\times10^9$/L）或有严重贫血者，应绝对卧床休息。特别要保护头部，避免碰撞，饮食不可过热、过硬，以防止口腔及消化道粘膜损伤、出血。

2. 密切观察　观察出血倾向，观察皮肤粘膜有无新的出血点，有无血尿和黑便。咳嗽、呕吐、用力排便均可诱发颅内出血，故有此症状应及时处理；有视物模糊者应警惕眼底出血；对已有出血症状者应按出血给予必要的护理。

3. 药物治疗的护理　应了解所用药物的副作用，严密观察以便及时处理。特别是糖皮质激素的不良反应较多，如库欣综合征、糖尿病、高血压、易感染等，应定期检测血压、血糖、血 RT 等，做到早发现早处理，以保证疗效。

（杨彦彦　李　晴　徐　文　邵明芳　孙晋密　路月月）

第五章 内分泌代谢性疾病要点

第一节 甲状腺机能亢进症

【概念】

甲状腺机能亢进症(简称"甲亢"),是由多种病因导致甲状腺功能增强,分泌甲状腺激素(TU)过多所致的临床综合征。

【病因】

(1)免疫因素 长效甲状腺刺激素(LATS)的作用与TSH的作用相似,它是针对甲状腺的自身抗体,与甲状腺亚细胞结合,兴奋甲状腺滤泡上皮,分泌甲状腺素而引起甲亢。

(2)遗传因素 临床上常见家族性Graves病,且发现与特点HLA的遗传易感性有关。

(3)其他因素 如功能亢进性结节性甲状腺肿或腺瘤、垂体瘤、亚急性甲状腺炎、桥本氏甲状腺炎、碘甲亢、异位内分泌肿瘤等都有可能致甲状腺功能亢进。

【临床表现】

为怕热、多汗、多食、易饥、心慌、易怒、体重下降,常有神经过敏、失眠紧张、易激动、多猜疑,有时可出现幻觉、抑郁、舌-手细颤等。重者可致不同程度的甲状腺肿大、突眼、甲亢性心脏病等。

【辅助检查】

基础代谢率(BMI)与甲亢水平呈平行性增长;甲状腺激素测定,T_3、T_4、rT_4、FT_4、均升高。TSH降低;甲状腺抗体检查多数为阳性;放射性碘试验(RAIU)甲状腺摄^{131}I率升高;甲状腺放射性扫描、甲状腺B超检查可了解甲状腺的大小、形态、性质、单结节、多结节。

【护理要点】

1. 心理护理 甲状腺激素分泌过多,可致神经兴奋性增高,精神过敏、易怒、急躁、多虑等。因此,应避免各种不良精神刺激,保持病室安静,减少探视,尊重和理解病人,多与其交谈,鼓励其参加正常的社交活动,树立战胜疾病的信心。对举止怪异、有自杀倾向者应密切观察其精神状态,以防发生意外。

2. 适当休息 合并感染及甲亢性心脏病者应卧床休息。对精神过度紧张、不安、失眠者可给予安定类镇静剂。

3. 给予高蛋白、高维生素、高热量、易消化低碘饮食,以补充能量 如低碘、清淡的蔬菜、水果机营养丰富的蛋类、瘦肉、鱼等。避免暴饮暴食,注意饮食卫生,鼓励病人多饮水,每日2000~3000ml,以补偿因大量出汗、腹泻造成的水分丢失（心脏病患者除外）。忌饮酒、吸烟、咖啡、浓茶等刺激性饮料。

4. 浸润性突眼的病人应保护眼睛，戴深色眼镜，防止强光及灰尘刺激。眼睑不能闭合的，可覆盖纱布或眼罩，睡前涂抗生素眼膏，防止角膜炎、结膜炎的发生。取高枕卧位，限制钠盐摄入，以减轻水肿。用5%甲基纤维素或0.5%氢化可的松眼药水滴眼，以减轻局部刺激症状。严重病例可行上、下眼睑缝合，保护角膜，防止角膜溃疡而导致失眠。

5. 服用抗甲状腺药物治疗时，密切观察其副作用，如粒细胞减少和肝功能损药疹，严重时可导致粒细胞缺乏症，须立即停药，并定期复查肝功能，以防药物性肝病发生。

6. 病情观察

（1）注意观察病人情绪、心率、体重及有无甲亢危象若病人出现高热（39℃以上）、心率快（>120次/分）、心房纤颤、焦虑、烦躁不安、恶心、呕吐、腹泻，甚至可发生休克、嗜睡、昏迷，应立即报告医师，遵医嘱应用抢救药物及对症护理。

（2）应用放射性^{131}I治疗时，严密观察副作用。注意有无甲亢危象、放射性甲状腺炎及甲状腺机能减退的发生。病人用过的餐具、吃剩的食物及衣物、排泄物等要特殊处理，以防放射性物质泄漏。

第二节　肾上腺皮质机能减退症

【概念】

原发性慢性肾上腺皮质概念减退症又称阿狄森（Addison）病，由于自身免疫、结核、真菌感染或肿瘤等原因破坏双侧肾上腺的绝大部分，引起肾上腺皮质激素分泌不足所致。

【病因】

（1）肾上腺结核　因肾上腺干酪样坏死而发病。现随结核被控制而减少。

（2）特发性肾上腺萎缩　目前本病组成及的病因，其发生与免疫反应使双侧肾皮质破坏有关。

（3）其他病因　恶性肿瘤转移，淋巴瘤、白血病浸润，真菌感染，使用肾上腺酶系抑制药物，手术、放射治疗，获得性免疫缺陷综合征（AIDS）等致双侧肾上腺破坏而引起本病。

【临床表现】

主要表现为乏力、精神萎靡、嗜睡，食欲不振、恶心、呕吐、消瘦，皮肤和粘膜色素沉着，皮肤呈棕褐色，粘膜呈蓝黑色，心音低钝、低血压、毛发稀疏等。

四、辅助检查

血常规可见正细胞、正色素性贫血，中性粒细胞减少，嗜酸性粒细胞、淋巴细胞增多。血清电解质，可见低血钠、高血钾。血糖及糖耐量试验，可见空腹低血糖、糖耐量试验呈低平曲线。尿中类固醇测定，24 小时尿 17-羟类固醇、17-酮类固醇降低。血尿皮质醇测定，24 小时尿游离皮质醇及血浆总皮质醇降低。促肾上腺皮质激素试验，可帮助诊断或鉴别诊断。

【护理要点】

1．对症明显者，嘱其绝对卧床休息。

2．给予高碳水化合物、高蛋白、高维生素、多多钠盐（每日至少 8~10g）、低磷饮食，同时多饮水。

3．注意饮食和个人卫生，减少和控制感染。

4．避免感染、创伤、手术、过劳、大量出汗、呕吐、腹泻或突然中断治疗等因素，以防危象发生。

5．患者多需终身激素替代治疗。应观察哟无头痛、血压升高、水肿、精神兴奋、失眠等，及时报告医师调整药物剂量。

6．病情观察严密观察血压、心率、体重及精神状态、体力情况等。若高热、失水、血压下降、心率快、嗜睡、精神失常等肾上腺危象时，应专人护理并积极配合医师抢救。

第三节 糖尿病

【概念】

糖尿病是一种全身慢性代谢性疾病，由于胰岛素分泌相对或绝对不足而引起的内分泌代谢综合征。临床上以糖、蛋白质、脂肪代谢紊乱，葡萄糖耐量减低、血糖增高和糖尿为特征。按病人对外源胰岛素需要的程度不同分为 1 型糖尿病（胰岛素依赖型）和 2 型糖尿病（非胰岛素依赖型）。

【病因】

（1）I 型糖尿病的病因

①遗传因素　大约有 10% 的糖尿病病人由家族遗传史。

②组织相容性抗原（HLA）人类白细胞抗原（HLA）位于第 6 对染色体短臂，是一组密切连锁的基因群，1 型糖尿病的遗传易感因子与 HLA 密切相关。

③环境因素　病毒感染、药片及化学制剂、自身免疫因素在 I 型糖尿病发生过程中均起一定的作用。

（2）2 型糖尿病的病因

①遗传因素　2 型糖尿病比 1 型糖尿病有着更强的遗传性。

②环境因素　不合理的饮食及生活方式和肥胖与 2 型糖尿病的发病有显著关系。

③胰岛素抵抗　2 型糖尿病发病的主要诱因是肥胖。肥胖者因胰岛素受体数目减少和亲和力下降，导致胰岛素抵抗。肥胖使胰岛 β 细胞长期超负荷，导致胰岛素分泌功能下降，一旦胰岛 β 细胞分泌的胰岛素不足以弥补胰岛素抵抗，即可发生糖尿病。

【临床表现】

多饮、多食、多尿、疲乏及消瘦等。严重时可发生酮症酸中毒，并可并发心脑血管、肾脏、视网膜及神经的慢性病变。

【辅助检查】

尿糖和酮体测定。尿糖测定代表在一定时间内尿糖流失的数量。通常，糖尿病病人血糖越高，则尿糖越多。尿酮体测定是迄今为止发现早期酮症的最简便的方法。血糖测定，血糖升高是诊断糖尿病的主要依据。口服葡萄糖耐量试验（OGTT），胰岛素释放试验，了解胰岛β细胞的储备功能。血清C肽测定，胰岛β细胞每分泌一分子胰岛素的同时也分泌一分子的C肽。血清C肽测定，也能了解胰岛β细胞储备功能；糖化血红蛋白（GHb）测定，可反映测定前4~8周平均血糖水平，既可作为糖尿病控制指标，又可用作轻症糖尿病的诊断。尿微量白蛋白（UMA）测定，是早期诊断糖尿病肾病最敏感的指标，不仅能预测肾病的发展，而且与增生性视网膜病变及大血管病变有密切关系。

【护理要点】

1. 糖尿病为慢性难治性疾病，病人由于身心及精神压力大，导致情绪低落、焦虑、抑郁等，往往对治疗失去信心。故护士应对病人及其家属进行耐心宣教，让其了解糖尿病的有关知识及影响血糖变化的因素，了解饮食、运动和治疗的关系，保持乐观的心态，配合治疗。

2. 饮食治疗是一项重要的基础治疗措施。用简易公式计算出理性体重（kg）=身高（cm）－105，然后计算出每日所需总热量。碳水化合物占饮食总热量的50%~60%；蛋白质占总热量的10%~20%，即成人每日每公斤理性体重0.8-1.2g，儿童、孕妇、慢性消耗性疾病、营养不良者可增至1.5~2.0g，伴有糖尿病肾病而肾功能正常者应限制在0.8g，脂肪约占总热量的30%；纤维素每日应＞40g。每日三餐分配为1/5、2/5、2/5，或三餐各占1/3，或1/7、2/7、2/7、2/7。以谷类、豆类、粗粮、绿叶蔬菜及含糖成分低的水果如黄瓜、冬瓜、苦瓜等为宜，不宜饮酒，少吃或不吃动物内脏、蛋黄、煎炸食品，忌食用葡萄糖、蜜糖及其制品（冰淇淋、蛋糕、饼干等）。

3. 每日用无刺激性肥皂洗澡，保持皮肤清洁。用软毛刷刷牙，若牙龈萎缩或有炎症时，及时做口腔护理。每日用温水洗脚，经常按摩下肢及足部，以促进血液循环。

4. 鼓励病人适当运动，如散步、打太极拳、慢跑等。对老年病人活动前要进行心电图、肝肾功能检查。避免空腹活动时间过长，一般餐后1~1.5小时活动为宜。

5. 胰岛素治疗的病人一般采用皮下注射，注射部位应选择上臂、大腿前部及外侧、臀部、腰部以上、腹部（脐周5cm，腰带部位除外），其中以腹部吸收最快。胰岛素应冷藏储存，以2-8℃为宜，避免结冰和过热，室温下最多保持30天，注意有效期，避免剧烈振动。注射前10分钟从冰箱内取出置于室温下，抽取剂量要准确。注意更换注射部位，注射同一部位应间隔1~2

周,以免皮下出血硬结。短效胰岛素应在餐前 30 分钟皮下注射,鱼精蛋白锌胰岛素应在早餐前 1 小时皮下注射,若长、短效胰岛素混合使用时,宜先抽取短效胰岛素,再抽取长效胰岛素,充分混合后再注射。注意观察有无低血糖反应。

6．病情观察

（1）注意观察低血糖反应对老年人、肝硬化、肾功能衰竭的病人,因其降糖药物及胰岛素在体内代谢变慢,尤应注意低血糖症状,病人由饥饿感、头晕、乏力、出冷汗、心悸、面色苍白,严重者意识模糊,甚至昏迷。一旦发现以上表现,应立即查血糖,给予糖水或含糖饮料（如糖果、饼干、果汁等）,按医嘱静脉推注 50%葡萄糖 40～60ml。同时安慰体贴病人,减轻其紧张恐惧心理。

（2）注意观察有无酮症酸中毒,如病人表现多饮、多尿、多食加重,继续发展可出现严重乏力、极度口渴、食欲不振、恶心、呕吐、呼吸深快,呼出气体有烂苹果味,晚期严重脱水、尿量减少、皮肤弹性差、心率加快、头痛、嗜睡、意识模糊,甚至昏迷。此时应立即报告医师处理,迅速建立静脉通路,确保胰岛素及输液量准确、及时,并严密观察神志、呼吸、血压、心率及尿量变化情况,详细记录出入量。每 2 小时监测血糖变化并注意有无电解质紊乱情况。

（3）应用胰岛素泵治疗时,注意观察注射部位有无红、肿、化脓、疼痛,输注管道有无打结,管道有无脱落。如输注导管内有血时,立即更换注射部位。输注导管一般 2~5 天更换 1 次。

第四节　尿崩症

【概念】

尿崩症是指某人尿量大于 30ml/kg,尿渗透压小于 300mOsm/kgH$_2$O,或尿比重小于 1.010 的一种综合征。

【病因】

（1）中枢性尿崩症　由于下丘脑-垂体后叶产生的抗利尿激素（AVP）的大细胞神经元遭受严重破坏,AVP 产生不足或缺乏而引起。

（2）肾性尿崩症　由于肾脏集合管对 AVP 不敏感或无反应而致。

（3）原发性烦渴症　因多饮而引起多尿,并无肾脏和 AVP 的分泌调节异常,多数病人有明显的心理疾患,又称精神性多饮、多尿。

（4）妊娠尿崩症　由于妊娠期 AVP 降解酶导致 AVP 破坏过快而引起。

【临床表现】

主要表现为多尿、烦渴及多饮。病人喜食冷饮。尿崩症病人白昼及夜间的尿量均增加。久病者可出现皮肤干燥、汗液及唾液减少,食欲减退,便秘,消瘦,还可出现焦虑、失眠。

【辅助检查】

尿量及血尿渗透压、禁水加压试验、高渗盐水试验、抗利尿激素（AVP）测定可协助诊断。

【护理要点】

1. 做好心理护理　尿崩症病人往往有焦虑、失眠、情绪低弱，应鼓励病人提高战士疾病的信心，保持良好的情绪，积极配合治疗。

2. 积极配合医疗做好相关检查　寻找病因，以期达到早诊断、早治疗，减轻病人痛苦。

3. 休息　由于病人尿量及次数增多，严重影响病人正常睡眠，尽量安排单人房间，保持病房安静以利于病人休息。

4. 注意观察　做禁水加压试验过程中，病人会出现极度口渴、烦躁、燥热，有的病人中途放弃试验，此时应鼓励病人坚持完成试验，并严密观察病人体重、血压、尿量、尿比重。如出现血压降低，甚至昏迷等危象应立即停止试验，并给予相应的处理。尿崩症病人还要观察出入量情况，注意有无水中毒表现。

（邵明芳　王　燕　刘　娇　邵珠红　周玉芬）

第六章 神经系统疾病要点

第一节 急性脑血管疾病

急性脑血管疾病是一组由于局部脑血管病变或全身血液循环紊乱所致的脑组织供血障碍性疾病,又称"中风"。起病急,死亡率高,是中老年人常见病之一。根据病变性质可分出血性脑血管病和缺血性脑血管病两大类。

【病因及发病机制】

1. 出血性脑血管病 包括脑出血、蛛网膜下腔出血。高血压病和脑动脉硬化是最常见病因。血压长期增高—脑血管壁损伤,当血压突然急骤增高时—血管破裂—形成血肿—脑组织受压迫,破坏脑组织,继发脑水肿,导致颅内压增高。

2. 缺血性脑血管病 包括短暂性脑缺血发作、脑血栓形成、脑梗死,常因脑动脉硬化、颈动脉硬化或狭窄、椎基底动脉狭窄或血液流变学异常而致。

【临床表现】

(一)出血性脑血管病

1. 脑出血

(1)内囊出血:最多见,先有进行性加重的头痛、头晕、呕吐,迅速出现意识障碍,可伴有抽搐或大小便失禁,可同时伴有上消化道出血。

(2)桥脑出血:较少见,轻者仅有头痛、呕吐;重者表现为出血灶侧周围性面瘫,对侧肢体中枢性瘫痪的交叉瘫。

(3)小脑出血:少见,常以眩晕、头痛和频繁呕吐起病,病人不能站立,步态不稳,共济失调;轻者可有眼球震颤和共济失调等。

2. 蛛网膜下腔出血 意识障碍较轻且短暂,最具特征性的体征为脑膜刺激征阳性。

(二)缺血性脑血管病

1. 短暂性脑缺血发作 突然发病,症状一般维持数分钟至数十分钟,24小时内消失,不留神经功能后遗症。但常反复发作,表现为对侧偏身感觉障碍,同侧单眼失明,对侧单眼无力或单瘫、偏瘫。

2. 脑血栓形成 起病较缓,先有头痛、眩晕、肢体麻木或短暂脑缺血发作等前驱症状,常于水面中或安静休息时发病,次晨起床时发现半身肢体瘫痪,无意识障碍。

3. 脑栓塞 起病急骤,在数秒或数分钟内症状发作到最高峰,意识障碍较轻,恢复较快。

【辅助检查】

1. 出血性脑血管病

(1)脑脊液检查:多呈血性、压力升高。

(2)CT和MRI检查:呈高密度出血影,可在早期准确显示出脑出血灶的部位、范围。

2. 缺血性脑血管病

（1）脑脊液检查：正常。

（2）脑 CT：在 24~48 小时后可见低密度梗塞区。

【护理】

（一）出血性脑血管病

（1）急性期应绝对卧床休息，特别是发病后 24~48 小时内避免搬动。蛛网膜下腔出血的病人应绝对卧床休息 4~6 周，病人取侧卧位，头部抬高15~30°C，以利颅内血液回流，减轻脑水肿。

（2）急性脑出血病人在发病 24~48 小时内禁食。

（3）保持大便通畅，防止用力排便而导致颅内压增高，必要时按医嘱给予缓泻剂，禁止大量不保留灌肠。

（4）急性期应每 30 分钟测血压 1 次，注意瞳孔改变，密切观察病人有无脑疝的先兆症状。

（5）绝对卧床休息的病人应每 2 小时翻身一次，以免局部皮肤受压出现褥疮，翻身后保持肢体于功能位置。尿失禁病人应及时留置尿管，勤换床单和尿布。

（6）急性期应保持肢体于功能位置；病情稳定后瘫痪肢体应做关节按摩及被动运动，以免肢体废用；康复期继续功能训练。

（7）脑疝的预防及护理：密切观察病人有无脑疝的先兆，一旦发现脑疝的先兆，应立即与医师联系，同时给予氧气吸入，迅速建立静脉通路，快速静脉滴注 20%甘露醇 250ml，以控制脑水肿，降低颅内压。头部放置冰袋或冰帽，以提高组织对缺氧的耐受性，防止加重脑水肿。

2. 缺血性脑血管病

（1）心理护理：嘱病人保持情绪稳定，加强与病人之间的交流，鼓励病人自强，树立战胜疾病和恢复生活自理的信心，消除悲哀情绪。

（2）注意观察病情变化，防止脑部血流量减少，头部禁用冰袋或冷敷，以免血管收缩。

（3）保持呼吸道通畅，注意防止肺部感染。

（4）急性期绝对卧床休息，取平卧位，以保证较多血液供给脑组织，避免搬动。

（5）促进瘫痪肢体功能恢复：康复期进行功能训练，康复训练时应做到计划切实可行，循序渐进，活动量由小到大，时间由短到长，做到主动与被动运动、向上与向下运动相结合。

（二）健康教育

（1）向病人及家属介绍疾病的基本知识，积极治疗原发病，避免诱发因素，防止再出血或再梗塞。

（2）指导病人勿精神紧张，情绪激动，用力排便及过度劳累等；指导病人自我控制情绪，保持乐观心态，保持血压平稳。

（3）教会病人家属测量血压的方法，每日定时测量血压，发现血压异常及时就诊。

（4）保持适当的体力活动，促进心脑血管功能。

（5）饮食宜清淡，摄取低盐、低胆固醇食物，避免刺激性食物及饱餐，多吃新鲜蔬菜和水果，戒烟酒，降低血脂并减肥。

（6）指导病人及家属有关护理事项及康复、锻炼的知识。

（7）定期复查，一旦出现前驱症状，应及时就诊，及早处理。

第二节　格林巴利综合征

【概念】

指以周围神经和神经根的脱髓鞘及小血管周围淋巴细胞及巨噬细胞的炎性反应为病理特点的自身免疫病。

【病因】

尚不清楚。患者病前多有非特异性病毒感染或疫苗接种史。最常见是空肠弯曲菌，此外还有巨细胞病毒、ZD病毒、肺炎支原体、乙肝病毒、免疫缺陷病毒。

【临床表现】

多为急性或亚急性起病，出现四肢对称性迟缓性瘫痪及呼吸肌麻痹、腱反射减低或消失。发病时多有肢体感觉异常，感觉缺失较少见，呈有手套袜子样分布。有的患者以脑神经麻痹为首发症状，双侧面瘫最常见。自主神经症状常见皮肤潮红、出汗增多、手足肿胀等。

【护理要点】

1．保持呼吸道通畅，及时翻身拍背吸痰，雾化吸入，使呼吸道分泌物及时排出。

2．给予营养丰富的饮食，不能吞咽者及早鼻饲。尿潴留者可做下腹部按摩，无效时导尿，便秘者给予缓泻剂。

3．气管切开后，应严格消毒切口周围皮肤，及时换药，预防感染。

4．每两小时翻身一次，按摩局部骨隆突受压处，防止褥疮发生。

5．密切观察患者呼吸频率、节律和深度。如发现呼吸费力，呼吸浅慢，咳嗽无力及病人憋气、烦躁、出汗和发绀等缺氧症状时，及时做好气管切开准备。入院后进行心电监护和血压监测。

第三节　重症肌无力

【概念】

是乙酰胆碱受体抗体介导的、细胞免疫依赖的及补体参与的一种神经-肌肉接头处传递障碍的自身免疫性疾病，病变主要累及神经-肌肉接头突触后膜上乙酸胆碱受体。

【病因】

血清中乙酰胆碱受体抗体增多，致乙酰胆碱受体数目减少，突触后膜传递障碍而导致肌无力。大部分肌无力患者，伴有胸腺异常。10%~15%合并胸腺瘤，70%患有胸腺增生或淋巴滤泡增生。

【临床表现】

主要临床特征是受累肌肉呈病态疲劳，连续收缩后发生严重无力甚至瘫痪，经短期休息后可好转，症状多于下午或傍晚劳累后加重，早晨和休息后减轻，呈较规律的晨轻暮重波动性变化，可累及眼肌、面肌、咽肌等，表现面肌皱纹减少，表情动作困难，闭眼和示齿无力，连续咀嚼困难使进食中断，以及构音障碍、饮水呛咳、吞咽困难等。呼吸机、膈肌受累可出现咳嗽无力、呼吸困难，重症常因呼吸肌麻痹或继发吸入性肺炎而死亡。

【辅助检查】

全身型重症肌无力患者肌肉乙酰胆碱受体抗体检测阳性率85%~90%，高滴度乙酰胆碱受体抗体支持重症肌无力的诊断。疲劳试验、新斯的明试验机滕喜龙试验也有助于诊断。

【护理要点】

1. 耐心做好患者的思想工作，使其树立战胜疾病的信心，积极配合治疗。

2. 嘱给予高蛋白、富含维生素的食物，以提高机体免疫力。咀嚼无力者，可口服吡啶斯的明后进食；严重者可给予鼻饲流质饮食。

3. 密切观察有无缺氧、呼吸肌无力切开，准备好气管切开包、呼吸机等以备急用。

4. 出现肌无力危象，可遵医嘱给予新斯的明肌注或吡啶斯的明口服；重症呼吸肌无力应配合医生行气管插管或气管切开，行呼吸机辅助呼吸。

5. 气管切开性呼吸机辅助可能者，应保持呼吸道通畅，及时吸痰，注意呼吸道湿化，气管切开处每日换药一次。如有渗液浸湿则及时更换纱布，防止套管脱出，并注意切口有无渗血，周围有无皮下气肿等，保持呼吸机运转正常。

6. 肢体活动无力者应2小时翻身一次，并对受累肢体的肌肉行被动和主动按摩，防止肌肉挛缩及褥疮。

第四节　癫痫

【概念】

癫痫是一组由大脑神经元异常放电引起的短暂中枢神经系统功能失常为特征的慢性脑部疾病，具有突然发生、反复发作的特点。

【病因】

根据发病原因可分为两类：一类为原发性癫痫，无导致脑部症状的结构变化或代谢异常，而与遗传因素有较密切的关系；一类为继发性癫痫，它作为一种临床表现，一般与脑肿瘤、颅内感染、脑外伤、代谢异常及脑的先天畸形有关。另外，过度疲劳、发烧、手术、缺氧血症、碱中毒、低钙血症、低血糖、焦虑等均可诱发癫痫发作。

【临床表现】

可分为大发作和小发作。大发作表现为突然意识丧失，跌倒在地，双目上翻，瞳孔散大，对光反射消失，口唇青紫，头后仰，全身肌肉强直收缩，上肢屈曲、下肢伸直，身体呈弓形，呼吸停止，有的伴有尖叫；小发作的特点是，短暂的意识丧失，表现为愣神，突然静止不动，双眼发直等。

【辅助检查】

1．脑电图　除病史、神经系统检查外，脑电图检查被认为是迄今为止最常用的检查方法，常能帮助定位定性。

2．影像学检查。

3．血液化学检查　如血糖、血钙、血镁、药物成分等。

4．尿液检查　主要针对一些遗传代谢性疾病。

（徐　文　邵明芳　王　燕　刘　娇　张睿　张明灿）

第七章 小儿科疾病护理要点

第一节 急性支气管炎患儿的护理

急性支气管炎是支气管黏膜的急性炎症，常继发于上呼吸道感染或为某些急性传染病的早期表现。气管可同时受累，故又称为急性气管支气管炎。临床特点为发热、咳嗽、肺部可闻及干啰音及可变性粗湿啰音。治疗原则以控制感染和对症治疗为主。

一、护理评估

1．病因及发病机制

(1)感染：多继发于上呼吸道感染，凡能引起上呼吸道感染的病原体均可引起本病，多为混合感染。

(2)营养障碍性疾病：维生素 D 缺乏性佝偻病、营养不良、微量元素缺乏等疾病患儿多发。

(3)其他：免疫功能低下、特异性体质、气候变化、空气污染、化学因素刺激均为本病的诱因。

上述因素导致气管支气管黏膜上皮细胞变性坏死和炎性细胞浸润，黏膜下充血、水肿，腺体增生，黏液分泌增多。气管腔狭窄甚至堵塞，导致肺气肿或肺不张，出现通气和换气功能障碍。

2．临床表现 一般先有上呼吸道感染症状，随后以咳嗽为主，初为刺激性干咳，以后有痰。婴幼儿常有发热、食欲差、乏力、呕吐、腹泻等。听诊肺部可闻及呼吸音粗糙及不固定散在的干湿啰音。啰音常在体位变化或咳嗽后减少或消失。一般无气促和发绀。

哮喘性支气管炎，又称为喘息性支气管炎，是婴幼儿期的一种特殊类型的支气管炎。系指婴幼儿时期以喘息为突出表现的急性支气管炎。除上述临床表现外，其主要特点为：多见于 3 岁以下、有湿疹或过敏史的婴幼儿；有呼气性呼吸困难伴喘息，肺部叩诊呈鼓音，听诊两肺布满哮鸣音及少许粗湿啰音；反复发作，复发多与感染有关；近期预后大多良好，3～4 岁后发作次数减少，多在 6 岁后自愈，但少数病例可发展为支气管哮喘。

3．心理—社会状况 本病易反复发作，尤其哮喘性支气管炎，患儿呼吸困难而烦躁不安常需住院治疗。家长因缺乏对本病的了解，担心患儿会发展成为支气管哮喘而产生恐惧与担忧。

4．辅助检查

(1)血常规检查：病毒感染者白细胞计数正常或偏低；细菌感染者白细胞总数及中性粒细胞增高。

(2)胸部 X 线检查：多无异常改变或仅有肺纹理增粗。

二、治疗原则

1. 一般治疗　经常变换体位，多饮水，使呼吸道分泌物易于排出。
2. 抗感染治疗　病毒感染者给予抗病毒药物；疑有细菌感染或混合感染者可用抗生素，首选青霉素类；如系支原体感染，则给予大环内酯类抗生素。
3. 对症治疗

(1)化痰止咳：不宜单独使用镇咳药，以免抑制咳嗽反射而影响痰液排出。常用祛痰药如急支糖浆或沐舒坦、枇杷露、复方甘草合剂等。

(2)止喘：对哮喘性支气管炎可口服氨茶碱；喘憋严重者，可加用肾上腺皮质激素，如地塞米松。

三、护理问题

1. 清理呼吸道无效　与分泌物过多痰液黏稠不易咳出有关。
2. 知识缺乏家长缺乏急性支气管炎的有关知识。

四、护理措施

1. 保持呼吸道通畅

(1)保持室内空气清新，维持室温18～22℃，相对湿度55%～65%，避免剧烈活动和游戏以免咳嗽加重。

(2)供足水分，多饮水以稀释痰液利于痰液排出。

(3)经常变换体位，教会患儿有效咳嗽，定时为患儿拍背以利痰液排出，保持呼吸道通畅。

(4)雾化吸入。采用超声雾化或蒸汽雾化吸入，每天1～2次，每次20min，湿化气道促进排痰。

(5)对哮喘性支气管炎患儿，应注意有无缺氧症状，必要时吸氧。

(6)使用抗生素及止咳化痰平喘药物时，注意观察药物不良反应。

2. 健康指导

(1)向家长介绍急性支气管炎的常见病因及基本护理知识，阐述哮喘性支气管炎与支气管哮喘的区别，使其认识哮喘性支气管炎是可以治愈的，消除家长的担忧。

(2)宣传预防上呼吸道感染是预防本病的关键，积极治疗上呼吸道感染，及时清除感染灶，防止其扩散至气管支气管。合理喂养，积极预防营养障碍性疾病和传染病，按时预防接种。适当进行户外活动，增强体质。居室要经常通风，保持空气清新，避免吸入刺激性气体和有害粉尘等。

第二节　肺炎患儿的护理

肺炎是指不同病原体或其他因素所致的肺部炎症。临床特征为发热、咳嗽、气促、呼吸困难和肺部固定湿啰音。肺炎是婴幼儿时期常见病，占我国住院小儿死亡的第1位，是儿童保健重点防治的"四病"之一。本病一年四季均可发生，以冬春寒冷季节及气候骤变时多发。

一、分　类

1. 按病理分类　分为支气管肺炎、大叶性肺炎、间质性肺炎等，以支气管肺炎最常见。

2. 按病因分类 分为感染性肺炎和非感染性肺炎，前者如病毒性肺炎、细菌性肺炎、支原体肺炎、衣原体肺炎、真菌性肺炎等。后者如吸入性肺炎、过敏性肺炎、坠积性肺炎等。

3. 按病程分类 分为急性肺炎(病程<1个月)、迁延性肺炎(病程1~3个月)、慢性肺炎(病程>3个月)。

4. 按病情分类 分为轻症肺炎、重症肺炎。

根据临床表现典型与否，近年来又分为典型肺炎和非典型肺炎。临床上若病原体明确则多按病因分类，否则按病理分类。

二、护理评估

(一)病因及发病机制

最常见病原体为细菌和病毒，也可有病毒细菌混合感染。发达国家中小儿肺炎以病毒为主，主要是呼吸道合胞病毒，其次是腺病毒、流感病毒、副流感病毒等。发展中国家则以细菌为主，仍以肺炎链球菌多见，其次为金黄色葡萄球菌，近年来肺炎支原体、衣原体和流感嗜血杆菌所致肺炎有增加趋势。营养缺乏性疾病，如营养不良、维生素D缺乏性佝偻病、先天性心脏病、免疫缺陷等小儿易患肺炎且病情严重，迁延不愈。

病原体常由呼吸道入侵，少数经血行入肺。引起支气管、肺泡、肺间质的炎症。支气管因黏膜水肿而管腔变窄；肺泡壁因充血水肿而增厚，肺泡腔内充满炎性渗出物，从而造成通气和换气功能障碍，导致低氧血症与高碳酸血症。由于缺氧，患儿呼吸与心率加快，出现鼻翼扇动和三凹征。由于病原体毒素的作用，重症患儿常有毒血症，引起不同程度的感染中毒症状。缺氧、二氧化碳潴留及毒血症可导致循环系统、消化系统、神经系统的一系列症状及水、电解质与酸碱平衡紊乱，严重时可发生呼吸衰竭。

(二)临床表现

起病大多较急，发病前多有上呼吸道感染，主要表现为发热、咳嗽、气促、肺部固定的中细湿啰音。

1. 支气管肺炎

(1)轻症：以呼吸系统症状为主，大多起病较急，主要表现为发热、咳嗽和气促。

①呼吸系统症状。咳嗽较频繁，初为刺激性干咳，而后有痰；气促，多在发热、咳嗽后出现呼吸频率加快，重者出现点头呼吸。

②全身症状。发热，热型不定，多为不规则热，新生儿、重度营养不良患儿可不发热，甚至体温低于正常。患儿精神不振、烦躁不安、食欲减退、轻度腹泻或呕吐。

③体征。呼吸增快可达40~60/min，晚期可出现三凹征。鼻翼扇动、唇周发绀、肺部可闻及较固定的中、细啰音，以两肺底部及脊柱旁较多，吸气末较为明显。新生儿及小婴儿症状、体征可不典型。

(2)重症：由于严重的缺氧及毒血症，除呼吸系统症状和全身中毒症状加重外，还可出现循环、神经、消化系统的功能障碍。

①循环系统。常见心肌炎和心力衰竭。心肌炎表现为面色苍白、心音低钝、心律失常，心电图显示ST段下移和T波低平、倒置。心力衰竭的表现有呼吸突然加快，安静时>60/min以上；心率增快，安静时婴儿>180/min、幼儿>160/min；心音低钝或出现奔马律；极度烦躁不安，明显发绀，面色发灰；颈静脉怒张，肝迅速增大，达到肋下3cm以上；尿少或无尿，颜面或下肢水肿等。

②神经系统。轻度缺氧表现为烦躁或嗜睡，合并中毒性脑病时出现不同程度的意识障碍、惊厥、昏迷、前囟隆起、瞳孔对光反射迟钝或消失、呼吸节律不齐甚至停止、脑膜刺激征等。

③消化系统。表现为食欲减退、呕吐和腹泻，发生中毒性肠麻痹时出现腹胀、肠鸣音消失；发生消化道出血时可呕吐咖啡样物、便血或粪便隐血试验阳性。

④其他。发生休克及DIC时，表现为血压下降、四肢发冷、脉搏细速以及皮肤、黏膜、胃肠道出血。若诊断延误或病原体致病力强，则可引起脓胸、脓气胸、肺大泡等并发症。

2. 几种不同病原体所致肺炎特点　见表7—1。

表7-1 几种不同病原体所致肺炎特点

	呼吸道合胞病毒肺炎	腺病毒肺炎	金黄色葡萄球菌肺炎	支原体肺炎
好发年龄	2岁以内，2～6个月为多	6个月至2岁	新生儿及婴幼儿	婴幼儿及年长儿
临床特点	突出表现为喘憋。临床上有毛细支气管炎和间质性肺炎2种类型，前者全身中毒症状轻，后者全身中毒症状重。抗生素治疗无效	骤起稽留型高热，中毒症状重，剧咳，喘憋、发绀等。抗生素治疗无效	起病急、多呈弛张热或稽留高热，病情重、发展快。可有皮疹，易复发及出现并发症。因病原体较顽固，抗生素疗程较长	刺激性咳嗽为突出表现；常有发热，热程1～3周；咳黏痰，可带血丝；有全身多系统受累表现。红霉素治疗有效
肺部体征	以哮鸣音、呼气性喘鸣为主，肺部可听到细湿啰音	体征出现较晚，发热4～5d后才出现湿啰音	体征出现较早，两肺有中、细湿啰音	体征不明显。婴幼儿呼吸困难、喘憋为突出特点
X线检查	肺气肿和支气管周围炎影像；线条状阴	出现较早，呈片状阴影，可融合成大病	变化快，有小片状浸润影，迅速形成多发	肺门阴影增浓；支气管肺炎改变；间质

	影增多或网状阴影	灶,有肺气肿	性小脓肿、肺大泡、脓胸等	性肺炎改变;均匀实变影
白细胞数	正常或降低	正常或降低	明显增高,核左移	正常或偏高
病程	<1周	3～4周或更长	数周至数月	2～4周

(三)心理一社会状况

本病病情较重,多需住院治疗。患儿可因发热、缺氧、咳嗽不适、环境改变、害怕打针等,产生焦虑、恐惧。常出现烦躁不安、哭闹、易怒及不合作等。家长因患儿住院时间长、家庭的正常生活秩序被打乱,同时缺乏肺炎的预防、保健和护理知识等,可产生焦虑、自责、急躁等心理反应,表现为焦急或不知所措以及四处求医、乱用药等。

(四)辅助检查

1. 血常规病毒感染者白细胞计数正常或偏低;细菌感染者白细胞计数增高,中性粒细胞增高,并有核左移。

2. X线检查早期肺纹理增粗,后渐出现大小不等的斑片状阴影或融合成片,可伴有肺气肿或肺不张。

3. 病原学检查取鼻咽拭子或气管分泌物做病毒分离;取气管分泌物、胸腔积液及血液等作细菌培养或免疫学方法,进行细菌抗原监测可以明确致病菌。

三、治疗原则

主要为控制感染、改善肺的通气功能、对症治疗、防治并发症。

1. **一般治疗** 室内温度湿度适宜。给予营养丰富的饮食,进食困难的重症患儿,可给予肠道外营养。经常变换体位,促进炎症吸收。

2. **抗感染治疗** 明确细菌感染者选用敏感抗生素,使用原则为早期、联合、足量、足疗程,抗生素一般用至体温正常后5～7d,临床症状基本消失后3d。抗病毒可选用利巴韦林、干扰素等药物。

3. **对症治疗** 止咳、平喘,保持呼吸道畅通,必要时可给予吸氧;及时纠正水、电解质紊乱与酸碱平衡失调。对于中毒性肠麻痹者,应禁食、胃肠减压、注射新斯的明等;若出现心力衰竭应积极处理,保持安静,给予吸氧、强心、利尿、血管活性药物等;若出现严重憋喘或呼吸衰竭、全身中毒症状明显、脑水肿时,可短期使用'肾上腺糖皮质激素,常用地塞米松静脉滴注;脓胸和脓气胸者应及时进行穿刺引流,若脓液黏稠、经反复穿刺抽脓不畅或发生张力性气胸时,宜采用胸腔闭式引流。

四、护理问题

1. **气体交换受损** 与肺部炎症有关。
2. **清理呼吸道无效** 与呼吸道分泌物过多、黏稠不易排出有关。
3. **体温过高** 与肺部感染有关。
4. **营养失调低于机体需要量**,与摄入量不足、消耗增加有关。

5. 潜在并发症 心力衰竭、中毒性脑病、中毒性肠麻痹、脓胸、脓气胸、肺大泡。

五、护理措施

1. 改善呼吸功能

(1)环境与休息：保持室内空气新鲜流通，室温18～22℃，相对湿度在50%～60%。病室要定时通风换气(应避免对流)。嘱患儿卧床休息，减少活动。被褥要轻软，内衣应宽松，以免影响呼吸。各种操作应集中进行，尽量使患儿安静，以减少氧的消耗。

(2)按医嘱给氧：凡有低氧血症、呼吸困难、喘憋、口唇发绀等情况应立即给氧。年长儿可采用鼻导管给氧，氧流量0.5～1L/min，氧浓度不超过40%；婴幼儿或鼻腔分泌物多者可用面罩给氧，氧流量为2～4L/min，氧浓度为50%～60%；重症肺炎缺氧严重者应用头罩给氧或氧气帐用氧。若出现呼吸衰竭，则使用机械通气正压给氧。

吸氧注意事项：①操作前应先清除鼻腔内分泌物；②吸氧过程中应经常检查导管是否通畅；③每日应更换鼻导管1次，两侧鼻孔宜交替使用，以免一侧长时间吸入冷空气，使鼻黏膜干燥出血；④湿化瓶内蒸馏水应每日更换1次，将湿化液加温至37℃，氧气加温、加湿；⑤氧浓度不宜过高，持续时间不宜过长，以免发生晶体后纤维增生造成失明。

(3)抗感染：按医嘱给予抗生素或抗病毒药物，消除肺部炎症，并注意观察药物疗效及不良反应。

2. 保持呼吸道通畅

(1)调节室内空气的湿度，并嘱患儿多饮水，避免呼吸道干燥。

(2)协助患儿按时更换体位，一般每2h 1次，用手轻拍患儿背部，促使痰液排出。具体方法是五指并拢、掌指关节略屈，由下向上、由外向内轻拍背部，边拍边鼓励患儿咳嗽。若呼吸道分泌物较多而排出不畅时，可进行体位引流，使分泌物借助重力和震动排出。

(3)对痰液黏稠不易咳出者，可按医嘱给予超声雾化吸入，以稀释痰液利于咳出。雾化吸入器中可加入庆大霉素、利巴韦林、地塞米松、糜蛋白酶等药物，每日2次，每次20min。因雾化吸入必须深呼吸才能达到最佳效果，故应对患儿进行指导。

(4)必要时给予吸痰，吸痰不能过频和过慢(过频可刺激呼吸道使黏液产生过多，过慢可妨碍呼吸使缺氧加重)，注意勿损伤黏膜。吸痰宜在哺乳前或哺乳1h后进行，以免引起呕吐。因吸痰时刺激，患儿多有咳嗽、烦躁，吸痰后宜立即吸氧。

(5)按医嘱给予祛痰药促进排痰。

3. 维持体温正常 保证患儿摄入充足水分，若体温超过38.5℃时应采取物理降温或按医嘱给予退热药，密切观察患儿体温变化并警惕热性惊厥的发生。

4. 营养及水分的补充

(1)给予患儿营养丰富、易消化的半流质饮食,少量多餐,防止过饱而影响呼吸。

(2)鼓励患儿多饮水,以湿润呼吸道黏膜,利于痰液的咳出,防止发热导致脱水。

(3)哺喂时将患儿头部抬高或抱起,防止呛入气管发生窒息。重症患儿不能进食时,采取肠道外静脉营养,以保证液体的摄入量,避免呼吸道黏膜干燥、分泌物黏稠。

5．密切观察病情,防治并发症

(1)如患儿突然出现烦躁不安、面色苍白、气喘加剧,呼吸>60／min、心率>160～180／min、肝在短时间内增大>1.5cm,颜面水肿等心力衰竭的表现,应立即报告医生,同时控制输液速度在每小时5ml／kg,做好给氧、强心、利尿等抢救准备。若患儿口吐粉红色泡沫样痰为肺水肿的表现,可给患儿吸入20%～30%乙醇湿化的氧气。

(2)密切观察意识、瞳孔等变化,如患儿出现烦躁或嗜睡、惊厥、昏迷、呼吸不规则、瞳孔不等大提示颅内压增高,可能发生了中毒性脑病,应立即报告医生,配合抢救。

(3)密切观察有无呕吐以及呕吐物的性质、有无腹胀、肠鸣音减弱或消失、有无便血等。若腹胀明显伴低血钾者,按医嘱补钾。有中毒性肠麻痹时给予腹部按摩、热敷、肛管排气、禁食、胃肠减压等。

(4)若患儿突然出现烦躁不安、剧烈咳嗽、呼吸困难、胸痛、发绀、患侧呼吸运动受限,提示并发了脓胸或脓气胸,应积极配合医生进行胸腔穿刺术或胸腔闭式引流。

6．健康指导

(1)安慰家长,向其介绍患儿病情取得家长配合,协助观察患儿病情变化。介绍肺炎的临床特点、治疗要点、药物的不良反应,说明早期规律服药的重要性。讲解肺炎的护理要点,如经常更换体位的重要性,示范轻拍背部协助排痰等,介绍耐心喂养的重要性,强调应少食多餐,避免呛咳。对年长儿应说明住院和积极治疗对疾病痊愈的重要性,鼓励患儿克服暂时的痛苦,与医护人员合作。

(2)积极宣传肺炎预防的相关知识,教育患儿咳嗽时用手帕或纸捂嘴,不随地吐痰,防止病原菌污染空气而传染他人。在冬春季节注意室内通风,尽量避免带小儿到公共场所,必要时用食醋熏蒸进行房间空气消毒,1／d,连续3～5d。

(3)向家长强调预防本病的关键是合理营养,增强体质,注意体格锻炼;在寒冷季节注意保暖,冷暖要适度,避免着凉;按时预防接种和进行健康检查,积极防治原发病。

第三节 常见先天性心脏病患儿的护理

先天性心脏病(congenital heart disease，CHD)是胎儿时期心脏及大血管发育异常而致的先天畸形，简称先心病，是小儿最常见的心脏病。上海地区和山西地区调查资料提示，本病的发生率在活产婴儿中为6.9‰和6.14‰，按照该比例计算，我国每年约出生10万～15万患有先天性心脏病的新生儿。各类先天性心脏病的发病情况以室间隔缺损最多见，其次是房间隔缺损、动脉导管未闭和肺动脉瓣狭窄。法洛四联症是存活的发绀型先天性心脏病中最常见的类型。

近半个世纪以来，由于电子计算机技术的发展，如超声心动图、核素心血管造影及磁共振等无创性心脏诊断技术的发展和应用，再加上低温麻醉和体外循环下心脏直视手术的发展，术后监护技术的提高，使临床上对各类先天性心脏病的诊断、治疗都有明显的进步，预后也大为改观。

先天性心脏病的种类很多，根据左、右两侧及大血管间有无分流分为3类。

1. 左向右分流型(潜伏发绀) 这是临床最常见类型。正常情况下，由于体循环的压力高于肺循环，血液从左向右分流而不出现发绀。当剧烈哭闹、屏气或某些病理情况下，如患肺炎，致肺动脉或右心室压力高于体循环或左心室，血液出现右向左分流时，临床可出现暂时性发绀。常见的有室间隔缺损、房间隔缺损、动脉导管未闭。

2. 右向左分流型(发绀型) 某些原因，如右心室流出道狭窄，致使右心压力高于并超过左心，血流经常从右向左分流；或大动脉起源异常，使大量氧含量低的静脉血流入体循环，出现持续性发绀。常见有法洛四联症，大血管错位等。

3. 无分流型(无发绀型) 左、右心或动静脉之间无异常通道或分流，常见有肺动脉狭窄，主动脉缩窄，右位心等。

【护理评估】

1. 健康史 了解母亲妊娠史，尤其妊娠初期2～8周内有无感染风疹病毒、流行性感冒病毒、流行性腮腺炎病毒和柯萨奇病毒等，有否接触放射线和某些药物，如抗癌药、甲糖宁、抗癫痫药物、吸食毒品等；了解母亲是否患有代谢病，如糖尿病、高钙血症、苯丙酮尿症等；了解家庭中有无类似患者1；了解患病时间，有无发绀及出现情况，有无喂养困难，声音嘶哑，反复呼吸道感染，是否喜欢蹲踞，有无阵发性呼吸困难或突然昏厥发作等。

2. 身体状况 评估患儿生长发育情况，活动耐力，皮肤黏膜有无发绀及其程度，有无杵状指(趾)。胸廓有无畸形，心尖搏动位置，有无震颤，听诊心脏杂音位置、时间、性质和程度，肺动脉第2音是否改变(增强、减弱、分裂)，检查心功能代偿或心衰情况。

(1)室间隔缺损(ventricular septal defect，VSD) 是最常见的先天性心脏病，在我国约占先心病的50%。

临床表现取决于缺损大小、心室间压差和肺动脉阻力。小型缺损可无症状，一般活动不受限制，生长发育不受影响。缺损较大时，左向右分流量多，体循环流量相应减少，患儿多生长迟缓、体重不增、消瘦、喂养困难、活动后乏力、气短、多汗等，有时因扩张的肺动脉压迫喉返神经，引起声音嘶哑。体检心界扩大，心尖搏动弥散，胸骨左缘第3、4肋间可闻及Ⅲ～Ⅳ粗糙的全收缩期杂音，向四周广泛传导，可扪及收缩期震颤，肺动脉第二音增强。分流量大时在心尖区可闻及二尖瓣相对狭窄的较柔和的舒张中期杂音。明显肺动脉高压时（儿童及青少年期多见），右心室压力显著升高，逆转为右向左分流，出现发绀，并逐渐加重，即艾森曼格综合征。此时心脏杂音较轻而肺动脉瓣区第二音显著亢进。

(2) 房间隔缺损(atrial septal defect，ASD)占先天性心脏病总数20%～30%，女性多见，男女性别比例1:2。由于小儿时期症状都较轻，不少患者到成年时才被发现。

临床表现随缺损大小而有区别。缺损小的可无症状，仅在体检时发现心脏杂音。缺损较大的分流量也大，导致体循环血流不足而影响生长发育，表现体格瘦小、乏力、多汗、活动后气促。当患肺炎或心力衰竭时，右心房压力增高超过左心房时，出现暂时性右向左分流而出现发绀。体检时心前区隆起，心尖搏动弥散，心界扩大，一般无震颤，大多数病例于胸骨左缘第2、3肋间可闻及Ⅱ～Ⅲ喷射性收缩期杂音，第一心音亢进，肺动脉瓣第二音增强和固定分裂。当肺循环血流量超过体循环达1倍以上时，则可在胸骨左下第4、5肋间处听到三尖瓣相对狭窄的短促与低频的舒张中期杂音。

(3) 动脉导管未闭(patent ductus arteriosus，PDA)约占先天性心脏病总数的15%，女性多见。

临床症状取决于动脉导管的粗细。导管口径较细者，分流量小，可无症状，仅在体检时发现心脏杂音。导管口径粗大者，分流量大，表现生长发育落后，喂养困难、气急、咳嗽、乏力、多汗等。有时因扩大的肺动脉压迫喉返神经而引起声音嘶哑。体检可见患儿多消瘦，轻度胸廓畸形，胸骨左缘第2肋间可闻及连续性机器样杂音，占据整个收缩期和舒张期，于收缩期末最响，杂音向左锁骨下、颈部和背部传导，可伴有震颤，肺动脉瓣第二音增强。分流量大者，因相对性的二尖瓣狭窄在心尖部可闻及较短的舒张期杂音。由于舒张压降低，脉压差增宽，可出现周围血管征，如水冲脉、指甲床毛细血管搏动、股动脉枪击声。当肺动脉压力升高超过主动脉时，即产生右向左分流，造成下半身发绀，亦称差异性发绀。

(4) 法洛四联症(tetralogy of Fallot，TOF) 法洛四联症是最常见的先天性心脏病，约占先心病总数的10%。有4种畸形组成：①肺动脉狭窄：以漏斗部狭窄多见。②室间隔缺损：多为膜部周围型缺损。③主动脉骑跨：主动脉骑跨于左右心室之上，随主动脉发育，右跨现象可逐渐加重。④右心室肥厚：属继发性病变，为右心室负荷加重的结果。以上4种畸形中以肺动脉狭窄最重要，为决定患儿病理、生理、病情严重程度及预后的主要因素，而且狭窄可随时间推移逐渐加重。

临床症状的严重程度与肺动脉狭窄程度成正比,主要表现为发绀,多数患儿于生后或1岁内出现发绀,多见于毛细血管丰富的浅表部位,如唇、指(趾)甲床、球结合膜等。由于血氧含量下降,稍一活动如啼哭、吃奶、情绪激动、体力劳动、寒冷等,即可出现气急及发绀加重。患儿多有蹲踞症状,每于行走或活动时,常主动蹲下片刻。蹲踞时下肢屈曲,静脉回心血量减少,减轻了心脏负荷。同时蹲踞下肢动脉受压,体循环阻力增加,右向左分流减少,缺氧症状暂时得以缓解。患儿长期处于缺氧状态,指、趾端毛细血管扩张增生,局部软组织和骨组织也增生肥大,表现为指(趾)端膨大如鼓状,即杵状指(趾)。婴儿有时在吃奶、哭闹、情绪激动后,出现阵发性呼吸困难,严重者引起突然昏厥、抽搐。这是由于在肺动脉漏斗部狭窄的基础上,突然发生该部肌肉痉挛,引起的一时性肺动脉梗阻,使脑缺氧加重所致。体检:生长发育一般较迟缓,重者智能发育也落后。心前区隆起,胸骨左缘2～4肋间可闻及Ⅱ～Ⅲ级粗糙喷射性收缩期杂音,此为肺动脉狭窄所致。狭窄极严重者,或阵发性呼吸困难发作时,杂音则短、轻或消失。肺动脉第二音减弱或消失。

(5)肺动脉狭窄(Pulmonary stenosis, PS)单纯性肺动脉狭窄约占先心病总数的10%,约有20%先心病合并肺动脉狭窄。

临床表现与狭窄的程度有关,轻度狭窄可完全无症状;中度狭窄在2～3岁内无症状,但年长后有劳累后气促、乏力、心悸等;严重狭窄者中度体力劳动即有呼吸困难和乏力,可突发昏厥甚至猝死。体检:生长发育大多正常,心前区可隆起,胸骨左缘下方可摸得右心室的抬举搏动,肺动脉瓣区可扪及收缩期震颤。听诊胸骨左缘上部有洪亮的Ⅳ～Ⅵ级的喷射性收缩期杂音,向颈部、左上胸、腋下及背部传导。轻、中度狭窄者可听到收缩早期咔嚓音,狭窄越重咔嚓音出现越早,甚至与第1心音相叠,使第1心音呈金属样的声音。大多肺动脉瓣区第2心音有不同程度的减弱。

先天性心脏病易患呼吸道感染、充血性心力衰竭、亚急性细菌性心内膜炎。法洛四联症还因长期缺氧,红细胞增加,血液黏稠度高,血流慢,易引起脑血栓、脑脓肿。

3. 心理、社会状况　由于对疾病知识的缺乏,加上小儿喂养困难、发育落后、活动受限、体弱多病,以及检查和治疗复杂、手术费用高昂、手术效果、疾病最终预后难以预测等因素,家长常表现出紧张、焦虑、悲观、恐惧的心理。患儿本身也因生长发育落后,不能按时入托、入学,不能参与正常活动、游戏,学习受影响等因素,患儿常表现出抑郁、焦虑、自卑、恐惧的心理。个别家长的弃婴行为,会影响患儿的身心发育,引起诸多社会问题。

4. 实验室及其他检查

(1)X线检查分流量小的轻症患者X线表现可正常。左向右分流型先天性心脏病,可见肺野充血,肺动脉段凸出,肺门血管影增粗、搏动增强,称"肺门舞蹈"。室间隔缺损可见左心房、左心室、右心室增大;房间隔缺损可见右心房、右心室增大;动脉导管未闭可见左心房、左心室增大。法洛四联症可见右心室增大,肺门血管影缩小、肺纹理减少、透亮度增加、肺动脉段凹陷、心尖上翘呈"靴形"心。

(2)心电图 能反映出心房、心室的增大。症状严重,出现心力衰竭时,可有心肌劳损波形。

(3)超声心动图是一项无痛、非侵入性检查方法,可解剖定位和测定大小。但<2mm的缺损可能不被发现。二维超声可从多个切面,从回声中断的部位、时相、数目与大小等,显示缺损的直接征象;彩色多普勒超声可显示分流束的起源、部位、数目、大小及方向;频谱多普勒超声可测量分流速度,计算右心室收缩压、估测肺动脉压;M型超声心动图可显示右心房、右心室增大及室间隔的矛盾运动。

(4)其他检查方法①磁共振:年龄较大患儿,剑突下超声透声窗受限,图像不够清晰时,磁共振可清晰地显示缺损部位、大小及其肺静脉回流情况。②心导管检查:是先天性心脏病明确诊断和决定手术的重要检查方法。③心血管造影:注入含碘造影剂,同时进行连续快速摄片,观察造影剂显示心腔血管结构、血流方向等。常与心导管检查相结合。

【护理诊断及合作性问题】

(1)活动无耐力 与体循环血量减少,血氧饱和度下降有关。

(2)有生长异常的危险与喂养困难、血氧饱和度下降有关。

(3)有感染的危险与肺充血及心内膜损伤有关。

(4)潜在并发症心力衰竭;感染性心内膜炎;脑血栓。

(5)焦虑与疾病的痛苦、病情危重及预后的担忧有关。

【预期目标】

(1)患儿呼吸困难及发绀消失,能适当活动满足基本生活所需。

(2)住院期间获得足够营养,满足生长发育所需。

(3)住院期间不发生感染、并发症或发生时能被及时发现并得到最好的处理。

(4)住院期间患儿及家长能了解本病的相关知识,减少焦虑,较好配合医护人员的诊治。

【护理措施】

1. 活动无耐力的护理根据不同类型的先心病,建立合理的生活制度。

(1)保持安静,适度活动安排患儿作息时间,保证睡眠、休息,根据病情安排适度活动。重症应卧床休息,减少耗氧量,每日测脉搏或心率2~4次。保持患儿舒适、情绪稳定,减少不良刺激,护理操作集中进行,避免剧烈哭闹和过度激动。

(2)活动耐力的评估适度的活动对患儿血流动力学状况会产生积极作用。患儿在活动和游戏时应注意对其耐受力程度的评估。方法是活动前测生命体征(脉搏、血压、呼吸),活动后3分钟测生命体征,若血压、呼吸恢复至活动前水平,脉率增快每分钟不超过6次,则说明活动适度;若患儿出现面色苍白、发绀、眩晕、胸闷、心悸等症状时，则说明活动过度，应立即停止活动，卧床休息，抬高床头，及时记录其程度并通知医生。

2. 供给充足营养，促进生长发育小婴儿活动耐力差，造成喂养困难的，宜少食多餐，防止因饱食致膈抬高，影响肺扩张，加重缺氧。喂乳前可先吸氧，斜抱位间歇喂乳，每次喂乳时间可适当延长，避免呛咳和呼吸困难。对吸吮困难者，可采用滴管滴入。对于重症患儿喂养困难，应更加耐心与细心喂养，必要时从静脉补充。婴儿和年长儿应供给高蛋白质、高维生素等易消化的食物，保证营养需要，促进生长发育。心力衰竭时有水、钠潴留者，应根据病情，给予无盐或低盐饮食。

3. 预防感染注意体温变化，按气温改变及时加减衣服，避免着凉引起呼吸系统感染。注意保护性隔离，以免交叉感染。在接受小手术(如拔牙、扁桃体切除术)时，应给予足量的抗生素预防感染，防止感染性心内膜炎的发生。除严重心力衰竭，均需按时预防接种，预防各种传染病。

4. 观察病情，防止并发症发生

(1)预防心力衰竭注意观察有无心率增快、呼吸困难、端坐呼吸、面色苍白、烦躁不安、吐泡沫样痰、水肿、肝大等心力衰竭的表现。如出现上述表现，应立即置患儿于半卧位，给予吸氧，及时通知医生并按心力衰竭护理。

(2)预防脑血栓法洛四联症患儿血液黏稠，尤其夏天、发热、出汗、吐泻时，体液减少，加重血液浓缩易形成脑血栓。因此要供给足够的液体，必要时可静脉输液。

(3)预防昏厥和抽搐的发生法洛四联症患儿可因活动、哭闹、便秘等引起缺氧发作，出现呼吸困难，甚至昏厥、抽搐。一旦发生，应立即置于膝胸卧位，给予吸氧，并与医生合作，按医嘱给予吗啡及普萘洛尔抢救治疗。

5. 做好心理护理当患儿家长或患儿本人得知患了心脏病后，常产生焦虑、悲观的情绪。医护人员应满腔热情地关心患儿，帮助他们积极应对。首先，要建立良好的护患关系，充分理解家长及患儿对检查、治疗、预后的期望心情；其次，要主动介绍本病的有关知识，以及同类疾病治愈的个案，使他们了解由于诊断技术的提高与心脏外科的进展，先天性心脏病大多能通过手术治愈或部分矫治，不少患儿可以正常成长、学习与工作，而且部分小型房间隔缺损与室间隔缺损等能自然闭合，即使不能闭合，由于分流量小，对患儿生长、学习与工作影响不大，不必过虑；再者，要鼓励患儿进行适当的活动或游戏，鼓励患儿与正常儿童接触，以建立正常的社会行为方式，使患儿保持精神愉快，树立战胜疾病的信心。此外，在对患儿进行各种诊疗措施之前，应向患儿及家长做好解释工作，使其具有充分的心理准备，密切配合，确保诊疗、护理工作顺利进行。

6. 用药护理使用洋地黄的治疗时，必须仔细复核剂量。若选用速效制剂静脉注射时，必须用 1 ml 的注射器精确地抽取药液，再以 10%～25% 葡萄糖液稀释后缓慢静脉推注(不少于 5 分钟)；选用慢效类制剂时，为确保疗效，应准确、准时、单独给药，单独服用。对婴幼儿患儿应仔细喂服，使药物全部进入消化道；对年长患儿，应注视其吞下药物方可离开。若患儿服药后呕吐，应与医生联系，决定补服或采用其他途径给药。

应用洋地黄类药物治疗期间，应密切观察用药效果及反应。用药后有效指标是：气急改善，心率减慢，肝缩小，尿量增加，患儿安静，食欲好转。洋地黄的毒性反应有：食欲减退、恶心、呕吐等消化系统表现；心动过缓或过速、期外收缩、房室传导阻滞等心律失常表现；视力模糊、色视、嗜睡、昏迷等神经系统表现。每次给药前，护士必须测量患儿脉搏，必要时听心率。若婴幼儿脉率每分钟少于 90 次，年长儿每分钟少于 60 次或脉律不齐时，应及时与医生联系，决定是否用药或采取相应的措施。此外，钙剂与洋地黄制剂有协同作用，应避免同时使用；低血钾时可促使洋地黄中毒，应适当补充钾盐。

【健康教育】

(1) 向家长及患儿介绍本病的发病原因，预防措施，护理要点，手术适宜年龄及目前心脏外科的进展、预后等，使家长了解本病的诊疗计划、检查过程，增强战胜疾病的信心。

(2) 指导家长日常护理，建立合理的饮食、生活制度。耐心喂养，给予高蛋白质、高维生素、高能量、易消化的食物，满足生长发育需要。多食蔬菜类粗纤维食物，保持大便通畅。教会家长评估患儿活动耐力的方法和限制活动的指征，使患儿能适度活动。教会家长观察心力衰竭及脑缺氧的表现，以便及时就诊。

(3) 强调预防感染的重要性，加强护理，避免着凉，注意保护性隔离，按时预防接种。

(4) 定期带患儿到医院检查，调整心功能到最好状态，使患儿能安全到达手术年龄，确保手术效果最好。

第四节 病毒性心肌炎患儿的护理

病毒性心肌炎(Viral myocarditis)是病毒侵犯心肌所致的，其病理特征为心肌细胞的坏死或变性，部分病例可累及心包或心内膜。临床表现轻重不一，轻者大多预后良好，重症者可发生心力衰竭、心源性休克甚至猝死。

流行病学资料显示，儿童心肌炎的常见病毒有柯萨奇病毒(B 组和 A 组)、埃可病毒、脊髓灰质炎病毒、腺病毒、麻疹病毒、流感和副流感病毒、肝炎病毒、水痘病毒、腮腺炎病毒等。其中最主要为柯萨奇病毒 B，新生儿期柯萨奇病毒 B 组感染可导致流行，且病死率高，达 50% 以上。

本病的发病机制尚不完全清楚，从分子病毒学、分子免疫学的研究提示，病毒性心肌炎发病机制与病毒对被感染的心肌细胞直接损害和病毒触发人体自身免疫反应而引起的心肌损害有关。病毒性心肌炎急性期，柯萨奇病毒、腺病毒通过心肌细胞的相关受体、侵入心肌细胞，并在细胞内复制，直接损害心肌细胞，导致心肌细胞的变性、坏死、溶解。同时，机体在病毒的刺激下，激活细胞和体液免疫反应，产生抗心肌抗体、白细胞介素、肿瘤坏死因子、干扰素等，并诱导产生细胞黏附因子、T细胞(CD8+)有选择地向损害的心肌组织黏附、浸润和攻击。早期以病毒直接损害心肌为主，慢性阶段以免疫反应损害心肌为主。

本病目前尚无特殊治疗，主要是减轻心脏负荷，改善心肌代谢及心功能，促进心肌修复。本病的预后取决于心肌病变的轻重、有无足够的休息、治疗是否及时与适当。

【护理评估】

1. 健康史详细询问发病诱因，尤其是发病3周内有无呼吸道、消化道病毒感染史，有无传染病接触史。有无发热、心前区不适、胸闷、乏力、活动耐力下降等情况。

2. 身体状况 1/3～1/2患儿在发病前数日或1～3周有病毒感染前驱症状，表现发热、周身不适、咽痛、肌痛、腹泻、皮疹等。某些传染病如麻疹、流行性腮腺炎等，则有相应的特异性表现。

临床表现轻重不一，取决于感染的急性或慢性过程。轻型病例一般无明显症状或起病隐匿，有乏力、活动受限、心悸、胸闷症状。重型病例可发生心衰、肺水肿、严重心律失常、晕厥、心源性休克，甚至猝死。部分患者呈慢性过程，演变为扩张型心肌病。体检发现心脏轻度扩大，心动过速、第一心音低钝及奔马律，一般无器质性杂音，如伴有心包炎者可听到心包摩擦音。反复心衰、心脏扩大明显，两肺出现湿啰音及肝脾肿大。

3. 心理、社会状况患儿因疾病造成痛苦及不适，加之卧床，活动受到限制，不能与小朋友一起游戏、活动等因素，可产生焦虑、恐惧。患儿家长因缺乏对本病有关知识的了解，担心疾病对患儿生命造成威胁或影响今后的健康，表现紧张、忧虑、歉疚。

4. 实验室及其他检查

(1) 一般化验急性期血白细胞总数增高，以中性粒细胞为主。部分患者血沉轻度增快。

(2) 心肌损害血生化指标磷酸激酶((2PK)在病程早期多有增高，其中以来自心肌的同工酶(CK—MB)为主。乳酸脱氢酶(CDH)及其同工酶(CDH1)增高，该指标在心肌炎早期诊断有提示意义。

(3) 病毒学诊断疾病早期可从咽拭子、咽冲洗液、粪便、血液中分离出病毒，但需结合血清抗体测定才更有意义。恢复期血清抗体滴度比急性期高出4倍，病程早期血清IgM特异抗体滴度在1:128以上。应用聚合酶链反应(PCR)或病毒探针原位杂交法，可在患儿心肌或血中查到核酸病毒。

(4) 心电图 心律失常，包括各种期前收缩，室上性或室性心动过速，Ⅰ～Ⅲ度房室传导阻滞。心肌受累明显时，ST-T段改变，T波低平、双向或倒置。但心电图缺乏特异性，应强调动态观察的重要性。

(5) X线检查伴心力衰竭或反复迁延不愈者心脏均明显扩大，合并大量心包积液心影明显增大，心搏动减弱。

【护理诊断及合作性问题】
(1)活动无耐力　与心肌收缩力下降、组织缺氧有关。
(2)潜在并发症心力衰竭、严重心律失常,心源性休克等。

【预期目标】
(1)患儿心功能改善,活动量逐渐增加,胸闷、气促、心悸症状渐消失。
(2)患儿不发生并发症或发生时能被及时发现,并得到及时、适当的处理。

【护理措施】
1．减轻心脏负担,改善心肌功能
(1)休息足够的休息是治疗的关键。急性期卧床休息,恢复期仍应限制活动量,一般总休息时间不少于3~6个月。重症患儿,如有心衰、心脏明显扩大者,应延长卧床时间,待心衰控制,心脏情况好转后再逐渐增加活动。
(2)饮食可给高热量、高维生素、高蛋白质、低盐、低脂肪饮食。切忌饱餐,以免增加负担。
(3)改善心肌营养及代谢按医嘱给予:①大剂量维生素C,可清除自由基,增加冠状动脉血流量,改善心肌代谢。②1,6二磷果糖,有益改善心肌能量代谢,营养心肌,促进受损细胞的修复。③皮质激素,可提高心肌糖原含量,促进心肌中酶的活力,改善心肌功能。但为避免病毒感染的扩散,发病10日内尽可能不用激素。对重症,尤其合并心源性休克或证实慢性自身免疫性炎症反应者,主张足量、早期使用。

2．严密观察病情,及时发现和处理并发症
(1)密切观察和记录患儿体温、精神、面色、呼吸、心率、心律和血压变化。有明显心律失常应心电监护,如发现多源性期前收缩、频发室性期前收缩、高度或完全性房室传导阻滞、心动过速、心动过缓应立即报告医生。
(2)胸闷、气促、心悸时应卧床休息,必要时按医嘱给予镇静、吸氧。如出现心衰表现,立即报告医生,并按心衰护理。
(3)心源性休克按医嘱予积极抢救,使用血管活性药物和扩张血管药时,要准确控制滴数,最好使用输液泵,以避免血压过大的波动。

【健康教育】
(1)对患儿及家长介绍本病的特点、治疗过程及预后,减轻患儿及家长的焦虑和恐惧心理。
(2)强调休息对本病恢复的重要性,使患儿能自觉配合治疗,家长能为患儿的休息提供安静、舒适的环境。
(3)告知患儿及家长预防呼吸道和消化道感染的常识,疾病流行期间尽量避免去公共场所。
(4)嘱咐出院后定期门诊随访,带药出院的患儿,应让患儿及家长了解所带药物的名称、用法、用量及副作用。

第五节 充血性心力衰竭患儿的护理

充血性心力衰竭(congestive hear failure)简称心衰。是指心肌收缩或缩张功能下降，心排血量绝对或相对不足，而致动脉血液灌注不足，静脉淤血，机体组织代谢缺氧而出现的一系列症状与体征。充血性心力衰竭是小儿时期常见的危重症之一。

导致充血性心力衰竭的原因，以心源性多见，如先心病、心肌炎、心包炎、心内膜弹力纤维增生症、风湿性心脏病等。其次肺源性与肾源性，如支气管肺炎，毛细支气管炎、急性肾炎等。此外，也可见于重度贫血、甲亢、电解质紊乱。小儿时期心衰在 1 岁以内发病率最高，其中又以先心病最多；儿童时期心衰多见于风湿性心脏病，急性肾炎所致。

【护理评估】

1. 健康史详细询问患儿的病史、发病过程。有无呼吸困难、胸闷、气促、活动耐力下降、发绀史。发现心脏杂音及其他心脏疾患的具体时间；有无反复咳嗽、水肿、尿少史。收集并评估患儿饮食、生活方式、活动情况。

2. 身体状况婴幼儿心衰常见症状为呼吸增快、表浅、喂养困难、易出汗、喜依肩入睡、体重增长缓慢，可见三凹征，肺部可闻及干啰音或哮鸣音，肝增大明显，达肋下 3 cm 以上。

年长儿心衰症状与成人相似，表现为乏力，活动后气急、多汗、食欲减退、胸痛、咳嗽、尿少和水肿、心率增快、呼吸浅表、颈静脉怒张、肝颈静脉回流试验阳性。重症者端坐呼吸，肺底部听到湿啰音，心尖区第一音减弱和奔马律。

心力衰竭的临床诊断标准：①安静时心率增快，婴儿>180 次/分，幼儿>160 次/分，不能用发热或缺氧解释的。②呼吸困难，发绀突然加重，安静时呼吸>60 次/分。③肝脏肿大，达肋下 3 cm 以上，或在短时间内较前增大，且不能用横膈下移等原因解释者。④心音明显低钝或出现奔马律。⑤突然烦躁不安，面色苍白，不能用原有疾病解释者。⑥尿少、下肢水肿，除外营养不良、肾炎、维生素 B1 缺乏等原因造成者。以上①～④项为诊断的主要依据。

3. 心理、社会状况患儿家长因对疾病的认识程度、预后及护理常识了解不足以及经济条件等因素，表现出焦虑、沮丧、歉疚。患儿因心衰而出现明显不适与痛苦，产生焦虑与恐惧。

4. 实验室及其他检查

(1)胸部 X 线心影多呈普遍性扩大，心脏搏动减弱，肺纹理增多，肺部淤血，肺门及肺门附近阴影增加。

(2)心电图对心衰无特异指征，但对病因诊断及洋地黄应用有指导作用。

(3)超声心动图见心室和心房腔扩大，心室收缩时间延长，喷血分数降低。

【护理诊断与合作性问题】

(1)心排血量减少与心脏工作能力下降有关。

(2)活动无耐力　与动脉血液灌注不足，静脉淤血有关。

(3)体液过多与静脉回流受阻、水钠潴留有关。

(4)潜在并发症药物毒副作用，电解质紊乱。

(5)焦虑与疾病痛苦、疾病危重、环境改变、知识缺乏有关。

【预期目标】

(1)患儿心悸、呼吸及发绀消失，生命体征恢复正常，活动耐力明显增强。

(2)患儿水肿程度减轻或消失。

(3)患儿及家长情绪稳定，了解本病相关知识，积极配合诊疗。

【护理措施】

1．减轻心脏负担，增加心排血量，提高活动耐力

(1)减轻心脏负荷卧床休息，也可取半卧位或坐位，双腿下垂、减少回心血量。

(2)避免加重心脏负荷　①减少刺激，避免患儿烦躁哭闹，避免患儿用力，必要时按医嘱予镇静剂。②输液速度宜慢，一般每千克体重每小时不超过5 ml为宜。

(3)吸氧呼吸困难、发绀、低氧血症者给予吸氧，伴急性肺水肿患儿吸氧时，湿化瓶内放入20%～30%乙醇，增加气体与肺泡壁的接触面积，改善气体交换。

2．及时处理水肿酌情限制水、钠的摄入，必要时按医嘱使用利尿剂。

3．按医嘱正确用药，并密切观察药物反应

(1)应用洋地黄时，要注意给药方法，仔细核对剂量，密切观察中毒症状。用药前了解患儿心、肾功能，有无电解质紊乱，并测量脉搏，用药后观察洋地黄毒性反应。

(2)应用利尿剂应注意用药时间、剂量、尿量情况。利尿剂宜清晨或上午给予，以免夜间多次排尿影响休息。鼓励患儿多食用含钾食物，以免出现低钾血症和增加洋地黄的毒性反应。

(3)应用血管扩张剂时，注意心率及血压的变化，避免血压过度下降。使用硝普钠时，要随用随配，输液系统须遮光，以免药物失效。同时避免药物外渗，出现组织坏死。

【健康教育】

(1)向患儿及家长介绍本病的基本知识及预后，减轻患儿及家长的焦虑和恐惧心理。

(2)指导家长帮助患儿制定生活及饮食方案，注意休息的重要性。

(3)教会家长掌握出院后的一般用药和家庭护理方法。

第六节　营养性缺铁性贫血患儿的护理

营养性缺铁性贫血是由于体内铁缺乏导致血红蛋白合成减少所致，是小儿最常见的一种贫血，临床上以小细胞低色素性贫血、血清铁减少和铁剂治

疗有效为特点。任何年龄均可发病，以6个月至2岁小儿最为多见。本病严重危害小儿健康，被列为我国儿童保健工作重点防治的"四病"之一。

一、护理评估

1．病因

(1)铁摄入量不足：这是缺铁性贫血的主要原因。人乳、牛乳、谷物中含铁量较低，如果小儿未及时添加含铁丰富的辅食或偏食、挑食等，则容易发生缺铁性贫血。

(2)先天储铁不足：胎儿从母体获得的铁以妊娠最后3个月为最多，可用至生后4～5个月，故早产、双胎或多胎、胎儿失血和孕母严重缺铁等均可使胎儿储铁减少。

(3)生长发育过快：早产儿、低出生体重儿、婴儿期、青春期生长发育速度较快，对铁的需求量相对较多，如不及时添加含铁丰富的食物或补充铁剂，则易导致缺铁性贫血发生。

(4)铁的吸收障碍或丢失过多：如慢性腹泻、消化道畸形、食物搭配不合理、肠息肉、钩虫病、膈疝、长期食用未经加热的鲜牛乳致婴儿过敏而引起的肠出血等。

2．发病机制　铁是合成血红蛋白的原料，铁缺乏时血红蛋白合成减少，使新生的红细胞内血红蛋白含量不足，细胞质减少，细胞变小，染色变淡；而缺铁对细胞的分裂、增殖影响较小，故红细胞数量减少的程度不如血红蛋白减少明显，从而形成小细胞低色素性贫血。缺铁不仅使血红蛋白合成减少，同时还可影响肌红蛋白的合成，并可使多种含铁酶(如细胞色素C、单胺氧化酶、核糖核苷酸还原酶等)及铁依赖酶的活性降低，由于这些酶参与机体的多种功能活动，如生物氧化、组织呼吸、神经介质分解与合成等，故当酶的活性降低时，细胞功能发生紊乱，出现一些非造血系统表现，如消化系统功能异常，神经、精神系统异常，皮肤黏膜损害，免疫功能下降等。

3．临床表现

(1)贫血的一般表现：患儿皮肤黏膜逐渐苍白，以唇、口腔黏膜、睑结膜、甲床较明显，易疲乏，不爱活动，年长儿可诉全身无力、头晕、眼前发黑、耳鸣等。

(2)骨髓外造血表现：肝、脾、淋巴结大，年龄越小、病程越久、贫血越严重、症状越明显。

(3)非造血系统表现

①消化系统：可出现食欲缺乏、呕吐、腹泻、口腔炎、舌炎或舌乳头萎缩等，少数患儿有异食癖(喜食泥土、墙皮、煤渣等)。

②神经系统：可出现烦躁不安、易怒或萎靡不振、注意力不易集中、记忆力减退、甚至出现智能障碍。

③心血管系统：明显贫血时可出现心率加快，严重者可有心脏扩大、心前区杂音甚至出现心力衰竭。

④免疫系统：免疫功能降低，患儿易合并感染。

⑤其他：头发枯黄无光泽，指甲薄脆、有条纹隆起不光滑，甚至出现"反甲"。

4．心理—社会状况 对于严重贫血患儿，由于其生长发育落后，智力可能低于同龄儿，家长会出现焦虑、内疚、担忧等心理反应。家长知识缺乏，当患儿出现异食癖时，家长往往不能正确对待，过多责备甚至态度粗暴，导致患儿出现自卑心理。贫血的学龄儿童由于注意力不能集中，记忆力下降等，往往使学习成绩下降，使患儿易产生焦虑、自卑、厌学等心理反应。

5．常用的辅助检查

(1)血常规：血红蛋白降低比红细胞减少明显，血涂片可见红细胞大小不等，以小细胞多见，中央淡染区扩大，呈小细胞低色素性贫血。网织红细胞数正常或轻度减少，白细胞、血小板多正常(彩图12)。

(2)骨髓象：红细胞系统增生活跃，以中、晚幼红细胞增生为主，各期红细胞体积均较小，胞质量少，细胞质的发育落后于细胞核。

(3)铁代谢相关检查：血清铁(SI)减少，总铁结合力(TIBC)增高，血清铁蛋白(SF)降低，转铁蛋白饱和度(TS)降低。

二、治疗原则

主要原则为祛除病因和铁剂治疗，多食含铁丰富的食物，必要时输血。铁剂的选用以二价铁盐为主，如口服铁剂硫酸亚铁、富马酸亚铁、葡萄糖酸亚铁、多糖铁复合物(力蜚能)等，注射铁剂山梨醇枸橼酸铁复合物(供肌内注射用)、右旋糖酐铁(供肌内注射或静脉注射用)等。

三、护理问题

1．营养失调 低于机体需要量，与铁缺乏有关。

2．活动无耐力 与贫血致组织缺氧有关。

3．有感染的危险 与贫血使机体免疫力下降有关。

4．潜在并发症 心力衰竭，药物治疗不良反应。

5．知识缺乏 与家长的防病知识缺乏有关。

四、护理措施

1．生活护理

(1)合理安排饮食：因母乳中的铁更易吸收，故应提倡母乳喂养。如果以牛乳喂养，鲜牛乳必须加热处理，以减少因过敏所致肠道出血。及时添加含铁丰富辅食，如鸡蛋黄、动物肝、肾、动物血、豆类制品、瘦肉、木耳等，或补充强化铁食品。协助家长纠正患儿的不良饮食习惯，注意食物的色、香、味，并创造良好的进餐环境，进食前不安排过于剧烈的活动，不进行不舒适的检查及治疗护理操作。按医嘱给患儿服用助消化药物，如乳酶生、胃蛋白酶、多酶片、山楂、神曲、鸡内金等。

(2)适当安排休息与活动：根据患儿的耐力程度及活动能力安排适当的休息与活动。对于轻、中度贫血的患儿，不必严格限制日常活动量，但应避免参加危险性较大的活动。重度贫血的患儿，应卧床休息以减轻心脏负担，定时测量心率，观察有无心悸、呼吸困难等症状，必要时吸氧。对哭闹、烦躁不安的患儿应耐心安抚，由专人看护，将各种治疗护理操作集中进行，以减少对患儿的刺激。

2. 正确应用铁剂

(1)遵医嘱给予铁剂：铁剂多以口服为主，服用时需注意铁剂刺激胃肠道，故应从小剂量开始，逐渐增加至全量，并在两餐之间服用，既可减少对胃的刺激，又可增加铁的吸收；服用铁剂时，同服稀盐酸和(或)维生素 C 制剂或含维生素 C 丰富的果汁、水果、蔬菜等可促进铁的吸收，牛奶、钙片、浓茶、咖啡、抗酸药、高磷酸盐食品等可阻碍铁的吸收；为避免服用液体铁剂时牙齿被黑染，可用吸管吸服或服药后漱口。当口服铁剂无效或口服后胃肠道反应严重时，可采取注射给药。注射铁剂时应注意深部肌内注射，每次都要更换注射部位，以减轻疼痛，利于吸收，避免形成硬结或局部组织坏死；抽药和给药时要使用不同的针头，以防铁剂渗入皮下组织，造成注射部位的疼痛及皮肤着色或局部炎症反应；首次注射铁剂后应观察 1h，警惕过敏反应的发生。

(2)铁剂疗效的观察：口服铁剂 12～24h 后，患儿烦躁不安等精神症状减轻，食欲增加。用药 3～4d 后，网织红细胞开始上升，7～10d 达高峰。用药 1～2 周后血红蛋白逐渐上升，3～4 周时达到正常，如治疗 3 周内血红蛋白上升不足 20g／L，应协助医生寻找原因。血红蛋白恢复至正常后应再继续用药 2 个月左右停药，以增加储存铁。

(3)观察铁剂的不良反应：铁剂口服后，可对胃肠道产生刺激，引起恶心、呕吐、腹痛等反应，还可使大便呈黑色，停药后即可恢复正常，应向家长说明情况，以消除顾虑。

3. 预防感染患儿病室应安静，阳光充足，空气新鲜，温、湿度适宜，定期消毒。鼓励患儿多饮水，保持口腔清洁，必要时每日进行 2 次口腔护理。根据气温变化为患儿及时增减衣物，尽量不去人多拥挤的公共场所。对患儿进行保护性隔离，以避免交叉感染。

4. 预防心力衰竭重度及极重度贫血时易并发心力衰竭，故应减少患儿活动，卧床休息；严格掌握输液的速度和输液量，必要时吸氧；对需要输血治疗的患儿，要少量、多次、缓慢输注；密切监测有无心衰表现，一旦出现应及时报告医生并配合医生进行处理。

5. 健康指导

(1)加强预防宣教：孕妇、哺乳妇女要多吃含铁丰富的食物。婴儿提倡母乳喂养，及时添加含铁丰富的辅助食品，改变不良的饮食习惯。足月儿在生后 4 个月，早产儿在生后 2 个月可给予铁剂进行预防。

(2)介绍疾病，指导用药：采取适当的方式为患儿或患儿家长介绍本病的病因及早发现、早治疗的重要性，告诉家长正确应用铁剂的方法、疗程及注意事项。

(3)解除思想压力，做好心理护理：患儿生病后家长可能会出现焦虑、内疚、担忧等情绪反应。对有异食癖的患儿，应正确对待，告诉家长不可责备患儿。对由于注意力不能集中，记忆力下降，智力发育受影响等引起学习成绩下降的学龄儿童，护理人员应做好耐心细致的心理工作，多给予关怀、疏导、理解和鼓励，解除家长及患儿的心理压力。营养性缺铁性贫血小结。

第七节 营养性巨幼红细胞性贫血患儿的护理

营养性巨幼红细胞性贫血是由于缺乏叶酸和(或)维生素B12所致的一种大细胞性贫血。临床上以贫血、神经精神症状、红细胞体变大、骨髓中出现巨幼细胞、用叶酸和(或)维生素B12治疗有效为特点。主要见于2岁以内婴幼儿。近年来发病率明显降低。

一、护理评估

1. 病因

(1)摄入量不足：羊乳中叶酸含量低，牛乳经加热处理、蔬菜过度烹调都可使叶酸遭破坏，长期进食这类食物而未及时添加辅食的小儿易致叶酸缺乏。维生素B12主要含于动物性食物中，偏食或仅进食植物性食物可导致维生素B12缺乏。

(2)需要量增加：早产儿、慢性溶血、生长发育过快等均可使叶酸和维生素B12需要量增加。

(3)吸收、转运障碍：慢性腹泻、小肠病变、严重营养不良、内因子缺乏等均可导致叶酸和(或)维生素B12吸收、转运障碍。

(4)药物影响：长期应用苯妥英钠、甲氧苄啶、甲氨蝶呤等药物可使叶酸代谢障碍。

2. 发病机制 维生素B12和叶酸参与红细胞DNA的合成，缺乏时可造成红细胞中DNA合成减少，使幼稚红细胞的分裂和增殖时间延长，导致细胞核发育落后于细胞浆的发育，细胞体积变大而形成巨幼红细胞性贫血。维生素B12还参与神经髓鞘脂蛋白的合成，故维生素B12缺乏可导致中枢和周围神经髓鞘受损，因而出现神经精神症状。

3. 临床表现

(1)一般贫血表现：患儿皮肤、面色蜡黄，睑结膜、口唇、指甲等处苍白。虚胖或颜面轻度水肿，毛发稀疏细黄。严重者有出血点或瘀斑。

(2)骨髓外造血表现：肝、脾多轻度增大。

(3)神经、精神症状：表现为烦躁不安、易怒等。维生素B12缺乏时患儿面无表情，反应迟钝，嗜睡，少哭不笑，哭时无泪，条件反射不易形成，智能、动作发育落后甚至出现倒退现象。重症患儿可出现肢体、头部或全身震颤，甚至抽搐。

4. 心理—社会状况家长对该病的发生、临床表现、预后及预防知识缺乏足够了解，当患儿贫血持续时间较长，贫血程度较重时，由于其体格发育及智能发育落后甚至倒退，家长可能会出现焦虑、内疚、担忧等心理反应，年长患儿则易产生自卑心理。

5. 常用辅助检查

(1)血常规：红细胞数的减少比血红蛋白量降低明显，红细胞大小不等，以大细胞为主，中央淡染区不明显；白细胞计数减少，血小板减少，并可见巨大血小板。

(2)骨髓象：骨髓增生活跃，三系细胞巨幼变为主要特点。各期红细胞均出现巨幼变，细胞核发育落后于细胞质。

(3)血清维生素 B12 和叶酸的测定：维生素 B12<100ng／L(正常 200～800ng／L)，叶酸<3μg／L(正常 5～6μg／L)。

二、治疗原则

1. 补充叶酸和(或)维生素 B12 叶酸口服，维生素 B12 肌内注射。用至红细胞和血红蛋白恢复正常为止。

2. 对症治疗 有明显神经、精神症状的患儿可酌情使用镇静药；重度贫血者可输注红细胞制剂。

三、护理问题

1. 营养失调 低于机体需要量与叶酸和(或)维生素 B12 缺乏有关。

2. 活动无耐力 与贫血致组织缺氧有关。

3. 生长发育改变 与营养不足、贫血及维生素 B12 缺乏导致智力、动作发育落后甚至倒退有关。

4. 有受伤的危险与患儿肢体或全身震颤有关。

5. 知识缺乏 与家长预防、护理本病的知识缺乏有关。

四、护理措施

1. 休息、活动与环境合理安排患儿休息，一般不需严格卧床，但严重贫血患儿要限制活动。患儿病室应安静，阳光充足，空气新鲜，温、湿度适宜，定期进行消毒。

2. 给予叶酸、维生素 B12

(1)遵医嘱正确使用叶酸及维生素 B12 肌内注射维生素 B12 口服叶酸，同服维生素 C 可促进叶酸吸收，恢复期加用铁剂预防缺铁性贫血。如果因使用抗叶酸代谢药物而致营养性巨幼红细胞性贫血，可用甲酰四氢叶酸治疗。单纯维生素 B12 缺乏时，不宜加用叶酸，以免加重神经系统症状。

(2)合理喂养：乳母多吃含叶酸及维生素 B12 丰富的食物，及时给患儿添加含叶酸和维生素 B12 丰富辅食，如肉类、蛋类、动物肝、肾、绿叶蔬菜等。单纯羊乳喂养者，要及时补充叶酸。纠正小儿偏食、单纯素食或单纯肉食的不良饮食习惯。

3. 注意观察病情，防止患儿受伤 严密观察病情，监测生命体征、生长发育状况及神经精神症状。对有舌震颤或上、下牙齿震颤患儿，可在上、下牙间垫牙垫，防止咬伤舌头。对烦躁、严重震颤、抽搐患儿可遵医嘱给予镇静药。

4. 健康指导

(1)向家长进行合理喂养、正确添加辅食、培养良好饮食习惯的宣传并给予指导。

(2)对智力和运动发育落后的患儿,多给予触摸和爱抚,进行相应的感知觉训练。注意监测小儿的生长发育情况,定期进行健康体检。

(3)由于患儿体格发育受影响及智力发育落后甚至倒退,家长可能会出现焦虑、内疚、担忧等情绪反应,年长患儿则容易产生自卑心理,护理人员应做好心理疏导。

第八节 脑性瘫痪

脑性瘫痪(cerebral palsy)是指出生前到出生后1个月内因各种原因所致的非进行性脑损伤,简称脑瘫。临床主要表现为中枢性运动障碍和姿势异常,严重病例还可伴有智力低下、惊厥、视觉及听觉功能、语言功能障碍等。

【病因】

脑性瘫痪可由多种原因引起,致病因素一般分三类:①出生前因素:如胎儿期的感染、缺血、缺氧和发育畸形,母亲妊娠高血压综合征、糖尿病、腹部外伤和接触放射线等。这些因素均可造成胚胎早期发育异常。②出生时因素:羊水或胎粪吸入、脐带绕颈所致的窒息,难产、产钳所致的产伤等,这些因素可致缺氧及新生儿颅内出血。早产婴儿发病率更高,与其血管脆弱易受损害及并发的代谢障碍有关。③出生后因素:核黄疸、严重感染及外伤等。不少病例病因不明。人们还发现,近年来产科和新生儿医学有了极大发展,但脑瘫的发病率未见下降。为此,国内外专家对脑瘫的病因作了更深入的探讨,一直认为胚胎早期阶段的发育异常,很可能就是导致婴儿早产、易出现围生期缺血缺氧等的重要原因。这种胚胎早期的发育异常可能来自受孕前后孕妇体内外环境的影响等。遗传因素在脑性瘫痪发生中的作用逐渐被人们所认识。

【临床表现】

1. 基本表现以出生后非进行性中枢性运动障碍为特征。

(1)运动发育落后和瘫痪肢体的主动运动减少 表现为患儿不能完成同龄正常小儿应有的运动发育进程,如抬头、翻身、坐立和行走等粗大运动发育落后,手指的精细动作发育更差。自主运动困难;运动僵硬、不协调,不对称。

(2)肌张力异常表现为肌张力增高、低下或高低变化不定。

(3)姿态异常如头和四肢不能保持在中线位上,呈现弓状反张,或为四肢痉挛。足尖着地行走,双下肢呈剪刀状交叉等。

(4)反射异常原始反射(先天性反射)消失延迟。部分患儿膝腱反射亢进,可有踝阵挛,巴宾斯基征阳性。

2. 临床类型

(1)痉挛型最常见,占全部病例的50%~60%。上肢屈肌张力增高,下肢伸肌、内收肌张力增高。婴儿期即出现症状,表现为上肢肘、腕关节屈曲,拇指内收，手呈握拳状。抱起时下肢内收，两腿交叉呈剪刀腿；足跟悬空，足尖着地呈尖足。其表现因受累部位不同，又可分为双侧瘫、四肢瘫、截瘫、单瘫等。

(2)手足徐动型患儿在安静时常出现缓慢的、不协调、无目的、无规律、不能自控的动作，可呈震颤、舞蹈样动作，面部表情怪异，入睡后消失。

(3)肌张力低下型　因肌张力显著降低而呈软瘫状，自主动作少。仰卧时，四肢外展如同仰翻的青蛙。婴幼儿期多见，常在2~3岁后转为其他类型。

(4)强直型少见。表现为全身肌张力显著增高，身体异常僵硬。此型常有严重的智力低下。

(5)共济失调型少见。主要表现为协调性差、步态蹒跚，上肢常有意向性震颤等。

(6)混合型　同时兼有以上两种类型的症状，以手足徐动型与痉挛型并存多见。

3.伴随症状和疾病　脑性瘫痪患儿约有2/3合并智能落后，约半数伴视力、听力、语言功能障碍，其他如癫痫发作、容易激惹、小头畸形、行为障碍、学习困难等。

【治疗要点】

主要的目的是促进各系统功能恢复和纠正异常姿势，减轻其伤残程度。主要原则为：早期发现，尽早治疗，促进正常运动发育；采用多样化的综合治疗手段；医师指导和家庭训练相结合。

(1)康复治疗　多采用针灸及按摩疗法、体育锻炼和理疗、语言训练等。

(2)药物治疗　可用脑活素等。癫痫发作时可根据癫痫类型用抗癫痫药物治疗。

(3)手术治疗　主要用于痉挛型，严重肢体痉挛的患儿可考虑作支配该侧的马尾神经切断手术。另外，可用整形外科手术及脑外科手术解除肌紧张，减轻肢体畸形。

【常见护理诊断与评估】

(1)成长发展改变与脑损伤有关。评估患儿有无躯体运动障碍及其程度、类型；有无智能落后及其程度，是否伴有视力、听力、语言功能障碍及其程度。

(2)躯体移动障碍与脑损伤有关。

评估患儿有无肌张力异常及类型，婴儿期有无上肢肘、腕关节屈曲，拇指内收，手呈握拳状，抱起时下肢内收，两腿交叉呈剪刀腿等表现；患儿有无弓状反张、运动僵硬、不协调、不对称等表现。

(3)有废用综合征的危险与肢体痉挛性瘫痪有关。

评估患儿有无双侧瘫、四肢瘫、截瘫、单瘫等表现。

(4)有受伤的危险与运动功能障碍有关。

评估患儿有无运动僵硬、不协调、不对称，足尖着地行走，呈剪刀步态等表现；有无不能自控的震颤、舞蹈样动作等表现。

(5)知识缺乏与智力障碍有关。(家长缺乏护理该病患儿的知识)

评估患儿有无智能落后,是否伴有语言功能障碍、学习困难等。评估家长对本病的了解程度,评估家长是否掌握日常生活护理及功能训练的方法等。

【护理措施】

(1)促进成长 脑瘫患儿往往存在多方面能力缺陷,需指导家长正确护理患儿,注意培养患儿生活自理的能力。指导家长根据患儿年龄进行日常生活动作的训练,如教会患儿在排便前能向大人示意、学会使用手纸、自己穿脱衣裤等;应按正常小儿的语言发育规律进行语言训练,多给患儿丰富的语言刺激,鼓励患儿发音,矫正发音异常,并持之以恒;按正常小儿运动功能发育的规律,多做动作训练,配合推拿、按摩、针刺及理疗等;鼓励患儿与正常儿童一起参加集体活动,多表扬患儿的进步,调动其积极性,防止发生孤独、自卑心理,促进各个方面的健康成长。

(2)重视早期功能训练 脑瘫患儿大脑病损是非进行性的,但所造成的神经功能障碍并非永远固定不变的。临床证实脑瘫患儿如不早期进行功能锻炼,异常姿势和运动模式会固定下来。早期开始训练,轻至中度脑瘫可康复达基本正常,重度也可避免肌肉肌腱挛缩,最大限度地减少、减轻残疾的发生,获得最佳效果。故患儿一经确诊,应立即开始进行功能锻炼。对瘫痪的肢体应保持功能位,并进行被动或主动运动,促进肌肉、关节活动和改善肌力、肌张力。还可配合推拿、按摩、针刺及理疗等,以纠正异常姿势。严重畸形者 5 岁后可考虑手术矫正。

(3)防止受伤 喂食时保持患儿头处于中线位,避免头后仰导致异物吸入。在患儿牙齿紧咬时切勿用匙硬行喂食,以防损伤牙齿。不要强行按压患侧肢体,以免引起骨折。锻炼活动时注意周围环境,移开阻挡物体并加以保护,避免行动不稳而跌倒受伤。

(4)注意语言的训练及家长的指导 语言是思维的反映,语言的训练要抓紧 0~6 岁年龄阶段。告诉家长本病不是"不治之症",使其树立信心,掌握日常护理和训练的方法,并和家长共同制定训练计划,评估训练效果。

【健康教育】

该病发病率较高,对家庭和社会负面影响较大,必须及早加以预防,减少该病的发生。健康教育可从以下三方面进行:

(1)做好孕期及产时保健。在妊娠早期预防感染(如风疹、弓形虫等);避免早产,因为体重过低是脑性瘫痪的一个重要因素;避免难产和产伤,预防胎儿受损。

(2)做好新生儿期的预防。预防新生儿胆红素脑病及颅内出血等疾病的发生。

(3)做好脑性瘫痪儿的特殊教育。脑瘫患儿存在不同程度的生活困难,且常影响到他们的情绪和精神发育。为此,对他们应进行一些特殊的教育和职业训练,培养其克服困难的信心。

第九节 小儿惊厥

惊厥(convulsion)俗称惊风、抽风,是小儿时期常见的急症,各年龄小儿均可发生,表现为突然发作的全身或局部骨骼肌群不自主的收缩,常伴有意识障碍。小儿发生率高,约为成人的10～15倍,尤以婴幼儿多见。这种神经系统功能的暂时紊乱,主要是由于小儿大脑皮层细胞分化不完全,神经髓鞘发育未完善,兴奋性冲动易于泛化,导致神经细胞突然大量异常反复放电所致。

【病因】

1. 感染性疾病

(1)颅内感染细菌、病毒等各种病原体引起的脑膜炎和脑炎。

(2)颅外感染热性惊厥,败血症、肺炎、细菌性痢疾引起的中毒性脑病,或其他如破伤风等,其中高热是小儿惊厥最常见的原因。

2. 非感染性疾病1)颅内疾病①癫痫;②颅内占位病变如肿瘤、囊肿、血肿等;③颅脑损伤如产伤、外伤等;④先天发育异常如脑血管畸形等;⑤脑疾患后遗症如新生儿窒息、新生儿颅内、出血、胆红素脑病等。

2)颅外疾病

(1)中毒 ①药物中毒:中枢兴奋剂、氨茶碱、阿托品、异烟肼等;②植物中毒:曼陀罗、毒蕈、白果等;③农药中毒:有机磷中毒;④其他:一氧化碳中毒、食物中毒等。

(2)代谢紊乱低血钙、低血镁、低血糖、维生素 B6 缺乏等。

(3)肾源性尿毒症、多种肾源高血压。

(4)遗传代谢性疾病苯丙酮尿症等。

(5)其他窒息、溺水、瑞氏综合征等。

【临床表现】

1. 惊厥发作前可有先兆,但多数突然发作,表现为面部和四肢肌群强直性或阵挛性抽动,双眼凝视、斜视或上翻,头后仰,口吐白沫,牙关紧闭,常伴有意识丧失。部分患儿可有喉痉挛,大小便失禁等,发作大多在数秒钟或几分钟内自行停止,严重者可持续数十分钟或反复发作,抽搐停止后多入睡。新生儿惊厥常不典型,如表现为面部、肢体局灶性或多灶性抽动,局部或全身性肌痉挛,或呼吸暂停、青紫、两眼凝视、反复眨眼等不显性发作。

热性惊厥是婴幼儿惊厥最常见的一种,多由急性病毒性上呼吸道感染引起。其特点为:①主要发生在 6 个月至 3 岁之间的小儿,大多数 5 岁以后不再发作;②惊厥大多在疾病的早期,体温骤升至 38.5℃～40℃或更高时,突然发生;③惊厥发作时间短暂,在一次发热性疾病中,很少连续发作多次,发作后意识恢复快,没有神经系统异常体征;④已排除了上述其他各种小儿惊厥的病因(尤其颅内病变);⑤热退后 1 周作脑电图正常。

2. 惊厥持续状态惊厥发作持续 30 分钟以上,或两次发作间歇期意识不能恢复者称惊厥持续状态。为惊厥的危重型,可引起高热、缺氧性脑损害、脑水肿，甚至死亡。

【实验室及其他检查】

根据需要作有关的实验室检查，如血、尿、粪常规，血糖、血钙、血尿素氮、脑脊液等。必要时作脑电图、头颅CT及MRI等。

【治疗要点】

1．立即控制惊厥

(1)止惊药物①地西泮为首选药物，静脉注射生效快，但作用短暂，必要时15分钟后重复；②苯巴比妥：新生儿惊厥时首选(新生儿破伤风仍应首选地西泮)，止惊效果好，起效慢，作用持续时间长，不良反应少；③10％水合氯醛：每次0.5ml/kg，1次最大剂量不超过10ml，加等量生理盐水保留灌肠。

(2)针刺法　针刺人中、合谷、百会、涌泉、十宣、内关等，此法适用于药物暂时缺如时。

2．对症治疗　高热者宜物理降温或药物降温，脑水肿时可静脉注射甘露醇等。

3．病因治疗尽快找出病因，采用相应治疗，如抗病毒药物、抗生素抗感染等。

【常见护理诊断与评估】

(1)有窒息的危险与惊厥发作、意识障碍、咳嗽反射和呕吐反射减弱导致误吸有关。

评估患儿惊厥发作时是否伴有口吐白沫、意识丧失；评估患儿有无喉痉挛等表现。

(2)有受伤危险与抽搐有关。

评估患儿抽搐时是否伴有意识丧失，评估患儿有无碰伤、擦伤、坠床、舌咬伤的危险因素存在。

(3)体温过高　与感染或惊厥持续状态有关。

评估患儿有无体温升高、上呼吸道感染等表现；评估患儿有无出现惊厥持续状态。

(4)潜在并发症颅内高压症。

评估患儿有无体温、脉搏、呼吸、血压、瞳孔、神志的改变，评估患儿有无头痛、呕吐、前囟饱满紧张等表现。

【护理目标】

(1)患儿不发生窒息。

(2)患儿没有受伤情况发生。

(3)患儿体温维持在正常范围。

(4)患儿不出现颅内高压症状。

【护理措施】

1)防止窒息

(1)保持安静，避免一切不必要的刺激。

(2)惊厥发作时,应立即就地抢救,让患儿去枕仰卧,头偏向一侧并向后仰,松解衣领,及时清除口鼻腔分泌物和呕吐物,将舌轻轻向外牵拉,防止舌后坠阻塞呼吸道,保持呼吸道通畅。备好急救用品,如开口器、吸痰器、气管插管用具等。

(3)按医嘱应用止惊药物如地西泮、苯巴比妥、水合氯醛等以解除肌肉痉挛,观察患儿用药后的反应并及时记录。

2)防止外伤 对可能发生皮肤损伤的患儿应将纱布放在患儿的手中、腋下或骨骼隆突与地面摩擦处,防止摩擦受损。已出牙的患儿在上下齿之间放置牙垫,防止舌咬伤。牙关紧闭时,不要强行撬开,避免损伤牙齿及牙龈。拉好床档,防止坠地摔伤;应在栏杆处放置棉垫,防止患儿抽搐时碰到栏杆上,及时移开可能伤害患儿的一切物品。切勿用力强行牵拉或按压患儿肢体,以免骨折或脱臼。

3)降温密切观察体温变化,高热时及时采取正确、合理的降温措施,如药物降温、头部冷敷、冷盐水灌肠等。多饮水,避免虚脱;及时更换汗湿的衣服,保持口腔及皮肤清洁等。

4)防止颅内压升高

(1)吸氧:严重者应及时吸氧,减轻脑损伤。

(2)密切观察病情变化:应经常巡视,注意患儿体温、脉搏、呼吸、血压、瞳孔及神志的改变。发现异常,及时通知医生,以便采取紧急抢救措施。

(3)若惊厥持续时间长时,发现患儿收缩压升高、脉率减慢、呼吸节律慢而不规则、双侧瞳孔扩大,则提示颅内压增高,如不及时处理可发生脑疝,应及时报告医生,采用降低颅内压措施:使用脱水剂如20%甘露醇、利尿剂等。

【健康教育】

根据患儿及家长的接受能力选择适当的方式向他们讲解惊厥的有关知识,如惊厥的病因和诱因、预防惊厥的措施等。如热性惊厥的患儿日后可能还会发生,指导家长在患儿发热时及时控制体温的方法,如何进行物理降温,及时使用安乃近滴鼻等。掌握止惊的紧急措施,如发作时要就地抢救,保持安静,针刺(或指压)人中穴,不能摇晃或抱着患儿往医院跑,以免加重惊厥或造成机体损伤。发作缓解时迅速将患儿送往医院查明原因,防止再发作等。

(李 晴 何宜臻 韩 玲)

第八章 肿瘤病人护理要点

第一节 化疗病人护理

1. 化疗药物的毒性大，使用时间长，在化疗过程中要不断鼓励病人耐心坚持完成疗程。

2. 注意预防感染，认真做好口腔及皮肤护理。

3. 保护静脉：由于联合化疗中药物品种多，刺激性强，疗程长，必须注意保护患者的血管，一般从远端开始注射，两臂静脉轮换注射，不宜选择最细的静脉，以防药液外渗造成静脉炎、静脉周围炎或局部组织坏死。静脉穿刺要求一针见血，在推注药物过程中仍要反复抽试回血，掌握推药的速度，拔针后局部用干棉球加压。在注射刺激性强的药物时，注射化疗药物前后应用j%葡萄糖溶液静脉滴注，确保无药液渗出。药液现配现用，如在滴注过程中发现有药液外渗，应立即拔出针头，更换注射部位。药液外渗部位可进行冷敷、0.5%普鲁卡因局部封闭或金黄散外敷。

4. 减轻不良反应，鼓励病人多饮水，保证每日排尿1500ml以上，以稀释尿液中药物浓度，防止高尿酸血症。有恶心、呕吐时，饮食宜清淡，少食多餐，可服用助消化药或止吐药。

5. 观察药物不良反应，熟悉化疗药物的作用和副作用。注意有无脱发、口腔溃疡、血细胞减少，以及心肌毒性反应所致的心率变化、心律失常等。

第二节 支气管肺癌护理

支气管肺癌起源于支气管黏膜或腺体，常有区域性淋巴转移和血行转移。近年来，世界各国肺癌的发病率和死亡率急剧上升。在我国，肺癌在男性中占常见恶性肿瘤的第四位，在女性中占第五位，个别大城市肺癌死亡率已跃居各种恶性肿瘤死亡的首位。

(一)一般护理

1. 高热量、高蛋白、丰富维生素饮食。

2. 病人一般有恐惧绝望心理，对治疗失去信心，因此要特别关心病人，帮助其树立信心。

(二)病情观察

对中晚期病人需仔细观察，以了解是否有远处转移，凡有胸痛腰痛明显者提示有肋骨、胸膜或脊柱转移；如有头痛伴恶心呕吐、神志不清甚至偏瘫者，表明有颅内转移；若出现上腹胀痛肝脏进行性肿大伴黄疸者，提示肝转移。

(三)对症护理

1. 对化疗病人要定期查血象,白细胞低于 3×10^9/L～3.5×10^9/L 应暂停化疗给予升白细胞药物,注意观察有无口腔炎、恶心呕吐等胃肠道反应,定期查肝、肾功能。

2. 呼吸困难者,取半卧位氧气吸入,如有胸腔积液应协助医生做好胸穿。

3. 声音嘶哑者,应少说话或行超声雾化以减轻不适。

4. 咯血时嘱病人不要紧张,不要屏气,轻轻将血咯出,并注意卧床休息,侧卧位,保持呼吸道通畅,防止窒息。

5. 上腔静脉压迫患者,输液时选择下肢静脉,抬高头颈部,利于静脉回流。

(四)出院指导

1. 加强营养,进行免疫治疗,增强体质。
2. 定期门诊复查。
3. 宣传吸烟对人体危害,提倡不吸烟或戒烟。

第三节 胃癌护理

胃癌是常见的消化道癌肿之一。其发病率和死亡率与国家、种族及地区有很大的关系。日本、智利、俄罗斯和冰岛为高发国家,美国、澳大利亚、西欧国家发病率较低。在我国以西北地区发病率最高,华东、中南、西南区最低。全国平均年死亡率为 16/10 万人口,常发生在 40 岁～60 岁之间。男女之比约 2:1～3:1。

(一)一般护理

1. 对早期轻症病人,应注意劳逸结合,中晚期应卧床休息以减轻体力消耗。

2. 给予高蛋白、高碳水化合物、丰富维生素、温软易消化食物,忌过硬带刺食物摄入,如因化疗反应引起病人食欲差、厌食时,应尽量烹饪一些适合胃口、多样化膳食。可少量多餐,忌辛辣及烟酒。伴幽门梗阻时,较轻者应流质饮食,梗阻严重时应禁食。必要时静脉营养。

3. 预防感染和并发症。应做好口腔护理、皮肤护理。保持床单平整清洁,长期卧床者应定时翻身,预防褥疮。

(二)病情观察

1. 注意有无呕吐及咽下困难。
2. 观察呕吐物的性状及大便颜色、量,了解有无消化道出血。
3. 观察有无黄疸、腹水等癌肿转移的体征。

(三)对症护理

1. 疼痛的处理:疼痛是晚期病人的严重问题,应尽力解决因疼痛造成的痛苦。首先在精神上给予支持,以减轻心理压力,转移注意力,以减轻疼痛的感受强度,疼痛剧烈时可以按医嘱给予止痛剂,如强痛定、吗啡等。口服止痛药时应按时按量，不可随意减量或停用。

2.加强支持治疗，提高病人体质，使之能更好地耐受化疗或手术。多用静脉高能量营养。

3.化疗病人应注意胃肠道反应，给予止吐、镇静剂，定期查血象、肝肾功能。若白细胞低于 $1\times10^9/L$，应做好保护性隔离，并注意保护血管、防止渗漏。

(四)健康指导

1.养成良好的生活、饮食习惯。多食新鲜蔬菜、肉类，勿吃腌制品、油煎炸食物、发霉食物。

2.有胃炎等其他胃部疾病应及时治疗，门诊定期检查。

第四节 肝癌护理

肝癌是指自肝细胞或肝内胆管细胞发生的癌肿，为我国常见恶性肿瘤之一，其死亡率在消化系统恶性肿瘤中列第三位，仅次于胃癌和食道癌。在世界各地肝癌的发病率虽有所不同，但均居上升趋势。本病可发生于任何年龄，以40岁～49岁为最多，男女之比为2：1～5：1。

(一)一般护理

1.注意休息，伴有腹水和黄疸者要卧床休息。

2.尽量鼓励病人进食，注意烹饪。调节口味，禁止饮酒，给予高蛋白富含维生素的食物。不要过多限制脂肪摄入，肝昏迷应限制高蛋白摄入量，有腹水时血控制食盐摄入量。

(二)病情观察

观察肝区疼痛、腹胀、恶心呕吐、腹泻、厌食等变化，监测T、P、R、BP变化，了解意识状态，有无呕血、便血及出血倾向，尿量多少，黄疸加深的程度。

(三)对症护理

1.如患者突然腹痛伴有腹膜刺激症与休克，多为肝癌结节破裂。一旦确诊应绝对卧床，给予输血及大量止血药物。

2.消化道出血者应按消化道出血护理。

3.继发感染者要注意口腔及皮肤护理。

4.呼吸困难者取半卧位。

(四)健康指导

1.HBsAg阳性者应积极治疗，定期检查AFP。

2.禁酒，保持生活有规律。

（高红 宋珍珍）

第九章　　普外科疾病的护理

第一节　甲状腺肿瘤病人的护理

【概述】

（一）甲状腺腺瘤

最常见，多见于青、中年女性，多为单发肿块，表面光滑，边界清，中等硬度，无压痛，随吞咽上、下活动，生长缓慢，多无不适感。肿块较大时可有压迫症状。多为实性，部分为囊性，当囊壁血管破裂发生囊内出血时，肿块迅速增大，伴局部胀痛。约10%的病人可癌变，20%的病人可不发甲亢。治疗原则是早期手术切除，一般行患侧甲状腺大部切除术，对于较小的甲状腺腺瘤可行单纯腺瘤切除术。术中做快速冰冻切片，判定有无恶变。

（二）甲状腺癌

多见于中、老年女性，肿块特点是常为单发（未分化癌为双侧弥漫性增大），质硬，不规则，边界不清，随吞咽活动度差，局部淋巴转移时伴有颈部淋巴结肿大。晚期压迫邻近器官组织等而出现相应的症状。

对于无淋巴结转移的局限性甲状腺癌，多将患侧腺体连同峡部全部切除，对策腺体大部切除；对于已有淋巴结转移的甲状腺癌，可将甲状腺全部切除，清扫颈部淋巴结，并配合放射性碘治疗。

【护理措施】

（1）主要护理措施：参照甲亢手术前后的护理，但做颈部淋巴结清扫的病人术后应注意：①保持呼吸道通畅；②保持皮瓣下引流通畅；③观察引流液的量和性质；④注意有无乳糜胸发生。

（2）甲状腺全切的病人需终生服用甲状腺制剂以满足机体对甲状腺素的需要。常用甲状腺制剂有甲状腺素片、左旋甲状腺素等。要使病人了解不正确的用药可导致严重的心血管合并症，因此应告知病人注意以下几点：

1）每天要按时服药。

2）在服药期间如出现心慌、多汗、急躁或畏寒、乏力、精神萎靡不振、嗜睡、食欲减退等甲状腺激素过多或过少表现时，应及时报告医护人员，以便调整用药剂量。

3）不随意自行停药或变更剂量。

4）随年龄变化药物的剂量有可能需要变更，故最好至少每年到医院复查一次。

（3）告知病人在积极治疗的同时，良好的心理、躯体和社会适应状态是战胜癌症的主要力量。

第二节 乳腺癌

【概念】

乳腺癌是常见的恶性肿瘤之一，欧美国家发病率较高，社会经济阶层高者发病率高于较低者，在我国近几年来，发病率明显增加，已成为威胁女性健康的头号杀手，在女性恶性肿瘤中占第一位。男性乳腺癌也有发生，约占乳腺癌的1%。

【早期诊断、早期治疗】

是提高治愈率、延长生存期、提高生存质量的关键。为此要加强加快教育，提高民众的健康意识，在高危人群中开展自查和定期体检，做好早期发现、早期诊断、早期治疗，帮助病人尽可能恢复正常生活和工作能力。

【病因】

一般认为，乳腺癌发病与激素变化有关，这些变化引起乳房腺体上皮细胞的过度增生，继之发生癌变。目前认为，女性发生乳腺癌的高危因素包括：

（1）家族史　母亲或姐妹中有患乳腺癌者，特别是在绝经前发病的。

（2）晚孕或未曾哺乳者第一胎足月产在35岁后，或40岁以上未孕者。

（3）月经初潮过早（12岁以前），绝经期延迟者（52岁以后）。

（4）肥胖　尤以绝经后体重明显增加或伴有糖尿病者。

（5）曾患功能性紫绀出血或子宫体腺癌、卵巢癌者。

（6）曾患一侧乳腺癌者，其对侧患乳腺癌的可能性要比常人高2~3倍。

（7）乳腺增生症伴有导管或小叶不典型增生活跃者。

（8）一些少见因素，如乳房的放射线照射等。

【临床表现】

（1）症状　绝大多数好转是以无痛性乳腺肿块而就诊。乳腺癌肿块常为无痛性。当肿块发生坏死、出血或并发感染时可出现疼痛。晚期肿块增大，不活动，边缘不光滑，与皮肤或深部组织粘连。乳头溢液是乳腺癌的另一主要症状，患者常因内衣被污染而发现，溢液常为血性，暗红色或淡黄色。

（2）体征　当肿瘤累及乳腺悬韧带（Cooper韧带）时，局部皮肤受牵拉而产生"酒窝"征。皮内淋巴管被癌细胞阻塞而阻断了局部的淋巴回流造成淋巴水肿，即形成"橘皮样"改变。橘皮样改变提示癌细胞堵塞淋巴管，反流淋巴液中的癌细胞可以种植在周围，发展成癌结节，称为"卫星结节"。晚期乳腺癌的表面皮肤可见破溃。

1年左右确信无复发，可以进行乳房再造。

【护理要点】

1. 术前护理

（1）心理护理　入院后应给患者做好对症宣教，使患者了解疾病知识，并从患者的神情、言行中掌握患者有无焦虑倾向，了解焦虑的原因，做好心理护理，增强战胜疾病的信心。

（2）妊娠及哺乳期的乳癌患者　前者应终止妊娠，后者应断乳，可肌注睾丸酮或服用炒麦芽等。

（3）高龄患者　应做好心肺功能检查，如有异常，应做好充分的术前准备。

（4）对合并有高血压、糖尿病患者　术前应控制血压，按时服药，检测血压，控制血糖，定时测尿糖，并给予低盐或低糖饮食。

（5）术前宣教　向病人讲述术前的饮食、皮肤准备，术中的大概情况，术后的恢复及伤口的护理及注意事项等，让患者有一定的心理准备，以良好的状态迎接手术。

2. 术后护理

（1）心理护理　因患者手术前存在侥幸心理，认为自己是良性肿瘤可能性大，术后一旦证实是恶性肿瘤，患者有个心理调试期，这时护士应多与患者沟通，及时给予心理疏导。患者术后对病情的严重程度及是否扩散、转移是非常关注，对患者这方面的询问，要耐心诚恳地解答，告诉患者只要坚持完成术后的巩固治疗计划，预后是乐观的。同时，要找一些相同的成功病例以现身说法解除其后顾之忧，增强患者战胜疾病的信心，使其主动积极地配合治疗和护理。

（2）病情观察　包括生命体征、伤口敷料、患者主诉及伤口引流液的性质等。如有异常，及时报告医生。对于做扩大根治术的患者，应注意呼吸情况，如有胸闷、呼吸窘迫等症状，立即吸氧，并判断是否与手术操作损伤胸膜有关。根据病情，进一步做肺部听诊和X线胸部检查。

（3）体位　术后麻醉未清醒者，去枕取平卧位，头偏向一侧，清醒后改为半卧位。患侧肩下垫一软枕，患肢上臂内收；前臂自然放于胸前。这种体位即可防止皮瓣张力过大，保持引流通畅，防止切口部死腔发生，又有利于皮瓣存活，同时可以增加淋巴及静脉回流，从而预防上肢水肿。

（4）引流管的护理　根治性手术后有伤口引流管时，应妥善固定，防止其扭曲滑脱。如有血块堵塞引流管，应及时排除；如有扭曲，及时矫正，以免因创面积血或积液而导致皮瓣或所植皮瓣坏死。注意观察负压引流液的颜色、量和性质，当引流液每小时超过100ml时，应警惕有无活动性出血。术后3~5日，一般情况良好，引流液24小时少于10~20ml，且皮瓣无积血积液者，可考虑拔除胸骨旁引流管。根据引流情况约7~10天拔除腋窝引流管。

（5）预防水肿　因手术创伤较大，术后预防局部水肿尤为重要。应注意以下几点：

①避免术侧上肢长时间下垂或用力。

②注射、采血、测血压时尽量选用患侧健侧上肢。

③患者需穿宽松上衣，若佩戴手表或装饰物，不宜太紧。

④可适当进行患侧上肢向心性按摩，以促进患肢血液和淋巴液回流。

（6）患肢功能锻炼　大体分为3个阶段，即卧床期、下床后和拆线后的功能锻炼。基本原则是循序渐进，不能过急，防止意外拉伤。目的是预防患肢水肿、松解、软化瘢痕组织，预防瘢痕萎缩而引起患肢功能障碍。

①卧床期的功能锻炼　术后1~3日，为患者卧床期，患肢肘关节以上制动，以免腋窝皮瓣的滑动而影响伤口愈合。此期主要锻炼手指和腕部的功能。可做伸指、握拳、屈腕等锻炼，并可用患侧手练习握健身圈，进行患肢肌肉锻炼，也可进行向心性按摩，促进血液和淋巴液回流，减轻患肢肿胀和疼痛。

②下床后的功能锻炼　此期为拔除引流管后，患者开始下床活动至拆线前。一般与术后2~3日开始下床活动，此期宜以肘关节及肩关节功能锻炼为主。由于接近腋下切口处的瘢痕组织尚未形成，早期进行锻炼可使三角肌、斜方肌和背阔肌尽快恢复功能。这是乳腺癌根治术后，上肢功能恢复的重要一环。锻炼方法：患者可做屈肘伸肘运动，并练习以患侧手指的触摸对侧肩部及同侧耳部，也可做患肢贴墙、爬墙动作，或梳头动作等。

③拆线后的功能锻炼　术后9~10日，已拆除切口缝线，可锻炼抬高患侧上肢，即将患侧的肘关节屈曲抬高，手掌位于对侧肘部。初时，可用健侧手掌托扶患侧肘部，使逐渐抬高患侧肘部，直至与肩平；术后14日，练习将患侧手掌至颈后，使患侧上肢逐渐抬高至患者开始锻炼时的低头位，达到抬头、挺胸位，进而能以患侧手掌越过头顶并触及对侧耳部。同时应继续练习爬墙运动、钟摆运动、拉绳运动、扩肘运动或推墙运动等。

（7）出院指导

①心理支持　出院前要细心指导，教会患者自我调节，鼓励患者保持豁达开朗的心境和稳定的情绪，培养广泛的兴趣爱好。同时向患者的家属讲清心理护理的重要性，多些鼓励支持。向患者介绍义乳的选择与佩戴方法，鼓励患者树立信心，积极主动地投入到生活中去。

②指导病人继续坚持功能锻炼，劳逸结合，保证每日连续睡眠6-8小时。

③指导病人多食富含维生素及微量元素的食物，忌高脂肪饮食。

④详细讲解乳房癌根治术后5年内避免妊娠的意义及避孕方法。

⑤指导病人进行乳房自查　每月自查近侧乳房（应避免月经前期及月经期这段时间）；停经后的患者，每月应定期检查。检查方法：坐位或直立位，被查侧上肢自然下垂，对侧手平触乳房有无肿块及乳头处有无分泌物，忌刺激或捏乳房。检查顺序：乳房的内上、外上、外下、内下、乳晕部，最后检查腋窝。勿遗漏检查部位。如发现异常及时到医院复查。

⑥指导病人术后6个约内每月复查1次，以后每3个月1次，并详细告知复查时间、地点、练习方式。

第三节　腹部损伤

【常见腹部损伤】

（一）脾破裂

脾脏是腹部内脏中最容易受损伤的器官，其发病率占各种腹部损伤的40%~50%。有慢性病理变化的脾脏更易破裂。
根据损伤的范围，脾破裂有中央型破裂、被膜下破裂和真性破裂（破损累及被膜）等三种。前两种因被膜完整，出血量受到限制，故临床上无明显内出血征象，可形成血肿最终被吸收。但在某些微弱外力下，可以突然转为真性破裂，多发生伤后1～2周，应予警惕。临床上所见脾破裂约85%是真性破裂，出血量大，病人可迅速发生休克而致死亡。一经诊断，立即手术处理，通常采用脾切除术。

（二）肝破裂

肝破裂在各种腹部损伤中约占15%～20%，肝硬化等慢性病变时发病率较高。肝右叶破裂较肝左叶为多。在临床上各方面表现与脾破裂相似，但因肝破裂后可能有胆汁渗入腹腔，故腹痛和腹膜刺激征较脾破裂明显。应采取手术治疗，手术的基本要求是彻底清创、止血、消除胆汁溢漏和建立通畅的引流。可采用多种手术方式。

（三）肠破裂

在肠破裂中，小肠较多见，其次是结肠，十二指肠因大部位于腹膜后，故损伤率很低。肠破裂后由于肠内容物流入腹腔，常在早期即引起明显的腹膜炎。一般采用手术修补，对裂口较大或多处破裂者采用不发切除术。

【临床表现】

（1）但村腹壁损伤的症状和体征一般较轻。常见表现是局限性腹壁肿痛和压痛，有时可见皮下瘀斑。

（2）腹腔内脏如果仅为挫伤，伤情一般较轻，无明显的临床表现。

（3）腹腔内脏破裂：由于损伤脏器不同，可表现为以腹腔内出血为主和以腹膜炎为主的两种情况。

1）实质脏器破裂：主要表现是腹腔内出血，出血量大时多有失血性休克的表现，明显腹胀和移动性浊音，腹痛和腹膜刺激征较轻。肝破裂伴有大量胆汁外溢或胰损伤胰液溢入腹腔时，可有明显的腹膜刺激征出现。

2）空腔脏器破裂：主要表现为急性腹膜炎，有持续剧烈腹痛和腹膜刺激征，伴有恶心呕吐，肝浊音界缩小，膈下有游离气体，肠鸣音减弱或消失，严重者发生感染中毒性休克。

【辅助检查】

（1）可进行血生化检查，X线、B超、CT检查，以了解损伤脏器的情况。

（2）诊断性腹腔穿刺：让病人向穿刺侧侧卧5分钟，在脐与髂前上棘连线的中、外1/3交界处或经脐水平与腋前线相交处进行穿刺，如抽到不凝固血液，提示系实质性脏器破裂所致的内出血，因腹膜的脱纤维作用而使血液不凝。如抽出混浊液体，并发现胃肠内容物，可以确诊有胃肠等空腔脏器破裂。如未抽出液体也不能完全排除内脏损伤的可能，应继续观察，必要时可重复穿刺。

【护理措施】

1. 急救　腹部损伤如合并颅脑、胸部、骨折等多发性损伤，应首先处理危及生命的紧急情况；对已发生休克者，迅速输液、输血；对开放性腹部损伤应及时包扎伤口，有肠管脱出，原则上暂不回纳腹腔，用清洁碗覆盖后再包扎。如大量肠管脱出，可牵拉肠系膜引起休克，应先还纳暂行包扎。

2. 病情观察期间的护理

（1）严密观察病情：定时测量生命体征、神志的变化，注意有无腹腔内出血和腹膜炎症状。有休克症状者，应按休克护理常规护理。

（2）体位：可取半卧位，不随意搬动病人，避免过多活动，以防肝、脾包膜下血肿破裂发生大出血。

（3）禁食：病情严重或疑有内脏损伤者应禁食，以防万一有胃肠道穿孔而加重腹腔污染。禁食期间需输液维持水、电解质平衡及供应热量，并记录出入量，为预防感染，输液中加入抗生素。

（4）胃肠减压：疑有空腔脏器破裂或有明显腹胀者，应进行胃肠减压，拮抗减轻腹胀，减少可能存在的肠液外漏，又能观察消化道出血情况。应保持通畅，注意引流量和性质。

（5）在观察期间不注射止痛剂，以免掩盖病情。

（6）心理护理：使病人情绪稳定，积极配合治疗与护理。

3. 手术前后护理

确定手术治疗时，应及时做好急症术前准备。术后按一般腹部手术后常规护理，特别注意观察腹腔引流液的量、形状，预防术后并发症的发生。

第四节　急性阑尾炎

急性阑尾炎是外科最常见的急腹症，以青壮年发病率最高，男性多于女性。

【病因】

1. 阑尾腔梗阻　是急性阑尾炎发生的主要原因。由于阑尾本身的解剖特点，如管腔细、开口小，管壁内有丰富的淋巴组织，系膜短使阑尾卷曲呈弧形，均使阑尾腔易于阻塞。梗阻物常为食物残渣、粪石、异物、寄生虫、肿瘤等。梗阻后使黏液分泌积聚、腔内压力上升，致静脉回流受阻，局部缺血坏死，细菌乘机繁殖，引起炎症。

2. 细菌侵入　当阑尾发生梗阻及炎症后，黏膜溃疡，上皮损害，腔内细菌生长繁殖，侵入管壁引起急性炎症，此外，细菌还可经血液循环或周围组织侵入阑尾。

3. 神经反射　胃肠功能发生紊乱时，阑尾也受到影响，引起阑尾肌肉或血管反射性痉挛，导致管腔狭窄、梗阻，同时血管痉挛致阑尾缺血，使阑尾腔黏膜受损，细菌入侵引起阑尾炎症。

【病理类型】

根据阑尾炎发病过程的病理解剖变化，可分为以下四种病理类型：

1. 急性单纯性阑尾炎　系病变早期，炎症仅限于黏膜及黏膜下层，表现为阑尾充血、水肿，黏膜浅表性溃疡，周围有炎性细胞浸润。阑尾外观轻度肿胀，浆膜充血并失去光泽，表面及腔内有少量纤维素性渗出物。

2. 急性化脓性阑尾炎 又称蜂窝组织性阑尾炎。炎症进一步发展侵及阑尾圈层组织，阑尾明显肿胀，浆膜高度充血，有脓性渗出物。黏膜面可有溃疡及坏死，腔内有积脓，可形成局限性腹膜炎。

3. 坏疽性及穿孔性阑尾炎 是急性阑尾炎最严重的一种类型。炎症继续发展，阑尾腔内压力升高，发生血运障碍，使阑尾管壁坏死或部分坏死，呈暗紫色或黑色，阑尾充满血性脓液，可发生穿孔，穿孔部位多在阑尾根部和近端，脓液进入腹腔，可引起急性弥漫性腹膜炎。

4. 阑尾周围脓肿 发炎的阑尾被大网膜及周围组织包裹、粘连，形成炎性肿块或阑尾周围脓肿。

【临床表现】

1. 症状

（1）腹痛：转移性右下腹疼痛是急性阑尾炎的典型症状。腹痛常突然发生，开始于脐周或上腹部，呈阵发性，程度不重，数小时后转移并固定于右下腹麦氏点处（右髂前上棘与脐连线的中处1/3交界处），呈持续性疼痛并逐渐加重。少数病人在开始即出现右下腹疼痛。不同类型的阑尾炎疼痛也有所不同：单纯性阑尾炎为轻度隐痛；化脓性阑尾炎为阵发性胀痛、剧痛、坏疽性阑尾炎为持续性剧痛，穿孔后疼痛暂时减轻，之后又加剧。

（2）胃肠道症状：恶心、呕吐常很早发生，开始为反射性，程度不重，后因弥漫性腹膜炎导致麻痹性肠梗阻时症状加重。部分病人可出现便秘、腹泻等肠功能紊乱症状。

（3）全身反应：早期体温正常或稍高，炎症加重后可出现高热、脉速等全身中毒症状，腹膜炎时可出现畏寒高热，不发门静脉炎时可出现黄疸。

2. 体征

（1）腹膜刺激征：包括压痛、反跳痛和腹肌紧张，是壁层腹膜受到炎症刺激的一种防御反应，揭示阑尾炎已至化脓、坏疽或穿孔阶段。右下腹压痛是急性阑尾炎的重要体征，压痛部位常在麦氏点，且固定，压痛点可随阑尾位置改变而变化。

（2）腰大肌试验：左侧卧位后将右下肢向后过伸，引起右下腹疼痛为阳性。

（3）结肠充气试验：用一手压住左下腹部降结肠区，再用另一手反复按压其上端，病人诉右下腹痛为阳性。

（4）闭孔内肌试验：仰卧位，右髋右膝均屈曲90°，并将右股向内旋转，引起右下腹痛为阳性。

（5）直肠指诊：盆腔阑尾炎症时，早期可在直肠右前壁有触痛，若盆腔形成炎性肿块或积脓时，触痛更明显，可扪及肿块或有波动感。

【辅助检查】

血白细胞及中性粒细胞比例升高。当盲肠后位阑尾炎累及输尿管时，尿中可见少量红细胞和白细胞。

【护理措施】

(一) 非手术治疗的护理

(1) 卧床休息，取半卧位。

(2) 轻者可进流质饮食，重者应禁食以减少肠蠕动，利于炎症局限。禁食期间应静脉补液。

(3) 应用抗生素控制感染。

(4) 适当应用解痉剂以缓解症状，但禁用吗啡和度冷丁，以免掩盖病情。

(5) 严密观察病情变化，注意生命体征、神志、腹部体征的变化及实验室检查结果，如病情加重，应急诊手术。

(二) 手术治疗的护理

1. 术前护理 手术准备按急诊腹部手术常规准备，禁灌肠，以免引起阑尾穿孔。

2. 术后护理

(1) 体位：术后按麻醉要求给予适当的卧位，血压平稳后取半卧位。

(2) 饮食：轻症病人术后6小时开始进流质饮食，勿进甜食及牛奶，以免引起腹胀。重症病人需禁食、输液，待肠蠕动恢复、肛门排气后逐渐恢复饮食。

(3) 活动：鼓励病人早期下床活动，以促进肠蠕动恢复，防止肠粘连的发生。轻症病人术后当日即可下床活动，重症病人应在床上活动，待病情平稳后及早下床活动。

(4) 预防感染：按时遵医嘱应用抗生素。

(5) 严密观察病情，及时发现术后并发症。

1) 切口感染：是最常见的并发症，多因手术污染、存留异物、血肿、引流不畅等所致。表现为术后2~3天体温上升，切口局部红肿、胀痛或跳痛。处理为拆除缝线，清创引流，定期换药。

2) 出血：常发生在术后24~48小时内。阑尾系膜结扎线脱落可致腹腔内大出血，出血腹痛、腹胀、出血性休克，一旦出现出血征象，应立即输血、补液、纠正休克，必要时再次手术止血。

3) 腹腔感染：多发生于严重的化脓性或坏疽性阑尾炎术后。表现为体温持续升高、腹痛、腹胀、压痛、肌紧张，同时伴有全身中毒症状。按腹膜炎治疗原则处理。

4) 腹腔脓肿：常发生于化脓性或坏疽性阑尾炎术后，特别是阑尾穿孔并发腹膜炎者。常发生于术后5-7天，表现为体温升高或下降后又升高，并有腹痛、腹胀、腹部包块及直肠膀胱刺激症状等。抗生素治疗无效时，应切开引流。

5) 粪瘘：多因阑尾残端结扎线脱落或术中损伤所致。一般经非手术治疗可自行闭合愈合，经久不愈者，应查明病变性质和范围，行相应手术治疗。

6) 阑尾残株炎：由于切除阑尾时残端太长，术后复发炎症，出现阑尾炎症状。症状严重时，须行手术切除。

7) 粘连性肠梗阻：由于手术损伤或阑尾周围脓液等因素，导致术后发生粘连性肠梗阻。一般非手术治疗可痊愈，病情严重者需手术治疗。

第五节 胃癌

胃癌是我国发病率最高的恶性肿瘤之一。发病年龄40～60岁较多，男性明显多于女性。在各种恶性肿瘤中占首位。

【病因】

胃癌的发病原因与胃炎、幽门螺杆菌感染、溃疡、息肉癌变、亚硝基化合物、多环芳烃化合物及饮食因素、遗传因素等有关。

【临床表现】

（1）症状　左上腹不适，伴有不规则隐痛、反酸、嗳气。服止酸剂后症状可暂时缓解，短期内又可发作，上腹饱胀、轻度恶心、食欲减退、消瘦、乏力，出血和黑便也可在早期出现，有时可出现腹泻、便秘及腹下区不适，也可有发热；进展期上腹不适，饱胀加重。服止酸剂后不缓解，食欲减退明显。常伴恶心、呕吐，时有咖啡样物，进行性消瘦，中度贫血，伴有幽门梗阻者呕吐出宿食。贲门癌者有吞咽哽噎；晚期病人呈恶病质，消瘦、脱水、低蛋白血症、贫血，有肝转移腹水、左锁骨上淋巴结转移。

（2）体征　早期多无明显体征，上腹区可有深压痛，有时伴有轻度抵抗；进展期腹上区可扪及肿块，质硬，高低不平；晚期直肠前凹可扪及肿块。

【辅助检查】

（1）胃镜检查　为最直接有效的诊断方法，可进行活组织检查及细胞学检查。

（2）钡餐X线检查　胃钡剂造影时胃癌的X线征象主要有龛影、充盈缺损、粘膜改变、蠕动异常及梗阻性改变。

（3）脱落细胞学检查　如能发现癌细胞，有确诊意义，但无定位价值。

（4）胃液分析　多数病人有胃酸减少或游离酸缺乏。

【护理要点】

1. 术前护理

（1）心理护理　因患者对病情及手术中的情况不了解，会产生各种顾虑及焦虑，对病情起消极影响，故应及时细致反复地向病人做好解释工作。

（2）保证有足够的睡眠，以防机体抵抗力下降。

（3）纠正病人的营养状况，防止术后并发症发生。

（4）纠正水、电解质紊乱，尤其对于有梗阻症状者。

（5）戒烟，训练有效咳嗽，及时治疗呼吸道疾病。

（6）溃疡出血或胃癌伴出血者，应予以补液、止血、输血，密切观察病情、禁食、胃肠减压，使用镇静药，抗休克。

（7）胃、十二指肠穿孔者　由于半卧价、禁食、补液、胃肠减压，使用抗生素，应密切观察病情变化，维持水、电解质及酸碱平衡，抗休克。

（8）有梗阻者　术前3日给予禁食，胃肠减压，每晚洗胃1次，注意补充水及电解质，调节酸碱平衡。

（9）胃癌累及横结肠者　应行以下准备：

①饮食　术前3日起进低渣或无渣半流质。术前2日起改为流质。

②药物准备　原则上使用肠道不吸收的抗生素，如灭滴灵等。泻药，口服50%硫酸镁100ml并大量饮水。

③灌肠　术前晚行大量不保留灌肠；术日晨行清洁灌肠。

④补液　补充电解质及热能。

2．术后护理

（1）严密观察生命体征　3小时内每30分钟测量一次，直到平稳。

（2）妥善固定引流管并保持通畅，观察引流液的量、色、性、质。

（3）肠蠕动恢复拔除胃管后可适当给予饮水。术后第三日半量清流质，应选择避免胀气的食物，量约50~80ml。术后第六日流质，术后第九日半流质。全胃切除者适当延迟进半流质时间。

3．并发症的观察与护理

（1）胃出血　出血少时可在24～48小时自行停止。若每小时出血量大于200ml提示有活动性出血。应及时报告经治医师，同时观察血压、脉搏、伤口敷料、腹部体征。

（2）感染　多发生在术后3～5天，可有肺部、泌尿系、伤口、膈下、腹腔感染。大多与活动受限、卧床不起、手术麻醉操作、术前准备不完善、手术污染腹腔等有关。故术后应加强翻身、拍背、雾化吸入，防止肺部感染，做好会阴护理、伤口护理、引流管护理，防止医源性感染发生。

（3）吻合口排空障碍　多发生在术后3日以后，应注意观察呕吐物的性质。胃与空肠或十二指肠吻合口排空障碍时呕吐物大多不含胆汁，如吻合口排空障碍发生在输出襻空肠处。表现特点是呕吐物含大量胆汁。一般基于禁食、胃肠减压、补液、营养支持、抗感染等保守治疗。

（4）梗阻

①输入襻空肠梗阻　根据梗阻的原因和部位不同，分为慢性单纯性部分梗阻与急性绞窄性完全梗阻。前者主要症状是间歇性呕吐胆汁，呕吐量大，与进食的密切关系。如症状持续不改善则需要手术治疗。后者表现为腹上区急腹症，突然发生上腹剧烈疼痛，呕吐频繁，呕吐量不大，也不含胆汁，多需手术治疗。

②输血襻空肠梗阻　症状与输出襻空肠处排空障碍相似，多需手术治疗。

（5）倾倒综合征　尤其进半流质以后，表现为心慌、出冷汗、头晕、无力、恶心、呕吐、腹痛、面色苍白，甚至血压下降。原因：切除范围大或吻合口过大，与食物的性质和人类也有一定的关系。早期倾倒综合征的发生原因：一是高渗实务进入肠腔，使大量细胞外液被吸入肠腔，致血容量一时性下降，故术后忌过甜、过咸、过浓的食物；二是饱餐使肠腔突然膨胀，牵拉肠系膜神经。引起5-羟色胺、组胺的释放，导致肠蠕动增快和血管舒张而引起腹腔神经丛的刺激反应，故用餐不能过饱，且餐后应平卧20～30分钟，以减缓食物进入肠腔,有助于避免倾倒综合征发生。药物可用抗组胺或抗乙酰胆碱及抗痉挛和镇静药。经上述措施无效时,可考虑手术治疗;三是立位时,食物和进入肠腔内体液的重量牵拉已游离的残胃,刺激腹腔内脏神经,引起上述反射性症状,故强调餐后应平卧 20-30 分钟。晚期倾倒综合征实质上是低血糖综合征,这是由于高渗食物快速进入小肠,葡萄糖被迅速吸收引起高血糖,激发胰岛素过量释放,继而产生反应性低血糖。一般在两餐间摄入少量含糖食物即可避免类似症状发生。

(6) 十二指肠残端破裂或吻合口瘘 一般在术后 3-5 日内发生。表现:腹腔引流管内引流出浑浊液体,伤口渗出黄绿色液体,腹部疼痛加剧,发热。处理:有弥漫性腹膜炎者应及时手术治疗,充分引流;如症状轻、瘘口小、引流物少,可禁食、胃肠减压。使用抑制胃肠道分泌药物及抗生素,加强营养支持,注意保护局部皮肤。

【健康宣教】
(1) 保持心情舒畅,胃癌术后休息 1 年。
(2) 饮食遵循规律,宜清淡、富营养、少量多餐。每日 5~6 餐,每餐 50 g 左右,逐渐增加。
(3) 按医嘱服用助消化药及抗贫血药。消化药应在饭后服用。
(4) 保持大便通畅,观察有无黑便、血便,一旦见有异常应及时就诊。
(5) 防止倾倒综合征发生,饭后应平卧 30 分钟,忌摄入高渗食物。
(6) 注意复查血常规、肝功、肾功、胃镜。
(7) 建立良好的身心环境,坚持进行化疗。
(8) 观察体重变化,注意补充营养,宜进高蛋白、高维生素、高热能饮食,增加机体免疫力。

第六节 原发性肝癌

【概念】
原发性肝癌是我国最常见的恶性肿瘤之一,其发病男性多于女性,约 6~10:1,以 30-50 岁多见。

【病因病理】
病因不甚清楚。据观察,多见于乙型病毒性肝炎、肝硬化、黄曲霉素、及某些化学毒素与之有密切关系。其病理,大体分为结节型、巨块型、弥漫型。组织学分类:肝细胞型、胆管细胞型、混合型。我国绝大多数是肝细胞型肝癌。

【临床表现】
早期症状包膜下,仅有食欲不振、乏力、上腹饱胀、消瘦等症状,随病情发展出现以下症状:肝区疼痛、肝大、腹水;晚期出现贫血、黄疸、皮下出血、恶病质。

【辅助检查】

定性诊断方法

(1) AFP 测定　血清 AFP 持续大于 400ug/L

(2) 肿瘤标记物及酶学测定　如 r-GT（r-谷氨酰转肽酶）铁蛋白、r 抗胰蛋白酶、碱性磷酸酶（HLP）癌胚抗原（CEA）等。

(3) 定位诊断方法

①B 型超声显像。

②选择习惯肝动脉造影。

③CT、MRI（核磁共振）。

【护理要点】

1. 术前护理

(1) 心理疏导　建立良好的护患关系，了解患者的心理状态，为其排忧解难，详细介绍手术治疗方法、手术效果，邀请同类手术恢复期病人介绍经验及感受，使病人以良好的心态配合治疗及护理。

(2) 饮食护理　指导患者进食低脂、高热量、高维生素、高蛋白、易消化食物，如甜面食、藕粉、蜂蜜、新鲜蔬菜、水果、牛奶、蛋类、瘦肉、豆制品，禁食油炸、肥肉类等食品。

(3) 改善营养状况和肝功能　术前静脉营养保肝药物，维生素 K1，输注白蛋白、血浆等；有效的保肝治疗措施，提高机体抵抗力和对手术的耐受性。

(4) 病情观察　感区疼痛时，可分散注意力，如与他人交谈、听音乐、读书报等；适当变换体位或采取能减轻疼痛的体位，同时为病人创造安静、清洁、舒适的环境，减少外界刺激，注意观察疼痛的性质。若突然剧烈的腹痛，范围扩大，应警惕肝癌破裂出血的发生，并及时报告主管医师做相应的处理。

(5) 注意观察体温变化　明确发热的原因，是炎症还是肿瘤热，若体温 38.5℃以上，可适当应用消炎痛栓肛塞；炎症感染者可应用广谱抗生素。

(6) 指导患者每日有充足睡眠，祛除不良生活习惯　如禁烟，入院后即要求患者不吸烟，以提高呼吸道粘膜的抵抗力，预防术后呼吸道并发症。

(7) 术前指导患者练习床上大小便及正确咳嗽咳痰方法，介绍其目的和意义，术前晚行清洁灌肠，手术前 30 分钟置胃管，以防止术后呕吐、腹胀和肠麻痹，介绍麻醉方式、手术时间及配合方法等。

2. 术后护理

(1) 了解术中情况，判断麻醉清醒程度，术后 2-4 小时之内避免熟睡，以免影响呼吸功能，按全麻术后护理常规。

(2) 连接心电监护装置，以便及时监测血压心率呼吸血氧饱和度及体温的变化，若有异常及时报告医师做相应的处理。

(3) 持续胃肠减压，禁食，保持负压引流袋通畅及有效的负压。肠蠕动恢复后，即拔除胃管开始经口进食，从流质开始，如米汁、蛋羹、豆浆过渡到半流质，如烂面条、稀饭、馄饨、新鲜易消化的蔬菜，无不良反应时渐渐改为普通饮食。

（4）吸氧 肝切除术后持续吸氧 24 小时，已增加肝细胞供氧量，促进肝细胞再生与修复，一般采用面罩吸氧，氧流量要够大，6L/min 左右，保持 SaO_2 95%以上。

（5）卧位 全麻术后 1-6 小时内去枕平卧，头偏向一侧，之后血压平稳取低斜坡半卧位，术后第二天指导并协助病人翻身及床上活动，但幅度不要过大，动作轻柔，以免肝断面出血。

（6）各种引流管的护理 肝癌切除术后一般放置引流管，有腹腔引流管、双套管负压引流管、胆管引流、持续导尿管等多根引流管，应妥善固定，防止受压、扭曲、折叠，保持引流通畅，每隔 2~4 小时自近段向远端挤压引流管一次，防止血凝块堵塞管腔，记录引流液的量、颜色、性质等。每日更换无菌引流管及引流袋，严格无菌操作。双套管引流应保持有效负压，各种管道的注意事项、目的、意义应向家属病人介绍清楚。

（7）注意保肝措施 术后注意加强营养尤其是禁食阶段，可根据病情营养静脉营养液（TPN，胃肠外营养）内加氨基酸、脂肪乳、脂溶性及水溶性维生素等，隔日输白蛋白、血浆等，以保护肝功能，并及时抽血查血生化、肝功能。

（8）出血的观察 肝切除术后出血多发生在术后 24 小时内，注意观察切口有无渗血，引流管尤其是双套管引流液的颜色、量、性质及血压、心率的变化。一旦发生异常，及时保肝主管医师妥善处理。

（9）注意观察其他并发症 如肝功能衰竭、膈下脓肿、胆汁瘘、肺部并发症、血不凝、胸腔积液等。

【出院指导】

（1）注意休息，保证充足睡眠，体力活动要循序渐进，避免劳累。

（2）合理安排膳食，根据肝功能给予适量优质蛋白质、高碳水化合物、高维生素饮食，避免摄入辛辣、刺激性食物。

（3）保持乐观，平静的心态，情绪稳定，生活有规律。

（4）指导病人正确的服药方法，注意事项。

（5）定期来院复查。

（杨彦彦）

第十章　泌尿外科疾病

第一节　肾输尿管结石

尿路结石是泌尿外科最常见的疾病之一，且复发率高，其中又以上尿路（肾和输尿管）结石最常见。

【病因】

部分肾结石有明确的病因，如甲状旁腺功能亢进、肾小管中毒、海绵肾、痛风、异物、长期卧床、梗阻和感染等，但大多数含钙结石原因不明。根据上尿路结石形成机制的不同，分为代谢性结石和感染性结石。

【临床表现】
肾和输尿管结石的主要表现是与活动有关的肉眼或镜下血尿和疼痛。

（1）结石越小症状越明显。肾盂内大结石及肾盏结石可无明显症状，表现为活动后镜下血尿及上腹或腰部钝痛。

（2）结石引起肾盂、输尿管连接处或输尿管完全性梗阻时，出现肾绞痛及放射痛，疼痛剧烈难忍，为阵发性，伴大汗、恶心、呕吐。

（3）结石伴感染时可有尿频、尿痛症状；继发急性肾盂肾炎或肾积脓时，可有发热、畏寒等全身症状。

（4）双侧上尿路结石引起双侧完全性梗阻或独肾上尿路结石完全性梗阻时，可导致无尿、肾功能衰竭。

【辅助检查】

（1）尿常规检查镜下血尿。

（2）影像学检查。

①泌尿系平片　95%以上结石能在乎片中发现。

②B超　能发现平片不能显示的小结石和透X线结石，也能显示肾结构改变和肾积水。

③静脉肾盂造影　了解肾结构和功能改变，有无引起结石的局部因素如畸形、梗阻等。

④逆行肾盂造影　仅用于其他方法不能确定时。

【护理要点】

体外冲击波碎石（ESWL），以安全、高效、痛苦小、无须住院、迅速康复等特点越来越受到患者的青睐，目前90%的尿路结石都通过ESWL治疗。其护理措施如下：

（一）术前护理

（1）完善术前常规检查　预约ESWL。

（2）肠道准备　嘱患者术前一天晚口服缓泻剂，术日晨起禁食。若下午碎石，当日中午禁食，减少肠道积气，以利结石显影和预防消化道出血。

（3）嘱患者术前40分钟饮水500ml，以利碎石和保护肾脏。

（4）心理护理　对病人态度和蔼、耐心，向病人介绍碎石原理、机器的优良性能，告知治疗过程约需 1 小时左右，以及可能出现的术后并发症的概率，解除病人的紧张恐惧心理。教病人缓解紧张情绪的方法，如缓慢深呼吸、数数等。

（5）播放旋律优美的音乐，使病人在比较放松的状态下接受治疗。

（6）对小儿和精神极度紧张的成人患者，可适量给予镇定剂。

（7）合并心律失常的患者给予心电监护，并备齐抢救物品及药品。

（二）、术中护理

（1）过程患者的面色、表情、呼吸、脉搏变化，对感觉疼痛的患者给予安慰、鼓励，教病人缓解疼痛的方法，如握紧拳头或集中精力听音乐等。

（2）对术中疼痛较重或伴恶心呕吐的患者，应暂停治疗，遵医嘱给予止痛剂。

（3）严密观察心率、心律变化，发现异常及时处理。

（三）、术后护理

（1）多饮水　保证每日尿量在 2000ml 以上。若存在饮水困难，应给予静脉补液。

（2）适量运动　适当增加体力活动可帮助排石，但运动量过大有促使结石急速排出造成梗阻的危险。因此，巨大肾结石或孤立肾结石患者碎石不宜立即剧烈活动。

（3）体位引流　一般结石在碎石后无须特殊体位，肾下盏结石因解剖因素难以排出。这种情况可让患者经常采取头低脚高位 ie，并叩击腰背部以利碎石片排出。蹄铁形肾，因肾盂位于肾脏前面，肾结石患者在碎石后宜采取俯卧位。其他特殊情况也可根据其解剖特点取适当体位引流。

（4）遵医嘱给予解痉剂、抗生素、排石药物等。

（5）嘱患者收集排出的结石送检，做结石分析。

（6）嘱患者碎石后与医师保持密切联系，以备出现绞痛、尿路梗阻等并发症，及时处理。

（7）碎石后复查　碎石后第三天复查 X 线平片或 B 超。若结石已消失，治疗到此为止；若结石尚未排净，碎片小于 4mm 者，继续保守治疗，3 个月复查；3 周后，碎片大于 4mm 时，根据具体情况决定再次碎石或采取其他治疗方法。

【健康指导】

因尿石症复发率很高，所以预防复发至关重要。

（1）每日饮水大于 2000ml（8-10 盖杯），保证每日尿量约 2000ml。

（2）适量食用柑橘类水果，增加尿中柠檬酸钾的含量，抑制尿中晶体的生成。

（3）每日食用食盐应少于 5g。

（4）除患者具有明确的高钙尿症，一般患者不必忌牛奶、豆类等含钙食物。

（5）尿路结石治愈后半年，须例行泌尿系统 B 超检查，一年内行腹部 X 光平片检查。

（6）收集排出的结石粉末，并送来检验，根据以下分析成分确定具体的防治方案。

①草酸钙结石　忌食菠菜、番茄、芦笋、浓茶、胡萝卜、巧克力、各种干果（松子、核桃、栗子、花生等）、草莓、大黄、麦麸。

②尿酸结石　忌食动物内脏和酒类、限食肉、鱼类，每日不超过 100g，少食花菜、蘑菇，碱化尿液。

③磷酸铵镁和碳酸钙混合结石　控制尿路感染，服用食醋，酸化尿液。

④磷酸钙结石　忌食南瓜子、咖啡、浓茶。

第二节　前列腺增生

【概念】

前列腺增生亦称"前列腺良性肥大"，是老年人常见病。

【病因】

与老年人性激素平衡失调有关。

【临床表现】

一般在 50 岁以后出现症状，症状决定于梗阻病变程度发展的速度，以及是否合并感染和结石。尿频是前列腺增生病。最初出现的症状为进行性排尿困难，是前列腺增生最重要的症状，梗阻加重达一定程度，排尿时不能排尽评估内全部尿液，出现膀胱残余尿，过多的残余尿可使膀胱失去收缩能力，逐渐发生尿潴留，并可能出现尿失禁。前列腺增生合并感染时，亦可有尿频、尿急、尿痛等膀胱炎现象，有结石时症状更为明显，并可伴有血尿，晚期可出现肾积水和肾功能不全病象。

【辅助检查】

尿流动力学检查，膀胱残余尿测定，膀胱镜检查，泌尿系造影，超声波检查。

【护理要点】

（一）术前护理

（1）充分了解病人各方面的情况，配合医生做好病人的心理护理。前列腺增生绝大部分为老年人，许多病人体质较差，自理能力较低，护士要耐心向病人介绍手术方法的安全性及预后，同时也要告诉病人，在治疗过程中可能出现的一些症状，使病人有良好的心理准备，以解除其顾虑及恐惧感。

（2）对于长期卧床病人，要协助其床上活动，防止发生褥疮和并发症，增加营养，增强身体抵抗力。

（3）怀疑有泌尿系感染的病人，静脉应用抗生素或进行膀胱冲洗。

（4）保持大便通畅，顾虑病人多吃蔬菜、水果，必要时服用缓泻药物，如杜秘克、通便灵等。术前可给予灌肠 1 次。

（二）术中护理

接通电源，微机操作开始后，观察病人对治疗的反应。病人局部热感、尿意，多数病人可以耐受，向病人解释为正常现象，这种情况多发生在温度逐渐上升阶段，达到治疗温度后可以逐渐缓解。另外，在治疗过程中，由于局部刺激作用，病人有尿频、尿急或有便意。此时，嘱病人不要紧张，不要排尿、排便。有尿时，尿液会通过尿管流入尿袋，要让病人尽量减少排尿动作，减少出血现象的发生。

（三）术后护理

（1）密切观察生命体征 术后严密监测血压、心率，对术前有心、肺功能欠佳及术中较多出血者设心电监护，观察记录血压、脉搏，每30分钟1次，待病情稳定后酌情测量。

（2）术后注意观察孩子有无排尿不畅和血尿 由于前列腺血管丰富，出血一般多在术后24小时内发生，术后遵医嘱持续膀胱冲洗，密切观察引流液的颜色、量。如出现引流液量少于冲洗液量或突然加深为鲜红色，须高度警惕，及时处理，防止血块阻塞尿管。

（3）由于术后留置尿管，膀胱造瘘及膀胱冲洗极易并发尿路感染，术后常规使用抗生素，保持尿液引流和冲洗系统无菌。妥善固定尿管及引流袋低于膀胱水平，保持尿道口清洁，每日用1:1000新洁尔灭棉球擦洗尿道口2次。

（4）由于手术后对后尿道的创伤，致使局部组织反应性增强，加上留置气囊导尿管牵引压迫及术后持续膀胱冲洗的刺激，常常引起膀胱阵发性痉挛疼痛，患者烦躁不安、痛苦难忍时，及时报告医生处理。应用度冷丁、黄体酮、6542，消炎痛栓等止痛药物，也可术毕安装止痛泵。

【健康宣教】

（1）向病人及其家属讲明术后保持大便通畅的重要性，避免用力排便而继发出血，术后3~5天避免灌肠、肛诊，并嘱病人多食蔬菜水果。

（2）指导并协助病人翻身，预防发生褥疮，协助病人拍背，并教会其有效可视、咳痰，预防发生坠积性肺炎。

（3）鼓励病人早期下床活动，循序渐进，下床活动时，要有专人协助，防止发生体位性低血压，避免摔倒，防止发生意外。

（4）尿管前，间断夹闭尿管，定时放尿，形成反射性膀胱，锻炼膀胱功能，避免拔管后引起急性尿潴留或尿失禁。

（5）出院后1个月内防止便秘，多食水果、蔬菜。

（6）注意排尿情况，如有尿线细，排尿费力应及时就诊。

（7）每日饮水1500~2000ral，上午多饮，下午少饮，以免夜尿增多，影响睡眠。

（8）增加营养，增强抵抗力，以利康复。

第三节 肾脏移植术

【概念】

将一个个体的器官或组织植入另一个个体，称为"移植"。肾移植是终末期肾病最理想的治疗方法。

【肾移植适应证】

肾小球肾炎、慢性肾盂肾炎、遗传性肾病、糖尿病肾病、肾肿瘤等原因引起的终末期肾病。

【肾移植种类】

自体肾移植、同种异体、旨移植、异种肾移植。

【供体选择】

活体供者，又分为亲属供体与非亲属供体两种；尸体供者。

【护理要点】

（1）做好心理护理，向患者讲清手术的必要性及术后注意事项，并指导患者学会床上大小便。

（2）术前除做好常规检查外，还应做好尿肌酐、尿素氮、供血者血型、淋巴细胞素试验、HCA 位点配型等。

（3）术前备皮后，用 1:1000 苯扎溴铵溶液消毒皮肤，然后用消毒大单包裹全腹部。

（4）术前常规透析和输血 200～400ml。

（5）术前口服免疫抑制药物，以做抗排斥准备，同时应用罗士芬等抗生素预防感染。

（6）患者送手术时，带入药片包括甲基强的松龙、速尿注射液、地塞米松罗士芬、肾保液。

（7）做好病房的清洁消毒工作，病房彻底清洁后，用乳酸甲醛溶液＋高锰酸钾熏蒸消毒，准备好消毒床单位。

（二）术后护理

（1）了解患者一般情况，手术经过、尿量多少、补液量及补液速度、激素用量等，并及时执行各项术后医嘱。

（2）病人回病房后，24 小时专人监护，进行心电监护，严密监测体温、脉搏、呼吸、血压，记录每小时尿量。

（3）术后第一个 24 小时内补液原则：排尿量＜200ml/h 时，应控制补液速度；排尿量为 200～500ml/h 时，补液量等于尿量；排尿量＞500ml/h 时，补液量为尿量的 70%。

（4）取平卧位，移植侧下肢屈曲 15°～25°，减少切面疼痛和手术血管吻合处张力，以利愈合。

（5）观察切口渗血情况有无外科并发症，如切口出血、血肿、尿瘘、淋巴瘘、肾破裂等。

（6）术后肠蠕动恢复，肛门排气后，给高热量、高蛋白、高维生素、易消化的软食，鼓励患者多饮水。

（7）准确记录 24 小时出入量，每日早、晚各测体重 1 次，并做好记录。

（8）应用大剂量免疫抑制剂时，注射部位要严格消毒，并保持皮肤清洁、干燥。

（9）加强基础护理，预防呼吸道感染，鼓励患者做深呼吸；痰液粘稠者，给予雾化吸入。

（10）移植后 1 个月内，重点观察急性排斥反应的发生，防止感染，严重执行无菌操作，加强病室消毒隔离，注意口腔卫生。

【健康教育】

（1）指导患者每日行口腔护理 2 次，每次食后用硼砂溶液漱口，大便后用高锰酸钾坐浴。

（2）移植后 1 个月内家属不允许携带物品入病室。如两人合居一室，应做好床边隔离，以免交叉感染。

（3）患者如外出检查、治疗，需穿好隔离衣，戴好帽子、口罩。

（4）患者衣裤、床单等，均需高压灭菌后使用。移植后 1 个月内每日更换 1 次，如有污染和潮湿，应立即更换。

（5）指导患者按时服用各种免疫抑制药物，同时观察有无药物副反应发生。

（6）指导患者记录尿量和测量血压，并定时进行化验检查，主要观察血肌酐、尿素氮及环孢素 A 浓度。

（7）嘱患者出院后，避免到人群密集的场所，并注意预防交叉感染，预防感冒。

（8）嘱患者加强营养，给高热量、高维生素、高脂肪，低盐或无盐饮食，增强机体抵抗力。

（9）嘱患者定时到医院复查，指导患者每日检查移植肾，注意有无肿胀、质地变硬、压痛等；如有异常及时到医院作超声波检查。

第四节 精索静脉曲张

【概念】

精索静脉曲张系精索的静脉回流受阻或瓣膜失效血液反流引起血液淤滞，导致蔓状静脉丛迂曲扩张。

【病因】

静脉壁及其周围结缔组织薄弱或提睾肌发育不全，静脉瓣膜缺损或关闭不全；左侧精索内静脉行程长并呈直角进入肾静脉，静水压力高；左精索内静脉可能受乙状结肠压迫；右髂总动脉压迫左髂总静脉。

【临床表现】

病人站立时阴囊胀大，有沉重及坠胀感，可向下腹部，腹股沟或腰部放射，行走劳动时加重，平卧休息后减轻。

【辅助检查】

多普勒超声听诊、红外线、接触性阴囊测温、B型超声波检查及精索内静脉造影等。

治疗新进展 常用手术为硬膜外麻醉下精索内静脉高位结扎术。近年来治疗有了新进展,行全麻下经腹腔镜精索静脉高位结扎术,此手术对病人创伤小、痛苦小、住院时间短、手术效果好。

【护理要点】

(一)术前护理

(1)心理护理 患者大多是一些年轻的不育患者,心理负担及家庭压力较大,担心术后仍然会不育。针对这种情况,应耐心地向他们讲解该病的预后情况,稳定患者的情绪,鼓励其树立战胜疾病的信心,积极配合治疗。

(2)术前晚嘱患者服用镇静药,保证足够的休息;术日晨给予灌肠1次,肌肉注射阿托品 0.5mg 鲁米那钠 0.1mg。

(二)术后护理

(1)全麻术后去枕平卧6小时,未完全清醒病人,头偏向一侧,避免呕吐物误吸引起呛咳甚至窒息。同时给予氧气吸入,心电监护,观察生命体征变化。

(2)全麻气管插管致呼吸道分泌物多粘稠,痰液不易咳出,同时病人自感咽部干燥疼痛不适,给予雾化吸入,协助病人将痰咳出,保持呼吸道通畅。

(3)术后绝对卧床24小时,观察腹部切口渗血情况,注意有无继发出血。如刀口渗血较多,应局部沙袋加压或冰袋冷敷,同时给予止血药物。

(4)术后病人腹胀,胃肠功能未恢复者,应禁食;嘱病人在床上做适当运动或下床轻度活动。腹胀未减轻者,遵医嘱肌肉注射新斯的明或新斯的明足三里封闭。

【健康教育】

(1)患者出院后,禁止做剧烈运动,避免长时间站立或下蹲。

(2)定期复查精液常规。

(杨彦彦 王 燕 刘 娇)

第十一章 手术室护理常规

第一节 颈部手术的护理常规

1、术前护理注意事项：

1.1 检查手术物品是否准备齐全。

1.2 病人进入后，严格"三对四查"（对台次、姓名、住院号，查术前用药、手术名称、手术部位及皮肤准备），协助病人平卧于手术床上。

1.3 摆好手术体位，在颈仰卧位时，用专用头圈置于投下，或用治疗巾卷成长10cm，直径约 5～8cm 的卷筒，放于其颈后，让其适合颈椎的生理前凸，作为头部重量的主要支撑点，便于手术野暴露，减轻病人疲劳。

1.4 吸收护士与巡回护士一同清点纱布、纱垫、器械、缝针数目，详细记录。

1.5 备好消毒剂，暴露消毒部位，协助医生进行皮肤消毒。皮肤消毒时如使用3%碘酊消毒，注意消毒液勿流入颈后，要彻底用75%乙醇脱碘，以免时间过长消毒液烧灼头面及颈后皮肤。

2、手术范围

甲状腺手术根据所切除手术的大小及手术范围可分为：肿瘤剜除术、单侧或双侧腺叶部分切除术、腺叶大部切除术（次全切）、腺叶切除术（全切）及颈淋巴结清扫术五类。

3、麻醉方法及麻醉中所需监测

根据手术部位选择局部浸润麻醉、颈丛神经阻滞麻醉或全身麻醉。麻醉过程中，需吸氧并做血压监测、心电监测、血氧饱和度监测，全身麻醉病人需做呼气末CO_2监测，必要时做术中体温监测。

4.手术切口

胸骨柄切迹上两横指处领形切口，两侧达胸锁乳突肌边缘。

5、手术体位

颈后仰卧位：病人仰卧，治疗巾包绕头部，勿使头发外露，肩下垫一厚约10cm 的软垫，头后仰，以头圈固定，充分暴露颈部手术野。

6、常规及特殊手术器械的准备

器械：甲状腺器械、甲状腺牵开器、米氏钳。其他用物：甲状腺敷料包、引流球或引流条。

7、手术的药品准备

甲状腺手术应根据不同的麻醉方法准备局部麻药、神经阻滞麻药或全身麻醉用药，并准备必要的抢救药、止血药、降压药、术中输液等。

8、手术中注意点

8.1 甲状腺手术多为局麻或颈丛麻醉，病人在清醒状态下接受手术，易因疲劳、手术牵拉、多层手术单覆盖而闷热、憋气、烦躁，因此，术中应注意病人呼吸通畅，多关心体贴病人，做好心理护理。

8.2 因甲状腺手术体味颈部后仰，在等待快速病理检查期间，应临时在头部垫一软枕,减轻病人的颈部疲劳;关闭切口时,应及时撤除病人肩部软枕，恢复正常体位，减少术后病人颈部的不适。

9、手术中可能发生的问题及应急措施

9.1 术中出血常见于处理甲状腺上动脉，中、下静脉时。处理原则:利用纱布垫或手指等作暂时填压，及时找到出血点，用血管钳钳夹，缝扎或连续缝合止血。

10、术后处理要点

10.1 术后要检查有无皮肤压伤、电灼伤，发生了问题应及时处理，并向病房值班护士交班。

10.2 协助麻醉医师护送病人，途中要注意观察病情及输液、输血情况，注意保护引流管，防止滑脱。回病房后详细交待病情、要药及病人的物品，伤口按压沙袋以防出血。

11、及时通知病人等待区的家属。

第二节　腹部手术的护理常规

1.术前护理注意事项

1.1 检查手术物品是否准备齐全。

1.2 严格"三对四查"（对台次、姓名、住院号，查术前用药、手术名称、手术部位及皮肤准备），协助病人平卧于手术床上。

1.3 摆好手术体位，避免骨突部位皮肤受压和神经受压，做到平整、舒适、牢固，安放麻醉护架摆好手术托盘，对好灯光。

1.4 吸收护士与巡回护士一同清点纱布、纱垫、器械、缝针数目，详细记录。

1.5 备好消毒剂，暴露消毒部位，协助医生进行皮肤消毒。

2.手术范围

腹部手术包括胆囊及胆管手术、胃及十二指肠手术、胰十二指肠手术、肠切除吻合术、脾切除及门脉高压术、直肠癌根治术、阑尾切除术、腹腔镜下腹部手术、肝移植术、肠瘘切除、肠移植等。

3.麻醉方法及麻醉中所需监测

根据手术种类、部位以及病人体质状况，选择全身麻醉、椎管内麻醉、骶管阻滞麻醉或其他麻醉均可。麻醉过程中，需吸氧并做血压、心电、呼吸和血氧饱和度监测，全身麻醉病人需做呼气末 CO_2 监测，根据需要做体温，中心静脉压，血气，血糖等监测。

4.手术切口

常见的腹部切口有腹直肌切口、腹正中切口、腹正中旁切口、肋缘下斜切口、麦氏切口等。

5、手术体位

常见的腹部手术体味有仰卧位、仰卧位患侧背部垫高30度(肝、脾手术)、截石位(直肠,全结肠,巨结肠,痔,肛瘘手术)、头高脚低平卧位(腹腔镜下胆囊切除手术)"大"字位(腹腔镜下结肠,Duhamel手术)。

6、常规及特殊手术器械的准备

腹部手术常规准备长止血钳、长剪刀、长持针器。特殊手术器械备有长电刀头、肠钳、可可钳、动脉阻断钳、哈巴狗钳、三翼钳、沙丁钳、门静脉拉钩、血管器械、胆道取石钳、胆道探子、胆石刮匙等。另应根据手术需要准备各种引流管、肝素、石蜡油、冰屑、平针头、CO_2气体、热生理盐水、特殊缝线、灯罩、腹腔镜套、亚甲蓝、空针等。

7、手术的药品准备

应根据不同麻醉方法准备局麻药、神经阻滞麻药或全身麻醉用药,并准备必要的抢救药、止血药、降压药、术中输液等。

8、手术中注意点

8.1 胃肠手术为有菌手术,在开放消化道前,手术野与器械托盘上加铺治疗巾。备0.5%碘伏液,小纱布浸碘伏液,使用时捏成半干。

8.2 手术配合时注意,接触消化道粘膜的器械如重复使用的,要先用灭菌注射用水冲洗,再浸泡于碘伏液中,不再使用的器械与胃肠标本一同放于台下。

8.3 吻合口完成后,撤去所用纱布、盐水垫、更换污染器械,手术野与器械托盘上加铺的治疗巾,手术医生、洗手护士更换手套。

8.4 术中所用纱垫及缝针做到心中有数

9、手术中可能发生的问题及应对措施

9.1 术中大出血发生时一般应先压迫控制出血,并立即输血,然后充分暴露术野,根据出血的原因、部位加以处理,即使找到出血点钳夹,缝扎止血。术前必须做好输血准备,如深静脉置管或静脉切开置管等,在分离粘连大血管前必须通知麻醉医生和巡回护士,再次检查输血途径通常情况,并做好其他配合工作。

9.2 术中胆汁污染腹腔一旦发生胆汁外溢,应立即用纱布垫保护胆囊周围,尽量吸出已进入腹腔的胆汁,用大量温盐水冲洗腹腔,减少术后胆汁性腹腔炎的症状。

9.3 手术及抢救时所用的一切物品均应待手术结束,登记、核对无误后方可丢弃。

10、术后护理要点

10.1 术后要检查有无皮肤擦伤、电灼伤,发生了问题应及时处理,并向病房的值
班护士交班。

10.2 携带病人的病历、衣物、X线片及输液用物等。协助麻醉医师护送

病人，途中要注意观察病情及输液、输血情况，注意保护引流管，防止滑脱。回房后在护理交接单上详细交代引流管，并做好标示、病情、用药及病人的物品等情况。

10.3 术后，检查切口周围有无血迹及污渍，擦拭干净后送回。

第三节 心胸外科常见手术的护理常规

1、心胸外科手术常用切口、体位

1.1 正中切口

适用于心内直视手术、胸腺切除术、前纵膈肿瘤术。病人取仰卧位，胸背部正中垫一方形海绵垫，使胸骨向前突出，对折一小被单将病人的手固定于床缘。切口自看上切迹与脐连线中点。

1.2 前外侧切口

适用于二尖瓣闭式扩张、心包剥离、胸壁肿块、房缺及部分室缺手术。病人取仰卧位，术侧背后垫一长沙袋于大被单下，使术侧肩胸垫高 30°~40°，同侧上肢悬挂于麻醉头架上。切口前起胸骨外缘，沿相应的肋间平面；女病人沿乳房下皮肤褶皱转向外上方，顺肋骨走行达腋中线或腋后线。

1.3 后外侧切口

适用于肺叶切除、后纵膈肿瘤、贲门肌松弛、动脉导管结扎、食管手术。病人取侧卧位，背部平腋窝处垫一大海绵垫，其上置一小被单，侧卧 90°，健侧下肢伸直，两腿间垫一软枕，用宽约束带固定，双臂向前置于托手架上。切口自脊柱旁及肩胛骨间，向下前绕过肩胛骨下角沿相应的肋间平面（一般为第 5 或第 6 肋水平），直至前胸接近锁骨中线。

2、护理配合要点

2.1 心胸外科手术部位深，创伤大，术前应访视病人了解病情，做好健康状况的评估，尤其应该注意老人和小孩病人的特殊情况。必要时参加术前讨论，了解术中特殊需要，提前做好准备。

2.2 心胸外科手术大多为全身麻醉，需建立一条良好的静脉通道，协助麻醉医生做好麻醉。

2.3 心胸外科手术时间长，体位应安放稳妥，侧卧时防止腋窝神经、血管受压，关节突出及压迫处应垫一软枕。

2.4 心胸外科手术切口大出血多，常规适用电刀以减少出血，因此术前应检查电刀的性能，保证术中的安全使用，防止灼伤病人。

2.5 心胸外科手术部位深，应随手术进程随时调节术野灯光，准备两套吸引器，供吸痰及手术台上使用，并保持其通畅。

2.6 准备好热盐水，术中密切观察病情，保持输液、输血通畅，心脏手术及肺功能不全者应注意调整输液速度，如病情变化，及时配合抢救。

2.7 关闭胸腔后及时接好胸腔引流瓶，水封瓶内倒入外用盐水使内管水柱为 2~3cm，并做好水位标志，连接处必须牢固紧密并且保持引流管通畅，防止管子拔出及瓶内水倒流。

2.8 术后搬动病人应轻移轻放，尤其是肺切除病人，应防止纵膈移位造成心跳骤停。

第四节 肺叶切除术

1、适应证

肺结核、肺肿瘤、肺硬化、肺脓疡、支气管扩张等。

2、麻醉与体位

全身麻醉，90°侧卧位。

3、切口

后外侧切口

4、手术用物

器械:胸科器械。

敷料:胸腹台包。

其他:10号丝线、3-0至Prolene线。

5、主要手术步骤及配合

5.1 常规进胸，探查病灶。决定手术方式。

5.2 解剖处理肺动静脉递扁桃体钳、直角钳、花生米钳、长无齿镊、组织剪交替分离。7号线分别近远端结扎，近端中圆针4号线再贯穿、结扎一道，远端扁桃体钳夹住。刀切断，4号线再结扎一道。

5.3 处理支气管分离支气管周围组织，递扁桃体钳或花生米钳分离，递刀切开，扁桃体剪剪断周围组织。用一或两把直角钳夹住气管，小尖刀切断气管的一部分，用5*12针线间断缝合近侧切口，边切边缝，待全部切断后移出肺放于弯盘内，吻合不足之处予以增补。

5.4 胸腔内倒入少量生理盐水，麻醉医生协助膨胀肺，充气检查是否漏气，必要时残端吻合器闭合。

5.5 放置引流管，常规关胸。

6、注意事项

6.1 术前应严格核对病人，安置体位时注意患侧向上。

6.2 肺叶与胸膜多有粘连，要多准备热盐水。

6.3 易滑脱的血管缝合要求针小线粗，防止针孔出血。

6.4 肺上叶切除时备2套胸腔引流瓶。

第五节 纵膈肿瘤切除术

1、适应证

原发性纵膈肿瘤不论良性、恶性，只要有明显的远处转移和呼吸循环系统功能障碍，均需及早手术摘除肿瘤。先天性动脉导管来团。

2、杯序与体位

全身麻悴，体位与切口视手术位置而定。一般采用前胸切口，后纵隔肿瘤采用后外侧切口，对位置较高的前纵膈肿瘤以及双侧性前纵隔脚瘤采用胸骨正中切口。

3、手术用物

3.1 器械胸科器械一套。

3.2 敷料剖胸包、底包。

3.3 其他正中切口备电锯。

4、主要手术步骤及配合

4.1 常规进胸探查肿瘤情况。

4.2 切口肿瘤上面的胸膜，用多齿镊与花生米钳、长弯剪刀细心分离周围血管，用中线结扎。如肿瘤为良性，其周围组织容易分离，有时肿瘤与纵膈的大血管或脏器粘连，必须十分小心的解剖，直至肿瘤完全切除为止。最后检查有无出血点，止血用中号血管钳或扁桃体钳夹住7号线6*14小圆针缝扎。

4.3 用盐水冲洗腹腔。

4.4 放置胸腔引流管，关胸。

第六节　动脉导管结扎或切断缝合术

1、适应证

先天性动脉导管未闭

2、麻醉与体位

全身麻醉，右侧卧位

3、切口

后外侧切口

4、手术用物

4.1 器械胸科常规器械包、导管钳。

4.2 敷料基本包、胸包。

4.3 特殊用物涤纶片、石腊油、除颤器。

5、主要手术步骤及配合

5.1 动脉导管结扎法

5.1.1 用扁桃体剪刀、镊子、花生米钳游离导管的前壁，上、下间隙，然后用密克斯钳分离后壁并绕以10号丝线引导蚊式钳夹住。

5.1.2 将2cm*6cm的涤纶片,用蚊直钳卷成圆筒形小垫，小垫边缘用5*12三角针做间断缝合，两端缝线各留一根。

5.1.3 将小垫垫于动脉导管上面，两头分别用10号线结扎于小垫上，再与小垫上面的线打结，结扎前麻醉医师作控制性骶血压，扎好后摸测肺动脉，确定有无血液通过，必须证实完全阻断，不要时可作缝扎。

5.2 动脉导管切断缝合法

5.2.1 递三把导管钳,两把夹于导管主动脉端,一把夹于导管肺动脉端,递刀(7号刀柄,11号刀片)切断,递 4*12 无损伤针分别缝合主、肺动脉断端导管。缝线涂石蜡油。

5.2.2 松开导管钳,观察有无出血。如有渗血,温盐水纱布压迫止血,出血用无损伤针加强缝合。

6、注意事项

6.1 病人多为小儿,术前访视时应做好心理护理

6.2 小儿病人更需注意体位安置,固定要安全稳妥。

6.3 阻断试验时要配合麻醉应用控制性降压,注意观察血压、心率。

第七节 泌尿外科手术的护理常规

1、术前准备注意事项

1.1 术前访视

1.1.1 心理护理:评估病人的心理活动及心理障碍,提供正确的心理疏导;讲解手术目的,麻醉方法及应注意的问题,解除其紧张心理;对施行性别畸形手术的病人需做耐心细致的解释工作,以消除其疑惑。

1.1.2 评估术中静脉穿刺部位,手术部位,术中受压部位皮肤及全身皮肤情况。

1.1.3 评估病人的营养状况

1.2 根据医嘱,及时正确收集需送检的标本。鼓励尿路结石病人及有引流管病人多饮水,一般每日入量 3000ML 左右。对肾功能不全,高血压及水肿病人应控制水盐蛋白质的摄入量。凡手术可能涉及肠道或术后影响肠道功能者应做好肠道准备,即术前晚灌肠或清洁灌肠。

1.3 做好术前各种特殊检查,如膀胱镜检查,腹部平片,尿路造影等。

1.4 尿失禁或尿漏者应注意保持会阴部清洁及床铺干燥。女病人应了解妇科情况,术前应注意外阴清洁

1.5 持续导尿病人注意保持引流通畅,并按时做好会阴护理。

1.6 纠正营养不良,使其能更好的耐受手术。

2、手术范围

2.1 肾上腺手术

肾上腺探查术,肾上腺切除术,肾上腺肿瘤切除术,肾上腺瘤根治术,后腹腔镜肾上腺手术。

2.2 肾脏手术

肾囊肿去顶术,肾固定术,肾部分切除术,肾盂切口取石术,肾实质切开取石术,肾肿瘤根治术,肾蒂周围淋巴管剥脱术,活体供肾取肾术,后腹腔镜肾脏手术,肾脓肿引流术,肾造瘘术,肾血管成形术,肾动脉搭桥术。

3、输尿管手术

输尿管镜检术，输尿管钬激光碎石术，输尿管探查术，肾盂输尿管吻合术，输尿管切开取石术，输尿管狭窄段切除吻合术，输尿管在植术，腹腔镜下输尿管手术，输尿管开口囊肿切除术，输尿管皮肤造口术。

4、膀胱手术

膀胱镜检查术，膀胱造瘘术，膀胱切开取石术，膀胱部分切除术，根治性全膀胱切除术，膀胱全切肠道代膀胱术，膀胱全切输尿管回肠皮肤造口术，膀胱颈切开术，膀胱颈悬吊术，膀胱肿瘤电切术，膀胱扩大术，膀胱瘘修补术

5、尿道手术

尿道扩张术，尿道镜检术，尿道外口切开术，尿道外口成形术，尿道修补术，尿道会师术，尿道下裂成形术，尿道上裂成形术，尿道狭窄切除吻合术，窥视下尿道狭窄切除术，尿道切开取石术，尿道瓣膜切除术，尿道旁腺囊肿切除术，尿道重建术。

6、前列腺手术

前列腺活检术，耻骨上经膀胱前列腺切除术，耻骨后保留尿道前列腺切除术，经尿道前列腺电切(汽化或钬激光)术，前列腺肿瘤根治术，经会阴前列腺切除术。

7、男性生殖系统手术

阴茎部分切除术，阴茎全切除术，阴茎离断再植术，阴茎背深静脉阻断术，阴茎血管重建术，阴茎假体植入术，阴茎成形术，睾丸活检术，阴囊探查术，睾丸移植术，睾丸假体植入术，精索静脉曲张结扎术，睾丸下降固定术，睾丸鞘膜积液翻转术，输精管结扎术，输精管吻合术，包皮环切术。

8、性别畸形手术

生殖器成形术，阴茎再造术，阴囊再造术。

9、泌尿系其他手术

输尿管气压弹道碎石术，经皮输尿管气压弹道碎石(用于鹿角形结石)术，同种异体肾移植术，自体肾移植术，移植肾探查术，移植肾修补术，移植肾切除术，动静脉瘘成形术，腹膜后淋巴清扫术。

10、手术体位

10.1 仰卧位适用于上腹部正中切口，旁正中切口，"倒八字"切口，下腹部正中切口，腹股沟切口，腹横纹切口，阴茎皮肤切口，会阴切口(部分)阴囊切口等手术。

10.2 90度侧卧位(升腰桥)适用于腰部切口手术。

10.3 膀胱截石位适用于会阴切口，经尿道电切术，膀胱镜及输尿管镜检查术，输尿管气压弹道碎石术等。

10.4 俯卧位适用于腰背部直切口手术，经皮输尿管气压弹道碎石手术切口等。

11、常规及特殊手术器械的准备

11.1 常规手术器械的准备剖腹器械，大小S拉钩，直角心耳钳，长血

管钳、长持针器等。

11.2 特殊手术器械的准备 大胸撑、小胸撑、肾蒂钳、无损伤肾蒂钳、各类取石钳、肾窦拉钩、血管吻合器械、血管阻断钳及专用内窥镜器械等。

11.3 其他特殊物品 输尿管导管、导丝、单"J"管、双"J"管、肾造瘘管、双腔及三腔福氏尿管、普通导尿管、各种型号羊肠线、薇乔线、尼龙单丝线、涤纶编织线等。

12、手术的药品准备

12.1 常规急救药品 如肾上腺素、阿托品、麻黄素等。

12.2 肾脏用药 如肌苷、肾灌洗液、利尿剂等。

12.3 其他灌洗液 0.09%NaCl(镜检、气压弹道碎石)、5%GS 或 5%甘露醇(经尿道电切)

12.4 抗生素术中静脉推注或滴注；甲硝唑用于术中冲洗。

13、术中注意要点

13.1 合理摆设手术体位 肾脏手术时，应仔细查对手术部位，手术床桥升高要对准腰部，使腰部暴露好，腰部、四肢须垫好，防止压伤；缝合切口前，将手术床摇平，以减少伤口张力，利于缝合。

13.2 使用电刀及进行电切手术时应仔细检查电极板是否平整，是否与病人的皮肤全面接触，以防以外烫伤。

13.3 监测生命体征，对手术时间长、失血量多或生命体征波动大的病人，如嗜铬细胞瘤病人应严密注意血压变化，以便协助医生采取相应措施。

13.4 确保输血、输液通畅，防止出血性休克发生。

13.5 肾功能不全病人，注意输液速度及出血量。

13.6 保持吸引通畅和留置导尿管通畅。

13.7 电切手术病人，特别是前列腺电切病人，为防止低钠血症的出现，根据病人具体情况，可在静脉输液中加入一定量的氯化钠；灌洗液可用 5%甘露醇；冬季灌洗液应适当加温，以防止病人体温下降。

13.8 泌尿系结石取出术中有损伤胸膜和损伤肾动静脉或下腔静脉发生大出血的危险，应提高警惕，注意病情变化，并做好急救复苏准备。

14、手术中可能发生的问题及应急措施

14.1 可能发生的问题。

14.1.1 肺梗死 肾癌术中癌拴脱落造成但中并发症。

14.1.2 低血压及心博骤停 术中体位变动可导致体位性低血压，甚至心博骤停。

14.1.3 大出血、休克 多发生在前列腺摘除及肿瘤根治术中。

14.1.4 气胸 肾脏或肾上腺术时，手术造成胸膜磨损伤可导致气胸。

14.1.5 经尿道前列腺电切综合征 由于大量不含电解质的灌洗液被机体吸收，可导致稀释性低钠血症，从而出现一系列相应的症状，因此强调中心静脉压监测。

14.2 应急措施

14.2.1 严密观察癌栓脱落所致的肺梗死并发症,术中应做好各项急救复苏准备。

14.2.2 术中严密观察病人血流动力学变化,保持循环系统稳定;术中变换体位力求平稳;做好快速输液和输血的准备。对于估计有下强静脉损伤可能的病人,应采取上肢血管进行输液。

14.2.3 若术中病人出现持续增加呼吸紧迫感,应检查是否有气胸的存在,并及时进行处理。

14.2.4 出现稀释性低钠血症时,可在静脉输液中加入一定量的浓氯化钠。

第八节 泌尿外科腔镜技术

输尿管镜手术配合

1、适应证:用于检查或治疗输尿管狭窄和梗阻

2、麻醉方式:联合腰麻

3、手术体位:膀胱截石位

4、手术用物准备:四肢台、电切镜包、中单、2件手术衣、腹腔镜套、50ml注射器、石蜡油棉球、18号气囊导尿管、引流袋、输液器、温生理盐水约10-15瓶、红色污水桶。

5、腔镜器械的准备:

膀胱镜(含镜鞘和闭孔器)、膀胱镜下操作杆、25°窥镜、输尿管镜(粗、细)输尿管镜后桥(头)、加压连接管(长、短)输尿管镜下异物钳、橡皮帽3个、推管1个、笔形扩张器3根、光缆1根、斑马导丝、6号或7号双J管

6、台下配合

6.1 红色污水桶置于床尾手术操作正下方

6.2 把一台腹腔镜车推至床头并接上电源,检查显示器、光源、加压供水装置是否正常工作

6.3 配合手术医生用无菌腹腔镜套保护摄像头,打开显示器、光源及摄像系统并对白调色。

6.4 输液架放于加压供水泵的同侧,吊篮内挂温生理盐水加压输入,冲水过程中防止气体进入病人体内。

第九节 腹腔镜囊肿去顶减压术

1、适应证:

单纯性肾囊肿,多发性肾囊肿

2、麻醉方式

全身麻醉

3、手术体位

侧卧位,升高腰桥

4、手术切口：
4.1 腋中线肋下至髂脊连线中点
4.2 腋前线与肋下交界处
4.3 肋腰点
5、手术用物准备：
胸腹台、腹腔镜包、手术衣、胸单、腹腔镜套、贴膜、吸引管、导尿包、冲洗桶、50ml和5ml注射器、引流袋、尖刀、腔镜套针、1号和4号线、美敷。
6、腔镜器械的准备：
25°腹腔镜窥镜1个、气腹针1个、鞘卡4个(含穿刺针10mm1个、5mm2个、内有不锈钢珠和垫圈各1大2小、12mm1个)电凝钩1把、探棒1把、方头组织钳1把、组织剪1把、小弯钳1把、吸引器1个(内有弹簧圈2个、2短帽2长帽、内芯2个)气腹机接管1根、电凝线1根、光缆1根、异物袋(小)、肛管(粗)、肾造瘘管。
7、台下配合
7.1 把2台腹腔镜车分别推至床头两侧并接上电源，检查是否处于备用工作状态。
7.2 将气腹机与二氧化碳瓶连接后打开阀门，检查瓶中气体是否充足打开摄像系统，连接床两侧腹腔镜显示器，并配合手术医生连接摄像、光缆、气腹机连接管、电刀、吸引器。
7.3 摄像系统按键对白调色，气腹机压力调至12-15mmHg，按下开始键后再按下高流量键即可，检查完毕后接进气管，进气管内液体用吸引器吸尽。电刀功率调至(40-60、凝35-50)。
7.4 协助台上护士抽取镜头液1ml
7.5 手术床两边分别放置2至3只脚凳以便于放置电刀的脚踏
8、注意事项
8.1 病人术前给予导尿
8.2 将单极电极板贴于病人肌肉丰富区

第十节 腹腔镜下肾切除术

1、适应证：各种原因所致的无功能肾，肾盂肿瘤
2、麻醉方式：全身麻醉
3、手术体位：侧卧位，升高腰桥
4、手术切口：
4.1 腋中线肋下至髂脊连线中点
4.2 腋前线与肋下交界处
4.3 肋腰点
5、手术用物准备：胸腹包、阑尾包、手术衣、胸单、腹腔镜套、贴膜、

吸引管、导尿包、冲洗桶、50ml 和 5ml 注射器、大圆刀、尖刀、普外套针、1、4、7 号腹腔引流管、引流袋、电刀、美敷、腔镜器械的准备:同(腹腔镜囊肿去顶减压)上。另有血管结扎束 1 把、锁扣钳 1 把、钛夹钳 1 把、大弯钳 1 把、直角钳 1 把、锁扣夹、钛夹、肾造瘘管、生物蛋

6、台下配合

6.1 把 2 台腹腔镜车分别推至床头两侧并接上电源，检查是否处于备用工作状态

6.2 将气腹机与二氧化碳瓶连接后打开阀门，检查瓶中气体是否充足打开摄像系统，连接床两侧腹腔镜显示器，并配合手术医生连接摄像、光缆、气腹机连接管、电刀、吸引器及血管结扎束

6.3 摄像系统按键对白调色，气腹机压力调至 12-15mmHg，按下开始再按下高流量建即可，检查完毕后接进气管，进气管内液体用吸引器吸尽. 电刀功率调至(切 40-60、凝 35-50)血管结扎束功率调至 2-3 档

6.4 协助台上护士抽取镜头液 1ml

7、注意事项

7.1 病人术前给予导尿

7.2 将单极电极板贴于病人肌肉丰富区

第十一节 膀胱肿瘤电切术

1、适应证:膀胱肿瘤

2、麻醉方式:联合腰麻

3、手术体位:膀胱截石位

4、手术用物准备:

4.1 四肢台、电切镜、中单、2 件手术衣

4.2 腹腔镜套、50ml 注射器、石蜡油棉球、输液器、引流袋、温灭菌注射用水约 30 瓶、红色污水桶、三腔气囊导尿管 18 号或 20 号、泌尿科冲洗袋。

4.3 腔镜器械的准备:电切镜(含镜鞘和闭孔器)、电切镜鞘(黄色)24 号、电切镜操作手柄、橡皮弹簧管、活检钳(软或硬)电切环 2 个、筛网碗、橡皮帽 2 个、光缆、25°窥镜、电极线、斑马导丝、男病人备(导尿管放置器、尿道探子、阴茎夹)

5、台下配合

5.1 红色污水桶置于床尾手术操作正下方

5.2 把一台腹腔镜车推至床头并接上电源，检查显示器、光源及电刀机器是否正常工作

5.3 配合手术医生用无菌腹腔镜套保护摄像头，打开显示器、光源及摄像系统并对白调色

5.4 将单极电极板贴于病人肌肉丰富区

5.5 术中如出血较多或肿瘤较大,术后三腔气囊导尿管接 500ml 生理盐

水冲洗膀胱

第十二节 前列腺等离子电切术

1、适应证:前列腺增生肥大
2、麻醉方式:联合腰麻
3、手术体位:膀胱截石位
4、手术用物准备:

4.1 四肢台、电切镜包、中单、2件手术衣、腹腔镜套、50ml注射器、石蜡油棉球、引流袋3个、输液器、温大袋生理盐水约20瓶、红色污水桶、三腔气囊导尿管20号、泌尿科冲洗袋、尖刀、1号线、腔镜套针、吸引管。

4.2 腔镜器械的准备:电切镜(循环外鞘、内鞘和闭孔器)、操作手柄、粗电切环、穿刺造瘘针(针鞘、针芯、引流器)、冲洗器(250ml 玻璃空针)、橡皮弹簧管、筛网碗、膀胱造瘘管、好克30°窥镜、光缆、斑马导丝、导尿管放置器、尿道探子、阴茎夹。

5、台下配合

5.1 红色污水桶置于床尾手术操作正下方

5.2 把一台腹腔镜车推至床头接上电源,检查机器是否正常工作打开等离子机器步骤:插电源→打开开关→按键检测→接上连接线→接上台上电切环→调整功率(切180、凝90)、等离子机器的脚踏放于操作者左下方

5.3 配合手术医生用无菌腹腔镜套保护摄像头,打开显示器、光源及摄像系统并对白调色

5.4 术中如出血较多或肿瘤较大,术后三腔气囊导尿管接500ml生理盐水。

第十三节 妇产科手术的护理常规

1、手术体位
1.1 仰卧位适用于子宫,卵巢,输卵管等妇产科常见手术。
1.2 膀胱截石位适用于阴道手术,外阴手术。
1.3 膝胸卧位适用于膀胱阴道瘘修补,便于手术操作。
2、常规特殊手术器械的准备
2.1 常规手术器械的准备剖腹器械,大,小"S"拉钩,腹部自动牵开器等。
2.2 特殊器械的准备窥阴器,引道扩张器,阴道拉钩,阴道重锤,金属导尿管,妇科敷料钳,宫颈抓钳,妇科刮匙,静脉拉钩,全齿长直血管钳,粗弯头钳,粗弯剪刀,硬膜外导管(做输卵管吻合),头皮钳,双爪钳,子宫探针等。
2.3 腹腔镜手术器械,宫腔镜手术器械。
3、手术的药品准备

3.1 常规急救药品
准备常规急救药品如肾上腺素，阿托品，麻黄素等。
3.2 妇科手术特殊用药
生物蛋白胶：目的防止腹腔粘连。
3.3 手术中注意点
3.3.1 手术体位
3.3.1.1 采用头低仰卧位，需注意对呼吸功能的影响保证有效的呼吸。
3.3.1.2 采用膀胱截石位，需注意对腘窝囊部位的充分衬垫，尤对时间较长的手术，防止血液循环受阻或造成神经损伤。外阴癌行腹股沟淋巴结清扫及外阴广泛切除，采取膀胱截石位，臀部需抬高。
3.3.2 注意保持导尿管通畅，并妥善固定于手术台旁，密切观察尿量及尿色的改变。
3.3.3 对于瘤体较大的子宫颈癌的病人，如怀疑肿瘤压迫输尿管术中需注意保护肾脏，密切观察尿量变化，防止低血压，少尿病人可根据情况给予速尿，甘露醇等进行利尿处理。
3.3.4 在盆腔手术操作中，如病人血压下降，呼吸减慢，恶心呕吐等症状时，多为牵拉盆腔脏器导致迷走神经兴奋所致，需立即提醒手术医生暂停操作，嘱病人做深呼吸，头偏向一侧。
3.3.5 对于巨大卵巢肿瘤病人，如果伴有呼吸功能障碍和下腔静脉受压表现，应注意瘤体切除前，限制液体的输入，取瘤体时，做好因腹内压骤然下降而导致休克的抢救准备。
3.3.6 维持输血，输液通畅，对于伴有下腔静脉受压和回心受阻者，不能选择下肢静脉输液，宜选用上肢静脉为妥。
3.3.7 行全子宫切除术，术后勿忘取出术中塞在阴道内的纱布。
3.3.8 对卵巢癌，子宫内膜癌手术，术中配合做好腹水送检工作，备肝素盐水及各淋巴结送检工作。
3.3.9 妇科手术多较深，术中需注意移动灯光在最佳位置，利于手术操作。
3.3.10 缝合阴道残端的器械应视为污染物，不得再使用。
3.3.11 保护病人自尊，尽量减少性器官的暴露。
4、剖宫产术中注意事项
4.1 产妇进入手术室后，无论采取何种麻醉，均应给予吸氧，保持呼吸道通畅。
4.2 防止产妇发生仰卧位低血压综合征，应向左倾斜30度。
4.3 对于合并有心脏病的剖宫产产妇，应主要吸入高浓度的氧，同时做好胎儿娩出的准备。
4.4 对于合并有妊娠高血压综合征的产妇，术中需注意控制血压和防止抽搐，如因硫酸镁过量导致呼吸和心肌抑制，可静注10%葡萄糖酸钙10ml进行对抗。

4.5 在胎儿娩出前抽好缩宫素备用,并绝对保证吸引器通畅。

5、手术中可能发生的问题及应急措施

5.1 大出血,休克加快输血,输液;加强监测。

5.2 新生儿窒息

5.2.1 及时吸出呼吸道分泌物

5.2.2 吸氧

5.2.3 气管插管

5.2.4 给予中枢兴奋药物。

6、术后护理要点

6.1 密切观察病情变化,测血压,脉搏,呼吸。

6.2 注意保持尿管通畅,注意观察尿量,尿色。

6.3 注意保持外阴部清洁,按时进行会阴部护理。

6.4 术后待病人血压平稳后,鼓励病人取半卧位,以促进盆腔引流和产后恶露排除。

6.5 剖宫产术后应密切观察子宫收缩情况及恶露排除情况,促进母乳喂养,鼓励早开奶。

第十四节 颅脑手术的护理常规

1、手术体位

1.1 仰卧位

病人平卧,或头稍转向对侧,上头架,肩下可垫一小枕,使劲部放松。

1.2 侧卧位

病人侧卧,上头架,腋下垫一圆垫,使肩部悬空,避免臂丛神经受压,两髋及膝稍屈,使两腿平行放置在床上两膝之间垫一软枕,身体前后沙袋固定,行后枕部手术时,头颈略向前屈曲,尽量靠近胸部,患侧腋下放一厚棉垫,用宽带子向前拉,充分暴露颈枕部。

1.3 俯卧位

病人俯卧头置于头架上,头架可以调节升降,病人前胸两侧垫一长垫,使胸廓悬空,利于呼吸,上身调节稍高,勿使头部充血,膝关节和脚踝处各垫一小枕。

1.4 仰坐位

病人仰坐于脑手术椅上，一手捶放于身旁，一手置于台上，以便于补液用。抬高足部，双腿绷上弹力绷带，自足趾向大腿方向，髋部及四肢分别用宽胶布带固定。

1.5 俯坐位

病人坐于脑手术椅上，头向前屈置于头架上，余同仰坐位。仰坐位和俯坐位现已很少用。

2、常规及特殊手术器械的准备

2.1 颅脑外科常规器械

2.1.1 普通器械刀柄，剪刀，持针器，血管钳，卵圆钳等。

2.1.2 颅脑器械脑压板，枪状镊，线锯道班，线据拉钩，脑室穿刺针，神经剥离子，骨膜剥离器，脑钻（手摇钻或电钻），头皮夹钳，冲洗球，银夹，银夹钳，吸引器头等。

2.2 颅脑外科特殊器械

蛇形牵开器，弹簧剪，后颅凹牵开器，后颅凹咬骨钳，椎板咬骨钳，脊突咬骨钳，精细剥离子，肿瘤钳等。

2.3 其他用物

显微镜，双极电凝器，吸引器，电刀，棉片，明胶海绵，骨蜡，止血纱布，脑室引流管等。

3、手术药品准备

3.1 抢救用药

根据病人全身情况及手术中可能发生的问题而定，包括：

3.1.1 升压药盐酸肾上腺素，阿拉明，麻黄碱多，巴胺等，盐酸肾上腺素还可以配合局部麻醉用，以减少手术野出血，延长手术麻醉时间。

3.1.2 止血药立止血等。

皮质类固醇氢化可的松，地塞米松脱水利尿剂20%甘露醇，速尿

3.1.3 其他5%碳酸氢钠，葡萄糖酸钙，氨茶碱

3.2 平衡补充液

如乳酸林格液等。

3.3 局麻药

如利多卡因，布比卡因。

4、手术中注意点

4.1 体位方面头和躯体须在一个水平上，而且头部均要高于躯干，可以降低颅内压和减少出血；身体受压部位充分衬垫，以防皮肤和神经损伤。

4.2 根据手术需要及时，准确调节灯光，保持吸引器通畅，必要时备两路吸引器。

4.3 使用电刀和双极电凝时，电极板应安置在软组织丰富部位并使铅板与皮肤充分接触，病人皮肤勿接触金属物品。

4.4 保持输液输血通畅，积极防治低血压和休克。

4.5 密切观察病情变化，如血压，心率，心电图，尿量等，鞍区手术要特别注意观察尿量大案变化。

4.6 监测体温术前有体温明显升高的病人，术中需将体温控制在常温以下。

4.7 术中定时用生理盐水湿润脑组织。

4.8 颅骨钻孔时用生理盐水冲骨屑，同时静脉快速滴注20%甘露醇。

4.9 颅内高压的病人需采用头部稍高体位，颈部不能扭曲，切忌突然改变体位，防止脑疝形成。

4.10 做好棉片等用物的清点工作，防止异物存留颅脑。

第十五节 神经外科手术常规配合

1、手术区域消毒

1.1 开颅、脑室腹腔引流、脊髓手术常规用2.5%~3.0%碘酊擦拭皮肤两遍待干后，再以75%酒精脱碘三遍。（注意：消毒时浸蘸适量的消毒液，勿将消毒液流入患者眼睛内）

1.2 经鼻垂体瘤手术常规用碘伏擦拭三遍。

2、开颅步骤：

2.1 沿手术切口局部头皮注射局麻药，因病情加适量的肾上腺素。（常规：1%普鲁卡因 100ml+盐酸肾上腺素 1/2mg

2.2 用大圆刀片分段切开头皮，准备上头皮夹，夹头皮逐步止血，递3.5号吸引器头吸血。组织钳将浅筋膜提起，大圆刀逐步分离帽状腱膜后，湿纱垫鱼钩固定，骨膜剥离器将骨膜剥开，双极电凝止血。手摇钻钻颅骨(颅底手术应加加长杆），接铣刀用铣刀将颅骨切开，同时洗耳球吸 0.9%生理盐水不断冲洗铣刀头处，减少摩擦力使其散热。备脑棉片、骨蜡止血。用脑剥离子、上颌窦剥离子将颅骨撬开，电凝止血。颅骨取下用盐水纱布包好备用。

2.3 换 2.5 号吸引器头，备尖刀片、小蚊钳、脑膜剪，将脑膜打开，5*12 小圆针 0 号线悬吊脑膜暴露手术野。大棉片保护，备明胶海绵、小棉片止血，常规显微器械 6 样备用(方头、尖头剥离子各一、脑膜剪、显微剪各一、神经勾、取瘤钳各一)。台下准备配合医生套显微镜，台上准备 8 根橡皮筋，直钳、剪刀递于操作医生。台下装床旁拉钩。

2.4 东 5、东 7、东 8 均用单臂床旁拉钩。

3、关颅步骤

3.1 冲洗手术切口，电凝彻底止血，检查并清除脑棉片。用 5*12 圆针 0 号线关硬脑膜，根据医生需要给予长线连续缝合或间断缝合。

3.2 酒精消毒皮肤，尖刀切开皮肤，取 14 号红色导管，8*24 三角针双股 4 号线固定作引流。

3.3 小胖针 4 号线缝帽状腱膜.8*24 三角针 1 号线缝皮。接负压引流球，纱垫覆盖切口，胶布固定。(用头钉者，术后一块美敷剪成三块覆盖)

3.4 做侧卧位、俯卧位手术如:桥小脑角肿瘤切除术关肌肉时备 7#线。

4、神经外科手术台下准备工作：

4.1 手术器械包：

4.1.1 开颅手术准备:开颅甲包、付包、脑实验盒、脑专用盒、脑科电钻、脑科气钻、床旁拉钩、头钉

4.1.2 经鼻垂体瘤手术准备:垂体瘤包、付包、脑科专用盒

4.1.3 脑室腹腔分流术准备:脑室造影包、分流通条

4.1.4 立体定向手术准备:立体定向包

4.2 手术用品准备：

手套、脑壳专用贴膜(两张 45*30、45*45 带导水管的)、吸引器管、美敷(视情况而定，加压包扎情况下不需)、输血器、输液器、显微镜套、明胶海绵、骨蜡、止血纱、棉片桶、显微器械、导尿包、空针、线圈。

4.3 手术医生自带物品:一次性电凝镊子、固定颅骨连接片或钛网、钉子、动脉瘤手术备动脉瘤特器、动脉瘤夹。与手术医生清点后打包高压灭菌消毒。

4.4 建立静脉通道:动脉瘤手术常规建立两路静脉通道,其余视情况而定。

4.5 准备导尿包:男病人由手术医生导尿,女病人由台下护士导尿,引流袋置于同麻醉机一侧以便术中观察。

4.6 安置合适手术体位:

4.6.1 仰卧位:用头托架,安置大托盘于病人平肩处并固定手术床两侧。

4.6.2 俯卧位:备俯卧位体位垫(不包括脊椎手术)必须用头钉固定,以防发生压疮。

4.6.3 侧卧位:备侧卧位垫和卡子,需妥善安置患者上肢,用开刀巾包裹病人前臂,用绷带缠绕,松紧适度,牵拉并固定在床尾一侧。前面放置小托盘,后面放置大托盘。

4.7 术前检查手术间氮气瓶容量:左边的流量表显示氮气瓶内的压力,前面的阀门为减压阀,右边的流量表显示瓶中剩余氮气量,低于 5Kp 时需及时更换。定期检查脚踏板侧面的润滑油瓶是否处于 min-max 的横线标示之间,及时添加石蜡油。用完后手套套住脚踏板接口,防止灰尘落入。

第十六节　体外循环手术

1、适应证

各种先天性的心脏病,瓣膜疾病,冠心病,主动脉瘤。

2、麻醉体位

全身麻醉。

平卧,背部正中垫一软枕,双上肢用中单固定于手术台两侧。左侧卧位,主要适用于经右侧胸壁入路的小切口手术。

3、器械及特殊用物

器械常规体外器械,瓣膜置换术另加:测瓣器一套,试瓣器一个。敷料基本包、体外循环包。

手术用物电刀、胸骨锯、骨蜡、根据不同手术准备各种规格无创伤线、Prolene 缝线。

4、主要手术步骤及配合

4.1 胸骨正中切口,纵形劈开胸骨,电凝骨蜡止血,并用小号撑开器撑开胸骨,递扁桃腺剪或电刀纵形切开心包。

4.2 递生理盐水让术者洗手探查，体内肝素化。

4.3 缝主动脉荷包线及灌注部位荷包线成人用7*17无损伤线，小儿用6*14无损伤线或根据小儿的年龄和体重选用各种Prolene线，在主动脉外膜上缝双层荷包线，并在主动脉根部缝灌注部位荷包线，分别套一小橡皮管，加蚊钳备用。

4.4 游离上、下腔静脉上腔静脉用上腔分离器分离，下腔静脉用肾蒂钳分离，扁桃腺钳夹阻断带穿绕上、下腔静脉，将阻断带套以阻断管，用弯血管钳钳夹备阻断用。

4.5 主动脉插管递11号手术刀在荷包线内切一小切口，将主动脉管插入，抽紧荷包线，同时用一线绳结扎，再递针缝于胸切口上缘固定，插入管道排气后与及其管相连接。用两把弯血管钳将管子固定于手术单子上。

4.6 上、下腔静脉插管递无损伤镊、蚊钳、11号手术刀，切开腔静脉，分别插入导管，递线绳结扎固定并与机器管相连接。

4.7 核对各插管管道，开始并行循环降温，准备冰盐水、冰屑、冰水纱布，心内拉钩。

4.8 左心插管，阻断循环阻断上、下腔静脉，递主动脉阻断钳断主动脉。升主动脉灌注递11号手术刀在右房作一小切口，再用吸引器吸出灌注液。

4.9 心表降温递冰盐水、冰屑，并将冰盐水纱布置于左室面。

4.10 心内操作

4.10.1 室间隔缺损修补术:递拉钩暴露室间隔，递直角钳或神经钩，检查缺损部位和缺损大小，决定修补方法，准备适宜的涤纶片。

①直接缝合法:递带小垫片的无损伤双头针间断缝合。

②补片修补法:当缺损直径在1cm以上或无纤维边缘及部位特殊时可采用涤纶片修补，递Prolene线双线头针连续缝合。递4-0或5-0的Prolene线连续缝合心脏切口。

4.10.2 房间隔缺损修补术:与室间隔修补术基本相同，根据缺损大小可采用直接缝合法或补片缝合法。

4.10.3 佛氏窦动脉瘤破裂修补术:递5*12无损伤线在右心室流出道部位分别缝一牵引线，蚊氏钳夹。递11号手术刀在牵引线之间切开提起，扁桃体剪刀切除囊壁后缝合，其方法同于室间隔缺损修补术的方法。递4-0或

5-0 的 Prolene 线连续缝合右心室切口。

4.10.4 法洛四联症就纠正术在靠近主动脉根部做右室的纵切口,递 5*12 无损伤针线在拟定的切口两侧分别缝一牵引线并以蚊氏钳夹。递 11 号刀做切口。小静脉拉钩拉开,递小直角钳探查,确定方案后递剪刀延长切口。

①右室流出道疏通:准备探子 8-16 号各一套、肺动脉瓣狭窄者,递扁桃体剪刀或 11 号刀沿瓣膜交界切开,用镊子或直角钳配合,适当粗大的各束、壁束及肥大的室上脊、肉柱,以解除右心室排血困难,递 4-0 或 5-0 的 Prolene 线缝合右室切口。必要时准备涤纶片、同种异体血管,用 Prolene 线连续缝合。

②室间隔缺损修补术:准备大涤纶片,修补方法同室间隔缺损修补术。

③术中测压:准备测压管,在术前、术毕分别测量右心室流入道、流出道、主动脉肺动脉压力差,使之达到理想压差。

4.10.5 二尖瓣置换术:右房房间隔切口,递 11 号手术刀切开右房和房间隔,递小静脉拉钩显露二尖瓣,如果有血栓,递勺子弯盘清除血栓,递镊子、剪刀将血栓剥离,递数块湿润小纱布擦拭心房,必要时需拿注射器冲洗。递抓瓣器提起二尖瓣,递 11 号手术刀或长瓣膜剪刀将瓣叶切除,用测瓣器测定瓣环大小,选择适合型号确定瓣膜,将人工瓣膜置入瓣床,递 2-OPROLENE 线双头针连续缝合。如二尖瓣口暴露不理想或瓣环有钙化,缝合易撕裂时,递 7*17 无损伤线带小垫片双头针间断缝合 12-15 针,需用两种颜色交替。试瓣功能,递试瓣器启闭功能。递 3-OPROLENE 线连续缝合房间隔切口,右房切口。

4.10.6 主动脉瓣成形置换术:瓣膜置换与二尖瓣置换相似,一般用 6*14 无损伤线缝 12-16 针递 PRONLENE 线往返连续缝合切口。

4.11 复温体外循环机器

复温一般在心内操作完成前 15 分钟左右开始。

4.12 开放阻断脉阻断钳,主动脉根部反复排气,开放升主动脉阻断钳,如心跳为室颤,递除颤器电极板,沾湿后由麻醉医师除颤,使心脏恢复自主心跳,开放上下腔静脉,待病情稳定及足够并行循环时间后开始停机,密切观察血液动力学变化,如不稳定可再次转机。

4.13 依次拔除下腔静脉插管,上腔静脉插管和主动脉插管,将荷包线抽

紧并打结,

丝线结扎和无损伤针线缝合。

4.14 心表止血，撤除台上所有机器管道，彻底止血，必要时 4*12 无损伤线或 4-OPRPLENE 线缝扎，清点器械用物。

4.15 心包边缘用电灼止血，心包内和胸骨后分别放置引流管，针线固定。

4.16 关胸胸骨用不锈钢丝缝合，用钢丝剪剪除钢丝残断，关胸前分别清点器械，物品。

5、注意事项

5.1 器械护士应严格执行操作规程，熟练掌握手术步骤，主动供应手术所需物品，并检查术中用物是否齐全。开胸前准备好电锯，将电锯螺丝拧紧，以防锯片松脱。注意力集中，管理好体外循环机各管道，电力及吸引器，以防落下手术台造成污染，提前备好冰盐水纱布，冰水及冰屑，及时收回无创线针，以防丢失。缝合心包前后及关胸骨前后应与巡回护士一起分别清点器械，物品，以防差错事故发生。

5.2 巡回护士应在术前检查术中用物功能是否良好，使病人卧位舒服，根据不同手术及时调节体位及灯光，转机前关闭静脉通路，转机前中后分别记录出入量。

5.3 巡回护士注意要点：

5.3.1 注意观察病人皮肤，特别是骶尾部皮肤。在低温转流下，皮肤凉，血供不足，加上长时间手术，易造成压疮。可以在手术开始前，在病人骶尾部贴美皮康。

5.2.2 手术中注意输液量的控制，容量负荷不能过重。根据病人的压积：转机前，输液量不超过 100-200ml。HCT:20-25(转流中控制在这个范围)，成人转机前<35%.严格控制入液量，转流中停止进液。　　　　　（孙晋密）

第十二章　骨外科疾病

第一节　骨科常用护理技术

【翻身】

翻身的目的是为保持病人舒适，预防褥疮，减少并发症，促进病人早日康复。

（一）截瘫病人的翻身方法

1．二人翻身法　适用于胸腰段骨折截瘫病人。

（1）从平卧改为侧卧位：病人仰卧，两臂交叉放于胸前，两名护士站在病床同一侧，一人托住病人肩部及胸部，一人托住腰部及双膝胴窝，二人同时用力将病人抬起，移近护士。移动时，注意保护和控制受伤肩部不得伸屈、扭转。然后二人分别扶托病人的肩、胸、腰、髋等处，将病人翻转成侧卧位。从肩到臀部要用枕头抵住。两足放木块顶住，保持踝关节功能位，防止垂足。

（2）从侧卧翻成平卧位：护士二人同样站在病床一侧，先将病人背后腿下垫的枕头及预防垂足木块移去，扶着病人的肩、胸、腰部以固定受伤的局部不动，使病人睡平。然后同样托住肩、下胸部、腰、双膝胴窝，将病人移到床中央，仰卧时，从膝下到踝部用软枕垫起，使两膝稍屈曲，足跟悬空，两脚用木块顶住，保持踝关节于功能位。

2．三人翻身法　适用于颈椎骨折高位截瘫的病人。因病人多行颅骨骨牵引，因此翻身时要有一人保护头部，注意颅骨牵引器不要碰撞床铺或栏杆而使牵引滑脱。三人动作要一致，始终保持头部与躯干成一条直线，不可扭转、屈伸颈部，以免加重局部损伤。其他两人站的位置及托着的部位与两人翻身法相同。不同点是在肩下垫小枕。无论平卧或侧卧都要使头略向后伸，并使颈椎与躯干成一直线，不向左右偏斜或扭转。

（二）脊椎骨折病人的翻身法

正确的翻身法是护士帮助病人翻身时，要保持受伤的局部固定，不弯曲、不扭转。如给一个伤在胸腰椎的病人翻身时，要用手扶着病人的肩部和髋部同时翻动，如伤在颈椎，则须保持头部和肩部同时翻动，以保持颈部固定不动，伤在颈椎的病人，也不可随意低头、仰头或向左右扭转。对于脊柱骨折病人不可随意给枕头。

【牵引】

牵引的目的是牵引关节或骨骼，使脱位的关节或错位的骨折复位，并维持复位的位置。牵引及固定关节，可减轻关节面所承受的压力，缓解疼痛，使局部休息。常用以治疗关节炎症、矫正畸形等。

（一）牵引法

1．皮牵引　是把胶布贴在皮肤上，通过牵引胶布作用在皮肤上，间接牵引肌肉与骨骼，故又称间接牵引。优点是：操作简便，病人痛苦少，对肢体损伤小。缺点是：不能承受太大的重量，一般不超过5kg。适应证：小儿或老弱骨折患者、化脓性关节炎急性期、开放性截肢后促进伤口愈合、股骨粗隆骨折、股骨颈骨折。

2. 骨牵引法　即在骨骼上穿针或用巾钳进行牵引，牵引力直接作用于骨骼，又称直接牵引。其优点是：承受力大，持续时间持久，效果确定。缺点：对病人具有一定痛苦和感染机会。适应证：颈椎骨折脱位或伴有神经损伤症状的高位截瘫；股骨颈囊内骨折手术前准备、股骨骨折；股骨粗隆碎性骨折；胫骨骨折及小腿开放性损伤；肱骨干骨折；肱骨髁上骨折伴有关节明显肿胀及肱骨髁部骨折。

（二）牵引的护理

1. 设置对抗牵引　将床头或床尾抬高15-30cm，利用体重形成与牵引方向相反的对抗牵引力。

2. 保持有效牵引　注意观察或检查牵引绳是否脱离滑轮的滑草；被毯衣物不应压迫牵引绳；牵引重量不能触地或中途受阻；牵引肢体远端也不能抵住床栏或枕被等而受到阻拦。皮牵引还应注意胶布有无滑移或松脱，颅骨牵引应每日将颅骨牵引弓的靠拢压紧螺母拧紧0.5-1圈，防止颅骨牵引弓松脱。

3. 密切观察患肢血循环　包括肢端皮肤颜色、温度、桡动脉或足背动脉搏动及毛细血管充盈情况，指（趾）活动情况及病人的主诉，如有无疼痛、麻木感觉等。

4. 皮牵引者　每周定期检查牵引肢体，如出现胶布过敏，局部麻疹、丘疹、红疹时可用海绵牵引套来代替，并嘱病人不可擅自撕下胶布，否则影响治疗效果。

5. 骨牵引者　针眼处每日用75%酒精消毒1次，勿去除已形成的血痂，以防发生感染。

6. 预防并发症

（1）防止肌肉萎缩与关节僵硬　协助并教会病人做有规律的功能锻炼。为防足下垂，可用脚托板托起，注意勿使盖被压在足背上。

（2）预防褥疮　凡骨突部位，要垫棉圈或气圈，每日用温水擦洗，然后用50%的红花油按摩，并保持局部干燥。

（3）防止坠积性肺炎　指导病人联系深呼吸、有效咳嗽，定时翻身拍背，鼓励咳痰。

（4）预防便秘　调节饮食，多食纤维素丰富的食物，并鼓励病人多饮水，必要时可给予缓泻剂。

【石膏绷带包扎的护理】

（1）对石膏固定的病人应进行床头交接班。

（2）石膏绷带包扎后，应待其自然硬化。在石膏未干前，尽量少搬动病人，不要用手指按压，以免石膏向内凸起，压迫局部组织。必须搬动时，应用手掌平托，为尽快促使石膏干燥，夏天可用电扇吹，冬天用烤灯烤。

（3）将患肢抬高，使患肢高于心脏水平20cm，以利于淋巴和静脉回流，减轻肢体肿胀。

（4）观察肢体远端血液循环，注意皮肤色泽、温度、感觉、活动及肿胀等情况。如有肢端剧痛、发绀或苍白、皮肤温度降低、感觉减退、不能主动活动或被动活动等，均是缺血的表现，可能由于石膏绷带压迫所致，应及时报告处理。

（5）保持石膏整洁，勿被尿、便、饮料及食物等污染，如有污染可用毛巾蘸肥皂及清水擦洗干净，擦洗时水不可过多，以免石膏软化变形。

（6）石膏绷带固定期间，应进行固定范围内的肌肉舒缩活动及固定范围以外的关节伸屈活动。

（7）拆除石膏绷带后，用温水清洗患肢，并用凡士林涂擦皮肤，鼓励病人进行功能锻炼。

【功能锻炼】

（一）功能锻炼目的

（1）改善全身机能状态。

（2）促进全身和局部血液循环。

（3）增强肌力，防止肌肉萎缩及软组织粘连。

（4）维持和恢复关节功能，预防关节僵硬及关节疼痛。

（5）调整运动的协调性。

（6）预防并发症，促进疾病康复。

（二）功能锻炼的基本原则

（1）凡不被限制活动的部位，都要保持活动，进行锻炼。

（2）应在医护人员的指导下进行功能锻炼，尽早开始，以病人主动活动为主，被动活动为辅，制动的关节要作肌肉等长收缩运动。

（3）功能锻炼是积极的，循序渐进的，活动量由小到大，活动范围逐渐加大，时间由短到长。

（4）锻炼应以使病人不感到疲劳，不使患处疼痛为度。

（5）影响治疗效果的活动应禁止。

（三）正常的关节功能位

1. 肩关节：外展45°，前屈30°，外旋15°
2. 肘关节：屈曲90°
3. 腕关节：背伸20°～30°
4. 髋关节：前屈15°～20°，外展10°～20°，外旋5°～10°
5. 膝关节：屈曲5°左右
6. 踝关节：0°

第二节 腰椎间盘突出症

【概念】

腰椎间盘突出症，指由于各种原因造成腰椎间盘的纤维环破裂、髓核突出、压迫硬膜囊或腰骶神经所引起的一系列神经受压症状和体征。此症是腰腿痛的常见原因。

【病因】

随着年龄的增长，纤维环和髓核逐渐发生退行性变，纤维环和椎间盘突出更易发生。积累伤力是椎间盘变性的主要原因，也是椎间盘突出的诱因。

【临床表现】

主要症状为腰痛伴坐骨神经痛。多数病人先有腰痛，反复发作，以后才出现坐骨神经痛。腰痛常位于腰骶部中线或略偏一侧。典型的坐骨神经痛是从下腰部向臀部、大腿后方、小腿外侧直到足部的放射痛，早期为痛觉过敏。病情较重者，出现感觉迟钝和麻木。直腿抬高试验和加强试验均为阳性，肌力和腱反射改变。

【辅助检查】

X线平片可协助排出其他病变。CT可显示骨性椎管形态，黄韧带是否增厚及椎间盘突出的大小、方向等。MBJ还可更清晰全面地观察到突出髓核和脊髓、马尾神经、脊神经根之间的关系。

【护理要点】

1. 术前护理

（1）术前三日指导练习床上使用便器，以防术后因卧床不习惯而影响排便。

（2）掌握"三点式"、"五点式"及直腿抬高等功能锻炼的方法，有利于术后进行练习。

（3）一般护理术前1日备皮并保护手术区皮肤，做皮肤过敏试验，沐浴更衣，术前晚服用安眠药，术前禁饮食6小时，术前3分钟肌注麻醉前用药。

2. 术后护理

（1）严密监测生命体征变化至平稳。去枕平卧6小时，血压平稳后滚动翻身，翻身时保持胸腰臀呈一直线。

（2）禁饮食6小时，6小时后先进流质或半流质饮食，避免进甜食和牛奶。术后一日如无胃肠道不适可进普通饮食。

（3）观察切口渗血情况，保持切口敷料清洁干燥，以防切口感染。保持引流管通畅，避免引流管扭曲、打折、受压和脱落。2~3小时挤压引流管一次，观察引流液的颜色、量和性质。

（4）鼓励病人及早排小便，以防膀胱过度膨胀，逼尿肌无力发生尿潴留。

（5）密切观察双下肢的感觉、运动恢复情况，是否改善或加重。

七、健康教育

随时向病人讲解疾病的相关知识，术前检查的目的、术前准备、手术方法及术后注意事项，以取得病人配合。术后详细指导包括卧位、翻身、饮食的注意事项，引流管、切口、大小便，双下肢感觉运动的观察及功能锻炼等。术后第二天进行直腿抬高锻炼，以防神经根粘连。微创手术和腰椎间盘切吸术后脊柱稳定性好，术后 2～5 天可戴腰围下床活动。其他术式一般需卧床 1～3 个月，拆线后应进行"三点式"、"五点式"功能锻炼，以增强脊柱稳定性。下床活动的，应佩戴腰围，保持腰部挺直，避免弯腰动作。休息时摘下腰围，以免使腰肌萎缩无力。出院指导：手术后 3 个月复查，3 个月后可去掉腰围循序渐进活动，6 个月恢复轻工作，避免重体力劳动，注意控制体重，不能久站、久坐。

第三节 颈椎病

【概念】
指颈椎间盘退行性变及其继发性椎间关节退行性变所致脊髓、神经、血管损害而表现的相应症状和体征。
【病因】
颈椎间盘退行性变，发育性颈椎管狭窄、损伤。
三、分类
（1）神经根型颈椎病。
（2）脊髓型颈椎病。
（3）椎动脉型颈椎病。
（4）交感神经型颈椎病。
（5）混合型。
【临床表现】
（1）神经根型颈椎病　表现为颈肩痛，并向上肢放射。检查可见颈部肌痉挛，颈部和肩关节可有不同程度的活动受限，有颈神经根受累的相应神经定位体征，上肢牵拉试验阳性，压头试验阳性。
（2）脊髓型颈椎病　表现为四肢无力、行走、持物不稳为最早出现的症状。躯干有紧束感。随病情加重，发生自下而上的下运动神经元性瘫痪。
（3）椎动脉型颈椎病　临床表现有眩晕、头痛、视物障碍、猝倒等，当头部活动时可诱发或加重。
（4）交感神经型颈椎病　发病机制尚不清楚，临床表现较复杂，可有交感神经兴奋症状，也可出现交感神经抑制症状。
（5）混合型颈椎病　可有两种类型、多种症状同时出现。
【辅助检查】
X 光片、脊髓造影、椎动脉造影、CT 和 MRI 等影像检查。
治疗新进展　诊断明确经非手术治疗无效或反复发作，或脊髓型颈椎病压迫症状进行型加重者适宜手术治疗。手术可分前路手术、前外侧手术及后路手术。近年来，微创手术开展较多，如经皮髓核切吸术，创伤小、恢复快、并发症少，但仅适宜于单纯间盘突出无椎管狭窄的患者。随着内置入物器械的改进，包括前路钢板和椎体间融合器的使用，减压术后椎体间融合率明显提高。

【护理要点】
1. 术前护理
（1）心理护理　保持稳定情绪，积极配合各项治疗护理。
（2）适应性训练　前路手术术前3天试戴颈领，以增加术后适应感。后路手术者须术前练习床上大小便，掌握方法，避免术后便秘及尿潴留。
（3）指导练习　有效的咳嗽咳痰方法，戒烟，预防感冒。
（4）气管推拉练习　颈椎前路手术术前3天练习气管、食管推移训练，以利于手术顺利进行。嘱病人用食指、中指、无名指将气管向左轻轻推移过中线，每日数次，直至持续推拉10～20分钟能耐受，减少手术中不适感。
2. 术后护理
（1）严密观察生命体征　呼吸困难是前路手术后最危险的并发症。应鼓励病人咳痰及做有效咳嗽，必要时可做雾化吸入、拍背，协助病人咳痰，保持呼吸道通畅。患者有憋气及伤口压迫感时，应判断是否有血肿压迫气管所致，并做好气管切开和手术准备。
（2）术后佩戴颈领颈部制动　不要做点头、摇头动作，严禁在坐位或半坐位时取下颈领，翻身时保持头颈肩呈一条直线，防止颈部扭曲。
（3）保持引流通畅　防止引流管扭曲、打折、脱落、阻塞，自上而下挤压引流管防止堵塞，注意观察引流液量及颜色、性质，观察刀口渗血情况，保持刀口敷料清洁、干燥。
（4）饮食指导　前路术后1~3天患者有吞咽疼痛，可给温凉流质饮食，观察有无饮水呛咳及声音嘶哑现象。
（5）注意观察四肢感觉运动情况　术后第一天指导患者功能锻炼。

【健康教育】
根据病情进行疾病相关知识教育，包括病因、临床表现、手术目的、术前准备的必要性和方法、手术方式及术后卧位、并发症的预防、功能锻炼指导等。前路手术病人术后5~7天可戴颈领下床活动；后路手术病人拆线后可下床活动。康复出院时嘱病人急需佩戴颈领3个月，并防止受伤。3个月后复查，按X拍片结果决定是否去除颈领。去掉颈领后注意保护头颈部的正确姿势，不可过度仰头或突然转头；3个月内不能持肿物，半年内不能从事重体力劳动；加强营养，多食高蛋白、多纤维素及高钙食物。

第四节　人工全髋关节置换术

人工全髋关节置换是将根据人体关节的解剖特点，仿照关节的功能制成的人工假体植入体内，代替因疾病或损伤的髋臼与股骨头颈，起到原来髋关节的作用。

全髋关节置换术基本适应症为股骨头坏死、骨性关节炎、创伤性关节炎、股骨头骨折、类风湿性关节炎、化脓性关节炎、关节结核。

【护理要点】

1. 术前护理

(1) 正确评估病情及手术耐受力，制订预见性护理措施，对高龄患者更为重要。

(2) 训练床上大小便，防止术后因体位不习惯而导致尿潴留和便秘。

(3) 指导下肢功能锻炼方法，即踝关节背屈，绷紧腿部肌肉10秒钟后放松，以此循环。

(4) 一般护理　加强营养，禁烟，常规备皮、备血。

2. 术后护理

(1) 观察生命体征的变化，持续心电监护，监测血压、心率变化。

(2) 保持正确的体位，防人工假体脱位。一防过度屈曲和伸直，术后在膝关节下垫一软枕；二防内旋，穿防旋鞋，保持患肢外展30°中立位；三防患肢过度内收，两下肢之间放一软枕。

(3) 该手术暴露广泛，术后渗血较多，密切观察引流液的量、色，保持切口负压引流通畅。如术后4～6小时内引流量超过300ml，应立即报告医生，并做好输血准备。

(4) 鼓励别人半卧位、深呼吸、咳嗽排痰、多饮水，按时协助抬臀，预防呼吸道和泌尿系感染及褥疮等并发症。

(5) 术后第二天开始指导功能锻炼，防止下肢肿胀及血栓形成。

【健康教育】

根据病人的不同文化水平，讲解疾病的有关知识。认真详细向病人讲明保持正确体位、功能锻炼的方法、时间及重要性，使病人能积极配合治疗和护理。术后1～2天即可鼓励病人每天进行双下肢的股四头肌等长收缩及踝关节背伸、跖屈、跖伸运动。术后2天可取半卧位，练习"三点支撑"，即抬臀练习。术后5～7天，他人扶助下患肢不负重练习床旁站立，逐渐扶双拐练习行走。出院后继续加强功能锻炼，避免患肢内收、外旋及过渡屈髋，不能坐软沙发、矮板凳，不做盘腿、屈腿、提鞋等动作。术后3个月拍片复查确定弃拐时间。

第五节　膝关节镜技术

膝关节镜是一种集诊断、治疗为一体的内窥镜手术，它利用不同直径的显微镜，直接观察关节内的结构，能准确清楚地认识和观察关节、骨膜、半月板、软骨恶化韧带的疾病，并对病变进行清理和修复手术。适应证：半月板损伤、韧带断裂、游离的骨和软骨碎片、关节面破坏、关节内滑膜的炎症以及构成关节的诸骨对合不良。

关节镜是最近几年发展较快的一种具有检查和治疗作用的微创手术，其优点在于创伤小、恢复快，可早期下床活动，减少并发症。随着关节镜技术的不断发展完善，关节外科医疗临床经验不断提高，关节镜术在提高患者生活治疗、解除患者痛苦方面将起到更大的作用。近年来，关节镜对肩关节、肘关节、髋关节和踝关节等一些疾病亦得到了很好的应用。如腕管综合征、关节内游离体骨性关节炎、创伤性关节炎。

【护理要点】

一、术前护理

（1）心理护理　关节镜是一项较新的技术，很多病人对手术还不十分了解，担心治疗效果不好，而产生一些焦虑和紧张心理，针对这一问题实施心理护理，消除病人的顾虑，取得患者的配合。

（2）术前3天开始进行股四头肌收缩练习。

（3）皮肤护理　为了保证手术能够顺利进行，预防术后感染的发生，术前保护皮肤极为重要，如有破损、毛囊炎均不能手术，应报告医生给与处理。

二、术后护理

（1）回病房后应密切观察麻醉反应和生命体征的变化。有文献报道，关节镜术后可发生空气栓塞和脂肪栓塞，一旦出现呼吸困难，立即报告医生采取抢救措施。

（2）术后平卧位6小时，抬高患肢15～20°，指导病人踝关节背屈，股四头肌收缩及直腿抬高训练等，以利于血液循环，减轻肿胀。

（3）术后1天可以下床活动（交叉韧带重建除外），患肢不负重。

（4）术后注意观察患肢足趾运动及疼痛、出血情况。如发生小腿肿胀和疼痛，应结合足背动脉搏动、足趾肤色、皮肤温度、患肢感觉、小腿肌张力情况，判断有无发生间隔综合征，以便及时处理。

三、健康教育

讲明练习股四头肌力量的重要性，股四头肌是维持膝关节稳定性的重要结构，膝关节的各种损失均会造成股四头肌萎缩。麻醉消失后开始活动足趾及踝关节。如疼痛不明显，可尝试收缩股四头肌。直腿抬高练习时，脚背屈同时伸膝并缓缓抬腿，使下肢抬高30°，坚持5～10秒，5～10次/组，3组/日。根据医嘱做主动伸屈膝关节练习，下地行走时，避免患肢过早负重。康复出院时，继续以上功能锻炼，术后2～3周可负重行走。1个月后到医院门诊复查。

第六节　四肢骨干骨折、骨不连

【概念】

骨的连续性中断或完整性失去称"骨折"

【病因】

多由暴力或意外损失引起，如车祸、爆炸、跌伤、扭曲和压碎伤害，常会伴随周围软组织的损伤。

【临床表现】

1. 骨折的特有体征

①畸形　骨折段移位后，伤肢形状改变。

②反常活动　在肢体无关节部位，骨折后可有不正常活动（假关节）。
③骨擦音　骨折端相互摩擦时，可听到或感到骨擦感。

2．骨折的其他表现

①疼痛与压痛　骨折处均有疼痛，尤其在移动时更据。扪诊时，骨折局部有压痛。

②局部肿胀与淤斑　骨折时因有出血，形成局部血肿。软组织挫伤可发生水肿、患肢肿胀、皮下出现淤斑。

③功能障碍　骨折后由于肢体内部支架的断裂和疼痛，使肢体丧失部分或全部活动功能。

【辅助检查】

X线摄片可明确骨折类型、移位情况，肯定诊断。一般常规摄正、侧位片以显示骨折完整的形态。有些骨折早期可不显示骨折线，如临床怀疑时，可先按骨折处理，于2~3周后再摄片复查，由于骨折端骨质吸收，往往使骨折线清晰可见。

【护理要点】

1．术前护理

（1）心理护理　患者因有对环境陌生、担心疾病预后及对手术知识不了解等心理问题，故应向患者及家属讲解手术治疗的优点、方法、效果，让患者做到心中有数。同时做好入科介绍及健康宣教，帮助病员尽快熟悉医院环境及各项规章制度，消除病人对手术的疑虑，增强战胜疾病的信心和勇气，使之能积极主动配合治疗护理。

（2）术前健康指导　有利于术后康复　详细讲解手术治疗的必要性、术前术中注意事项及配合措施、术后恢复及患肢功能锻炼等。

（3）患者准备

①术前常规检查　如血常规、出凝血时间、肝肾功能及心电图。

②术前禁饮食6小时。

③备皮　术前充分的皮肤准备是预防感染的途径之一。备皮时注意勿损伤皮肤。

④术前30分钟根据医嘱肌肉注射鲁米那钠、阿托品。

（4）选择长短、粗细适合的髓内钉。

2．术后护理

（1）抬高患肢15°-30°，以利于血液回流，预防或减轻肢体肿胀。

（2）观察患肢血液循环　包括颜色、温度、毛细血管反应及运动、感觉等变化，发现有肢体疼痛、肿胀、麻木等异常时，及时报告医生处理。

（3）放置引流管时，保持引流管通畅，防止扭曲、折叠、受压、脱出等。每隔2小时由近端向远端挤压管道防止血块堵塞，并观察引流液颜色、性质、量，做好记录。一般48~72小时后，引流液量小于50n4即可拔出引流管。

（4）观察术区有无渗血及肿胀情况。

（5）鼓励病员正确进行功能训练　术后主动或被动功能活动可有效地恢

复肢体功能和全身健康，防止并发症发生，使手术达到预期效果。伤肢关节术后可立即行功能锻炼。

（6）饮食　术后1-2天给予清淡易消化饮食，根据病员情况逐渐改为高热量、高蛋白、高维生素饮食，以增强机体抵抗力，促进伤口愈合。

【健康教育】

护士应向病员及家属讲明有关骨折的知识及预防措施，教育病员保持良好的心态，以利于骨折的愈合。详细讲解出院后注意事项，继续各关节功能锻炼，防止并发症发生。定期到医院复查，若有异常情况，随时就诊。一年半后取出髓内钉。

（杨彦彦　程姣）

第十三章 妇产科常用手术及护理

第一节 无痛流产术

无痛流产术使用妊娠15周以内，采用异丙酚静脉全身麻醉，其特点是起效快、持续时间短、苏醒迅速、完全，手术无记忆、并发症少、无明显积蓄现象等优点，但异丙酚镇痛作用差，其最大缺点是对呼吸、循环系统有明显的抑制作用，具有明显的效果依赖性。

护理要点

一、术前病人准备

1．必须进行全身及妇科检查　查血尿常规、出凝血时间、肝肾功能，检查有无盆腔肿瘤、子宫畸形及宫颈发育情况，做好心理护理，消除恐惧心理。

2．行宫颈插管　扩张宫颈，为手术做准备。

3．术前8小时禁食、禁水。

二、密切观察病人疼痛、血压、阴道流血情况。

三、解释疼痛的原因和持续时间。

四、保持外因清洁

用1:5000新洁尔灭擦洗外阴，每日2次。

五、观察阴道流血的气味、颜色。

六、根据医嘱给予抗生素，预防感染。

七、鼓励病人进食高蛋白、高维生素饮食。

八、健康指导

1．保持外阴清洁，禁坐浴。

2．1个月内禁房事。

3．1个月后门诊复查　出现发热、腹痛、出血过多并有恶臭的阴道分泌物，须随时就诊。

4．注意休息，增加营养。

5．效果评价　病人手术成功，手术无疼痛、无感染；病人了解有关妊娠和避孕相关知识，未婚者知道流产的危害性。

第二节　会阴切开缝合术

一、会阴切开的适应证

会阴条件不良造成的分娩阻滞，自然分娩或手术产可能引起会阴损伤时，以及预防胎儿颅内出血等。

二、会阴侧切缝合术的操作方法

产妇取膀胱截石位，常规消毒皮肤。局部麻醉后，以左手食、中两指伸入阴道与先露部之间，撑起会阴壁，将会阴切开剪放在会阴后联合中线偏左45°位置，待子宫收缩时做会阴全层切开，切口长约4~5cm，应注意皮肤切口与阴道黏膜一致，然后用纱布压迫止血，并结扎小动脉，缝合时应间断或连续缝合阴道黏膜、肌层、皮下组织，注意对合整齐，松紧适宜，不留死腔。

三、会阴正中切缝合术的操作方法

同侧切法，只是位置在会阴后联合中线垂直切开约2~3cm。

四、护理

1. 向产妇讲明会阴切开的目的是为了避免阴道、外阴撕伤使切口整齐，便于愈合，取得产妇的配合。

2. 密切观察胎儿情况及产程的进展，备好会阴切开的用物，协助医生行会阴切开术。

3. 术后保持外阴部清洁、干燥，每日外阴冲洗两次，便后清洗会阴。

4. 注意观察外阴伤口有无肿胀、渗血、疼痛等，局部肿胀用50%硫酸镁湿热敷或95%酒精湿敷，如有异常及时报告医生。

5. 会阴伤口一般5天拆线，拆线后教育产妇继续保持会阴清洁。

第三节 胎头吸引术与产钳术

胎头吸引术是用胎头吸引器借助负压吸住胎头，以帮助胎头娩出的手术。产钳术是使用产钳牵引胎儿助娩的手术。

一、适应证

1. 产妇患有心脏病、妊高征或临产后宫缩乏力，需缩短第二产程。

2. 第二产程达2小时，或胎头拔露于会阴部达半小时未能娩出者。

3. 有剖宫产史或子宫有瘢痕者。

4. 有胎儿窘迫症者。

二、禁忌证

1. 明显的头盆不称，估计胎儿无法从阴道分娩者。

2. 宫口未开全，胎膜未破或胎头双顶径未达坐骨棘水平者。

三、护理配合

1. 胎头吸引的护理配合

（1）消毒外阴，常规导尿，评估头盆情况及产程进展。

（2）待术者将胎头吸引器接好后，准备新生儿抢救用品，待胎儿娩出后及时清理呼吸道；观察有无头皮血肿及损伤。

（3）牵引时间不超过20分钟，否则应改用产钳术。

（4）认真检查产道有无软组织损伤，及时给予处理，保留尿管24~72小时。行会阴擦洗，每日2次。

（5）嘱产妇加强营养，利于伤口愈合。

2. 产钳术的护理配合

（1）同胎头吸引术。

（2）术中教会病人怎样配合用力，待胎儿娩出前肩后遵医嘱使用子宫收缩剂，给胎儿注射 VitK1 等药物，观察有无颅内出血、头皮血肿及损伤等。

（3）术后护理同胎头吸引术。

第四节 自凝刀射频消融术治疗子宫肌瘤

一、自凝刀微创技术

在 B 超动态观察和引导下，通过自凝刀将射频治疗源经过阴道、宫颈等自然腔道，准确定点地介入到人体的局部病变部位，自动精确地控制其治疗功率时间和治疗范围，使病变局部组织产生生物高热效应，然后使子宫肌瘤组织发生凝固、变性和坏死，或使子宫内膜的病变组织得以消融，最后被正常组织吸收或自动排出。

二、适应症

（1）子宫肌瘤直径≤5cm。

（2）如肌瘤直径≤3cm，可同时治疗 2~3 个瘤。

（3）肌瘤大于 5cm，可先用米非司酮 2~3 个月，使其缩小至≤5cm 再治疗。

三、禁忌症

1．并有心、肺、肾功不全。

2．极重度贫血。

3．严重感染。

4．患有恶性疾病。

5．有凝血机制障碍。

6．带蒂浆膜下肌瘤不适合经阴道治疗。

护理要点

一、严密观察阴道流血量、颜色。

二、根据医嘱给予度冷丁 50mg 肌注。

三、保持外阴清洁，擦洗外阴，每日 2 次。

四、根据医嘱给予抗生素治疗。

五、健康指导

1．保持外阴清洁，如出现腹痛加重、阴道流液增多，伴有臭味，及时到医院就诊。

2．禁房事 1 个月。

3．1 个月后门诊复查。

第五节 经阴道手术病人的护理

经阴道手术包括：子宫扩刮术，宫颈锥形切除术，后穹窿切开术，经阴道附件切除术，子宫切除术，阴道前后壁修补术等。

一、术前准备

1．心理准备。

2．手术野及皮肤准备。

3．阴道准备，术前 3 天用 1:5000 洗必泰冲洗阴道，术前五天用 1:5000 高锰酸钾液作于，临术前用肥皂水棉球彻底清洗阴道及外阴，再用温水清洗。

4．对采取特别体味的病人进行专业训练，让受术者能在比较舒适的姿势下经历手术过程。

5．术前晚保证病人的睡眠，必要时服安眠药。

6．术前做药物过敏试验，备血交叉。

二、术后护理

阴道手术病人一般反应小，恢复较快。

1．根据麻醉需要，暂时采用必要的体位，以后改用平卧头高位，接受阴道修补术者，术后禁忌半卧位，术后 5~7 天方可起床活动，以防伤口裂开或出血。

2．保持外阴清洁，用生理盐水棉球或 0.5%的磺伏擦洗会阴及尿道口，每日 2 次，外阴缝线一般手术后第 5 天拆除。

3．24 小时内取出填塞阴道的纱布并核对纱布的数量，注意阴道情况，及阴道分泌物情况。

4．防止尿路感染，做好引流管的护理。

5．饮食管理，一般不必限制饮食，行阴道后壁修补及会阴三度裂伤修补术后，多数医生主张病人于术后停止排便 5~7 天，以防牵拉伤口，此期间应提供不含牛奶的流质饮食并遵医嘱服用抑制排便功能的药物。

第六节　无痛分娩术

分娩疼痛不仅给产妇带来巨大的肉体痛苦，而且因疼痛引起的应激反应、焦虑不安、烦躁，甚至恐惧，均会导致产妇交感神经兴奋，体内儿茶酚胺累物质释放增加，使宫缩抵制和子宫血管收缩最终出现产程延长、酸碱平衡失调、子宫血流量下降、胎儿宫内窘迫等不良后果。

笑气镇痛装置是一种产妇能够自我控制的镇痛系统，通过吸入用 50%g 一氧化二氮和 50%氧气的混合气体（笑气）起镇痛作用。笑气是吸入性麻醉剂，为无色有甜味的惰性无机气体，化学性能稳定，通过抵制中枢神经系统兴奋性神经递质的释放和神经冲动的传导，即改变子通道的通透性而产生药理作用。吸入后 30~12 秒钟即产生镇痛作用，停止吸入后数分钟作用弱，30%~50%为镇痛浓度，大于 80%才有麻醉作用。

操作步骤

一、操作前检查镇痛装置是否处于正常状态。

二、选择镇痛时机　一般在产程进入活跃期后，产妇无某些妊娠合并症及并发症（如心脏病、重度贫血、明显头盆不称等）。

三、每次宫缩前 30 秒钟产妇开始吸入笑气，每次宫缩吸 3~5 次，吸入气体须有专人守护，指导产妇正常运用，及时观察有无副作用出现，严密观测胎心。弱出现不良反应，根据情况减少使用次数或暂停使用。

效果评价

镇痛效果好，能有效缩短产程；产妇始终保持清醒，能主动配合；显效快，作用消失也快，无蓄积作用；有甜味，无呼吸道刺激性，产妇愿意接受。临床应用证实，使用笑气镇痛不能影响分娩方式，能有效降低剖宫产率，不影响胎儿呼吸及循环功能，不增加产后出血量，安全，无明显副作用。

第七节 气囊助产术

一、概念

气囊助产是通过充气气囊提前模拟胎头八月，排除或减少胎儿通过软产道的阻力，为顺利分娩提前创造良好的条件。

二、作用机理

机械刺激宫颈，使宫颈平滑肌纤维、弹力纤维及结缔松弛，同时反射性引起垂体前叶增加内源性催产素和前列腺素的合成和释放，从而使宫颈软化、缩短及扩张。

注意事项

对头盆不称、产道畸形、孕妇合并严重合并症及并发症者禁施气囊助产术；宫颈成熟是实施气囊助产的先决条件；严格无菌损伤；施术的同时，须配合有效宫缩；严密观察产程进展及胎心监护。

操作步骤

一、施术前做好心理是，使产妇有充分的思想准备，同步发动有效宫缩。

二、备好消毒气囊扩张手术包，包括洞巾、窥器、长镊子、破水钩、消毒棉球等。

三、产妇排尿，取膀胱截石位，外阴及阴道严格消毒。

四、气囊放置前检查气囊助产器的性能，根据宫颈评分动态设定气囊直径、充气速度及扩张持续时间。

五、接一次性气囊扩张棒，将气囊放置在宫颈内口，避免上下移位，缓慢充气。气囊扩张直径为 6-8 厘米，持续时间 3 分钟，重复扩张 1□3 次。

六、扩张后行人工破膜，观察羊水性状，之后扩张阴道。

终末评价 通过气囊助产术，能明显缩短产程，降低手术产率。

第八节 多胎妊娠选择性终止妊娠术

一、概念及发展

人工授精和促排卵药物应用后，可出现一次 3 胎以上妊娠。为防治早产、减少围产儿病率、死亡率、母体并发胎位异常，以及脐带异常和妊高征等疾病，自1988年以来开展了在超声波指引下的胎儿穿刺术（于妊娠11~13周进行手术）。在超声波指引下选择贴近腹壁的婴儿，不选择靠近宫颈者，因靠近宫颈的胎儿死亡后可能导致胎膜早破，有造成流产的危险。

二、适应症

1. 早期妊娠　经B超证实宫内妊娠多于或等于3个胚囊者，即行选择性减胎术，减灭1个或多个胚胎，一般保留2个胎儿，使其正常发育。

2. 行药物超促排卵或体外授精　胚胎移植（IVF-ET）等助孕技术治疗的孕妇，常因有多个卵泡发育及排卵，或将多个胚胎或配子移植于宫腔及输卵管内，从而发生多胎妊娠。对此类孕妇应及早行B超确定妊娠的胚胎数目，酌情行减胎术。

三、减胎时机选择

最佳减胎时机为妊娠8~11周。小于妊娠7周时胚胎组织吸收快，对母体影响小，此时行穿刺或抽吸在技术上较难掌握，流产率较高；大于妊娠12周减胎又可能发生胚胎坏死、组织吸收不全；导致母体凝血功能障碍。

四、手术方法

主要有经阴道或经腹两种途径，一般多采取经阴道减胎术。术前嘱孕妇排空膀胱，取截石位，以碘伏严格消毒外阴及阴道，擦净残液。在B超引导下，探测各胚囊在宫内的位置与大小，使用特制的减胎穿刺针。经阴道侧、后穹窿部进针，穿过子宫壁进入所欲灭胚胎的胚囊，直接穿刺胚胎心管搏动部位。注射10%氯化钾1~2^{ml}，以心管停搏60秒为准，致使胚胎心管过渡受压或膨胀而停止跳动。24小时后B超复查，观察被灭胚胎有无心跳，尚存活者间隔1周后再行重复减胎术，但要确定为同一胚胎。每次减胎不得超过2个。

护理要点

一、术前护理

1. 心理护理　不孕症者通过治疗获得妊娠十分宝贵，但维持多胎妊娠又危害甚大，因此，医护人员必须向云飞家属说明多胎可能发生的各种并发症，胎儿数愈多，合并症的种类与成都均增加。同时讲明减胎术有可能导致流产，使其自愿接受减胎术，取得合作并接受减胎术。

2. 术前准备　行减胎术的孕妇，术前常规检查阴道清洁度，如阴道有炎症时先进行对症治疗，术前一天行外阴备皮，并备好10%氯化钾、灭菌生理盐水、一次性注射器、减胎专用针一套及必要的无菌器械包、碘伏消毒液、B超仪、穿刺架等。同时做好青霉素过敏试验。

二、术后护理

1. 心理护理　为孕妇提供术后注意事项，缓缓解其紧张、焦虑心理，并取得其合作。

2. 一般护理　术后卧床休息，严密观察有无腹痛及阴道分泌物，波爱吃外阴清洁，每日用碧洁或日舒安擦洗外阴2次。

3. 饮食护理　指导孕妇多进食富含维生素、蛋白质、纤维素的易消化饮食，常用生理盐水 500ml 加青霉素 800 万 U 静脉输注。如术后阴道有少量出血或血性分泌物，则应适当延长抗生素用药时间。

4．黄体治疗　黄体酮 40mg 肌肉注射，每日 1 次，持续应用 2~3 周。

三、出院指导

1．心理指导　出院时根据孕妇不同的心理状态，做好心理护理指导，耐心解答孕妇提出的问题，以消除顾虑。

2．嘱孕妇定期 B 超复查　观察保留胎儿的生长发育情况。

3．注意休息　适当活动，避免重体力劳动。

4．饮食指导　注意营养，多进食富含蛋白质、维生素及微量元素的食物，促进胎儿的生长发育。勿食辛辣刺激性的食物，防止流产或早产。

5．保持外阴清洁　每日用温开水清洗外阴；禁止性生活，以免引起早产。

6．加强多胎妊娠的围产保健　遵医嘱定期到门诊复查，孕 16 周 B 超复查时，注意观察子宫颈发育情况及有无内口松弛，必要时行宫颈环扎术，以增加子宫内口托负力，延长妊娠周数。孕 20 周后按时监护，必要时入院进行围产期保健保胎治疗，确保母婴健康。

（王燕）

第十四章 妇科疾病

第一节 子宫肌瘤

【一般知识】

子宫肌瘤是女性生殖器最常见的良性肿瘤,也是人体最常见的肿瘤,多见于30-50岁生育期年龄妇女,其发病率约20%,但报道的发病率远较其他发病率低。

【临床表现】

其症状与肌瘤的部位、生长速度及有无变性等关系密切,而与肌瘤大小、数目多数关系不大。

【主要症状】

1. 月经改变　肌壁间肌瘤多表现为月经周期缩短、经量增多、经期延长、不规则阴道流血等;黏膜下肌瘤主要为月经量过多。

2. 腹部肿块　多数位于腹部正中,当清晨膀胱充盈时,将子宫推向上方,更易扪及。

3. 白带增多　肌壁间肌瘤使宫腔面积增大,内膜腺体分泌增多,并伴有盆腔充血而使白带增多。

4. 腰酸、下腹坠胀、腹痛　浆膜下肌瘤蒂扭转时可出现急性腹痛。

5. 压迫症状　肌瘤压迫膀胱可出现尿频、排尿障碍、尿潴留等;压迫输尿管可致肾盂积水;压迫直肠可致便秘、里急后重、大便不畅等。

6. 不孕　据文献报道,约占25%~40%。

7. 继发性贫血　严重时有面色苍白、全身乏力、气短心慌等症状。

【护理要点】

1. 对于子宫肌瘤的相关知识做健康宣教。

2. 手术治疗者按手术后护理常规执行。

3. 严密观察生命体征的变化　观察有无内出血的发生。

4. 观察阴道流血情况　肌瘤挖除后因子宫内膜的创伤或挖透子宫,会有阴道流血。如为鲜红色,及时应用止血药或缩宫药物。如为暗红色血,则是陈旧性积血,无须处理;如是子宫全切,术后6~7天阴道残端结扎线吸收脱落时,会有少量的流血;如有鲜血时应及时报告医师处理。

5. 观察有无并发症发生　应用新技术进行治疗时,注意有无并发症发生。如应用腹腔镜时,注意有无皮下气肿;应用宫腔镜及自凝刀治疗时,注意观察阴道流血的情况;腹部术后易出现的合并症,如腹胀、尿潴留、刀口感染等。

6. 应用药物治疗者　注意指导正确用药。

第二节 卵巢癌

【高危因素】

1. 遗传和家族因素　20%~25%卵巢恶性肿瘤患者有家族史。所谓家族聚集性卵巢癌是指一家数代均发病，主要是上皮性癌。皮-杰综合征妇女有5%~14%发生卵巢肿瘤。

2. 环境因素　工业发达国家卵巢癌发病率高，可能与饮食中胆固醇含量高有关。

3. 内分泌因素　患者平均妊娠数低，未孕妇女发病多，说明妊娠可能保护妇女不患或少患卵巢癌。其原因为妊娠期停止排卵，减少卵巢上皮损伤。乳腺癌或子宫内膜癌合并功能性卵巢癌的机会较一般妇女高2倍，说明三者都是激素依赖性肿瘤。

【临床表现】

早期常无症状，仅因其他原因作妇科检查时偶然发现。一旦出现症状，常表现为腹胀、腹部肿块及腹水。症状的轻重取决于肿瘤的大小、位置、侵犯邻近器官的程度、肿瘤的组织学类型、有无并发症。

【辅助检查】

1. 肿瘤标志物 CA_{125}　80%的卵巢上皮下癌患者水平高于正常值；90%以上患者水平的消长与病情缓解或恶化相一致，尤其对浆液性腺癌更具特异性。

2. AFP　对卵巢内胚窦瘤有特异性价值，或未成熟畸胎瘤、混合型无性细胞瘤中含卵黄囊成分者有协助诊断意义。

3. HCG　对原发性卵巢绒癌有特异性。

4. CEA　癌胚抗原对胃肠道转移性肿瘤有特异性。

【护理要点】

一、卵巢癌术后引流管的护理　对卵巢癌患者采取的手术方式为卵巢癌细胞减灭术，术后一般有2~3条引流管。为防止术中误伤膀胱，术前要安插尿管；术中清扫淋巴结，术后要放置引流管引流淋巴液；卵巢癌患者术后要进行腹腔化疗，术后腹腔安置腹腔内正压引流管。

二、术后护理

1. 妥善安置各引流管　将其固定在病床的两侧，指导患者翻身时防止脱出，避免折叠、扭曲，保持引流通畅。

2. 观察引流液的量及颜色　一般尿液为淡黄色，腹腔内、外引流液为血性液，设班按时倾倒引流液，记录引流量。

3. 定期更换引流袋，并注明更换日期。

4. 观察引流管周围敷料　注意有无渗血和渗液。如有应及时更换。

5. 保持会阴部清洁　每日进行会阴擦洗2次，防止泌尿系感染。

6. 尿管拔除后，鼓励别人多饮水，及早解小便。

三、卵巢癌腹腔化疗的护理

1．做好病人心理护理，解除恐惧，使其配合治疗。

2．顺铂对肾小管有损害，用药前应检查肾功能，用药前1日及用药期间应进行静脉水化治疗，以降低肾毒性反应。

3．注药后嘱病人勤翻身，促使药物充分吸收。

4．出现恶心、呕吐反应时，及时给予对症治疗，如静脉滴注胃复安或肌注欧贝等药物。

5．顺铂化疗病人应记录尿量，每小时尿量不少于100ml，同时注意查尿及抽血查血生化，并应保持水、电解质平衡。用卡铂化疗时应注意查血常规，以观察骨髓抑制毒性反应的情况。

6．药物腹腔注入时，可用2000ml生理盐水稀释，有利于药物腹腔内均匀分布和吸收。

7．穿刺时严格无菌操作；腹腔注药时，以无菌纱布覆盖、固定。

8．拔出腹腔穿刺后，局部加压包扎，并注意体位，使穿刺侧向上，避免腹内液体顺穿刺针眼外渗。

第三节　子宫颈癌

【宫颈癌的好发部位】宫颈上皮是由宫颈阴道部鳞状L皮与宫颈管柱状上皮共同组成，两者交接部位在宫颈外口，称为"原始磷柱交接"。此交接部并非恒定：当新生女婴在母体内受到胎儿-胎盘单位分泌的高雌激素影响时，柱状上皮向外扩展，占据一部分宫颈阴道部；当幼女期由母体来的雌激素作用消失后，柱状上皮退至宫颈管内。这种随体内雌激素水平变化而移位的鳞状交接部程"生理性鳞柱交接部"。在原始鳞柱交接部和生理性鳞柱交接部之间所形成的区域称"移行带区"，为宫颈癌好发部位。

【症状】

1．阴道流血　年轻患者常表现为接触性出血，发生在性生活后或妇科检查后出血。出血量可多可少，根据病灶大小、侵及间质内血管的情况而定。

2．阴道排液　患者常诉阴道排液增多，白色或血性，稀薄如水样或米泔水状，有腥味。晚期因癌组织破溃，组织坏死，继发感染有大量浓性或米汤样恶臭白带。

3．晚期癌的症状　根据病灶侵犯范围出现继发性症状。病灶波及盆腔结缔组织、骨盆壁。压迫输尿管或直肠、坐骨神经时，患者诉尿频、尿急、肛门坠胀、大便秘结、里急后重、下肢肿痛等，严重时导致输尿管梗阻、肾盂积水，最后引起尿毒症。末期，患者出现恶病质。

【预防】

主要做好以下工作：

1．普及防癌知识，提倡晚婚，少育，展开性卫生教育，是减少宫颈癌发病率的有效措施。凡已婚妇女，特别是围绝经期妇女有月经异常者或性交后出血者，应警惕生殖道癌的可能，及时就医。

2. 发挥妇女防癌保健网工作，定期开展宫颈癌的普查、普治，每 1-2 年一次，做到早发现、早诊断、早治疗。凡 30 岁以上妇女到妇科门诊就诊者，应常规做宫颈刮片检查，有异常者应进一步处理。

3. 积极治疗中、重度宫颈糜烂；及时诊断和治疗 CIN III，以阻断宫颈癌的发生。

【护理】

一、由于手术范围广，创面大，较小的静脉丛损伤而创面渗血，故术后 24 小时内，要严密观察病人的血压、脉搏、呼吸和尿量，观察腹部刀口和阴道有无流血。如有出血或发现陷入了不足征象，及时报告医生并立即输血。

二、由于行子宫颈癌根治术时，膀胱剥离面大，周围神经末梢损伤及膀胱位置改变，术后易发生尿潴留。术后持续导尿 5 天，第 5-7 天作潮式引流，同时间段放尿，每小时一次。目的在于人工锻炼膀胱的收缩和舒张功能，同时清洁膀胱，预防泌尿系感染。第 7 天作完后测量残余尿，如果残余尿超过 200ml，再持续导尿 1-2 天，间断放尿 2 小时 1 次。若效果扔不理想，可配合感应电、电兴奋等物理疗法，协助恢复膀胱功能。若残余尿少于 100ml，表示膀胱功能已基本恢复正常。

三、插尿管期间，每日用碘伏棉球擦洗外阴 2 次，预防泌尿系感染。拔去尿管后，鼓励病人多饮水，勤解小便。

四、盆腔淋巴清除后，淋巴回流受阻，淋巴液集聚形成囊肿，称为"淋巴囊肿"，多在术后 7-8 天形成。为预防并减少淋巴囊肿的产生，术中一般在腹膜外放置 2 根引流管，引流量一般在 100m/以内，为血性管，插管期间要妥善固定，防止扭曲、按压、脱落。下床时引流管不宜高于耻骨联合，以免引起引流液倒流，导致感染，48~72 小时候引流液逐渐减少，方可拔掉。

第四节 子宫内膜癌

【病因】

确切病因不清楚，可能与下列因素有关：

1. 雌激素对子宫内膜的长期持续刺激　长期接受雌激素刺激而缺乏孕激素对抗的情况下，可导致子宫内膜癌的发生。

2. 子宫内膜增生过长　国际妇科病理学协会将子宫内膜增生过长分为单纯型、复杂型、与不典型增生过长。单纯型增生过长发展为子宫内膜癌约为 1%，复杂型增生过长约为 3%，不典型增生过长发展为子宫内膜癌约为 30%。

3. 体质因素　内膜癌多见于肥胖、高血压、糖尿病、未婚或少产的妇女，这些因素是内膜癌的高危因素。

4. 绝经后延　绝经后延妇女发生内膜癌的危险性增加 4 倍，内膜癌患者绝经年龄比一般妇女平均晚 6 年。

5. 遗传因素　约 20%内膜癌患者有家族史，内膜癌患者近亲有家族肿瘤史比宫颈癌患者高2倍。

【临床表现】

1. 症状　早期无明显症状，仅在普查或其他原因检查时偶然发现，一旦出现症状则表现为：

①阴道流血　表现为不规则阴道流血，量一般不多，大量出血者少见。绝经后患者表现为为持续或间歇性流血；尚未绝经者，则诉经量增多、经期延长或经间期出血。

②阴道排液　少数患者诉白带增多，早期多为浆液性或浆血性白带；晚期合并感染，则有脓血性排液，并有恶臭。

③疼痛　一般不引起疼痛。晚期当癌瘤浸润周围组织或压迫神经可引起下腹及腰骶部疼痛，并向下肢及足部放射。若癌灶侵犯宫颈，堵塞宫颈管导致积腔时，可出现下腹胀痛及痉挛样疼痛。

④全身症状　晚期患者常伴全身症状，如贫血、消瘦、恶病质、发热及全身衰竭等。

2. 体征　早期时妇科检查无明显异常，子宫正常大小、活动，双侧附件软，无块物。当疾病逐渐发展，子宫增大、质稍软；晚期时偶铜陵癌组织自宫颈口脱出，质脆，触之易出血。合并宫腔积脓时，子宫明显增大，及软。癌灶向向周围浸润，子宫固定在宫旁或盆腔内扪及规则的结节状物。

治疗原则

一、手术治疗　首选治疗方法，可根据临床分期决定手术范围，Ⅰ期患者行扩大子宫全切术及双侧附件切除。Ⅱ期以上应行广泛子宫根治术及双侧盆腔淋巴结清扫术。

二、手术加放射治疗　Ⅰ期患者腹水中找到癌细胞或深肌层已浸润，淋巴结可疑可已有转移，手术后均加用放射治疗。

三、放射治疗　腺癌对放疗不敏感，但在老年或严重合并症，不能耐受手术与Ⅲ、Ⅳ期病例不能手术者，应考虑放射治疗，均有一定的效果。

四、孕激素治疗　对晚期或复发癌患者，不能手术切除或年轻、早期、要求保留生育功能者，均可考虑孕激素治疗，如甲羟孕酮，剂量要大，时间要长。如甲羟孕酮200~400mg/d，每周2次，至少用10~12周才能评价有无效果。

五、化疗治疗　晚期不能手术或手术预计复发，可考虑使用化疗，常用药物有阿霉素、5-氟尿嘧啶、丝裂霉素、铂类化学药物等。

【护理要点】

一、子宫内膜癌相关知识的健康宣教。

二、手术病人执行妇科腹部术后护理常规。

三、内膜癌常伴有"三联征"，即肥胖、高血压及糖尿病。这三个方面应加强护理。

四、保持负压引流管通畅，观察颜色及量。负压引流管一般48~72小时拔除。

五、子宫内膜癌根治术后，寄留置尿管7~9日，术后第5天时，采用引流，并间断放尿，每24小时1次。训练膀胱自主排尿功能。在此期间，应保持尿管通畅，注意引流尿液量和性质。

六、观察有无并发症发生 对子宫内膜癌手术病人，术后应观察有无尿潴留、淋巴囊肿及切口感染发生。

七、观察有无并发症发生 尿潴留与泌尿系感染是子宫内膜癌根治最常见的并发症，其次是切口感染概率因合并肥胖和糖尿病而加大；盆腔淋巴囊肿发生率为0.5%~4%。

八、合理膳食 饮食应选择低热量、低胆固醇、高蛋白饮食，并多食富含维生素的蔬菜、水果。合并糖尿病者应在术前积极控制血糖，饮食中限制糖的摄入。应用胰岛素治疗时，注意有无低血糖反应，每日检测空腹血糖，调整胰岛素的用量。

九、药物治疗时，指导正确用药，对药物的作用原理、可能出现的副反应应予以告之，使患者正确用药。

第五节　妊娠滋养细胞疾病

【概念】

妊娠滋养细胞疾病（gestational trophoblastic dis-ease，CTD）是一种来源于胎盘绒毛滋养细胞的疾病，包括葡萄胎、侵蚀性葡萄胎、绒毛膜癌（简称绒癌）和一类少见的胎盘部位滋养细胞肿瘤。以绒癌为例。

【临床表现】

1．阴道流血　是主要症状，由于子宫病灶侵蚀血管或阴道转移结节破溃引起。产后、流产后或葡萄胎清除后，出现阴道不规则流血，量多少不定。

2．腹痛　因癌组织侵及子宫壁或子宫腔积血引起下腹胀痛，也快因癌组织穿破子宫或脏器转移灶破裂而致急性腹痛。

3．盆腔肿块　因子宫内病灶、宫旁转移性肿块或卵巢黄素化囊肿。妇科检查时可触及肿块。

4．转移灶表现　症状、体征视转移部位而异。

①肺转移　癌症侵及支气管，多有咳嗽、血痰或反复性咯血；阻塞支气管，则形成肺不张；转移灶接近胸膜，可出现胸痛及血胸；急性肺栓塞，表现为肺动脉高压及呼吸循环功能障碍。

②阴道转移　为宫旁静脉逆行性转移所致，转移灶多位于阴道下段前壁，呈紫红色结节突起，破溃后可引起大出血。

③脑转移　常继发于肺转移后，是绒癌致死的主要原因。临床病程分为3期：瘤栓期，因脑组织缺血出现一过性症状，如猝然跌倒、失明、失语等。脑瘤期，发生头痛、呕吐、抽搐、偏瘫以致昏迷。脑疝期，病情逐渐加重，颅压不断升高，进入脑疝期易致死。

④肝转移　常提示有肺或阴道转移，是预后不良因素之一。往往出现黄

疸、肝区疼痛及消化道症状，通过 B 型超声等影像学检查可及时诊断。

【护理要点】

一、饮食指导 应给病人提供高蛋白、高维生素、易消化的饮食，如牛奶、豆浆、鸡蛋、鱼肉、煮烂的蔬菜、水果等，并鼓励病人多进食。要根据病人的口味烹制，做到色、香、味营养俱全，并指导病人进食前后漱口；如病人有口腔溃疡，可根据溃疡的程度给病人进食流质或半流质食物；如病人有呕吐或腹泻，则要保证病人的液体摄入。

二、注意有无造血系统障碍 随时检测血常规，注意有无白细胞及血小板下降。如白细胞下降低于 $3.0\times10^9/L$ 几应与医生联系考虑停药，通知病人少到人口密集区，生活中注意通风，防止感冒，并注意与其他人隔离，应用升白药；如血小板下降，应嘱病人避免受伤防止出血不止，不食过硬食物，防止牙出血，需要时补充新鲜的血小板。

三、定期检测肝功能和肾功能 如有异常时，应用保肝药物，待功能恢复正常后继续应用化疗药物。

四、有口腔溃疡者 应 1 日 3 次用软毛刷刷牙或消毒液漱口，并做到晨起、三餐前后、睡前漱口。给予流质或半流质饮食，避免刺激性食物。进食前 15 分钟可用麻醉药（如 0.5%地卡因溶液）涂溃疡面，以减少进食疼痛。症状严重者可静脉滴注高营养。

五、恶心、呕吐的病人 应合理安排用药时间，分散病人的注意力，于用药前半小时使用镇吐剂，观察呕吐物的量和性质。呕吐严重时应补充液体，防止电解质紊乱，给病人烹制其爱吃的饭菜，保证营养摄入。

六、腹泻的病人 应观察大便的次数、量和性质，及时补充液体，防止电解质紊乱，并及时使用止泻药物。

七、心理指导 病人普遍都有恐惧感，担心不能恢复到以前的样子，怕家庭、社会嫌弃自己等。告诫病人脱发和色素沉着都是暂时的，化疗后会慢慢恢复，耐心倾听病人诉说恐惧和不适，积极为其解决问题，关心病人，以取得其信任，鼓励病友见相互交流，分享感受。

（王 燕）

第十五章 社区护理

第一节 健康教育与健康促进

随着社区发展和科技进步，自我保健能力和健康意识成为制约人类健康水平提高的重要因素。作为预防医学重要组成部分的健康教育促进正逐渐成为社区卫生服务和精神文明建设的重要内容。

一．健康教育与健康促进的基本概念

（一）健康与影响健康的因素

健康是人类生存的基础，是经济发展、社会进步、民族兴旺的保证。健康教育是以促进人类健康为目的的特殊教育活动。因此，对健康内涵的全面了解，有助于指导健康教育与健康促进实践。

1.什么是健康。1948年，世界卫生组织（WHO）在其《组织法》中给健康下的定义是"健康不仅仅是没有疾病或虚弱，而且包括躯体、精神和社会适应方面的完好状态"。近年有人主张把"道德"列入健康范畴，即从道德的观念出发，每个人不仅对个人健康负责，同时也要对社会健康承担义务。

2.影响健康的因素。影响人类健康的因素很多，概括起来有四个方面：行为和生活方式、环境因素、生物学因素和卫生服务。四类因素中行为和生活方式越来越受到人们的重视，而以个人、群体的行为改变和环境改变为着眼点的健康教育和健康促进将成为全球第二次卫生革命的核心策略。

（二）健康教育与健康促进

1.健康教育，健康教育是一门研究以传播保健知识和技术，影响个体和群体行为，消除危险因素，预防疾病，促进健康的科学。它通过信息和行为干预，帮助个人和群体掌握卫生保健知识，树立健康观念，自愿采纳有利于健康行为和生活方式的活动与过程。其目的是消除或减轻影响健康的危险因素，预防疾病，促进健康和提高生活质量。

健康教育是有计划、有组织、有系统、有评价的教育活动，它的核心是教育人们树立健康意识，养成良好的行为和生活方式。健康教育的实质是一种干预，它提供人们行为改变所必需的知识、技术与服务（如免疫接种、定期查体），使人们在面临促进健康、防治疾病、康复等各个层次的健康问题时，有能力做出行为抉择。

2.健康促进。世界卫生组织给健康促进下的定义是：健康促进是人们维护恶化提高他们自身健康的过程，是协调人类与他们环境之间的战略，规定个人与社会对健康各自所负的责任。可见，健康促进是指充分利用各种手段，广泛动员和协调个人、家庭、社区及设计各部门履行各自对健康所负的责任，共同维护和促进健康的一种社会行为。其基本内涵包括个人行为改变和政府行为（社会环境）改变两个方面，并重视发挥个人、家庭、社会的健康潜能。

健康促进涉及五个主要领域：1.制定能促进健康的公共卫生政策；2.创

造支持的环境；3. 加强社区活动；4. 发展个人技能；5. 调整卫生服务方向。

二. 传播与传播技巧

（一）传播概述

1. 传播。在社区卫生服务工作中，卫生人员向社区居民传递有关的健康知识和信息，帮助他们养成良好的卫生习惯，同时通过各种渠道了解他们是否真正接受健康信息或采纳了健康行为，或者在某一过程中遇到什么问题等，以便提供必要的帮助，这些信息传递与收集的活动就是传播。也就是说，一个完整的传播过程不仅要发送信息，而且要注意收集反馈消息。

2. 传播的分类。按照传播活动主客体的相互关系及其特征，分为四种基本类型：（1. 人际传播；（2. 大众传播；（3. 组织传播；（4. 自我传播。但作为社区卫生人员，了解人际传播和大众传播就可以了。

3. 传播模式。五因素模式：回答了下列五个问题：（1. 谁（who）；(2. 说了什么（says what）；（3. 通过什么渠道（through what channel）(4. 对谁(to whom)；(5. 取得什么结果（with what effect）。虽然他不能解释和说明一切传播现象，但抓住了五部分的研究范围和内容，从而形成了传播学研究的五大领域，为传播学研究奠定了基础。

双向传播模式：即把传播描述为一种有反馈的信息双向循环往复的过程。

3. 传播要素。在传播学中，传播要素包括传播者、信息、媒介、受传者、效果和反馈五个方面。

（二）人际传播及其技巧

1. 人际传播。人际传播也称为人际交流，是指人与人之间的一种直接的信息沟通活动。这种交流活动主要是通过语言来完成，也可以通过非语言的方式来进行，如动作、手势、表情、信号（包括文字和符号）等。

2. 人际传播的特点。(1. 人际交流简便易行，不受机构、媒介、时空等条件的限制，可以比较随意地进行；(2. 交流双方可以互为传播者和受传者，交流充分，反馈迅速，可以及时了解对方对信息的接受程度和传播效果；(3. 人际交流有利于提高传播的针对性并可以及时调整传播策略，对双方的态度和行为产生更深刻的影响；(4. 与大众传播相比，人际传播的速度慢，信息量小，传播范围相对较小。

3. 人际传播的技巧

（1）说话的技巧。语言是人类传播信息最基本的工具。信息传递的是否清楚、准确，产生的效果如何，与说话的技巧有很大的关系。说话的技巧表现在两个方面：第一使用对方能听懂、能理解的语言和词汇，发音要清晰，讲话的速度要适宜，使对方懂得和理解讲话者所传递的信息；第二使用生活的语言、丰富的表情和抑扬顿挫的语调等使对方产生兴趣和共鸣。

（2）听话的技巧。听话技巧又称倾听技巧。倾听不仅仅是认真和专心的听，还包括从听到的信息中了解对方的意图和情绪，听到所要理解的要点。倾听技巧主要表现在一些好的听话习惯上，包括以下几点：1). 在听对方讲话时要专心，不要被外界所干扰而转移自己的注意力。2) 不要轻易打断对方的讲话，要耐心地听对方的讲述，必要时还可以恰当的引导。3）对对方的讲话要实时地做出恰当的反应，如点头或说"哦"、"唉"等，表示自己在认真的听，使对方受到鼓励和尊重。4）．要善于听出"话外音"，不要急于表达自己的观点和看法，不要轻易对对方的话作出评论。

（3）观察的技巧。简单的说，观察就是用眼睛看，通过眼睛来收集信息。通过观察对方的动作、表情，以及周围环境（包括人、物等）对交流的影响，获得有价值的信息，丰富交流的内容。观察的技巧主要是细心、全面和敏锐。观察室管要敏锐，善于谱捉细微的变化，透过表面现象，发现深层的内心活动和被掩盖的是事物，从而获得真实的信息。

（4）提问的技巧。提问是为了得到答案，从回答中得到信息。怎样提问才能有利于交流，有利于获得真实和尽可能多的信息，则要讲究技巧。1）．提问时要注意对方的表情和感受，应创造轻松愉快的交流气氛，不要一个接一个地问，应该给对方间隙。2）．要设法使服务对象感到所提问问题与自己利益相关，才能吸引对方注意和回答问题。3）．对敏感性问题的提问尤其需要注意。可以先问一般性问题，在逐步深入，并且要选择适宜的时间和场所。4）．要了解对方知、信、行方面的信息，尽可能多让对方发表意见，不要过多地限制回答的范围。5）态度要和蔼，不可用质问的口气。6）试探性提问可以帮助打破僵局，促进交流，也适用了解敏感性信息 7）所提问题应尽可能、明确。

（5）反馈的技巧。在人际交流中反馈有三种形式：语言反馈、体语反馈和书面反馈。体语反馈包括动作和表情，书面反馈包括文字、图画、符号等。反馈也分三种不同的性质：积极性反馈、消极性反馈和模糊性反馈。受传者向传者做出赞同、支持、理解的反应为积极性反馈，而与其相反的反应则为消极性反馈。没有明确立场、态度、和感情色彩的反应为模糊性反馈。反馈技巧主要有：1）．根据不同的人物、时间、地点等特定因素及交流的内容采用适当的时间反馈形式。2）对对方传递的信息表示感兴趣，用专注的神情或微笑、点头等积极性反馈来鼓励对方充分交流。3）用积极性单靠支持、肯定对方时态度要鲜明，观点要明确。4）用消极性反馈否定、反对和纠正对方时态度要缓和、口气要婉转。5）用迷糊性反馈回避对方所涉及的敏感问题。

（三）健康资讯

1. 深市健康咨询。健康咨询是近年来兴起的一项寻求有关疾病、健康、保健、医药、康复等有关信息和专业技术的服务项目。健康咨询的目标和任务是向求助者所提供所需要的健康信息和专业技术帮助，使咨询对象能够自己选择有利于健康的信念、价值观和行为，掌握有关的保健功能。

2. 健康咨询的形式

（1）门诊咨询：许多医院或保健部门都设有不同服务内容的咨询门诊，如妇科咨询门诊、糖尿病咨询门诊等。这种形式的优点是，有专业知识和经验丰富的医务人员负责，专业性强；其缺点是，坐等咨询对象上门，不利于深入基层群众。

（2）随访咨询：社区卫生服务人员深入家庭、病室或其他一切自然场合开展咨询工作。这种方式简便易行，机动灵活，比较亲切，针对性强，很受群众欢迎。

（3）电话咨询：利用电话回答咨询对象的问题。这种方式简便易行，不受空间的限制。而且双方不见面，有利于消除顾虑，特别适合某些敏感问题，如艾滋病、性病咨询等。

（4）书信咨询：通过书信往来的形式询问和回答。这种形式适用于某些较复杂的内容，如说明病史、思想感受等；也适合某些敏感问题或咨询对象不愿意暴露在别人面前等情况。

（5）共同咨询：通过网络、广播、报刊、电视等媒介，回答听众、读者、观众某些共同关心的问题。这种方式的优点是可以为众多的人服务，产生较大的效果和影响。

3. 健康咨询原则

（1）建立关系的原则：一个咨询者要从一开始就努力与咨询对象建立良好的人际关系。态度要和蔼，使对方感到轻松，没有拘束。咨询者的良好语言和表现可以使咨询对象产生信任感。

（2）理解性原则：咨询者必须努力使自己站在服务对象的立场去理解对方的思想感情，要设身处地地体验对方的感受。

（3）非指导原则：咨询者应该以平等的态度去看待和尊重求救者自己的选择，不要把自己的价值观、处世原则和解决问题的方法强加于对方，而帮助求助者自行作出选择。

（4）保密原则：咨询人员可能会听到许多私下或令人难堪的问题，应对其他所有人保密，这是与咨询对象建立信赖关系的关键。

4. 健康咨询的过程和步骤

（1）收集信息：咨询之处，咨询者应尽量多从对方收集信息，收集到的信息越多，就越了解对方的情况，那么咨询者的建议就越中肯，咨询效果就越好。

（2）分析信息：在收集信息的过程中，咨询者应不断的对信息进行分析，找出服务对象存在的问题，并分析导致问题的原因。

（3）反馈信息：对咨询对象提出的问题做出回答，或给对方以知识。

（4）咨询深入：在交流的基础上，进一步深入交谈，帮助咨询对象建立信心、认识方向和目标、做出选择。

（5）终止咨询：这是咨询活动的最后一个阶段。即鼓励咨询对象，巩固咨询结果，并结束咨询。

5. 健康咨询的技巧

（1）咨询者出现在服务对象的面前时，应该衣着整洁、端庄大方。

（2）咨询者接待来访者时，应热情、友好和轻松。

（3）咨询者应主动拉近与来访者之间的距离。

（4）咨询者要用话语和行动表现出来访者的真诚。

（5）在手机信息时，要认真听取对方的诉说，并细心观察对方的面容和表情变化，通过倾听和观察获取第一手资料。

（6）不要被外界所干扰，眼睛轻松地关注对方，并经常点头表示听懂了对方的讲话。

（7）提问时可从一般性问题起，逐渐深入到问题的本质；尽量少用封闭式提问，多用开放式提问，适当运用探究性问题。

（8）不要轻易打断对方的讲话，要尽可能地让咨询对象谈出全部的思想和观点。

（9）帮助咨询对象分析问题所在，找出问题症结，提出建议。

（10）信息反馈阶段，要使用建议性语言，切忌劝服或过分鼓励。

（11）在终止咨询阶段，要特别注意给予表扬和鼓励，帮助咨询对象建立解决问题的信心。

（四）大众传播及媒介的应用

1.大众传播的概念。大众传播是指职业性信息传播机构和人员通过广播、电视、报纸、杂志、书籍等大众传播媒介和特定传播技术手段，向范围广泛、为数众多的社会人群传递信息的过程。

2.大众传播的特点。（1）传播者是职业性信息传播机构和人员，并需要借助于非自然的传播技术手段；（2）大众传播的信息是公开的、公共的，面向全社会人群；（3）大众传播的信息量大，覆盖面广，传播速度快；（4）大众传播是单向的，信息反馈速度缓慢。

3.大众传播媒介的选择。凡是具有大专传播活动特征的、在大众传播活动中应用的媒介均属于大众传播媒介。大众传播媒介主要是指广播、电视、报纸、杂志、书籍等。此外，在健康教育中经常使用并广泛散发的卫生标语、卫生传单，以及置于公共场所的卫生宣传画等，也属于大众传播媒介。

恰当地选择传播媒介，是取得预期传播效果的一个重要特征。选择的媒介必须具有针对性、可及性、经济性和速度快等特点，并且要保证传播效果

（五）影响传播效果的因素及对策

1.影响传播效果的因素。影响传播效果的因素包括环境因素、传播者因素、信息因素、媒介与渠道因素、受传者因素等五个方面。

2.提高传播效果的原则。（1）创造良好的传播环境；（2）树立良好的传播者形象；（3）注重信息的选择和制作；（4）正确选择传播媒介；（5）以受传者的需求为传播目的。

三、行为与行为干预

（一）行为概述

行为是集体在外界环境刺激下所引起的反应，包括内在的生理和心理变化。由于人类具有生物和社会两种特性，所以人类的行为也分为本能的和社会的两大类。

1. 影响行为形成和发展的因素。概括起来有以下三个方面：遗传因素、环境因素和学习因素。

（1）促进健康行为：是个人和群体表现出的、客观上有利于自身和他人健康行为。如平衡膳食、合理营养、经常锻炼、定期体检、适量饮酒、不吸烟等。具有有利性、规律性、和谐性、一致性、适宜性五个基本特征。

（2）危害健康行为：是个体或群体偏离个人、他人、社会所期望的行为。如吸烟、酗酒、吸毒、精神紧张、脾气暴躁、高脂饮食等。主要表现为：对自己、对他人、对社会健康有直接或间接、明显或潜在的危害作用；对健康的危害有相对的稳定性，即对健康的影响具有一定作用的强度和持续时间；是个体在后天生活中形成的，故又称为"自我创造危险因素"。

（二）行为干预

1. 行为干预主要包括行为指导和行为矫正两类

（1）行为指导是通过语言、文字、声像等材料进行信息传播、教育培训和具体指导，帮助教育对象增进健康知识，建立和形成健康行为和生活方式。如倡导不吸烟，告诫人们少吃盐，规劝孕妇住院分娩等。

（2）行为矫正正式按照一定的期望，在一定条件下，采用一定的措施，促进矫正对象改变自身特定行为的干预过程。主要技术包括脱敏法、示范法、厌恶法、消除法等。

2. 行为干预策略。所以干预对象在决定是否采纳健康行为时都需要经历几个不同的阶段。简单地概括为：接受健康教育，了解健康行为阶段；改变信念态度，接受健康建议阶段；尝试健康行为，初步改变不健康行为阶段；坚持和确立健康行为阶段。其干预策略为：了解-传播；接受—鼓励；尝试—指导；坚持—强化。

3. 行为干预的方法

（1）行政干预：行政干预是指通过政府机构运用行政手段，对社区或团体的不见健康行为进行行政措施干预。可以表现在以下方面：提供资源支持；提供政策支持；提供人力支持；创造支持环境。

（2）法规干预：法规具有强制性和指令性的特点，以法规条例作为特殊手段，使群体的行为符合社会或社区所提倡的健康规范。

（3）传播（信息）干预：传播是干预的主要手段之一。它主要是用信息传播的方法干预、影响人的行为。人们在接受信息后，往往会受到信息的影响发生认知改变。大量的、反复的信息传播，可以使人们的行为发生改变。正如电视反复多次播放，就能诱导消费者购买商品。

（4）教育干预：教育干预是较行政干预更专业化，转传播和信息干预具有针对性的一种以培训为主要手段的社会教育活动。社会教育的对象是成人群体，一般通过组织学习小组、举办培训班、专题讲座等形式来完成。通过有计划、有组织、有系统的教育活动，不仅提供知识信息，唤起人们的健康知识，而且指导受训者建立健康行为。

（5）技能干预：技能是指以操作为主要方式的活动能力。技能干预是通过目标人群掌握自我保健技能来获取健康。技能干预可以是针对个体的,也可以针对群体。通过技能训练使干预对象掌握必要的技能,进而通过应用这些技能改变原有的行为。

4. 行为干预的类型

(1)个体干预:健康教育的主要目标是改变人们的不健康行为,培养、建立和巩固有益于健康的行为和生活方式。不同的个体有其自身存在的特殊的不健康行为,另一个方面不同个体面对健康信息和健康行为的建议有不同的表现。因此,对个体进行行为干预时必须对其有所了解,才能使干预有针对性。对某些比较特殊的个体行为进行干预,多数必须使用特殊的行为矫正技术。

(2)团体干预:团体是一群具有共同特定目标的人按照一定的组织关系组成的,如政府部门、学校班级、工厂车间等。团体比一般群体更能体现出组织性。团体成员之间互相影响,互相作用,感情上互相沟通,心理上互相依赖,行为上互相影响。团体成员对团体有认同感归属感,团体对其成员可以施加影响。在某些团体中存在着不利于健康的集体行为如生活不规律,吸烟,酗酒,不讲卫生等。

四、社区动员

(一)社区动员概述

社区员是把满足社区居民需求的社会目标转化成社区广泛参与的社会行动的过程。它始于社区,贯穿于社区卫服务的全过程。社区动员的目的是:①使社区人群主动参与社区卫生服务的整个过程,包括需求评估、计划、实施与评价;②活动所需要资源;③建立强有力的行政与技术管理体系。

社区动员的关键因素包括:①目标应能真实反映社区人群的需求;②活动必要社区卫生服务投入的承诺;③确定和协调社区资源;④多渠道与社区沟通信息;⑤为获得社区内外的资源和支持伙伴关系;⑥建立有效的管理组织结构和工作程序。

(二)社区参与和健康促进策略

根据社区的性质、社区动员在决策和管理中的权利程度不同,可分为以下几个类型:

1. 社区管理。完全由社区成员自行决定所要解决的问题,并对决策和实施过程的管理有绝对的权利。适用于对社区动员有强烈同感的社区。采取的策略是社区发展,强调自主、自力原则,从社区本身认同的问题开始着手。

2. 社区代表。指在一个复杂的社会系统中由正式选举产生或任命的政府官员、民意代表、不同利益集团协商和合作来实现的社区参与。采取的策略是协调合作,由社区和主管卫生部门或政府共同确定问题、决策和管理。

3. 社区参与。指由外来决策者或专家提出问题,进入社会、邀请社区成员参加,与社区共同进行某些既定的健康项目。采取的策略是以社区基础的干预策略。

4. 社区咨询。在社区需要评估时，广泛向知情人、社区中有影响的人以及目标人群代表征求意见。通过多种方式向政府官员反映他们的想法，同时可以有效地把社区卫生服务纳入决策过程。

（三）社区动员的要素

1. 开发领导。争取各级政府领导对社区卫生工作的重视和支持，是社区卫生服务工作顺利开展和可持续发展的重要条件。

2. 建立和加强部门间合作。健康涉及社区生活的各个方面，单靠卫生部门不可能解决与健康有关的各种问题，必须加强与各部门的合作，建立伙伴关系，共同努力保障人民健康。

3. 动员社区、家庭和个人参与。社区是健康教育和健康促进的基本场所，应大力宣传动员社区的决策者，使他们充分了解社区卫生工作的重要意义、有关健康促进的实用知识和方法，负起对社区居民健康的责任，提供帮助他们提高组织，并获得实施社区卫生服务所需资源的能力。街道办事处和居委会是社区卫生服务的重要力量，应注意发挥他们在社区卫生服务中的组织协调作用。要注意发挥成员的作用。对社区居民要宣传个人的健康责任，人人享有卫生保健的权利，每个人也都有参加社区卫生工作的义务，应提供各种机会使他们能经常参与决策和学习，学习影响环境和行为改变的知识和技能。

4. 发挥非政府组织的作用。非政府组织如妇联、共青团、宗教团体、协会、志愿组织等在社会发展中的作用日益重要。应注意动员和发挥他们的作用。

5. 动员专业人员参与。社区卫生人员是社区卫生服务的提供者。他们的工作直接影响社区卫生服务和扩大居民享有卫生保健的质量，影响居民的保健意识和健康行为，动员社区卫生人员的积极参与至关重要。

五. 社区健康教育与健康促进

（一）社区健康教育是指以社区为单位，以社区人群为教育对象，以促进居民健康为目的，有组织、有计划、有评价的健康教育活动。其目的是发动和引导社区居民树立健康意识，关心自身、家庭和社区的健康问题，积极参与健康教育与健康促进规划的制定和实施，养成良好卫生行为和生活方式，以提高自我保健能力和群体健康水平。

社区健康促进则是指通过健康教育和环境支持改变个体和群体行为、生活方式，降低本地区的发病率和死亡率，提高人群的生活质量和文明素质。社区健康促进的两大构成要素是：健康教育及其他能促使行为和社区环境有益于健康改变的一切支持系统。这就要求各级政府采取行政措施，从组织、政策、制度、经济方面对健康需求提供支持，不断完善社区卫生服务，并建立各有关部门参加的社会大联盟，通力合作，为群众创造健康的生活工作条件。

（二）社区健康教育与健康促进策略

1. 社区组织与动员。社区健康教育与健康促进是全新的社会系统工程。国际健康促进大会将"加强社区行动"列为健康促进五大领域之一。强调健康促进的核心是把社会的健康目标转化为社区的行动。因此，社区健康教育与健康促进是一项多部门合作的综合体现，做好社区健康教育工作的关键是取得社区决策者的重视和支持，争取社区卫生机构、社会团体及各单位的协作，动员社区每个家庭和居民的积极参与。包括：1.开发领导，实现行政干预；2.动员社会力量，建立健全组织网络；3.依靠家庭力量，实施健康教育；4.广泛动员群众，促使人人参与。

2.开发利用社区资源。社区资源是指社区借以生存发展的物质和非物质在资源。包括人力资源、财力资源、物力资源和信息资源等。

3.健康信息传播

（1）信息传播在社区健康教育与健康促进中的作用与意义。传播与教育并重，是20世纪80年代中期以来国际健康教育发展的重要趋势。传播作为一种信息过程，是社区健康教育与健康促进最基本的工作策略和干预方法。实践表明，将健康传播纳入社区卫生规划，使之为特定的社区健康目标服务，为健康教育与健康促进决策提供科学依据和方法，有利与充分有效地利用健康教育资源，取得事半功倍的效果。否则，往往会停留在单纯的知识传播上，也就是停留在卫生宣传的阶段。

（2）社区中的健康传播过程。健康信息的传播是新信息（新观念、新知识、新的行为方式）在社区人群中被认识和被采纳的过程。健康信息经媒介、人际交流等渠道传递给社区人群。在这连环不断的信息流动过程中，人们通过讨论、理解形成各自的反映。社区群众在接受新信息的先后和程度上是不同步的。早期采纳者只是少数人，但他们在社区中有很大影响，在新观念、新事物的接受和推广方面起着重要的示范作用。

（3）传播策略的选择。首先根据社区特点选择传播策略。社区健康教育应根据各自特点和需求，确定重点目标人群，有的放矢。其次根据目标人群特征优选教育内容。然后根据目标人群的文化水平、接受能力、风俗伦理等特点，设计形式多样、简明实用、通俗易懂的健康讯息。无知阶段：宣传发动，引发目标人群对特定健康问题的注意；知晓阶段：提供知识，进行说服教育；劝服阶段：提供方法，鼓励人们尝试新事物；决策与采纳阶段：支持强化，鼓励人们保持新行为。

（三）社区健康教育与健康促进的基本内容

1.社区常见疾病防治的宣传教育

（1）慢性非传染性疾病的社区防治。慢性非传染性疾病如高血压、冠心病、脑血管病、癌症、糖尿病等，已成为我国城市居民重要的死因，严重威胁人们的健康与生命。慢性病社区防治中，健康教育的主要内容有：①提倡健康的生活方式，控制行为危险因素。②普及慢性病防治知识，提高自我保健能力。主要包括：引起疾病的主要病因、早期症状及表现，早期发现和早期治疗的意义，家庭用药及护理知识，心脑血管意外的家庭急救等。③增强从医行为，提高对社区卫生服务的利用。如定期检查，积极参加健康咨询、疾病普查普治，遵医嘱坚持药物和非药物治疗等。

(2) 提高警惕，防范新老传染病。由于国际间交往的增加，城市过分拥挤，缺乏安全的饮用水，处理和加工食品的方式变化，社会人群中思想观念和生活方式多元化，以及滥用抗生素等诸多因素，造成新发生或"死灰复燃"的传染病，如艾滋病及其感染者、性病、乙型肝炎、戊型肝炎、结核病等，这些病已构成对居民健康的极大威胁，应加强对其防治的宣传教育。

(3) 加强安全教育，防止意外伤害。意外伤亡，如交通事故、劳动损伤、溺水、自杀等，是当前造成青年人死亡和病残的最常见原因。教育居民在日常生活和工作中，提高自我防护意识，加强青少年的安全防护措施，防止意外事故的发生。

2. 家庭健康教育

(1) 家庭饮食卫生与营养。包括膳食的合理搭配，食物的合理烹调，定时定量，炊具、食具的简易消毒方法，碘盐的保管与食用，夏季食品的简易冷藏和贮存方法，暴饮暴食、偏食、酗酒对健康的影响，以及常见食物中毒的预防知识等。

(2) 家庭急救与护理。家庭急救知识包括烧、烫伤、触电、跌伤等意外事故的简易急救方法和处理原则，人工呼吸操作方法，集体中常用药物的保存与使用方法，以及血压计、体温表的使用方法等。

(3) 居民环境卫生知识。包括居室的卫生要求；居室的合理布局，居室装修卫生问题；居室采光照明的卫生要求及对健康的影响；冬季取暖应注意的问题，如预防煤气中毒、减少煤烟污染等。

(4) 生殖健康教育。包括计划生育，优生优育优教，妇幼保健，性生活知识等。

(5) 家庭心理卫生教育。家庭的发展经过创立期、生殖期、学龄期、创业期、空巢期等不同阶段，每一段有其特定的角色和责任，如果家庭成员适应或处理不当，便会产生相应的健康问题。根据家庭发展阶段与问题，适时提供咨询与指导协助家庭成员正确解决面临的问题。例如，独生子女教育，正确对待与处理夫妻之间、婆媳之间、父母与子你之间关系，保持良好的人际关系、和睦的家庭气氛，防止和消除社区心理紧张刺激，促进家庭心理健康。

3. 社会卫生公德与卫生法规教育

学习、掌握有关城市卫生管理的法规，有助于提高城市居民的法制意识，提高搞好城市卫生管理的自觉性和自制力。大力提倡良好的卫生道德观念和有益健康的生活方式，使社区居民自觉的维护社区形象，与破坏社区卫生与文明的不良现象作斗争。

(四) 社区健康教育的主要形式与方法

1. 个体和家庭健康教育

(1) 建立完整的个人、家庭健康档案，包括医疗保健记录、双向转诊记录、健康教育培训记录等。

(2) 开展社区主要疾病高危人群监测及定期进行健康教育和生活、行为的指导。

(3) 开展面对面的健康咨询与指导,并开出健康教育处方,激励他们改变不良行为和生活方式。

(4) 深入家庭开展健康教育,指导居民科学的膳食营养、抚育子女、改善生活环境等。

2. 群体健康教育

(1) 利用各种传播渠道,普及卫生科学知识。积极争取当地报社、电台、电视台等开辟健康教育专栏,向群众普及卫生科学知识。建立固定的宣传阵地,如卫生宣传橱窗、宣传栏、黑板报、结合社区中心卫生工作和季节性疾病防治,定期更换宣传内容。组织文化、教育等部门开展健康教育和全民健身运动,并利用街道老年活动室、文化活动站开展健康教育活动与培训。

(2) 开展"卫生科普一条街"活动。组织发动城市商业区的各行各业,根据行业特点,开展健康教育活动。例如,创建无烟商场,布置卫生宣传橱窗,结合商品介绍宣传卫生保健知识。实践证明,这种方法不仅群众喜闻乐见,而且有利于长期坚持,是对城市居民进行健康教育的一种简便有效的形式。

(3) 建立健康教育示范小区。抓好典型,以点带面是普遍应用的一种有效工作方法。在突破传统的卫生宣传模式,开创社区健康教育与保健促进新格局的过程中,建立健康教育示范小区具有典型示范、指导全局的重要作用和意义。

六、健康教育与健康促进的评价

(一) 评价概述

评价是一种比较手段,就是把客观实际情况与原定计划进行比较;把实际结果与预期目标进行比较,以此来了解情况、控制质量、总结结果和得出结论。评价的类型很多,如形成评价、过程评价、效应评价、结局评价、总结评价等等,但作为社区卫生服务人员应重点了解和掌握过程评价和效果评价。

健康教育项目的计划中应该将评价的计划包括到健康教育与健康促进实施过程的每个阶段,而不能等到计划开始执行了才想起评价。有无严密的评价设计是衡量一个健康教育与健康促进项目是否科学和质量高低的重要标志之一。

(三) 价的种类

1. 过程评价。过程评价始于健康教育与健康促进计划实施之初,贯穿计划执行的全过程。其主要内容如下:实施组织结构是否符合要求?干预活动是否有计划性、针对性?是否为目标人群所接受?干预是否按计划进行?质量如何?计划执行人员的知识、技能、态度、工作质量如何?经费使用情况怎样?

过程评价的指标包括:经费执行率、媒介拥有率、干预活动覆盖率、干

预活动暴露率和有效指数(=干预活动暴露率/预期达到的参与百分比)

过程评价的方法有观察法、会议交流发、调查法、追踪调查法四种。

2.近期和中期效果评价。所谓"近期"、"中期"是根据一个项目的执行时间来划分和确定的。如行为的改变有可能是很快就发生的效果(如禁止在办公室吸烟的干预活动开始后,行为会很快出现改变),也可能是需要比较长时间才能发生效果,我们可以根据可能发生变化的时间来确定评价是近期还是中期的效果评价。

近期和中期效果评价的内容包括:影响目标人群健康行为的内因(倾向因素——包括知识、态度、信息、技能)的变化程度;影响目标人群健康行为的外因(包括促成因素——政策、法规、资源、卫生服务等外部条件及强化因素——外部对目标人群改变行为所给予的支持和鼓励)的变化程度;行为改变的情况;不健康行为是否有改变?健康行为是否得以建立?行为改变的程度有多大?(如果某些行为改变需要比较长的时间,行为改变的评价就属于中期评价);环境的改善情况。

近期和中期效果评价的指标:健康知识知晓率、卫生知识均分、信念持有率、行为改变率等、

3.近期效果评价。远期效果评价主要是评价健康教育与健康促进项目导致的人群健康状况乃至生活质量的变化情况。对于不同的健康问题,从行为改变到出现健康状况的变化所需要的时间长短不一,但均在行为改变之后一段时间,才可能观察到健康状况的改变,故远期效果评价也被称为结局评价。

评价内容主要包括:(1)健康状况。生理指标:如身高、体重等。心理指标:如人格、智力测验指标等。健康指标:如心率、血压、血脂、血胆固醇、血糖、尿糖、体能测试(如单位时间内步行的距离等)、体质系数[体重(kg)/身高2平方]、皮下脂肪厚度、皮肤弹性、视力等等。(2)生活质量。对目标人群生活质量的评价常采用以下指标:劳动生产率、福利、环境的改变、寿命的延长及人们对生活的满足感和精神面貌的改善等。

(三)评价方法

1.定量评价。定量评价是一种以问卷为工具、需要计算出各项数据、用数据说明问题的评价方法。在平时的健康教育工作中,可以根据项目内容的不同和各种条件设计出多种类型的定量评价方法,如实验研究、准实验研究、目标人群自身干预前后比较、单时间序列、复合时间序列等。这些方案在一定程度上都可以将观察到的结果归因于计划的实施,而且营养十分广泛,但各有优缺点。

2.定性评价。定性评价,也称快速评估,特点之一是可以在与调查对象开放式的讨论中发现问题、引导讨论,对某些有价值的问题进行深入探讨;特点之二是用趋势性语言描述调查结果,而不是用数据来表现。与定量评价相比,其缺点是结果带有一定的主管性,不能代表总体,没有定量评价那样客观。但定性评价可以弥补定量调查的不足。同时,因为定性调查相对节约时间和经费,操作也比较简便快捷。在健康教育与健康促进活动中,定性评

价可以用于过程评价、效果评价及需求分析等多个问题。定性评价的方法主要有观察法、访谈法和专题小组讨论发。

（四）影响评价的因素

实施评价本身会受到多种因素的影响，如评价活动的经费不足；工作人员的数量不足或熟练程度不高，或者是因评价人员就是项目的实施者，存在主观立场；没有足够的时间；项目工作人员或有关领导没有给予足够重视；当地风俗习惯或当的社会环境限制了收集资料；对收集的资料没有进行适当的统计分析；评价指标不够敏感。

评价在排除了实施过程中的影响因素后，应努力使评价真实地反映健康教育与健康促进的效果。为使评价尽可能客观反映实际，应尽量减少干扰因素。

（五）评价结果的利用

1. 通过对评价结果的分析，看是否需要对原有的目标进行修改。
2. 通过评价结果看是否需要增加或减少或修改信息。
3. 传播和干预策略是否正确，是否需要修改。
4. 通过过程评价检查资源是否够用；原来的预算是否需要修改。
5. 通过评价发现差距，调整工作重点和策略。
6. 项目的实施进展是否按计划进行，是否需要调整实施速度。
7. 及时向有关领导或经费捐助人汇报评价结果，使其了解工作进展和成效，争取获得继续支持。
8. 发现问题，解决问题，终止不起作用的干预活动。
9. 通过写文章、作报告等方式报告评价结果，与他人共享研究成果。

二、世界卫生组织提出的"健康的10条标准"

1. 精力充沛，能从容不迫地担负日常繁重的工作；
2. 处事乐观，态度积极乐于承担责任，事无巨细不挑剔；
3. 善于休息，睡眠良好；
4. 应变能力强，能适应环境的各种变化；
5. 能抵抗一般的感冒和传染病；
6. 体重适中，身体匀称，站立时头、肩、臀位置协调；
7. 眼睛明亮，反应敏捷、眼和眼睑不发炎；
8. 牙齿清洁，无义齿，不疼痛，齿龈颜色正常，无出血现象；
9. 头发有光泽，无头屑；
10. 肌肉丰满，皮肤有弹性。

人类健康的四大基石

合理膳食、适量运动、戒烟限酒、心理平衡

世界卫生组织五星级医生的标准

1. 医疗保健提供者：提供高质量、综合的、持续的和个体化的保健；
2. 保健方案决策者：要能够选择经费效益比好的措施；
3. 健康知识传播者：通过有效的解释和劝告，开展健康教育；

4. 社区健康倡导者：满足个体和社区的卫生需求，并代表社区倡导健康促进活动；

5. 健康资源管理者：利用卫生资料，在卫生系统内外与个体或组织一起工作，满足病人和社区的要求。

第二节 社区保健操作与指导

社区保健服务是社区卫生服务的重要组成成分，是社区护士义不容辞的责任。由于儿童、妇女及老年人的特殊生理和心理需求，社区保健服务的重点对象为儿童、妇女和老年人。

一、新生儿沐浴指导

新生儿通过沐浴可以促进其血液循环、保持皮肤清洁，使小儿舒适。新生儿沐浴适用于24小时后去除脐带夹、体温稳定的足月儿及离开暖箱后、体温稳定的早产儿。新生儿沐浴的方法有淋浴、盆浴和擦浴，一般多采用盆浴。

新生儿盆浴方法和步骤

1. 沐浴前准备

(1) 备齐以下物品：浴盆、水温计、热水、中性沐浴液或婴儿皂、大毛巾、小面巾、浴巾、清洁衣服、尿布、爽身粉、棉签、95％乙醇等；

(2) 调节室温于25～28℃之间为宜，关闭门窗；

(3) 将浴盆内盛2/3盆热水（水温以38～40℃为宜），备水时，水温可稍高2～3℃；同时准备50～60℃的热水备用。

2. 沐浴

(1) 沐浴顺序：先洗面部、头颈、上肢、躯干、下肢，最后洗腹股沟、臀部和外生殖器。

(2) 脐部护理：用95％乙醇擦拭脐断面、周围及根部，促进脐部干燥，避免感染且使脐带早日脱落。

【注意事项】

1. 新生儿沐浴应在小儿喂奶前或喂奶后1小时进行。

2. 沐浴过程中应注意保暖，减少暴露，动作要轻柔。

3. 沐浴时，保持水、肥皂不进入小儿耳、眼内。

4. 新生儿脐带未脱落前，注意保持脐带干燥。

5. 小儿头皮有皮脂结痂时，涂以液状石蜡，待次日轻轻梳去结痂后再清洗。

二、婴儿抚触指导

婴儿抚触是对婴儿肌肤接触的一项实用技术。通过良好、温柔的皮肤刺激，可以促进新生儿生长发育。研究证明：婴儿抚触不仅可以使婴儿食欲增加、睡眠安稳，还可以促进婴儿与父母之间的感情、建立婴儿坚强、独立的个性，从而有利于婴儿身心的健康发育。婴儿抚触一般适用于6个月以内的婴儿。

【方法和步骤】

1. 抚触前准备

(1)调节室温于25～28℃之间，室内应保持清洁，可以播放悦耳、轻松的音乐。

(2)准备一条大毛巾，铺在床上。

(3)准备好替换的尿布、内衣裤及一瓶婴儿抚触护肤油。

(4)抚触者应保持双手清洁、温暖、光滑，指甲应短，不戴首饰，可在手上涂抹一些婴儿润肤液。

2 抚触

(1)抚触头部：①用两手拇指从前额中央向两侧滑动；②用两手拇指从下颌上、下部中央向外侧、上方滑动，使婴儿上下唇成微笑状；③用一只手托住婴儿头部，另一只手的指腹从前额发际向上、后滑动，至后下发际，然后停止于两耳后乳突处，并轻轻按压。

(2)抚触胸部：双手分别从胸部的外下方(两侧肋下缘)向对侧上方交叉推进至两侧肩部。

(3)抚触腹部：用示指和中指依次从婴儿的右下腹、上腹至左下腹滑动，呈顺时针方向画半圆，注意避开婴儿的脐部和膀胱。

(4)抚触四肢：用双手分别握住婴儿上肢的近端，边轻轻挤压边向手腕部滑动，并搓揉大肌肉群和关节；用双手夹住婴儿小手臂，上下搓揉，并轻捏手腕和小手；用拇指从婴儿手掌心按摩至手指，并提捏各手指关节；下肢抚触方法与上肢相同。

(5)抚触背、臀部：让婴儿俯卧位，用双手掌分别于脊柱两侧从背部上端向两侧滑动，逐步向下滑动至臀部，然后双手示指与中指并拢由上至下抚触脊柱两侧四次。

【注意事项】

1. 抚触宜在婴儿沐浴后、睡觉前、两次喂奶间进行。

2. 每次抚触15分钟即可，每日3次；抚触初期以5～6分钟为宜，逐次延长。

3. 每个动作一般以重复4～6次为宜。

4. 抚触动作要轻柔，逐渐增加压力，使婴儿逐渐适应。

5. 抚触过程中，要密切观察婴儿反应，若婴儿出现哭闹、肌张力增强、肤色发生变化应暂停抚触。

6. 抚触同时可以与婴儿轻轻私语或唱歌，同时进行目光交流。

三、母乳喂养指导

母乳是婴儿最理想的天然食品，可以完全满足6个月以内婴儿生长发育全部营养的需求。母乳喂养因其可增进婴儿免疫力、增强母婴感情、促进母亲产后恢复且方法方便、安全、卫生等优点成为婴儿喂养的首选方式。

【方法和步骤】

1. 哺乳前准备

(1)应先给小儿换上干净尿布,使小儿舒适。
(2)母亲哺乳前应将手洗干净。
(3)第一次哺乳前,母亲应用肥皂清洗乳头和乳晕,并用清水冲洗干净;以后每次哺乳前用消毒湿棉球擦净乳头和乳晕即可。

2.哺乳

(1)母亲可采取侧卧位和坐位授乳姿势。母亲采用坐位授乳时,椅子的高度以母亲坐下采时双脚可以平放于地面为宜,哺乳一侧的脚稍抬高(脚下可放置脚凳),抱婴儿于斜坐位,让婴儿的头和肩部枕于母亲的肘弯,用另一只手的示指和中指轻夹乳晕两旁,使婴儿含住整个乳头,并能自由用鼻呼吸。

(2)哺乳过程中,母亲应尽量使婴儿的身体与自己身体"三贴",即:胸贴胸、腹贴腹、下颌贴乳房。

(3)哺乳时,母亲应轮流排空乳房。每次让婴儿吸空一侧乳房后,再吸另一侧;下一次喂养时,则先让婴儿吸空上次未排空的乳房。

(4)哺乳后,应将婴儿竖抱,将婴儿头部紧靠母亲肩上,用手掌轻拍婴儿背部,然后置婴儿于右侧卧位,以防止婴儿溢乳。

【注意事项】

1.母乳喂养应在婴儿出生后30分钟开始。

2.对1~2个月的婴儿,哺乳持续的时间和次数取决于婴儿的需求,即"按需哺乳"。一般每隔2~3小时哺乳1次,随婴儿月龄的增加,逐渐延长至每隔3~4小时1次,每昼夜共哺乳6~7次;待婴儿4~5个月后,每昼夜可哺乳5~6次,每次15~20分钟。

3.健康婴儿可从4个月时开始添加辅食;一般在10~12个月时可完全断乳,最迟不晚于18个月。断乳应逐步进行,最好选择在春、秋凉爽季节,且婴儿身体健康状态,切忌骤然断乳。

四、计划免疫

计划免疫是根据免疫学原理、儿童免疫特点及传染病发生情况,严格按照给儿童制定的免疫程序,有计划地使用生物制品进行预防接种,从而达到提高人群免疫水平、淬制和消灭传染病的目的。

儿童计划免疫程序

根据我国卫生部规定的儿童计划免疫程序(表15-1)

儿童必须在规定的月龄、年龄进行五种计划免疫疫苗的预防接种。此外,各地区可根据传染病在不同地区、不同季节的流行情况和家长的意愿进行非计划免疫接种,如乙型脑炎疫苗、流行性脑脊髓膜炎疫苗、风疹疫苗、流感疫苗、甲型肝炎病毒疫苗等接种。

表15-1 国家卫生部规定的儿童计划免疫程序

月/年龄	接种疫苗
出生	卡介苗、乙肝疫苗1
1个月	乙肝疫苗2
2个月	脊髓灰质炎三型混合疫苗1

3个月	脊髓灰质炎三型混合疫苗2、白百破混合制剂1
4个月	脊髓灰质炎三型混合疫苗3、白百破混合制剂2
5个月	白百破混合SU~FU3
6个月	乙肝疫苗3
8个月	麻疹减毒活疫苗
1 5~2岁	白百破混合制剂复种
4岁	脊髓灰质炎三型混合疫苗复种
7岁	麻疹减毒活疫苗复种、白百破混合制剂复种
12岁	乙肝疫苗复种

【预防接种的方法】

1.预防接种的途径 根据药物的特性和儿童对药物的敏感性，预防接种可采用口服、皮下注射和肌内注射等途径。

2.预防接种前准备

(1)接种场所应保持光线明亮、空气流通，冬季应保持至内温暖。

(2)受种者应保证注射部位和内衣清洁。

(3)接种者应注意衣帽整齐、干净，注意洗手，对家长和儿童作好解释工作。

(4)接种者应严格按照口服给药法或注射给药法的要求准备疫苗(菌苗)；接种所用疫苗(菌苗)、口服或注射所需物品、急救药物及登记本等应有秩序地放在规定的位置上。

3.预防接种

(1)卡介苗：卡介苗是产生自动免疫的活疫苗，免疫期为3~4年。接种时使用专用注射器，注射部位为上臂外侧三角肌中部，皮内注射，剂量为0.1ml，严禁皮下或肌内注射。凡患有传染病、结核病、免疫缺陷、皮肤病及心、肝、肾疾患者不宜接种。

(2)乙肝疫苗：目前使用的乙肝疫苗为重组酵母基因工程疫苗，免疫期为3~5年；注射部位为上臂三角肌，肌内注射；凡有发热、过敏史、急慢性严重疾患者不宜接种。

(3)脊髓灰质炎疫苗：脊髓灰质炎疫苗是产生自动免疫效果的混合型制剂，免疫期为3年以上；可与白百破混合制剂同日寸使用，服用时应用温开水送服；发热、腹泻及急性传染病患者暂缓使用，有免疫缺陷者禁止使用。

(4)白百破毒素混合制剂：白百破毒素混合制剂是产生自动免疫效果的死菌苗和类毒素混合而成的疫苗；注射部位为臀部，肌内注射，剂量为0.5ml；发热、癫痫、神经系统疾患及有抽风史者禁用。

(5)麻疹减毒活疫苗：麻疹减毒活疫苗是产生自动免疫效果的活疫苗，免疫期为4~8年；注射部位为上臂外侧三角肌，皮下注射，剂量为0.2ml；患有严重疾病、发热或有过敏史者不宜接种。

4. 接种反应的处理

(1)局部反应:受种者在接种后几小时至 24 小时内,局部可出现发热、疼痛、红肿等反应,有时伴有淋巴结肿大;局部反应可持续 2～3 天不等;接种活疫苗时,局部反应出现较晚、持续时间较长。出现局部反应时,可用毛巾热敷,并抬高患肢;症状轻者,可不作处理。

(2)全身反应:受种者在接种后 5～6 小时至 24 小时,可出现体温升高,持续 1～2 天,并可伴有疲惫感、头昏、全身不适、恶心、呕吐、腹痛、腹泻等全身症状。出现全身反应时,一般可对症处理。

(3)晕针:受种者在接种时或接种后几分钟内,由于空腹、疲劳、室内闷热、情绪紧张或恐惧等原因出现头晕、心慌、面色苍白、出冷汗、手足冰凉、心跳加快等症状,严重者甚至丧失知觉、口乎吸减慢。出现晕针时,应立即使受种者平卧,保持安静,并给予少量热水或糖水。

(4)过敏性皮疹:受种者在接种后几小时至几天内可出现荨麻疹,一般情况下,服用抗组胺类药物即可痊愈。

(5)过敏性休克:受种者在接种几分钟或 0.5～2 小时内,可出现呼吸阻塞、循环衰竭和中枢神经系统症状。此时,应使受种者立即平卧、保暖,并给予氧气吸入,同时皮下或静脉注射 1:1000 肾上腺素 0.5～1 ml,必要时可重复注射。

注意事项

1. 接种者应认真执行计划免疫程序,严格查对制度,注意接种的剂量、次数、间隔时间及不同疫苗的联合免疫方案。

2. 接种后注意观察受种者的反应,一般观察 1 5～20 分钟。

3. 接种后妥善处理疫苗:对已开启但尚未用完的疫苗,焚烧处理;对未打开的疫苗,放入冰箱内保存,并在有效期内使用。

五、孕期妇女保健指导

孕期妇女保健指导是社区护理服务的重要内容之一,是社区护士义不容辞的职责。社区护士应针对孕妇不同时期的特点和需求,提供相应的保健指导,以确保孕妇顺利度过妊娠期、胎儿的正常生长发育。

【孕期卫生指导】

1. 个人卫生 妊娠期的妇女应坚持经常洗澡,以淋浴为宜,保持会阴部清洁。若阴道分泌物的颜色、性质或味道发生改变时,应及时就医。

2. 休息与睡眠 充足的睡眠不仅可以解除疲劳,还可以预防妊娠合并症的发生。孕妇应保证夜间 8～9 小时的睡眠,午间 1～2 小时的睡眠;睡眠时,孕妇宜采取侧卧位,最好是左侧卧位。健康、无妊娠并发症的孕妇可继续日常工作,但应避免强体力劳动、攀高举重或接触有害物质等;妊娠 28 周后,孕妇应适当减轻工作强度,避免夜班、长时间站立等。

3. 乳房护理 为防止哺乳期乳头皲裂,孕妇自妊娠 7 个月起应开始进行乳房护理,其具体做法为:每日用温水毛巾轻擦乳头,以增加皮肤的韧性;若乳头扁平或凹陷,应用一只手的示指和中指分别固定乳头两旁的乳房,用另一只手的拇指和示指轻轻捏住乳头并向外牵拉,每日牵拉1~2次,以帮助乳头凸出。

4.性生活指导 妊娠早期,性生活的刺激可引起盆腔充血和子宫收缩,从而导致流产;妊娠晚期,性生活可诱发早破水、早产,并有可能将细菌带入阴道,导致产前、产时及产后的感染。因此,孕妇在妊娠12周以前和32周以后,应避免性生活。

5.用药指导 妊娠期间,由于多数药物均能通过胎盘进入胎儿体内,并影响胎儿的生长发育,引起畸形甚至胎死宫内,故孕妇一定要慎重服用药物,切不可滥用抗生素类、抗肿瘤类、激素类、解热镇痛药物等,必须用药时,一定要经医师指导。

【孕期营养指导】

妊娠期,孕妇应选择合理的平衡膳食,不必增加太高的热量,以免体重增加过多,应尽量摄入高蛋白、高维生素及富含钙、铁、磷等微量元素的食物(具体摄入量参照表15-2),且食物应新鲜、多样。孕妇应少吃辛辣刺激食物,避免烟、酒、浓茶、浓咖啡、高盐、高糖食物。

表15-2 孕妇每日营养素摄入量

营养素	每日摄入量
蛋白质	1.5~2.0g/kg
钙	1500mg
磷	1800mg
碘	100~200μg
铁	15~20mg
水	1000~2000ml

【孕期自我监护】

妊娠期间,孕妇不仅应注意观察自身生理变化,还应观察胎儿的胎动和胎心率情况,以及时发现异常情况。孕妇自妊娠30周开始,应每日记录胎动次数。其具体做法为:孕妇每日分别在早、中、晚监测3次胎动,每次监测1小时,每次采取静坐或侧卧位,注意力集中。每日将3次胎动次数的总和乘4。若胎动在30次以上,反映胎儿情况良好;若胎动次数少于30次,并继续减少,反映宫内可能有缺氧情况,应及时就医。孕妇及家属还应在社区护士的指导下,监测胎心率。若胎心率在120~160次/分,提示胎儿情况良好;若胎心率<120次/分或>160次/分,提示胎儿缺氧,应立即左侧卧位、吸氧,并及时就医。

【产前教育与复诊】

1.产前教育 社区护士应根据不同的妊娠阶段的特点和需求,对孕妇及其丈夫或亲属进行产前教育。主要内容应包括妊娠、胎儿发育、分娩、产后的有关知识和注意事项,帮助他们了解妊娠和分娩的正常生理过程,消除紧张、恐惧心理;同时还应向他们介绍各种检查、化验及有关治疗的目的和必要性,以取得他们的理解、重视和配合。

2. 复诊时间 孕妇在妊娠 12 周前,进行初诊并明确妊娠;孕妇在妊娠 12 周后,将继续进行孕期复诊,以确保孕妇和胎儿的健康。其复诊时间分别为:孕 12 周后,每 4 周检查 1 次;孕 28 周后,每 2 周检查 1 次;孕 36 周后,每周检查 1 次。

六、产褥期妇女保健指导

产褥期是指从胎盘娩出至恢复或接近正常未孕状态,一般为 6 周。
产妇在产褥期将经历生理和心理的变化。

【产褥期家庭访视】

1. 访视时间 社区护士对产褥期妇女至少访视 3 次,其时间分别为产妇产后的 3 天内、14 天和 28 天。

2. 访视内容 社区护士在访视过程中,重点观察产妇以下情况:

(1)生命体征:产后 3~4 天由于乳房肿胀,产妇体温有时可达 39℃,持续数小时,最多不超过 12 小时,如产后体温持续升高,应尽快查明原因。

(2)恶露:产后随子宫内膜的脱落,血液、坏死组织及宫颈黏液等自阴道排出,称为恶露。正常恶露可分为血性恶露、浆液性恶露和白色恶露,其颜色和持续时间见表 15-3。若血性恶露持续 2 周以上,说明子宫复旧不好;若恶露逐渐增多,持续时间长,并变为混浊、有臭味或伴有全身症状,可能为产褥感染。

表 15-3 正常恶露的性状

类型	颜色	成 分	持续时间
血性恶露	鲜红	大量血液、少量胎膜及坏死蜕膜	3~4 日
浆液性恶露	淡红	少量血液、较多坏死蜕膜、有细菌	10 日左右
白色恶露	白色	大量白细胞、坏死组织及细菌	3 周左右

(3)乳房:检查产妇乳头有无皲裂,乳腺管是否畅通,乳房有无红肿、硬结及乳汁的分泌量。

【产褥期妇女保健指导要点】

1. 休息与活动 产褥期应生活规律,保证每日 8 小时睡眠;适当活动,但避免重体力劳动、长时间站立或蹲位。

2. 营养与饮食 产褥期妇女应摄入高蛋白、高热量、高钙和高铁食物,同时适当增加富含纤维素的食物,以防止便秘。

3. 个人与环境卫生 产褥期妇女出汗较多,应经常淋浴或擦浴,勤换内衣;同时注意保持居室空气清新、温湿度适宜。

4. 产后锻炼 适当的活动及产后锻炼将有助于产妇子宫复旧、腹肌及盆肌张力的恢复和体型的健美。自然分娩的产妇可于产后 6 小时下床活动、产后 2 日随意走动;剖宫产的产妇可于产后 3 日下床活动。产妇如无不适症状,一般可在产后 2 日开始做产后健身操,每 1~2 日增加 1 节,每节做 8~16 次。

第一节和第二节：收腹、缩肛运动。仰卧、深吸气，收腹，呼气，缩肛与放松，两臂直放。

第三节：双腿上举运动。仰卧，双腿轮流上举，与身体呈直角，两臂直放。

第四节：提臀运动。仰卧，提臀，腹背运动。

第五节：仰坐运动。仰卧，双腿伸直，双手叉腰，将上身抬起放平交替进行。

第六节：腰转运动。跪姿，双膝分开，肩肘垂直。双手平放床上，腰部进行左右旋转运动。

第七节：全身运动。跪姿，双臂支撑床上，左、右腿夺替向背后高举。

5.产褥期性生活产褥期应禁止性交。产后6周起应采取适当避孕措施，哺乳者可选用工具避孕，未哺乳者可选用工具和药物避孕；正常分娩产妇于产后3个月可放置宫内节育器；剖宫产产妇于产后6个月可放置宫内节育器。

6.产后检查产褥期妇女除接受社区护士的家庭访视外，应在产后42天到医院进行产后检查。

七、围绝经期妇女保健指导

围绝经期是指妇女40岁以后出现的卵巢功能逐渐衰退、生殖器官开始萎缩向衰退过渡的时期，于停经后12个月结束，一般发生在45～55岁，平均持续4年。

【围绝经期妇女的健康教育】

75%～85%的围绝经期妇女可出现不同程度的围绝经期症状。社区护士应加强对围绝经期妇女进行健康教育，使她们了解围绝经期的生理、心理变化，较好地应对各种症状，顺利度过围绝经期。

1.围绝经期妇女的生理改变及其表现

(1)月经改变：由于卵巢功能的逐渐衰退，绝大部分围绝经期妇女首先出现月经紊乱，多表现为月经周期不规则，持续时间和月经量不一。

(2)生殖道改变：由于外阴皮肤干皱、皮下脂肪变再，且阴道干燥、皱襞变平、弹性减退，围绝经期妇女可出现性交痛。

(3)泌尿道改变：由于尿道缩短、黏膜变薄、括约肌松弛，围绝经期妇女可出现尿失禁；此外，还可因膀胱黏膜变薄，出现反复发作的膀胱炎。

(4)心血管系统改变：由于血胆固醇水平升高，各种脂蛋白增加，而高密度蛋白和低密度蛋白的比率降低，易诱发动脉粥样硬化，故绝经后妇女冠心病的发病率增高。

(5)其他症状：围绝经期妇女还会出现潮热、出汗等症状，多表现为面部和颈胸部皮肤阵阵发红，伴有烘热，继之出汗，持续时间长短不一，可为数秒或数分钟，每日可发作数次或数十次。

2.围绝经期妇女的心理改变及其表现

(1)焦虑：紧张、焦虑是围绝经期妇女常见的一种情绪反应，部分围绝经期妇女多表现为易生气或敌对。

(2)悲观：由于记忆力的减退，一些以脑力劳动为主的围绝经期妇女可出现悲观情绪，多表现为情绪低落、易激动、情感脆弱等。

(3)个性改变：由于生理的改变和家庭、社会环境的改变，围绝经期妇女可出现个性和行为的改变，如忧虑、多疑、自私、唠叨、急躁等。

(4)精神障碍：围绝经期妇女若不能较好地应对生理和心理的变化会出现精神障碍，如偏执状态和抑郁症等。

【围绝经期妇女的保健指导】

1. 饮食保健指导

(1)控制脂肪、胆固醇及热量的摄入：围绝经期妇女由于内分泌的改变，易引起高胆固醇血症、肥胖，促进动脉血管硬化，诱发心血管疾病，故应少吃或不吃富含胆固醇和饱和脂肪酸的食物，减少热量的摄入。

(2)控制钠盐的摄入：围绝经期妇女易出现水肿和高血压，故应将钠盐的摄入控制在每日 3～5g。

(3)多食蔬菜、水果：蔬菜和水果富含维生素 C，对缓解高胆固醇血症、促进铁的吸收均有一定的作用，故围绝经期妇女应多食蔬菜和水果。

(4)增加钙的摄入：围绝经期妇女由于雌激素水平的降低，影响体内钙的吸收，易出现骨质疏松。因此，围绝经期妇女每日补充钙 1 g，并多食用含钙丰富的食物，可缓解骨质疏松，同时对降低舒张压也有一定作用。2. 运动保健指导　围绝经期妇女应坚持适当、规律的体育锻炼，每日不少于 30 分钟，每周不少于 3～4 次。

2. 用药指导　围绝经期妇女应慎重使用药物，特别是雌激素类药物。围绝经期妇女应充分了解使用雌激素的目的及用法和剂量，并在医生的指导下使用雌激素，使用期间定期监测。

八、老年人营养与饮食保健指导

营养是维持生命的基本保障，是促进、维护、恢复健康的基本手段。伴随机体的衰老，老年人必须针对其特殊需求，在饮食中全面、适量、均衡地摄入营养，以延缓衰老、抵抗疾病、维护健康。为满足其营养需求，老年人在饮食中应遵循以下几项原则：

1. 营养比例适当　老年人在饮食中，应首先确保营养的均衡。在保证摄入足够蛋白质的基础上，应限制热量的摄入，选择低脂肪、低糖、低盐、高维生素及富含钙、铁饮食，具体摄入量参照表 15-4。

表 15-4 老年人每日营养素摄入量

营养素	每日摄入量	营养素	每日摄入量
热量	6720～8400kJ	钙	800mg
蛋白质	1 0～1 2g／kg	铁	10mg
脂肪	50g	水	1000～2000ml

2. 食物种类多样　各种食物中所含营养素成分不同、营养价值也不同，老年人应食用多种食物，充分利用营养素之间的互补作用，以满足机体的需

求。老年人在选择食物时，应注意粗粮和细粮的搭配、植物性食物和动物性食物的搭配、蔬菜与水果的搭配。

3.科学安排饮食　老年人应科学安排饮食的量和时间。每日进餐定时定量，早、中、晚三餐食量的比例最好约为：30%、40%、30%，切勿暴饮暴食或过饥过饱。

4.注意饮食卫生　老年人抵抗力相对较弱，应特别注意食品的卫生，即包括：保持餐具的清洁；不吃变质的食品；应用健康的烹饪方法制作食品，少吃腌制、烟熏及油炸食品。

5.进食宜缓、暖、软　老年人由于咀嚼能力的下降消化功能的减退，在进食时应细嚼慢咽，不宜过快；食物的温度应适宜，不宜过冷或过热；食物以松、软为宜，有助于消化。

6.戒烟、限酒、少饮茶　吸烟可使血中二氧化碳浓度增高、血脂升高；过度饮酒可增加脑血栓形成的概率，饮浓茶对胃肠道产生刺激。因此，老年人应戒除吸烟的习惯，限制饮酒量，饮用淡茶。

九、老年人休息与睡眠保健指导

休息是指在一定时间内相对地减少活动，使人体从生理和心理上得到放松，消除或减少疲劳、恢复精力的过程。睡眠则是休息的深度状态，是维持人体健康的重要生理过程，也是消除疲劳的重要方式。与年轻人相比，老年人的睡眠时间相对较短，一般每日为6~8小时；而且老年人睡眠质量不佳，容易出现失眠、入睡困难、睡后易醒等睡眠障碍症状。为保证老年人睡眠质量，针对老年人睡眠特点，可采取下列保健措施：

1.保证适当的活动或运动　老年人白天积极参与各种有益的社会活动、坚持适当的户外运动或体育锻炼，有助于入睡和改善睡眠质量。

2.选择舒适的睡眠用品　老年人在选择睡眠用品时，应注意床不宜过窄、床垫不宜过硬或过软，枕头高低适度，被褥轻软、透气。

3.调整卧室环境　卧室的环境不仅会影响老年人入睡，还会影响老年人的睡眠质量。因此，老年人睡前应注意调整好卧室的温度、湿度，将灯光调至柔和、暗淡，尽量停止各种噪声的干扰。

4.做好睡前准备工作　老年人睡前应保持情绪稳定，不宜进行剧烈活动、观看或阅读兴奋或紧张的电视节目及书籍、饮用兴奋性饮料；晚餐应在睡前两小时完成，晚餐应清淡，不宜过饱，睡前不再进食；还可以在睡前用热水泡脚，以促进睡眠。

5.采取适当的睡眠姿势　良好的睡眠姿势可改善睡眠的质量。老年人选择睡眠姿势时，以自然、舒适、放松为原则；最佳睡眠姿势为右侧卧位，可避免心脏受压，又利于血液循环。

十、老年人活动与运动保健指导

生命在于运动。对于老年人而言，适当的活动和运动尤为重要，运动可以通过增强、改善机体各脏器的功能，延缓衰老的进程，不仅有助于促进老年人的躯体健康、心理健康和社会适应良好，而且还在疾病的预防、治疗和康复过程中发挥积极作用。

【老年人活动与运动保健的原则】

老年人参与活动及运动的主要目的是强身健体。为确保活动及运动的安全，老年人应遵循下列三项原则。

1. 因人而异，选择适宜　老年人一定要根据自己的身体状况、所具备的条件，选择适合自己的运动种类、时间、地点。一般而言，老年人的运动时间以每日1～2次、每次30分钟为宜，每日运动的总时间不超过2小时；运动的场地最好选择在空气新鲜、环境清净、地面平坦的地方；运动的强度应以老年人心率维持在110～120次/分为宜，运动后最宜心率的计算方法为：一般老年人可采用运动后最宜心率(次/分)=(220-年龄)×60%；身体健壮的老年人可采用运动后最高心率(次/分)=(220-年龄)×80%。

2. 循序渐进，持之以恒　老年人在进行活动或运动时，其强度应由小到大、逐渐增加；老年人要有毅力和决心，克服各种困难，长期坚持。

3. 自我监护，确保安全　老年人在活动或锻炼过程中，一定要注意自我感觉。当出现不适感觉时，应立即停止活动；出现严重不适感觉时，应及时就医。

【老年人常用的健身方法】

1. 散步　散步是一种简单易行、安全有效、适合中老年人的健身方法。散步不仅能锻炼身体，还可调节情绪。散步的地点、时间、距离及速度应因人而异、循序渐进。老年人可根据自身及环境的条件，选择空气新鲜、行走安全的地点、适当的时间，以每分钟80～90步或每分钟100步以上的速度，每日步行30～60分钟。步行过程中，老年人应注意使自己脉搏保持在110～120次/分为宜。

2. 游泳　游泳是一种全身性、比较适合于老年人的健身方法。游泳不仅增强心肺功能，使老年人动作协调、敏捷，对冠心病、高血压等疾病还有一定的治疗作用。老年人游泳的姿势不限，但速度不宜过快、时间不宜过长。一般而言，老年人以每日一次或每周3～4次、每次游程不超过500米为宜。老年人参加游泳锻炼时应注意：游泳前做好准备活动；水温不宜过低；游泳过程中，若感到不适，如头晕、恶心等，应暂停游泳；患有严重心血管疾病、皮肤病及传染病的老年人不宜参加游泳锻炼。

3. 跳舞　跳舞是一种有益身心健康的文体活动。跳舞不仅可以消除心理紧张和大脑疲劳，还可以使全身放松，对高血压、冠心病等疾病也有一定的防治作用。老年人在跳舞前，应根据自己身体的状况，选择适当节奏的舞曲。

4. 球类运动　球类运动是一种兴趣性较强的运动。球类运动不仅可以锻炼肌肉和关节的力量、调节大脑皮质的兴奋性、小脑的灵活性和协调性，还可以增进老年人的人际间交往、减轻老年人的孤独和寂寞。老年人可根据自己的兴趣、身体状况，选择适合的球类运动，如门球、乒乓球、台球、健身球等。

5.太极拳和气功 太极拳和气功是我国传统的民族健身运动项目,也是非常适合老年人的锻炼项目。这两项运动动作缓慢、柔和、协调、动静结合,不仅可以调节老年人的心境,还可以强身健体。

十一、老年人安全保健指导

老年人由于机体各系统功能的逐渐衰退,导致感觉及反应迟钝、平衡失调,从而在日常生活中容易发生一些意外事故,如跌倒、坠床、噎呛、错误使用药物等,其中一般以跌倒和不良用药反应较为常见。

【老年人跌倒的防护】

1.老年人自身防护措施

(1)老年人在变换体位时,动作不宜过快,以免发生体位性低血压;在行走时,速度也不宜过快,迈步前一定要先站稳。

(2)老年人洗浴时,时间不宜过长(一般不超过20分钟),温度不宜过高(一般水温以35~40℃为宜),提倡坐式淋浴。

(3)老年人外出时,尽量避开拥挤时段,避免上下公共汽车拥挤;同时一定要严格遵守交通规则。

2.老年人居室内、外环境及设施安全的要求:

(1)老年人居室内的走廊、卫生间、楼梯、拐角等暗处应保持一定亮度,以免老年人因视力障碍而跌倒;居室内夜间也应保持一定亮度,以便于老年人起床如厕。

(2)老年人居室内地面应使用防滑材料,最好选择木质地板;门口地面最好不要设有门槛。

(3)老年人浴室的地面及浴盆内应放置防滑垫;浴室及厕所内应设有扶手;浴室及厕所的门最好向外开,以便于发生意外时利于救护。

【老年人的用药安全】

伴随衰老的过程,老年人不仅容易患病,而且常同时患多种疾病;由于老年人机体各种功能的降低,药物在体内的吸收、分布、代谢和排泄均受到影响并发生改变。老年人用药的不良反应较年轻人高3~7倍,故老年人在服药过程中一定要慎重。

用药原则如下:

(1)少用药,勿滥用药:老年人应以预防为主,尽量少用药;当必须用药时,应遵医嘱对症治疗,尽量减少用药品种,并且以小剂量开始服用。

(2)注意联合用药:老年人往往同时服用多种药物,应特别注意药物的配伍禁忌。如中药与西药不要重复使用,避免拮抗;兴奋药与抑制药、酸性药与碱性药不能同时服用等。

(3)密切关注用药反应:老年人用药后应密切关注有无各种不良反应,若出现皮疹、麻疹、低热、哮喘等症状,应及时就医。

【注意事项】

1 降压药物:降压药是老年人常用药物之一。老年人在服用降压药时,应注意降压要适度,一般以收缩压下降10~30mmHg、舒张压下降10~20mmHg

为宜，防止因降压过低、过快而引起心、脑、肾的缺血；同时应监测24小时动态血压，以确定最佳的用药剂量和服药时间；一般而言，降压药最佳的服用时间为每日7：00、15：00和19：00；睡前不宜服用降压药，以免诱发脑卒中。

2 抗生素：老年人在服用抗生素时，应注意其剂量和疗程，以免引发肠道菌群失调等问题。

3 胰岛素：老年人在使用胰岛素过程中，由于肝功能衰退，对胰岛素的灭活能力降低，从而使胰岛素作用时间延长，容易发生低血糖反应。因此，老年糖尿病患者在使用胰岛素时，应注意监测自身血糖、尿糖的变化，及时调整胰岛素的用量。以免发生低血糖。

4. 解热镇痛类药：老年人由于对解热镇痛类药的作用比较敏感，在服用时宜采用小剂量；同时注意监测，避免诱发消化道出血。

5. 镇静催眠药：老年人在服用镇静催眠药时，应注意采用小剂量，且最好几种镇静催眠药交替服用；长期服用镇静催眠药的老年人不宜突然停药，以免出现失眠、兴奋、抑郁等问题。

6. 抗心律失常药：老年人在口服抗心律失常药时，一方面应首选副作用小的药物；另一方面应根据临床效果确定剂量，避免引发其他类型心律失常。

7 强心苷类：老年人常用的强心苷类药物为洋地黄。在口服洋地黄过程中，由于老年人的肝、肾功能减退，使药物的排泄速度减慢、半衰期延长，故应注意监测血药浓度，避免发生洋地黄中毒。

（徐 文）

第十六章 常用技术操作流程

第一节 人工呼吸与机械通气

一、人工呼吸

【目的】

心搏骤停时,应用人工方法帮助病人呼吸以挽救生命。常用于因麻醉、电击、中毒、颈椎骨折或其他伤病所致的呼吸麻痹者。

【操作步骤】

先解松衣领口及裤带,并清除病人口腔内的异物、粘液及呕吐物等,以保持气道通畅。

1. 口对口人工呼吸

(1)病人平卧,以两层纱布或手帕盖于口上。术者一手托起下颌,尽量使头部后仰,另手捏闭鼻孔,不使漏气。

(2)术者深吸一口气,将嘴紧贴病人口部向嘴内吹气,直至胸部升起为止。

(3)吹气毕,术者头转向一侧,并立即松开捏鼻的手,让病人胸廓自行回缩将气排出。如有回气声,即表示气道通畅,可再吹气,成人吹气12~16次/min,儿童一般20次/min,婴儿行口对口人工呼吸时,于吹毕可用手轻压胸廓,协助呼吸。

2. 仰压式人工呼吸

(1)病人仰卧,腰背部垫枕,头偏于一侧。

(2)术者跨于病人两股外侧或位于一侧,屈曲两肘关节,将两手横放在肋弓上部,手指自然分布于季肋部肋骨上,拇指向内。

(3)将体重支于两手,使身体向前逐渐加压于胸部。2秒后放松两手,术者直跪起,使胸腔恢复原状,2秒后再按上述方法反复施行。

3. 俯压式人工呼吸

(1)使病人俯卧,一臂伸于头前,一臂屈曲垫于面下,头偏向一侧。

(2)术者跨跪于病人两腿外侧,以掌压于病人下背部。手指自然放在肋骨上,小指置于最低肋骨处。

(3)术者两臂垂直,使身体徐徐前倾,以身体重力逐渐加压于患者,至术者两肩与掌垂直为宜,保持此姿势2秒。

(4)将身体逐渐退回原姿势,使压力放松,经2秒后,再如上述方法反复施行。

4. 举臂压胸人工呼吸

(1)使病人仰卧,腰部垫一低枕,头偏向一侧。

(2)术者跨跪于病人头之两侧面对着病人,以两手握住病人双臂尺侧,将臂上举至180°,使胸廓被动扩张而吸气入肺。待2秒后,再屈其两臂,并以其肘部的前侧方压迫两肋弓2秒;让病人胸廓缩小而呼气,如此反复进行。

【注意事项】

1.宜将病人置于空气新鲜、流通处的地面,以便施术。如在软床上抢救时,应加垫木板。

2.口内如有异物,必须清除。必要时用纱布包住舌头牵出之。以免舌后缩阻塞呼吸道。

3.头宜偏向一侧,以利口鼻分泌物流出。

4.人工呼吸速度以12～16次/min为度,节律宜均匀。

5.待病人恢复自主呼吸后,可停止人工呼吸,但应观察数分钟,如确能建立有效呼吸后方可停止。

6.行2、3、4法人工呼吸时,注意勿用力过猛过大,以免造成肋骨骨折。

7.以上人工呼吸术仅适用于短时间急救之用,应尽早行气管插管或气管切开,连接呼吸机行机械通气抢救、治疗。

二、机械通气

【目的】

利用机械装置,改变病人气道或胸腔压力,产生通气以代替、控制和辅助病人呼吸运动,达到改善通气功能,减少氧耗量的目的。可用于脑部外伤、感染、脑血管意外及中毒等所致中枢性呼吸衰竭,呼吸肌无力或麻痹状态;胸部外伤或肺部、心脏手术及肺复苏等。

【呼吸机类型】

1.简易球囊式呼吸机为手工控制,结构简单,携带方便。常用于机械呼吸机使用前,病人翻身或更换导管及呼吸机发生故障时。手捏频率为16～20次1/min。潮气量:单手挤压约600ml,双手挤压约为900ml。

2.定容型(容量转换型)呼吸机以压入肺内预定容量的气体为呼吸相转换条件。工作性能稳定,适用于气道阻力大、肺顺应性差、病情危重的病人。常用的如上海医疗器械四厂生产的SC型呼吸机,瑞典产Engstron300型呼吸机。

3.定压型(压力转换型)以呼吸道内预定的压力峰值为呼吸相转换的条件。优点为结构简单、同步性能好。但呼吸频率、潮气量、吸气/呼气时间不能直接调节,受胸廓、肺组织弹性和气道阻力的影响较大。适用于有一定自主呼吸、病情较轻的病人。如美国产鸟牌(Bird)各型呼吸机。

4.定时型(时间转换型)以预定的吸气时间作为呼吸相转换条件。通气量一般较稳定,具有定容和定压两型的一些特点。但通气压力受呼吸道阻力影响。绍兴三五仪表厂的KTH-2型呼吸机属此类。

5.高频呼吸机可分为高频压通气、高频喷射通气、高频震荡通气三型。特点为通气频率高,60～5 000次/min,潮气量小于解剖无效腔。用于不适用于建立人工气道的外科手术及呼吸窘迫综合征等治疗。

6.新型多功能呼吸机瑞典产的Servo900B及900C型呼吸机可以调节呼吸频率、压力、容量、吸气/呼气时间、氧浓度。可选择多种通气方式,还有自动监测装置、湿化装置。使用方便，能直接判断通气效果和病人病情，减少机械通气并发症，对病人较安全舒适。其他的新型呼吸机还有美国生产的熊牌呼吸机，英国产的CPUI型呼吸机。

【操作方法】

1. 对呼吸机有关部件认真进行清洁消毒，检查有无漏气等情况。按要求正规安装；开机观察运转及性能是否良好。

2. 根据病情需要选择与病人气道的连接方式。

(1)面罩：适用于神志不清楚、能合作、短时间使用机械通气或作雾化治疗的病人。应用时间一般为1~2小时。

(2)气管插管：用于半昏迷、昏迷短期作机械通气治疗的病人。保留时间一般不超过72小时，如经鼻、低压力套囊插管可延长保留时间。

(3)气管切开：适用于需长期作机械通气治疗的重症病人。

3. 按病情需要选择、调节各通气参数。

(1)潮气量：500~800ml。

(2)呼吸频率：成人一般为12~20次/min，呼吸时间比为1：(1.5~3)。

(3)通气压力：成人为2~2.6kPa(15~20cmH$_2$O)。

(4)给氧浓度：低浓度氧(24%~28%)不超过40%，适用于慢性阻塞性肺部疾病(COPD)病人；中浓度氧(40%~60%)用于缺O_2而CO_2储留时，高浓度氧(>60%)适用于CO中毒、心源性休克，吸入高浓度氧不应超过1~2天。

4. 机械通气中的监护和护理

(1)密切观察生命体征的变化。

(2)观察呼吸机的运转情况，各通气参数是否符合病人情况。

(3)定期测定动脉血气、电解质及肾功能等，如有异常，应立即分析原因，及时处理。

(4)注意呼吸道的湿化每30~60分钟，注入生理盐水3ml~5ml。以确保痰液稀薄而易于吸出、咳出，又要使肺底不因湿化过度而出现啰音为宜。

(5)呼吸道分泌物的吸引吸痰管的外径不应超过气管导管或套管内径的1/2，吸痰前先适当提高吸入氧浓度。阻断吸痰管前的负压，把吸痰管插入超过气管导管或套管外约0.5~1cm，再与负压相通，然后边退边施转边吸引。最初的3~4cm退出要慢些，随后较迅速地退出。吸引的负压不超过19.6kPa(200cmH$_2$O)，每次吸痰时间不超过15秒。

5. 使用气管插管或气管切开时的护理。

6. 撤机。

(1)条件：一般情况好转，神志清楚，呼吸及咳嗽、咳痰能力恢复，肺部感染基本控制。血气分析正常或接近正常，肺活量达10~15ml/kg，最大吸气压达-2kPa(-15cmH$_2$O)时，可考虑停用呼吸机。

(2)方法：做好病人撤机前的思想准备工作，停用前于白天利用SIMV(同步间歇强制通气)装置进行自主呼吸锻炼，然后逐渐延长间歇时间，以至最后完全停用呼吸机。在没有SIMV装置时可逐步停机。

【注意事项】

1.未经引流的张力性气胸，纵隔气肿，大咯血，急性心肌梗塞；低血容量性休克未补足血容量前及肺大疱者应禁忌或暂缓使用呼吸机。

2.呼吸机的操作者应熟练掌握机械性能、使用方法、故障排除等，以免影响治疗效果或损坏机器。

3.使用呼吸机的病人应有专人监视、护理，按时填写通气治记录单。

4.病室每天以1%～2%过氧乙酸喷雾消毒，或紫外线灯照射疗1～2次。

5.呼吸机应有专人负责管理，定期维修、保养。使用前后，呼吸机的外部管道，呼吸活瓣、雾化装置等每2～3天更换消毒1次。

第二节　心脏按压

【目的】

对创伤、电击、溺水、窒息、心脏疾病或药物过敏等引起的心搏骤停建立有效的人工循环方法。

【用物】

如病人睡于软床，应备与床同宽的硬板1块，另备踏脚凳1只。

【操作步骤】

1.检查颈动脉是否有搏动，用右手食指及中指并拢先置于甲状软骨突出处，然后下滑至右侧颈旁血管沟，直接对颈椎方向下压，其位置即颈动脉处。如无搏动，立即开始胸外心脏按压。

2.使病人仰卧于硬板床或地上，或加硬板于病人身下。头后仰10°左右，解开上衣。术者紧靠病人一侧。根据位置高低，采用踏脚凳或跪式等不同体位。

3.术者以一掌根部置于病人胸骨中、下1/3交界处，另一手掌压于其上，手指并拢或互相交叉握持，只以掌根部接触病人胸骨，两臂伸直，肘关节不弯，以上身前倾之力向脊柱方向作有节奏的带冲击性的按压，下压深度约3～4cm左右，而后迅速放松，以利心脏舒张。放松时，两手不应离开胸骨接触面。

4.按压频率约80～100次/min，直至心跳恢复。

【注意事项】

1.按压部位要准确。太低易引起肝破裂，偏高可伤及大血管，偏向两侧易致肋骨骨折。

2.按压力度要适宜。以能扪及股动脉搏动或瞳孔不散大为满意。

3.按压时，应配合人工呼吸。单独操作时，可先行口对口人工呼吸2次，再作胸外心脏按压15次。如两人配合，则一人先作口对口人工呼吸1次，另一个作胸外心脏按压5次，如此反复进行。

4.按压期间，密切观察病情变化，判断效果。胸外心脏按压有效指标是可扪及颈动脉搏动；原已散大的瞳孔逐渐缩小，并出现对光反射；外周灌流改善，皮肤转暖，肤色变红；原已停搏的心脏恢复自主循环，恢复自主呼吸，神志清楚。

第三节 脑复苏

【目的】

脑复苏(brain resuscitation)的目的是保护脑细胞恢复脑功能。主要为降低脑细胞代谢率，加强氧和能量供给，促进脑循环再流通及纠正可能引起继发性脑损害的全身和颅内病理因素。

【操作步骤】

1. 低温与冬眠疗法降温开始越早越好，1小时内降温效果最好，2小时后效果较差。可用冰帽进行头部重点降温，在体表大血管处置冰袋。降温深度一般在33℃～34℃，维持2～3天恢复听觉即可逐步复温。注意低于28℃易于诱发室颤，降温过程中避免起伏。冬眠药物有助于降温且可消除低温引起的寒战。可选用冬眠Ⅰ号(哌替啶100mg，异丙嗪50mg，氯丙嗪50mg)或Ⅳ号(哌替啶100mg，异丙嗪50mg，乙酰普马嗪20mg)分次肌注或静滴。

2. 利尿脱水常选用20%甘露醇125～250ml静滴，呋塞米20～100mg静注，或白蛋白5~10g静滴。

3. 激素的应用减轻脑水肿，改善循环功能。地塞米松常为首选。一般10～30mg，8～12h静注1次。

4. 促进脑细胞代谢药物的应用可用三磷酸腺苷(ATP)20～40mg、辅酶A 100～200U，加入5%～10%葡萄糖液250～500ml中静滴。此外，与脑代谢有关的药物均可应用。

5. 高压氧的应用对生命体征平稳、脱离呼吸机后而脑功能未恢复的病人应尽早进行高压氧治疗。

【注意事项】

1. 在复苏的同时，采取针对病因的治疗。
2. 复苏后，应观察病人的神志、瞳孔的变化及肢体活动等情况。
3. 应及早应用低温疗法及脱水剂。
4. 严密监测血容量及电解质变化。

第四节 外科输血

【目的】

纠正低血容量，纠正血液成分的缺乏。

【血液来源】

1. 自身血可有两种情况：(1)在病人术前预计失血量，采自身血1~3次，贮存于血库，术中根据需要回输给病人。(2)手术中出血量较大，并无明显污染时，可于胸或腹腔内吸出所出血并经过抗凝和过滤后回输给病人。自身血无需交叉配血，无需另行确认。但血小板和纤维蛋白原含量均较低，游离血红蛋白含量高，可能会诱发DIC。

2.库存血 这是外科输血的主要来源。有新鲜库存血和一般库存血之分。新鲜库存血指24小时内采的血，主要是血小板含量较高。

【操作方法】

1.输血前准备

(1)凡需输血的病人，应由主治医师决定由住院医师书写输血申请单，主治医生签名。

(2)于预定输血日前2日，在无菌操作下采集受血者全血标本1份，每200～300ml为1单位，需血1—2单位者取血2ml，3～4单位者取血3ml，置于干燥洁净试管内，试管上贴上瓶签，注明受血者姓名、床号及住院号或门诊号，连同输血申请单交输血科，进行血型鉴定及交叉配合试验用(急诊例外)。

(3)填写输血志愿书。

(4)凭取血单到输血科取血，与发血者共同查对。查血的有效期，血的质量，输血装置是否完好，病人姓名、床号、住院号或门诊号，血袋号，血型，交叉配合试验结果，血液种类及剂量。并在配血单上签名。

(5)取血后，勿剧烈震荡血液，以免细胞大量破坏而引起溶血。不能将血液加温，防止血浆蛋白凝固变性而引起反应，应在室温下放置15～20分钟后再输入。

2.输血方法

(1)静脉输血法①用物：一次性输血器1套，2.5%碘酊，75%乙醇，消毒棉签，止血带，血管钳，胶布，弯盘，网套，输液架及输血卡。②按静脉输液法先输入少量生理盐水。由两位护士仔细进行查对，确定无误后，顺一个方向轻轻旋转血袋，使血浆与红细胞混合均匀。消毒血袋上塑料管和橡胶套管，拔出输血器针头，插入消毒部位。调节输血速度，开始时宜慢，观察10分钟无不良反应后，调整滴速，一般成人40～60滴/min，儿童酌减。③输入两袋以上血液时，应在两袋之间输入少量生理盐水。待血液将输完时，继续滴入少量生理盐水，使输血器内的余血全部输入体内。④输血后血袋应保留2~4小时，以备发生迟发性输血反应时作检验标本之用。

(2)动脉输血法①用物：动脉输血器一套，静脉切开包，无菌手套，局麻药，生理盐水，余物同静脉输血。②输血部位常用桡动脉或肱动脉。③局部皮肤消毒，铺巾、局麻。④在动脉搏动明显处，经皮动脉穿刺或切开皮肤显露动脉，将18号针头向动脉近心端刺入动脉或将带有塑料管外套的穿刺针同法刺入，退出穿刺针而置塑料管于动脉内。⑤接上动脉输血器，充气加压至21.3~29.3kPa，进行输血；或将输血导管经三通开关连接于输血针头，三通开头另一端接一20ml注射器，先把输入的血液抽入注射器内，改变三通开关方向，然后注入动脉，如此反复抽吸注射或用活塞动脉输血器并根据阻力调整推进速度。⑥输血毕，拔除穿刺针或塑料管后，局部加压止血。如为切开皮肤暴露动脉者需缝合皮肤切口，加压包扎。

【注意事项】

1. 采集血标本时,一次只允许为一位病人采集,取血时,一次只取一位病人的血,以免发生错误。

2. 输血前,须两人核对无误后,方可输用。

3. 输血中,不得随意向血袋内加入其他药品,如钙剂、碱性及碱性药物等,以防血液变质。

4. 输血中,应密切观察病人有无输血反应,如发生严重反应,应立即停止输血,并通知医生,给予相应处理,并保留余血以供检查分析原因。

5. 动脉输血仅适用于其他方法救治无效的重症病人。

6. 从动脉输入的血液不应含有血管收缩药。

7. 动脉输血时,应密切观察穿刺部位肢体血循环,注意有无缺血现象。2小时翻身、拍背1次,按摩受压部位皮肤。

第四节 水电解质与酸碱失衡的护理

水电解质与酸碱失衡的诊断在治疗病人起着核心作用。护士应有意识地观察病情,配合医生尽早作出诊断,合理执行医嘱及主动安排其他护理措施,以便早期纠正水电解质与酸碱失衡。

一、高渗性缺水

【护理评估】

1. 病因:各种原因引起的水分摄入不足或丧失过多。如吞咽困难、昏迷、出汗、尿崩症、应用高渗性溶液引起的渗透性利尿等病因。

2. 口渴、尿少,软弱无力。

3. 精神激昂,狂躁不安,谵妄甚至昏迷。

4. 皮肤饱满度(skin turgor)降低、弹性差、干燥。眼窝凹陷。

5. 体重下降:轻度缺水失去体重的2%～4%,中度缺水失去体重的4%～6%,重度缺水失去体重的6%以上。

6. 血压下降,有体位性低血压。脉搏快而弱。

7. 尿量少于30ml/h,尿比重大于1.030。

8. 血红蛋白、红细胞计数及红细胞压积增高。血钠升高,大于145mmol/L。血中尿素氮与肌酐比值升高。

【护理问题】

1. 体液不足,与摄入不足或流失过多有关。

2. 口腔粘膜改变,与分泌物不足有关。

3. 便秘,与体液减少有关。

4. 潜在性皮肤完整性受损,与体液缺乏及不适当的组织灌流有关。

5. 潜在的损伤:与体位性低血压及意识改变有关。

【护理要点】

1. 遵医嘱给予口服补液或静脉补液。根据血、尿电解质浓度值作为输液治疗的依据。

2. 观察并记录意识改变、生命体征、体重、出入量。

3. 补液时应注意观察有无颈静脉扩张、呼吸困难、心搏过速等循环负荷过重现象。

4. 监测并报告有无病情恶化情况，如尿液稀薄，尿量增加、低血压、脉搏增快、皮肤饱满度降低、体温增高、虚弱等。

5. 评估皮肤粘膜改变情况。

6. 协助病人定时翻身，按摩受压部位。

7. 保持皮肤清洁干燥，少用肥皂清洗，一天擦乳液3次。

8. 告知病人注意口腔卫生，必要时给予口腔护理。

9. 注意病人安全，防止意外损伤。对烦躁病人使用床栏、约束带等。有体位性低血压者，嘱其改变体位时多加小心，以免跌倒。

10. 鼓励病人摄取水分及高纤维素食物，作被动运动或下床活动，定时上厕，以预防便秘。

二、低渗性缺水

【护理评估】

1. 病因：各种原因引起的消化液丧失。如有呕吐、腹泻、肠瘘、肠梗阻、大面积创伤时补盐不足，用清水灌肠，长期使用利尿剂或限钠饮食等病因。

2. 无明显口渴，有倦怠、头晕、手足麻木，严重时神志不清，全身痉挛、定向感丧失，甚至昏迷，并出现休克。

3. 皮肤苍白、湿冷、呈光滑紧绷感。

4. 尿比重低，尿钠、氯低，血清钠低于135mmol／L。血红蛋白、红细胞计数、红细胞压积增高。血尿素氮增高，二氧化碳结合力下降。

【护理问题】

1. 体液相对过多，与摄入水多于钠或失钠多于失水有关。

2. 活动无耐力，与气体交换障碍有关。

3. 潜在性损伤，与意识障碍有关。

【护理要点】

1. 观察并记录生命体征、体重、液体出入量。监测血电解质变化。

2. 避免过量清水灌肠。

3. 鼓励病人进食，增加盐分，并摄取足够的营养。

4. 遵医嘱，给予葡萄糖盐水或高渗盐水输入。

5. 增加肺部气体交换功能。采取半坐卧位，以改善呼吸困难。指导病人缓慢深呼吸。病情允许时，鼓励病人多活动。

6. 评估病人意识行为的改变。对意识障碍病人，应移除环境中的危险因素，并加以约束，以防受伤。保持环境安静，减少刺激源。

三、等渗性缺水

【护理评估】

1. 等渗性缺水(isotonic volume deficits)病因：由各种原因引起的消

化液急性丧失，如剧烈呕吐、腹泻、急性肠梗阻，或体内液体不当的积聚如腹水、水肿等。

2.有缺水缺钠症状，如口渴、尿少、乏力、皮肤弹性减退、畏食、恶心、呕吐、手足麻木、软弱无力。颈静脉平坦，有体位性低血压。

3.实验室检查：尿氯低于50mmol／L，血红蛋白、红细胞计数、红细胞压积均增高，二氧化碳结合力可升高，血钠、氯正常。

【护理问题】

1.体液不足，与腹泻呕吐等有关。

2.营养状况改变，低于机体需要量，与呕吐腹泻及摄入减少有关。

3.潜在性损伤，与体位性低血压有关。

【护理要点】

1.遵医嘱，给予口服或静脉补充等渗溶液。静脉输液时，速度不宜太快，以免循环负荷增加，引起肺水肿。

2.密切观察尿量，有尿的病人，应注意及时补钾。

3.其余护理措施参照高渗性缺水病人的护理措施。

四、低钾血症

【护理评估】

1.低钾血症(hypokalemia)病因：吞咽困难、禁食造成钾摄入不足，呕吐、腹泻、肠瘘、胃肠道引流及长期使用利尿剂等造成钾丢失过多。

2.全身软弱无力，神志淡漠、目光呆滞，重者出现嗜睡昏迷，恶心，呕吐，腹胀，便秘，感觉异常，手足抽搐。

3.血压下降，心音低钝，脉搏快而弱，可有心律失常，肠蠕动减少，腱反射迟钝或消失。

4.实验室检查：血清钾低于3.5mmol／L，pH值升高。心电图示ST段降低，QT间期延长，有U波出现。

【护理问题】

1.身体活动功能障碍，与骨骼肌无力有关。

2.心输出量减少，与心肌搏动弱有关。

3.便秘，与肠蠕动减慢有关。

4.潜在的损伤，与骨骼肌无力有关。

【护理要点】

1.观察病人有无导致低血钾的因素，如出现症状，应及时报告医生给予纠正。

2.补钾由饮食或药物补钾。

(1)鼓励病人进食含高钾食物，如奶类、蛋类、鱼类，含钾蔬菜、水果等。

(2)口服氯化钾1～2g，3次／日。

(3)静脉补钾,10％的氯化钾30～50ml溶于5％葡萄糖溶液1500～2000ml中缓慢滴注。注意滴速，并监测有无少尿情况。

(4)切忌静脉直接注射氯化钾，以免造成心脏骤停。

3. 与病人讨论并制定合理活动计划。
4. 移除环境中危险品，减少意外伤害。
5. 教导病人嘬嘴呼吸，以减轻呼吸困难。
6. 摄取足够营养，定时排便，防止便秘。

五、高钾血症

【护理评估】

1. 高钾血症(hyperkalemia)病因：输入大量库存血，静脉输入钾盐过多过快；急性肾衰及肾上腺皮质功能不足，尿少、压伤、烧伤、药物中毒致大量细胞死亡，钾排到细胞外等病因。
2. 恶心，呕吐，肌肉无力，四肢麻木，感觉异常，尿少，心率慢，传导阻滞。
3. 血清钾高于 5.5mmol／L，心电图示 T 波高尖、QRS 间期延长、OT 间期延长。

【护理问题】

1. 心输出量减少，与心肌功能改变有关。
2. 活动无耐力，与肌无力有关。
3. 腹泻，与肠蠕动增加有关。
4. 知识缺乏，缺乏与疾病治疗及护理有关的知识。

【护理要点】

1. 评估造成高钾的原因。
2. 限制含钾高的食物及药物。
3. 如肾衰病人，遵医嘱采用血液透析或腹膜透析排钾。
4. 鼓励病人少量多餐，避免高纤维食物，必要时，遵医嘱使用止泻剂。
5. 将需要的东西尽可能放在病人随手易取之处。
6. 注意周围环境安全，减少意外伤害。

六、低钙血症

【护理评估】

1. 低钙血症(hypocalcemia)病因：长期腹泻，维生素 D 缺乏，甲状旁腺功能降低，慢性肾功能衰竭及碱中毒等。
2. 病人易激动，肌肉抽动，手足搐搦，长期低钙可发生骨折或骨弯曲。
3. 耳前叩击试验(Chvostek 征)和上臂压迫试验(Trousseau 征)阳性，血钙低于 2mmol／L。心电图 QT 间期延长，心律不齐。X 线有骨质疏松。

【护理要点】

1. 遵医嘱，经由口服，静脉补充钙盐。
(1)通常选饭前 30 分钟或睡前口服乳酸钙和维生素 D，以利肠道吸收。
(2)急性低钙可用 10%葡萄糖酸钙 10ml 缓慢静脉滴注，约每分钟 1~2ml。
2. 提供安静环境，以减少和诱发刺激。
3. 确保病人安全，加用床栏防坠床，去除环境中的危险障碍物，以防发生意外伤害。

七、低镁血症

【护理评估】

1. 低镁血症(hypomagnesemia)病因：慢性腹泻，极度营养不良、长期肠瘘、胆瘘、使用利尿剂等。常与低钾和低钙血症同时存在。

2. 临床表现与低钙血症类似。可表现为焦急，谵妄，震颤，手足搐搦，大汗，感觉异常，心率加速等。

3. 耳前叩击试验及上臂压迫试验阳性。血镁低于0.375mmol/L。心电图示PR间期及QT间期延长，ST段及T波异常。

【护理要点】

1. 注意观察有无发生低血镁的病因存在，以便早期预防。

2. 遵医嘱给予补镁。

(1) 轻度缺镁，可口服含高镁食物(如绿色蔬菜和水果等)补充。

(2) 用10ml的10%硫酸镁溶液，3次/日，肌肉注射或加入5%葡萄糖溶液中，静脉缓慢滴注。静脉注射时，应控制滴速，并严密观察病人有无发热、出汗、血压下降、嗜睡等中毒反应。

3. 避免意外伤害，减轻疼痛，提供有关的正确饮食及治疗知识。

八、代谢性酸中毒

细胞外液中碳酸根离子太少称代谢性酸中毒(metabolic acidosis)。

【护理评估】

1. 病因：酸性代谢产物产生过多：如休克，循环衰竭，高热，糖尿病性酮症酸中毒，长期饥饿；碳酸根离子排出太多：如腹泻，长期呕吐，肠瘘，胆瘘，胰瘘，大面积烧伤；酸性代谢产物在体内潴留：如急、慢性肾功能衰竭。

2. 无力、眩晕、头痛、嗜睡、感觉迟钝或烦躁不安，严重者可出现神志不清、甚至昏迷。尿少或无尿。

3. 呼吸深快。严重时可减弱。酮症酸中毒时，呼气中带有酮味。心率快、血压偏低，对称性肌张力减退，腱反射减弱或消失。

4. 实验室检查：pH值下降，[HCO_3^-]低于8mmol/L。由于呼吸代偿作用，二氧化碳分压降低，标准碳酸氢降低，缓冲碱降低，碱剩余负值，血浆二氧化碳结合力降低。尿呈酸性。酮症时酮体阳性。有肾衰时，血尿素氮增高。

【护理问题】

1. 低效性呼吸型态，与呼吸性酸中毒导致哮喘，呼吸困难有关。

2. 活动无耐力，与肌肉无力，反射降低有关。

3. 体液不足，与呕吐、腹泻有关。

4. 潜在性损伤，与神志不清、血压低有关。

【护理要点】

1. 补碱。可遵医嘱给予11.2%乳酸钠3ml/kg、5%碳酸氢钠5ml/kg或3.6%三羟甲基氨基甲烷10ml/kg，分别稀释为等渗液静脉滴注。如伴有体液代谢失调，应先纠正缺水和补充电解质。

2.维持有效呼吸型态,鼓励病人有意识地控制呼吸。
3.建立适当安全的活动型态。协助病人在床上作被动运动及下床活动。
4.恢复正常体液溶积,及时给予补液,并观察疗效。
5.使用床栏或移除障碍物,以免意外伤害。

九、呼吸性酸中毒

细胞外液中 CO_2 太多称呼吸性酸中毒(respiratory acidosis)

【护理评估】

1.病因:各种影响呼吸功能,引起肺通气不足的病因,如颈部血肿压迫,呼吸道异物,阻塞性肺部疾病,胸部创伤或手术,有机磷中毒等。

2.全身乏力、嗜睡、气促、发绀、头痛、胸闷、呼吸困难。严重病人可有精神、神志改变,血压下降,甚至昏迷。

3.实验室检查:血浆二氧化碳结合力升高,pH值下降,二氧化碳分压增高,血二氧化碳总量升高,标准碳酸氢升高,缓冲碱升高,剩余碱正值。血钾升高。尿呈碱性。

【护理问题】

1.低效性呼吸型态,与大量二氧化碳潴留体内有关。
2.活动无耐力,与乏力、呼吸困难有关。
3.心输出量降低,与心律不齐、低血压有关。
4.焦虑,与呼吸困难及意识程度降低有关。
5.潜在性损伤,与意识程度降低有关。

【护理要点】

1.遵医嘱治疗原发病预防并发症。

(1)评估病人出现通气障碍的原因。

(2)改变呼吸功能。解除呼吸道梗阻,分泌物及时吸出。紧急时,可行气管插管或气管切开,用呼吸机辅助呼吸。

(3)鼓励病人定时作深呼吸及有效咳嗽。

(4)低流量持续给氧,浓度不超过30%,以免抑制呼吸。

(5)给予三羟甲基氨基甲烷静脉注射矫正酸中毒。

(6)严密观察有无并发症出现,如手足搐搦、二氧化碳麻醉、反弹性呼吸性碱中毒及代谢性酸中毒,如出现症状,应立即报告医生,及时纠正。

2.防止意外伤害。

(1)评估病人意识状态变化及生活自理程度。

(2)对意识障碍病人,注意使用床栏,以防坠床。

(3)对于自理能力低下病人,协助其处理日常生活事务,如喂食、更衣、倒水。

3.向病人及家属解释疾病的原因,处理及预后,以取得合作并减轻焦虑。

十、代谢性碱中毒

细胞外液中碳酸根离子太多称代谢性碱中毒(metabolic alkalosis)

【护理评估】

1. 病因：幽门梗阻伴随持续性呕吐或长期胃液引流，长期使用利尿剂致低钾低氯碱中毒。

2. 头晕、躁动、谵妄及昏迷，呼吸浅而慢，可有阵发性呼吸暂停。游离钙减少可出现骨骼肌无力、手足搐搦及腱反射亢进。

3. 实验室检查：血浆二氧化碳结合力增高，pH值上升，二氧化碳总量增高，标准碳酸氢升高，缓冲碱升高，剩余碱正值。血清钾、钙、氯均低。尿呈碱性。

【护理问题】

1. 低效性呼吸型态，与呼吸困难有关。
2. 活动无耐力，与肌肉无力有关。
3. 潜在性损伤，与意识改变及手足搐搦有关。

【护理要点】

1. 遵医嘱治疗原发病，矫正碱中毒。

(1) 口服或静脉补充等渗盐水或葡萄糖盐水。伴低血氯时，给予KCL。

(2) 病情严重者，可静脉给予氯化铵，盐酸的稀释液，精氨酸或作血液透析。对缺钾性碱中毒，需补充钾。

(3) 有手足搐搦者，给予10%葡萄糖酸钙溶液静脉缓慢注射。

2. 密切监测血尿电解质变化，测量体重、记录出入量，以评估病情改善状况，预防并发症：如反弹性代谢性酸中毒、红血球溶血，脑部症状、静脉炎和高血钾等。

3. 建立正常呼吸型态及活动型态，预防意外伤害可参考前面内容。

十一、呼吸性碱中毒

细胞外液中二氧化碳太少称呼吸性碱中毒(respiratory alkalosis)

【护理评估】

1. 病因：各种致肺换气过度的病因，如外科感染、发热、休克、颅脑疾患、中枢神经系统药物中毒及不适当的使用人工呼吸器等。

2. 病人常有头晕、胸闷、淡漠、面色苍白、甚至昏迷。换气速率及深度增加，间以叹息样呼吸。有低钙引起的手足搐搦及肌腱反射亢进。

3. 实验室检查：血浆二氧化碳结合力降低，pH值升高，二氧化碳分压下降，血二氧化碳总量下降，标准碳酸氢下降，缓冲碱升高，剩余碱正值。血氯增高，血钙下降。尿呈碱性。

【护理问题】

1. 协助医生治疗原发病，改善通气功能。

(1) 评估过度换气的原因，去除病因。

(2) 间歇性使用纸袋或长筒罩住口鼻呼吸，增加死腔间隙，减少二氧化碳呼出。

(3) 对用呼吸机的病人，调整至适当的呼吸速率，必要时加大死腔或减小呼吸比。

(4) 适当应用镇静药物，减慢呼吸。

2. 指导病人将呼吸速度放慢并加强加深。
3. 避免增加氧气需求量的活动,以减少呼吸速率过度。
4. 注意去除环境中的不安全因素,防止意外伤害。

第五节　中心静脉插管术与中心静脉压的测定

中心静脉管(central venous catheter)常从锁骨下静脉、颈内静脉、颈外静脉插管入上腔静脉,从股静脉插管入下腔静脉。主要用于需长期静脉输液而周围血管输液困难者,以及进行中心静脉压测定和静脉高营养者。

一、颈内静脉穿刺插管(intemaljughllar venous catbeter)

【目的】

1. 抢救危重病人;
2. 全胃肠外营养疗法;
3. 中心静脉压测定;
4. 需长期输液而周围血管穿刺困难者。

【用物】

1. 物品治疗盘、静脉切开包、导引钢丝、扩张管、中心静脉输液导管、10ml注射器、一次性输液器、手套、1%甲紫溶液、胶布、垫枕。
2. 药品 2%碘酒、75%乙醇、1%普鲁卡因、肝素、生理盐水。

【操作步骤】

1. 病人准备向病人解释操作目的、意义及注意事项,以便配合。平卧,头偏向左侧,右肩下垫小枕(一般多选右侧穿刺)。
2. 以胸锁乳突肌的锁骨头、胸骨头和锁骨所形成的三角区的顶部为穿刺点。或取锁骨上3cm与正中线旁开3cm的交叉点为穿刺点。以1%甲紫溶液作出标记。
3. 局部皮肤常规消毒铺巾。以1%普鲁卡因行局部浸润麻醉。
4. 术者用抽有生理盐水的10ml注射器穿刺,穿刺针应与矢状面平行,与冠状面呈300,向下向右及稍向外进针,指向胸锁关节的下后方,边进针边抽吸,见有明显回血即可插管。
5. 固定穿刺针,取下注射器,自穿刺针芯孔送入导引钢丝,退出穿刺针,沿导引线钢丝插入扩张管,扩张皮肤及皮下组织,退出扩张管,沿导引钢丝送入静脉留置导管。插入长度15cm左右,退出导引钢丝,接上输液导管。或可直接经穿刺针芯插入导管至所需深度退出穿刺针,接上输液导管。
6. 穿刺部位消毒后,盖无菌纱布,用胶布固定。调节输液滴水。
7. 协助病人取舒适卧位,交代注意事项,整理用物。

【注意事项】

1. 操作前向病人解释操作步骤,说明术中屏气的重要性,并教会病人屏气的方法。
2. 操作技术不当,可发生气胸、血胸、血肿、气栓、感染等并发症。

3. 躁动不安者，不宜施用此术。
4. 输液时输液瓶绝对不能输空，更换导管时应防止空气吸入，发生气栓。
5. 穿刺点每1～2日局部消毒，更换敷料。严格无菌操作，预防感染。
6. 严密观察导管通畅情况，有无压迫或扭曲。
7. 拔管时要接上注射器，边抽吸边拔管。导管拔除后需用凡士林纱布封闭，并按压穿刺孔数分钟，以防空气栓塞。

二、锁骨下静脉穿刺插管(subclaviaJl venous cadaeter)

【目的】

同颈内静脉穿刺。

【用物】

同颈内静脉穿刺。

【操作步骤】

1. 病人取平卧位，两肩胛间垫枕，头转向对侧。
2. 选择锁骨下静脉穿刺点。

(1) 经锁骨上穿刺：在胸锁骨乳突肌锁骨头外侧缘与锁骨上缘所形成之夹角的平分线之顶端或其后0.5cm左右处为穿刺点。进针角度约为30°～40°，一般进针2.5～4cm即达锁骨下静脉。

(2) 经锁骨下穿刺：取锁骨中点，内侧1～2cm处(或锁骨中点与内1/3之间)锁骨下缘为穿刺点。针尖指向头部，与胸骨纵轴约成45°与胸壁约成15°。进针时紧贴锁骨，深度一般为4～5cm即达锁骨下静脉。

3. 以下同颈内静脉穿刺。

【注意事项】

同颈内静脉穿刺。

三、股静脉穿刺插管(femoral venous catheter)

【目的】

同颈内静脉穿刺插管。

【用物】

同颈内静脉穿刺插管。

【操作步骤】

1. 病人取仰卧位，下肢伸直并略外展、外旋。
2. 局部常规消毒，铺无菌巾。
3. 术者以左手示指在腹股沟韧带下方中部扪清股动脉搏动最明显处，并予固定。其外侧为股神经，内侧为股静脉。
4. 右手持注射器，在腹股沟韧带中部下2～3cm，股动脉内侧垂直刺入或与皮肤成30°～40°刺入。一般进针深度2～5cm。如抽得静脉血，即表示穿刺成功。置管方法同颈静脉穿刺插管。

【注意事项】

1. 不要选择有感染的部位穿刺。
2. 拔针后，应紧压穿刺点数分钟，至无出血为止。

四、中心静脉压测定

【目的】

中心静脉压(central venous pressure measurement，CVP)是指上下腔静脉胸段及右心房内的静脉压力。用于监测有效血容量，右心室功能及静脉回心血量。常用于急性循环衰竭，大手术或其他需要大量输血补液者，防止发生循环负荷过重。

【用物】

无菌治疗盘，静脉切开包，无菌深静脉导管，穿刺针，导引钢丝，中心静脉测压装置(包括带刻度的测压管、三通开关等)及输液导管。

【操作步骤】

1. 向病人说明操作的目的、意义。取平卧位。测上腔静脉压可经颈内静脉穿刺插管。

2. 将输液导管通过三通开关连接静脉导管。三通开关另一端接测压管。固定测压管使零点与右心房保持在同一水平面上。

3. 测压时先使输液管与测压管相通，使液体充满测压管，排空气泡，然后关闭。再使静脉导管与测压管相通，则测压管内液体迅速下降，待下降停止而稳定时，液平面的读数即为中心静脉压。

4. 测压完毕，将静脉导管与测压管关闭，使输液管与静脉导管相通，按要求调整滴数。

5. 整理用物，记录所测得数据。

【注意事项】

1. 操作时必须严格无菌操作，严防空气进入。

2. 测压管的零点必须与右心房中心在同一水平面上。

3. 病人深呼吸、咳嗽、腹胀、用呼吸机等时，对CVP数值有影响。

4. 综合分析CVP和血压，可帮助判断病情。中心静脉压的正常值为：$0.49\sim0.98$ kPa($5\sim10$ cmH_2O)。低血压时，CVP<0.49kPa提示有效血容量不足；CVP>1.47kPa(20cmH_2O)时，提示心功能不全、静脉血管床过度收缩或肺循环阻力增加；CVP>1.96kPa(20mmHg)时，则表示有充血性心力衰竭。CVP异常时，应及时报告医生进行处理。

第六节　静脉切开置管

【目的】

1. 急需静脉输血、输液而静脉穿刺有困难者。

2. 需长期维持静脉输液，而静脉穿刺不能维持过久者。

3. 用于中心静脉压测定、心导管检查等。

【用物】

无菌静脉切开包一套，无菌硅胶管一根，常规消毒用品及输液器材一套。

【操作步骤】

1. 向病人解释施行此术的目的及注意事项，以便病人配合。

2. 静脉切开部位常选用内踝前或卵圆窝处的大隐静脉。以内踝前大隐静脉切开为例。

3. 病人取仰卧位，术侧下肢外旋，踝下铺橡胶布与治疗巾。

4. 以内踝前上方为中心，常规局部皮肤消毒、铺巾、局麻。助手准备输液器，排尽空气。

5. 术者在内踝前上方约3cm处作一长约2cm的皮肤横切口或纵切口，分离出大隐静脉并挑起，在静脉下方置2根丝线，一根用于结扎静脉远端，留作牵引。提起静脉，在结扎近端的静脉壁上剪一V形口。以无齿镊夹起血管上唇，将静脉导管快速插入血管内约5cm，结扎静脉近端丝线。将导管与输液器接头连接，观察液体输入是否通畅及有无渗漏。

6. 检查输液通畅后，剪去多余丝线，缝合皮肤，固定导管，无菌纱布覆盖切口。胶布固定。

7. 根据需要调整滴数，收拾用物。

【注意事项】

1. 切口不可太深，以免切断血管。

2. 切口处每日消毒，更换敷料。观察有无红肿、渗液现象。

3. 血管壁常因受刺激引起痉挛，导致输液不畅。应向输液管内注入1%普鲁卡因2~5ml或行局部热敷，可使痉挛缓解。

4. 一般导管留置3天，硅胶管留置时间可稍长。若发生静脉炎，应立即拔管。

5. 输液结束，拔除导管后，压迫局部1~2分钟，敷料包扎。7~10日拆线。

第七节　动脉插管与动脉血压的测定

一、动脉插管

【目的】

1. 用于重度休克须经动脉输液输血者。

2. 用于施行某些特殊检查，如心血管造影术、体外循环等。

3. 用于需直接观察动脉血压者。

【用物】

同静脉切开置管。

【操作步骤】

常用部位为桡动脉及股动脉，以桡动脉切开为例。

1. 病人取仰卧位，术侧上肢外展外旋。

2. 扪清桡动脉搏动后，局部皮肤消毒、铺巾、局麻。在腕关节上方约2cm处，沿桡动脉径路作长约2~3cm直切口或横切口，分离桡动脉。

3. 在动脉下穿2根丝线，一根结扎动脉远端，留作牵引。提起动脉，其上剪一小口,迅速插入导管5~10cm,结扎近端丝线,固定导管。接上输液器,即可加压输液或输血。

4.检查输入通畅后,剪去多余丝线,缝合皮肤。

5.输液完毕,拔出导管时,桡动脉应予以修补,缝合皮肤切口,加压包扎。

【注意事项】

1.切口不可太深,以免损伤血管。

2.插管时,注意勿使气体进入血管内,以防气体栓塞。

3.绝对禁止向动脉内注入去甲肾上腺素等血管收缩剂。因会引起动脉痉挛,肢体缺血坏死。

二、动脉血压的测定

【目的】

用于连续监测收缩压、舒张压和平均压,并能抽取动脉血标本做血气分析及其他检查。

【用物】

能监测压力的监护仪,压力传感器及其附属装置,压力袋,袋装生理盐水,三通管及动脉插管用物。

【操作步骤】

1.向病人解释操作的目的和意义,以取得配合。

2.将10mg肝素注入500ml袋装生理盐水中摇匀,与冲洗器连接,冲洗器前端接三通管,后端接传感器。将袋装生理盐水置入压力袋内,加压至40kPa(300mmHg)左右,排净空气。

3.行桡动脉穿刺或切开插管。导管接三通管,校正零点,使传感器通大气,当屏幕上压力线在零的位置时,关传感器测压。

4.整理用物,记录数据。

【注意事项】

1.严格无菌操作,以防空气进入。

2.测压时,传感器应与心脏在同一平面。

3.注意保持管道通畅。

第八节 腰穿

【目的】

1.腰穿(1umbar puncture)采取腔脊液检查,协助诊断。

2.测定颅内压力,了解蛛网膜下腔有无阻塞。

3.做腰麻或造影。

4.做鞘内注射治疗。

【用物】

治疗盘、腰穿包、测压管、注射器、手套、注射用药、细菌培养管、酒精灯、火柴。

【操作步骤】

1. 向病人解释穿刺目的、意义和注意事项。嘱其排出大小便。

2. 指导病人去枕侧卧，背部与床边垂直，头尽量向胸前弯曲，双膝屈曲，尽量向胸前靠拢，以扩大腰椎间隙，利于穿刺。

3. 常选第3、4腰椎间隙为穿刺点(两侧髂嵴连线和脊棘线交点为第3、4腰椎间隙)。

4. 术者带手套，常规皮肤消毒，铺巾，局麻。

5. 左手固定穿刺点皮肤，右手持针由棘间与脊柱呈垂直方向缓缓刺入，穿过黄韧带及硬脊膜时，常有落空感。此时拔出针芯，即可见脑脊液流出。

6. 接上测压管测压。移去测压管，收集脑脊液标本送检。

7. 穿刺毕，拔出针头，无菌纱布压迫固定。

8. 嘱病人去枕平卧4～6小时。观察病人有无头痛、恶心、腰痛等反应。

【注意事项】

1. 颅内压明显增高者，穿刺部位有感染性病变者，病危，败血症及全身性感染病人禁腰穿。

2. 颅内压增高者严禁放液过多、过快，以防脑疝发生。

3. 穿刺过程如发生脑疝，病人瞳孔散大，意识不清，呼吸节律改变，应立即停止放液，并向椎管内注入空气，或生理盐水10～20ml，快速静滴20%甘露醇250ml。

4. 一般病人术后去枕平卧4~6小时，颅内压高者，平卧1～2天。以免引起头痛。

5. 嘱病人多饮水，防止颅内压低引起头痛。颅内压高者少饮水，以免增高颅压。

第九节 三腔管压迫

【目的】

三腔管压迫(blakemore-sengstaken tube)是在门静脉高压引起食管胃底静脉破裂大出血时，利用充气气囊压迫胃底和食管静脉出血处，以达止血的目的。

【用物】

双囊三腔管，石蜡油、50ml注射器、止血钳、宽胶布、治疗碗、胃肠减压器、滑车牵引装置。

【操作步骤】

1. 检查气囊是否漏气。向胃气囊充气150～200ml，食道气囊充气100～150ml，置于水中，观察是否有气泡。当证实无漏气且胃管通畅后，在管与远端分辨三个腔的通道，以免搞错。

2. 向病人解释插管的必要性及配合事项，以取得合作。

3. 病人取平卧位或斜坡卧位。

4. 抽尽气囊内残气，润滑三腔管前段及气囊部分，自鼻孔徐徐插入，至咽部时，嘱病人作吞咽动作，直至管已插入50~60cm，抽得胃内容物，表明头端已达胃部。

5. 向胃气囊充气150~200ml，用止血钳夹住管口，向内外提拉导管，感管子不能再被拉出并有轻度弹力时，利用滑车装置在管子末端悬以约0.5kg重物作牵引压迫。

6. 抽取胃液观察止血效果，如仍有出血，再向食管气囊充气100~150ml，夹住食管气囊。将胃管接于胃肠减压器上，以观察出血情况。

7. 置管期间，每12小时应将气囊放空10~20分钟。如有出血再充气压迫。

8. 出血停止24小时后，先排空食管气囊，放松牵引，后排空胃气囊，观察12~24小时，确无出血后，给口服石蜡油20~30ml，抽尽气囊内气体后，缓缓拔出导管。

【注意事项】

1. 导管三个腔通道应标记清楚易于辨认。

2. 插管后，病人应侧卧位或头部侧转，以利咽部分泌物吐出，必要时，用吸引器吸出，以防发生吸入性肺炎。

3. 严密观察有无呼吸困难，烦躁，胸闷，以防气囊上滑，堵塞咽喉。出现上述症状，应放气，去除牵引。

4. 置管时间一般不超过3~5天，以免食管、胃底粘膜受压而溃烂、坏死。

5. 置管期间，应禁饮食，保持鼻腔和口腔清洁。给予静脉补液，维持水、电解质平衡。

第十节　腹腔穿刺与置管引流

一、腹腔穿刺

【目的】

1. 腹腔穿刺(abdominal paracentesis)抽腹水协助诊断。

2. 放腹水缓解压迫症状。

3. 腹腔内注射药物，用于治疗。

【用物】

治疗盘、胸腔穿刺包、手套、10ml及50ml注射器、腹带、标本瓶、橡胶布、浴巾、水桶、局麻及急救药品等。

【操作步骤】

1. 嘱病人排空尿液，并向其解释穿刺的目的及注意事项。

2. 协助病人取坐位或斜坡卧位。将腹带置于病人腰带背部下，腹下部垫以橡胶布及治疗巾。

3. 穿刺点可选脐与髂前上棘连线的中、外1/3交界处，或脐与耻骨连线中点偏左或偏右1~2cm处。

4.常规皮肤消毒、铺巾、局麻。术者左手固定穿刺点，右手持穿刺针缓缓刺入腹腔，刺破腹膜时，可有落空感。先用注射器抽吸腹水留标本送检。然后在针栓处接一乳胶管，将腹水引入水桶中。

5.放液速度宜慢，初次放液不宜超过3 000ml。随腹水的流出，助手应由上而下逐层收紧腹带，以防腹压突降引起虚脱、休克。

6.密切观察病人面色、呼吸、脉搏等，如有晕厥、休克，应报告医师，停止放液，安静平卧，给予及时处理。

7.腹穿完毕，拔出穿刺针，局部消毒，覆盖纱巾，胶布固定，再紧好腹带。

8.整理用物，嘱病人卧床休息12小时，并记录腹水量及性状。

【注意事项】

1.粘连性结核性腹膜炎，巨大卵巢囊肿及肝昏迷前期禁忌穿刺。

2.穿刺前可测量病人体重及腹围，以便术后对照。

3.腹水若为血性，取得标本后应停止抽吸或放液。

4.大量放腹水时可引起晕厥、休克、水与电解质紊乱、血浆蛋白质丢失等严重并发症。

5.如腹水流出不畅，可令病人变换体位。

6.放腹水后，应注意穿刺孔有无渗漏，如有渗液，可涂火棉胶封闭，及时更换敷料，防止局部感染。

7.若为诊断性穿刺，可用注射针直接穿刺，毋需腹带。

8.整理用物，嘱病人卧床休息12小时，并记录腹水量及性状。

二、双套管引流

【目的】

为胃肠道瘘、胆瘘、胰瘘病人作持续吸引，减少其对周围组织的刺激和腐蚀作用。

【用物】

双套管、负压吸引器、引流瓶、输液用具。

【操作步骤】

1.向病人解释操作的目的和注意事项，取得合作。

2.病人在术中，可根据需要放置双套管，经腹壁戳口引出，缝线固定。如为术后置管，应消毒引流管周围皮肤后，拔除引流管，沿窦道插入双套管，缝线固定于腹壁，纱布覆盖。

3.引流管接负压吸引。有冲洗液的输液器连接冲洗管。

【注意事项】

1.双套管近端应置于引流腔最低位，以利充分引流。

2.保持引流管通畅，如引流液突然减少，病人出现腹胀发热，应检查双套管是否脱出或堵塞。如有堵塞，可用生理盐水冲洗。

3.注意引流管周围皮肤清洁干燥，涂复方氧化锌软膏加以保护。

4.密切观察并记录引流液的量和性质。保持水与电解质平衡。

5. 一般每周更换管子 1～2 次。

三、烟卷引流

【目的】

烟卷引流(penrose dnliIlage)常用于深部脓肿、腹腔引流及渗血渗液较多的伤口引流。

【用物】

烟卷(乳胶套里卷入稀网格纱布制成，放入伤口端剪孔数个)，安全别针，纱布等。

【操作步骤】

1. 术中置管。手术毕，根据需要将有孔端置于引流腔内，经切口或戳口引出，外端用安全别针固定，以防陷入伤口内。

2. 每日换药时，转动烟卷使引流通畅。

3. 随引流液减少，将烟卷逐渐向外拔出，并将别针下移，直至全部拔出。

四、T 管引流

【目的】

T 管引流(T-tube drainage)用于胆管术后，上能引流胆汁，支撑胆道，减压防胆汁外漏及排石。

【操作步骤及护理】

1. 病人胆道手术毕，将 T 型管插入胆总管。T 型上端水平线，一端通肝管，一端通十二指肠，下面垂直部分经腹壁戳口引出，缝线固定于腹壁，外接引流瓶或引流袋。

2. T 型管要在腹壁妥善固定，严防脱出。可将小绷带卷置于 T 管下接近出口处加以固定，再将纱布固定于皮肤上。

3. 观察胆汁量和性质并作记录。如引流出大量血液或 24 小时总量超过 500ml，应报告医生。

4. 保持引流通畅，可用生理盐水冲洗引流管，并经常检查是否扭曲、受压。

5. 注意无菌操作，预防感染。腹壁引流管伤口应每日消毒，更换敷料。与引流管连接的引流瓶，每日消毒更换。如接引流袋，应每周更换。

6. 拔管。术后 2 周，胆汁量减少，夹管后病人无腹胀、黄疸及发热，胆总管造影显示通畅时，可准备拔管。造影后，应开放 T 管 1 天，使造影剂流出。第 2 日夹管，如无异常反应，则拔管。

7. 拔管后，伤口以凡士林纱布填塞，观察渗出情况，渗液多时，及时更换敷料。

第十一节 灌肠法

一、大量不保留灌肠

【目的】

1. 大量不保留灌肠(high-volume enema)可解除便秘和腹胀。
2. 手术前作肠道准备。
3. 灌入药物进行治疗。

【用物】

治疗盘、灌肠筒、橡胶管、玻璃接管、肛管(24～26号)、弯盘、水温计。另备便盆、输液架、屏风。灌肠液：常用0.1%～0.2%肥皂液、生理盐水，成人用量每次500～1000ml，小儿每次200~500ml，液温39℃~41℃，降温用28℃～32℃，中暑用4℃等渗盐水。

【操作步骤】

1. 备齐用物携至病人床旁，向病人解释操作目的及意义，取得合作，并嘱排尿。大病房以屏风遮挡。
2. 病人取左侧卧位，双膝屈曲，退裤至膝部，臀部移至床沿，臀下垫橡胶单及治疗巾，弯盘放于臀边。不能控制排便的病人可取卧位，臀下置便盆。
3. 灌肠筒挂于输液架上，高于床面40～60cm，润滑肛管前端，排除管内气体，将肛管夹闭。
4. 左手分开臀部，露出肛门，嘱病人张口呼吸，右手将肛管轻轻旋转插入肛门约7～10cm，固定肛管，松开止血钳，使灌肠液缓慢流入。
5. 观察筒内液面及病人反应。如液面不动，应稍移动肛管，避开粪块堵塞。如有腹胀或便意，应放低灌肠筒嘱病人张口深呼吸，减低腹压。如病人出现面色苍白，出冷汗，心慌气短，脉搏加快时，应立即停止灌肠，报告医生处理。
6. 溶液将流完时，夹闭橡胶管，用手纸包住肛管，轻轻拔出放入弯盘。嘱病人平卧，保留5～10分钟后再排便。
7. 便毕，取走便盆、橡胶单、治疗巾等，协助病人穿衣，整理用物及床单位。记录灌肠结果。

【注意事项】

1. 急腹症、消化道出血、妊娠及心脏病病人应禁忌灌肠。
2. 肝昏迷病人禁用肥皂水灌肠，伤寒、痢疾病人可采用少量低压灌肠(灌肠液不超过500ml，不高于肛门30cm)。
3. 插管前应检查病人有无肛门疾患，插管动作应轻柔，以免造成损伤。

二、小量不保留灌肠

【目的】

小量不保留灌肠(small-volume enema)为解除粪团嵌顿或便秘，减轻腹胀。适于腹部或盆腔术后及危重、孕妇、老、幼病人。

【用物】

治疗盘、漏斗或100ml注射器、肛管(20～22号)。灌肠液：常用"1、2、3"灌肠液(50%硫酸镁30ml、甘油60ml、温开水90ml)或水和甘油各60～90ml。其余同大量不保留灌肠。

【操作步骤】

1. 准备工作同大量不保留灌肠。
2. 将注射器或漏斗与肛管相连，吸取或倒入灌肠液，润滑肛管前端后，排气夹管，插入肛管，松夹，缓缓注入灌肠液。注毕，夹管后拔管。嘱病人保留溶液10～20分钟再排便。
3. 整理床单位，清理用物，记录结果。

三、清洁灌肠

【目的】

1. 清洁灌肠(clean enemas)用以彻底清除留滞在结肠内的粪便，以便于检查、造影或手术。
2. 稀释和清除肠道内毒性物质。

【用物】

同大量不保留灌肠。灌肠液用0.1%肥皂水500ml，生理盐水5～10L。

【操作步骤】

先用0.1%肥皂水500ml灌入后夹管，待溶液排出后，用生理盐水反复多次进行大量不保留灌肠，直至排出液清洁无粪块为止。

【注意事项】

1. 对年老、休克体弱者灌肠时压力要低。
2. 注意观察记录灌入量及排出量，以防水中毒。
3. 清洁灌肠病人宜取右侧卧位，便于灌肠液达结肠深部。

四、保留灌肠

【目的】

保留灌肠(medicated-retention enema)常用以降温、镇静、治疗肠道疾病及补充水分和营养。

【用物】

同小量不保留灌肠。肛管宜细(20号以下)。灌肠液：常用10%水化氯醛，抗生素溶液或按医嘱配制。溶液量不超过200ml。

【操作步骤】

1. 嘱病人排便或行排便性灌肠1次。
2. 根据病情决定卧位。慢性菌痢，病变多在直肠和乙状结肠，宜取左侧卧位；阿米巴痢疾，病变多在回盲部，取右侧卧位。
3. 病人抬臀10cm铺巾，插入肛管10～15cm，液面距肛门不超过30cm。液量在200ml以内者可用漏斗或注射器低压缓慢注入。液量在200ml以上者，将臀部抬高约20cm，用开放输液吊瓶缓慢滴入，滴速为60～70滴／分。滴液时应注意保温。
4. 拔管后，用卫生纸在肛门处轻轻按摩，嘱病人平卧，尽量忍耐，保留药液1小时以上。
5. 整理用物并记录。

第十四节 消化道造瘘病人的护理

一、胃造瘘
【目的】
胃造瘘(gastrostomy)是指在胃部作一开口,插入导管,以便灌食,减压及引流。适用于咽喉,食管疾患不能进食者及贲门癌或食管癌术前准备。
【操作步骤及护理】
1. 向病人解释操作的目的及过程,以取得合作。
2. 术前晚清洁灌肠,预防术后胀气。
3. 术者在胃前壁开一小口,放入18~20号导尿管,深约5cm,然后由腹壁口引出,缝合伤口并固定导管。
4. 术后72小时,无任何渗漏,可开始灌食。首次由医师灌入开水或葡萄糖液30~60ml,若无不适,可逐渐加量并灌人流汁饮食或要素饮食。
5. 灌食前应拉帘子或用屏风,以保护病人的隐私。
6. 灌入或滴入的食物应保持适当温度及速度。灌食前后灌少许温开水,以确定是否通畅及清除管壁残食。
7. 灌食前让病人闻、尝及咀嚼少量食物后吐出,以刺激唾液及胃液分泌,并有助于口腔卫生。
8. 观察造瘘口周围皮肤状况,周围以凡士林纱布保护或涂擦氧化锌软膏。
9. 记录24小时滴入或灌入食物总量及病人反应。

二、肠造瘘
【目的】
在回肠或结肠部位做人工通道,作为肠道废物排出体外的途径。
【操作步骤及护理】
1. 向病人解释行肠造瘘的目的及过程。
2. 术前两天控制饮食,术前3天肠道准备。
3. 单管式肠造瘘为永久性人工肛门。在腹壁作一切口,止血钳夹造口处,切断肠管,将近侧肠管末端牵至腹壁外5~6cm,用肠钳夹住。远端肠壁周围与腹膜缝合。凡士林纱布包绕近端切口,待肠壁与腹壁发生粘连后,除去肠钳。
4. 双管式肠造口为暂时性人工肛门。适用于结肠癌肿切除后短期内须作吻合者。在腹壁切口,提出结肠至腹壁外,将玻璃管置于其下,缝合腹壁各组织层。凡士林纱布包绕外露肠管,以后择期切开。
5. 术后3天内注意观察造口处血运情况及有无回缩。若发现粘膜发紫变色或肠段下陷,应及时报告医生。
6. 防止瘘口狭窄。术后1周开始用戴指套手指扩张瘘口,每周2次,每次5~10分钟,持续3个月。注意不宜用力过猛,避免损伤。
7. 保持瘘口周围皮肤清洁、干燥。用凡士林纱布在瘘口周围包绕,周围皮肤涂复方氧化锌软膏。排便后立即更换敷料以防皮肤糜烂。

8. 腹部切口愈合良好，人工肛门排便通畅者，可出院。

9. 健康教育。

(1) 鼓励病人及家属正视瘘口，并参与瘘口的照顾工作。

(2) 指导病人使用人工肛门袋。应至少备2个肛门袋，交替使用。每次更换时，应以清水将周围皮肤洗净，涂上氧化锌油膏保护皮肤，袋口紧贴于造口处，以弹性带系于腰间。袋内积有粪便时应及早倾倒清洗。

(3) 饮食指导。进食时应细嚼慢咽，且需摄取足够的液体及营养。避免进食产气性食物及会引起便秘食物。

(4) 训练定时排便习惯。

(5) 术后1~3月内勿参加重体力劳动，避免增加腹压，以防肠管外翻。

(6) 让病人了解并接受性生活的改变。

(7) 定期来院复查。若发现人工肛门狭窄或排便困难，及时检查处理。

三、胆囊造瘘

【目的】

减低胆道压力。适用于急性胆囊炎及化脓性胆管炎不宜施行胆囊切除者及胆囊穿孔有化脓现象和粘连严重者。

【操作步骤及护理】

1. 向病人解释操作目的及过程，并留置胃管。

2. 在胆囊壁开一小口，用20~22号导尿管或蕈状导尿管插入胆囊内4~6cm，荷包缝合固定后由戳口引出。

3. 术后瘘管接引流瓶或引流袋，妥善固定，以防脱出。

4. 保持引流通畅。术后3~5天可用生理盐水缓缓冲洗，以防引流不畅。

5. 观察并记录每日引流量及性状。

6. 术后2~3周无胆汁排出，可拔除造瘘管，瘘口以凡士林纱布填塞，可自行愈合。

第十二节 导尿术

【目的】

1. 解除尿潴留。

2. 取无菌尿液标本作检查，以助诊断。

3. 大手术、全麻或盆腔内器官术前准备。

4. 昏迷、尿失禁病人留置导尿。

5. 测量膀胱容量、压力及残余尿。

6. 膀胱内注入药物治疗。

【用物】

治疗盘、无菌导尿包、无菌手套、橡胶布及治疗巾、弯盘、纱布、0.1%苯扎溴铵、棉球，必要时备检验标本容器、酒精灯及火柴。另备便盆、屏风。留置导尿时备一次性尿袋、止血钳、宽胶布。

【操作步骤】

1. 备齐用物携至床旁，向病人解释说明操作目的及意义，以取得合作，并用屏风遮挡病人。

2. 嘱病人自己用肥皂水和清水洗净外阴，不能自理者给予协助。长期留置者，应先剃除阴毛。

3. 站病人右侧，帮助脱去对侧裤腿，盖在近侧腿上并适当遮盖。病人仰卧，两腿屈膝外展分开。

4. 将橡胶布及治疗巾垫于臀下，治疗碗、弯盘置于外阴附近。用血管钳夹苯扎溴铵溶液消毒外阴。女病人顺序为阴阜、大阴唇、小阴唇、尿道口；男病人为阴阜、阴囊、阴茎、尿道口。将弯盘、治疗碗移至床尾。

5. 打开导尿包，置于两膝之间，倒苯扎溴铵溶液于小药杯内，戴手套，铺洞巾，使洞巾和导尿包内层包布形成一无菌区。

6. 液状石蜡润滑导尿管前端。女病人，以左手分开并固定小阴唇，右手持镊子夹苯扎溴铵棉球由内向外消毒尿道口、双侧小阴唇，然后持另一镊子夹导尿管轻轻插入尿道4～6cm左右，见尿液流出后再插入1cm，用弯盘接取尿液；男病人，以左手提阴茎使之与腹壁成600角，显露尿道口，消毒尿道口及龟头后，夹导尿管轻轻插入20～22cm，见尿液留出，再插入约2cm，用弯盘接取尿液。留尿培养者，直接导尿入无菌试管，以防污染。

7. 导尿毕，反折尿管后拔出。擦净外阴，整理床单位及用物。记录导尿结果。

8. 若留置导尿，导尿管需妥善固定。女性病人，用三叉胶布固定，宽大部分固定在阴阜上，中间短条固定导尿管，两边长条于导尿管上交叉后固定于会阴部；男性病人，以蝶形胶布固定在阴茎两侧，再以胶布轻轻环绕固定，胶布狭端用线绳将其与尿管结扎。

9. 将尿管末端与一次性尿袋连接，悬挂于床旁。若为间歇性排尿，以止血钳夹闭引流管，定时开放。

【注意事项】

1. 严格无菌操作。女病人导尿时误入阴道或脱出时，应更换尿管后再插入。

2. 插尿管动作要轻柔，如遇阻力，可嘱病人张口深呼吸片刻后再插，以免损伤尿道粘膜。

3. 膀胱高度膨胀且极度虚弱者，第一次放尿不应超过1 000ml，以免导致虚脱或血尿。

4. 留置尿管者，应保持引流通畅。每日膀胱冲洗2次。

5. 一次性尿袋每3天、导尿管每周更换1次，保持尿道口清洁，防止感染。

6. 嘱病人多饮水。

（杨彦彦　李　丽　邵明芳　孙晋密　王　燕　张艳华　刘美菊　周传云）

第十七章　内科护理技术操作流程

第一节　循环系统护理操作流程

一、有创动脉血压监测

(一)目的

1. 持续、动态、直接监测动脉压力的变化过程，不受人工加压、袖带宽度及松紧度影响，准确可靠，随时取值。
2. 根据动脉波形变化判断心肌收缩能力。
3. 应用血管活性药物时可及早发现动脉压力的变化。
4. 可反复采集动脉血气标本，减少病人痛苦。

(二)用物准备

动脉套管针(根据病人血管粗细选择)、12号或16号普通针头、5 ml注射器、无菌手套、无菌治疗巾及1%普鲁卡因；压力连接管、压力换能器、连续冲洗系统、监护仪、常规无菌消毒盘、小夹板及胶布等。

(三)简要说明

1. 概述

有创动脉压监测是将动脉导管置入动脉内直接测量动脉内血压的方法。适用于休克、危重症、严重的周围血管收缩、重大手术或存在高循环功能障碍风险的手术病人的血压监测。常用于动脉内置人导管的部位包括桡动脉、股动脉、腋动脉、肱动脉、足背动脉，其中首选桡动脉，其次为股动脉。正常情况下有创动脉血压比无创血压高2～8 mmHg，危重病人可高10～30 mmHg。

2. 动脉内压力图形的识别

正常动脉压力波分升支、降支和重搏波。升支表示心室快速射血进入主动脉，至顶峰为收缩压，正常值为100～140 mmHg；降支表示血液经大动脉流向外周，当心室内压力低于主动脉时，主动脉瓣关闭与大动脉弹性回缩同时形成重搏波；之后动脉内压力继续下降至最低点，为舒张压，正常为60～90 mmHg。从主动脉到周围动脉，随着动脉管径和血管弹性的降低，动脉压力波形也随之变化，表现为升支逐渐陡峭，波幅逐渐增加，因此股动脉的收缩压要比主动脉高，下肢动脉的收缩压比上肢高，舒张压所受的影响较小，不同部位的平均动脉压比较接近。

3. 异常波形

(1)低血容量或心肌收缩功能低落：上升和下降支缓慢，顶峰圆钝，脉压缩小及随呼吸波动的不稳基线，重脉切迹不明显。

(2)主动脉瓣狭窄：收缩相延缓，重脉切迹不易辨认。

(3)主动脉瓣关闭不全：收缩相上升，舒张相降低，重脉切迹消失。

(4)升压及强心药物：动脉压上升。

(5)扩血管药物：舒张相下降迅速。

(6)心包填塞：脉压缩小。

(7)心律失常：持续的动脉压力线消失。

4.如何判断波形传输的准确性

通过方波试验(Square Wave Test)即打开压力记录走纸，使用快速冲洗装置冲洗管道1s以上并迅速复原，走纸上显示一个快速上升的方波，并快速下降低至基线以下(下降支)后再升至基线以上(上升支)。下降支、上升支消失提示管路中有血、气，导管顶端贴壁，管道太软。下降支、上升支增加提示管道太长或过多的三通，管道冲洗不勤。

5.影响波形传输的因素

(1)管道堵塞：血栓；管道中有血或气泡；管道扭曲。

(2)管道太长。

(3)太多连接处。

(4)连接不紧密。

(5)换能器损坏。

6.常见动脉波形故障

(1)波形低平：管尖贴壁；部分堵塞；三通或换能器中有血、气；管道太软。

(2)数值过高或过低：换能器位置。

(3)无数值：三通转向错误 Scale 选择不对。

7.Allen 试验

经皮桡动脉穿刺置管前必须行 Allen 试验检测，检测流程如下。

8.常见并发症

(1)远端肢体缺血

引起远端肢体缺血的主要原因是血栓形成，其他如血管痉挛及局部长时间包扎过紧等也可引起。血栓的形成与血管壁损伤、导管太硬太粗及置管时间长等因素有关，监护中应加强预防，具体措施如下：

a.桡动脉置管前需做 Allen 试验，判断尺动脉是否有足够的血液供应。

b.穿刺动作轻柔稳准，避免反复穿刺造成血管壁损伤，必要时行直视下桡动脉穿刺置管。

c.选择适当的穿刺针，切勿太粗及反复使用。

d.密切观察术侧远端手指的颜色与温度，当发现有缺血征象如肤色苍白、发凉及有疼痛感等异常变化，应及时拔管。

e.固定置管肢体时，切勿环形包扎或包扎过紧。

(2)局部出血、血肿

与穿刺失败及拔管后未有效地压迫止血有关。特别对应用抗凝药的病人，应在停抗凝剂 2 h 后再拔管，拔管后压迫 5～15 min，必要时局部弹性绷带加压包扎，30 min 后予以解除。

(3)感染

动脉置管后可并发局部感染,严重者可引起血行感染,应积极预防。

a. 所需用物必须经灭菌处理,置管操作应在严格的无菌技术下进行。

b. 置管过程应严格无菌操作。

c. 加强临床监测,每日监测体温4次,查血象1次。如病人出现寒战、高热,应及时寻找感染源。必要时,做穿刺点细菌培养或做血培养以协助诊断,并合理应用抗生素。

d. 导管留置时间一般为72~96 h。不应超过7天,一旦发现感染迹象应立即拔除导管。

(四)注意事项

1. 监测注意事项

注意压力及各波形变化,严密观察心率变化,注意心律失常的出现,及时准确地记录生命体征。如发生异常,准确判断病人的病情变化,及时报告医生进行处理,减少各类并发症的发生。

2. 测压时注意事项

测压管路应为特制导管,长度<100 cm,尽量少连接三通;肝素盐水(2~5 U/ml),压力袋(保持压力在,300 mmHg)以维持2~4 ml/h的冲洗。应定期校对零点,换能器的高度应与心脏在同一水平,变更体位应再次校零。

3. 严防动脉内血栓形成,除以肝素盐水持续冲洗测压管道外,尚应做好以下几点:

(1)每次经测压管抽取动脉血后,均应立即用肝素盐水进行快速冲洗,以防凝血。

(2)管道内如有血块堵塞时应及时予以抽出,切勿将血块推入,以防发生动脉栓塞。

(3)动脉置管时间长短也与血栓形成呈正相关,在病人循环功能稳定后,应及早拔除。

(4)测压管道的各个接头应连接紧密,防止管道漏液。压力袋内肝素生理盐水瓶漏液时,应及时更换;各个三通应保持良好性能,以确保肝素盐水的滴入。

4. 保持测压管道通畅

(1)妥善固定套管、延长管及测压肢体,防止导管受压或扭曲。

(2)应使三通开关保持在正确的位置。

5. 严格执行无菌操作技术

(1)穿刺部位每24h用碘剂消毒及更换敷料1次,并用无菌透明贴膜覆盖,防止污染。局部污染时应按上述方法及时处理。

(2)由动脉测压管内抽血标本时,导管接头处应用碘剂严密消毒,不得污染。

(3)测压管道系统应始终保持无菌状态。

6. 防止气栓发生

在调试零点、取血等操作过程中严防气体进入桡动脉内造成气栓形成。

7. 防止穿刺针及测压管脱落

穿刺针与测压管均应固定牢固，尤其是病人躁动时，应严防被其自行拔出。

二、Swan-Ganz 导管的应用

(一)目的

监测危重病人的右心房压、右心室压、肺动脉压、肺动脉嵌压、心排血量等血流动力学指标，以观察、判定病情，指导治疗及观察疗效。

(二)用物准备

Swan-Ganz 导管 1 套、敷料包 1 个(内有无菌手术衣 2 件、中单 2 条)、器械包 1 个(持针器、缝合针及线、无菌剪刀、镊子、手术刀片、治疗巾、大纱球)、治疗盘、压力连接管、压力传感器及其测压管 1 套、抢救器材、三通板、无菌手套、注射器若干支、多功能监护仪、除颤器；肝素盐水、普鲁卡因、利多卡因、生理盐水及急救药品。

(三)简要说明

1. 概述

Swan-Ganz 导管又称肺动脉漂浮导管(Balloon Flotation Catheter)，自 1970 年发明后，在临床上已得到了广泛的应用。最初的两腔导管只能测压，后来发展到最常用的四腔导管可通过热稀释法测定心输出量，目前多应用五腔导管，能连续监测混合静脉血氧饱和度和心输出量。Swan-Ganz 导管主要适用于急性心肌梗死后血流动力学指标的连续监测；心源性休克、非心源性水肿，体外循环后液体的平衡处理；判断机械呼吸；血管活性药物治疗；血液透析和辅助循环的疗效；心脏外科术后血流动力学不稳定和心功能不全的药物疗效观察等。但是对于肝素过敏者；高血凝状态或接受抗凝治疗或最近接受过溶栓治疗者；急性或亚急性细菌性心内膜炎；活动期风湿病、心肌炎；近期有肺动脉栓塞者；严重肝、肾损害且有出血倾向者应禁用。

2. Swan-Ganz 导管置入途径

一般选择右侧颈内静脉，这是漂浮导管操作的最佳途径，导管可以直达右房，并发症少，容易成功。经锁骨下静脉途径与经颈内静脉途径相比较，管道固定方便、稳妥、便于护理。经颈内静脉和锁骨下静脉穿刺时病人取头低脚高位，且头偏向对侧，保持 30°头低位或头后低位。经股静脉置管时，病人应取平卧位，平伸双下肢，使被穿刺肢体稍外展；经过贵要静脉穿刺时，病人可取平卧或半卧位，使被穿刺肢体外展 45°～90°。

3. Swan-Ganz 导管常见波形及临床意义

(1) 右房压(RAP)

可代替中心静脉压，估计右室功能，计算体循环阻力。正常值 0～5 mmHg，其升高见于：右心衰竭、三尖瓣狭窄或关闭不全、缩窄性心包炎、心包积液；肺动脉高压或肺动脉口狭窄引起的右心室压力增高时也可升高。降低见于：血容量不足。

(2) 右室压(RVP)

RVP波形是导管推进过程中的一个重要定位标志。出现高大、圆锥状、高原型波形。此值代表右心室前负荷或右心室充盈压,正常值为20~30/0~5 mmHg,可判断右室梗死及肺动脉瓣或流出道狭窄。

(3)肺动脉压(PAP)

与RVP相比改变不大,舒张压则明显升高,呈近似三角形,大于右心室舒张压,此点为导管进入肺动脉的标志。可以反映左心功能,正常值20~30/6~12 mmHg,增高见于:左心衰竭、肺动脉高压、肺气肿等。降低见于:右室流出道狭窄、肺动脉瓣狭窄、血容量不足。

(4)肺动脉嵌压(PAWP)

为气囊充气阻塞导管所在肺动脉分支后测得的右心房逆向压力,正常值5~12 mmHg。在各瓣膜正常情况下,心室舒张时,左心室、左心房与肺血管间成为一组连通器,其压力基本相等,故对判断左心室功能、反映血容量是否充足、指导治疗很有价值。有研究显示当测得压力为18~20 mmHg时开始出现肺瘀血;20~25 mmHg时出现中度肺瘀血;25~30 mmHg时出现重度肺瘀血;>30 mmHg时出现急性肺水肿。

(5)心排血量(CO)

即单位时间内心脏供给体循环的血量,静息状态下正常人为4~8 L/min。与回心血量、心脏功能、血管阻力和心率等因素有关。

(6)心脏指数(CI)

指每平方米体表面积每分钟心脏泵出的血量。$CI=CO(L/min)/BAS(m^2)$,其中BAS为体表面积,$BAS=[0.0061×身高(cm)+0.0128×体重(kg)]-0.1529$。比CO更准确地反映心输出量,正常值为2.6~4.0 L/$(cm^2·min)$,表明组织灌注正常;2.2~2.6 L/$(min·m^2)$,表明组织灌注下降,但无临床表现;1.8~2.2 L/$(min·m^2)$,表明组织灌注下降,出现临床症状;<1.8 L/$(min·m^2)$,表明组织重度灌注不足,心源性休克。

4. Swan-Ganz导管常见并发症

并发症主要有心律失常、感染、肺栓塞及肺动脉破裂、导管气囊破裂、血栓形成与栓塞、静脉痉挛、导管在心房或心室内扭曲或打结等。

5. Swan-Ganz导管置入术中监护重点

(1)护士应使病人维持合适的体位,当医生进行穿刺时,确保病人安静勿动,特别是锁骨下静脉接近肺尖,进针方向及深度的失误有致气胸的危险。

(2)在导管插入过程中应密切观察监测心电图波形及心率、心律、呼吸、血压的变化,观察病人反应,因导管顶端对心内膜的刺激易诱发心律失常,如发现异常心律要及时报告医师并给予处理。

(3)遵医嘱准确向球囊内注入规定量的气体(一般为1.25~1.5 ml)后,充气囊使其顺血流漂入,屏幕上可依次看到右房、右室、肺动脉和肺动脉楔压波形。在整个插管过程中,密切观察病人的整体情况,同时不断安慰病人,以减轻病人焦虑。

(4)妥善固定并紧密连接好各管道及测压装置,排尽空气,严防连接处松脱而造成出血、空气栓塞等不良后果。

(四)注意事项

1. 严格无菌操作,严密监测生命体征及病情变化。

2. 每班均应检查导管置入长度,测压装置连接是否正确,严防空气进入;每小时用肝素生理盐水 3~5 ml 冲洗测压管道 1 次,以保证管道通畅。进行各项操作时,要小心仔细,以防导管牵拉脱出,如有脱落移位,切忌用手直接将导管向内推送。

3. 每次测压前检查压力定标及监护仪的零点位置。

4. 准确记录测量数据,波形有异常变化时,及时查找原因并调整好导管的位置。

5. 持续测压时,导管顶端最好位于肺动脉内,球囊充气时间不超过 2~3 min;不测压时,导管气囊应处于放气状态。

6. 及时纠正影响压力测定的因素,如咳嗽、咳痰、躁动、抽搐等,故应于病人安静 10~15 min 后再行测压。影响 PAWP 的因素很多,应在呼气末测量。当使用 PEEP 时,每增加 5 cmH_2O,PAWP 将升高 1 mmHg。

7. 严密观察、预防并发症的发生。

8. 测压持续时间一般不超过 72 h,每天常规消毒穿刺点并更换敷料。

9. 拔管后局部加压包扎 2~4 h。拔管后 24 h 内应继续监测血压、脉搏、渗血等。

三、液体复苏进展

(一)目的

1. 补充血容量、维持血压和降低死亡风险。

2. 防止组织间隙过多液体潴留的前提下,保证大循环及微循环的血流动力学稳态。

(二)用物准备

晶体液、胶体液、静脉输液用物。

(三)简要说明

1. 早期目标治疗(Early Goal Directed Therapy, EGDT)

ICU 危重病人有效血容量缺乏是导致多脏器功能障碍综合征(MODS)的常见原因之一。除创伤、烧伤、外科手术等常见原因易导致失血、失液外,重症急性胰腺炎、脓毒血症等会引起毛细血管渗漏,液体进入第三间隙,也会使有效循环血容量减少。而有效血容量减少、使机体氧供和氧需失衡,导致全身组织缺氧或休克。组织缺氧程度是预测机体发生 MODS 的主要指标,因此早期纠正缺氧状态,在最佳时期内给予合适的液体治疗。所谓早期目标治疗可以防止 MODS 的发生,改善病人预后。

2. 有效循环血量不足的判定指标

临床常依据生命体征、中心静脉压(CVP)、尿量等判断灌注是否充分,但其并非敏感也不具特异性。目前心脏前后负荷、心肌收缩力的间接测定常作为指导液体复苏的准确指标,从而达到氧的供需平衡。

3. 液体复苏成功的标志

混合静脉血氧饱和度(SvO_2)、血乳酸、碱缺乏、pH 则被认为是复苏成功的标志，尤其 SvO_2 被认为是早期复苏治疗达到血流动力学稳态的可靠指标，通过肺动脉漂浮导管采右心房血进行检测，但若病人无法放置漂浮导管则可通过中心静脉导管测量中心静脉血饱和度($ScvO_2$)，其与 SvO_2 相关性甚好。一旦临床诊断循环血容量不足，应尽快积极液体复苏，6 h 内达到复苏目标：①中心静脉压(CVP)8～12 mmHg；②平均动脉压>65 mmHg；③尿量>0.5 ml/(kg·h)；④$ScvO_2$ 或 SvO_2>70%。若液体复苏后 CVP 达 8～12 mmHg，而 $ScvO_2$ 或 SvO_2 仍未达到 70%，需输注浓缩红细胞使血细胞比容达到 30% 以上，或输注多巴酚丁胺[最大剂量至 20 μg/(kg·min)]以达到上述复苏目标。但目前仍有很多研究对多种指标进行探讨，寻求判定复苏终点的最佳指标，包括 CO 和氧耗、CI>4.5 L/(min·m^2)、氧输送量(DO_2)>670 ml/(min·m^2)、氧耗量(VO_2)>166 ml/(min·m^2)、酸碱平衡、血乳酸值和特殊器官的监测等。显然，这些指标并不能完全作为复苏的最终目标，因此我们需要更好的监测设备以指导输液，也期待更有价值的指标帮助我们评估容量治疗的效果。

4. 临床常用液体选择

(1)胶体液

胶体液扩充血容量具有高效性和较长的血管内滞留时间，但可导致肾小球滤过率下降，干扰凝血机制，输入过量可导致长时间的肺水肿等。

a. 羟乙基淀粉：是从黏玉米中提取的支链淀粉，是一种环保型血浆代用品。目前临床主要应用的第三代羟乙基淀粉，具有良好的容量效率，对凝血和肾功能的影响较小。每日剂量为 50 ml/kg。

b. 白蛋白：是一种天然胶体，其是由肝脏合成的血浆蛋白。以前白蛋白一直作为第一线容量扩充剂，可以降低组织水肿和肺水肿；还具有清除自由基的重要作用，限制了脂质的过氧化及组织损伤。但近期的研究表明，输注白蛋白并不能改善危重病人的预后，因为外源性白蛋白分解慢，含必需氨基酸少，并可导致异亮氨酸不足，因此从营养支持的角度来看，几乎没有什么营养价值；且在毛细血管壁通透性增加的病理状态下，白蛋白可渗漏到组织中去，增加组织水肿，使组织灌注下降、氧供需失衡；并可抑制内源性白蛋白的合成，增加白蛋白的分解；还有潜在的不良反应如诱发凝血系统改变、钠潴留增加、充血性心衰和肺水肿及微量元素代谢障碍等。总之，白蛋白已不作为第一线容量扩充剂，对于低血容量性休克病人，临床应用白蛋白指征主要是严重的低蛋白血症。

(2)晶体液

复方乳酸钠、0.9% 生理盐水能纠正低钠，普遍认为给予足够晶体液能恢复循环容量，常用于复苏。但是也应注意到，晶体液复苏输注液体量较大，使人血白蛋白被稀释，血浆胶体渗透压下降，间质腔可能过度扩容而导致肺水肿；同时还会稀释血中凝血因子，降低血小板数目及血细胞压积，可导致出血、血小板减少症和携氧能力下降，减少组织氧合。

(3) 高张盐溶液

高张盐溶液(3.0%～7.5%)已经广泛应用于创伤或失血性休克复苏中,具有用量少、起效快等优点。输入高张盐溶液后,血清中钠离子浓度增高,使得血管内、外及细胞内、外产生渗透压梯度,并由此出现各间隙液体迅速重新分布,在休克早期的应用中起到了积极的作用。高张盐溶液联合右旋糖苷用于创伤、失血性休克的复苏取得了较好效果,能改善内脏血流动力学和氧转运,并能减少肺、脑水肿等并发症。高张盐溶液还能通过多方面提高心血管功能：①替代组织液维持血容量；②直接扩张体循环及肺循环；③减少静脉容量；④通过直接作用于心肌细胞发挥正性肌力作用。高张盐溶液发挥作用的主要机制在于快速扩容及促进内部液体再分布,但其作用短暂,因此多与胶体同时应用。

(四) 注意事项

1. 严重低血容量的病人,保证足够的容量储备对治疗非代偿性休克十分必要。

2. 低血容量持续时间长会刺激机体血管持续收缩并导致各种免疫反应的发生,从而威胁病人的生命,且复苏时间延长对各脏器功能也会产生致命的危害,因此在得到外科充分止血、保证无活动性出血的前提下,尽量保证容量需求可以有效避免MODS的发生。

3. 危重病人的液体治疗应该个体化,根据不同病人不同疾病的具体情况而定。当前的观点倾向于首选电解质液和血浆代用品,因其使用前无需特殊检验,较输血能更快地发挥扩容效果,降低了输血相关风险。

4. 晶、胶体相比,补充基础需液量应输晶体液,以纠正血管外液失调,大量输入晶体液可纠正大血管内容量不足,但同时可能出现组织水肿和器官功能障碍；当需要增加血管内容量时,大多数情况下优先选择胶体,但要考虑其安全性,及其对止血的影响、对器官功能的影响、发生类过敏反应的风险、清除组织蓄积。联合应用晶胶体既可纠正离子紊乱,又能防止组织水肿,可能会减低液体复苏相关并发症。

四、血管活性药物的应用进展

(一) 目的

1. 首要目标是提高血压。

2. 根本目标是改善内脏器官灌注,纠正组织缺血。

(二) 用物准备

血管活性药物、静脉输液用物、微量注射器泵。

(三) 简要说明

1. 感染性休克血管活性药物应用原则

(1) 应用指征

鉴于前负荷不足是常见问题,血容量恢复正常或前负荷基本恢复是应用血管活性药物的前提。在下述情况下可考虑应用血管活性药物：①充分液体复苏,中心静脉压达到8～12 mmHg(1 mmHg=0.133 kPa)或肺动脉嵌顿压达到

15 mmHg，但平均动脉压仍<60 mmHg。②尽管积极液体复苏，血容量难以迅速恢复，平均动脉压<60 mmHg。③虽然血压正常，但仍存在内脏器官缺氧。

(2)药物选择和剂量

首选去甲肾上腺素 0.2~2.0 μg/(kg·min)；内脏灌注明显不足或心排出量降低者，联合应用去甲肾上腺素与多巴酚丁胺 2~20 μg/(kg·min)；血压正常，但内脏灌注不足的病人，可用多巴酚丁胺。慎重选用多巴胺和肾上腺素。

(3)治疗目标

循环稳定是应用血管活性药物的初级目标，使平均动脉收缩压>65 mmHg，尿量>0.5 ml/(kg·min)；纠正全身氧代谢紊乱是中级目标，使动脉血 pH>7.35，乳酸正常；高级目标是改善内脏缺氧，使胃黏膜 pHi>7.35。当然，应用血管活性药物最终目标是防止 MODS，降低休克病死率。

2. 血管活性药物与肾脏功能

(1)多巴胺

小剂量多巴胺具有选择性扩张肾血管和增加尿量的作用，但其利尿作用仅一过性增加肌酐清除率，对急性肾衰竭无治疗和预防作用。因此，应重新评价肾脏剂量多巴胺的效应，不应常规应用危重病病人。

(2)多巴酚丁胺

是β受体激动剂，具有增加心肌收缩力、提高心排出量的作用，常应用于心功能降低病人，在休克中很少单独应用。多巴酚丁胺对肾脏的保护作用常被忽视，感染性休克病人用药后血压和心排出量明显增加，尿量和尿钠排泄数无明显增加，但肾脏灌注改善，肾小球滤过率提高，肌酐清除率明显增加。可见，多巴酚丁胺明显优于多巴胺。

(3)肾上腺素

是强大的α受体和β受体激动剂。研究证明肾上腺素可增加严重感染动物和病人的全身氧输送，也增加肾血流量，但同时降低肾小球滤过率。与多巴胺联合应用，肌酐清除率降低更为显著。因此，应充分认识肾上腺素的肾损害作用。

(4)去甲肾上腺素

以往认为，去甲肾上腺素可引起严重的。肾血管痉挛，导致急性肾衰竭，但目前尚无相关临床研究报道。近年来证实，去甲。肾上腺素可迅速改善感染性休克病人血流动力学状态，显著增加尿量和肌酐清除率，改善肾脏功能。当然，血容量不足时，应用去甲肾上腺素是危险的，可引起或加重肾损害。

3. 血管活性药物与肠道等内脏器官功能

(1)多巴胺

肠系膜血管具有多巴胺受体，多巴胺具有扩张肠道血管，增加肠道血流灌注的作用，但是同时也增加了肠壁内血液分流和肠黏膜氧需量，使胃肠道 pHi 明显降低，最终导致肠道缺氧加重。因此，不应常规应用多巴胺。

(2)肾上腺素

肾上腺素明显增加感染性休克病人的心排出量和氧输送及肠系膜血流量，但动脉乳酸升高，肠黏膜 pHi 明显降低，肠道组织氧耗增加超过了氧输送增加，肠道缺氧加重。因此，感染性休克的治疗中不应考虑肾上腺素。

(3)去甲肾上腺素与多巴酚丁胺

一般认为，去甲。肾上腺素可导致内脏血管收缩，加重内脏缺血。但最近研究结果与传统观念形成鲜明对比，感染性休克病人应用去甲肾上腺素，一方面维持心排出量，增加外周血管阻力，这点在治疗感染性休克病人具有意义；另一方面去甲肾上腺素可部分逆转心功能抑制。从而，可明显改善全身血流动力学，改善肠道灌注，显著升高胃肠道 pHi，改善内脏缺血缺氧，明显优于多巴胺、肾上腺素。

值得注意的是，去甲肾上腺素与多巴酚丁胺联合应用是治疗感染性休克最理想的血管活性药物。尽管去甲肾上腺素能够迅速改善感染性休克病人的血流动力学状态，改善胃肠道等内脏器官缺血，但去甲肾上腺素强烈的缩血管作用，仍然有可能影响内脏的血流灌注。联合应用多巴酚丁胺可进一步改善内脏器官灌注。

(四)注意事项

1.应用血管活性药物是治疗休克重要的循环支持手段之一。近年来，随着对休克发病机制和病理生理变化的进一步深刻认识，对血管活性药物的应用和疗效也不断进行重新评价。

2.理想的血管活性药物应符合：①迅速提高血压，改善心脏和脑血流灌注。②改善肾脏和肠道等内脏器官血流灌注。

五、临床输血技术

(一)目的

1.增加血红蛋白，纠正贫血，促进携氧功能。

2.补充血容量，维持胶体渗透压，保持有效循环血量，提升血压。

3.供给血小板和各种凝血因子，有助于止血，治疗凝血功能障碍。

4.输入抗体、补体，增强机体免疫能力。

(二)用物准备

同型血液制品、配血单、治疗盘、抗组胺药、一次性输血器、静脉穿刺用物、生理盐水。

(三)简要说明

1.输血查对内容

(1)查采血日期、血液有无凝血或溶血，并查血袋有无破损。

(2)查输血单与血袋标签上供血者的姓名、血型及血量是否符合，交叉配血报告有无凝集。

(3)输血前需两人核对病人床号、姓名、住院号及血型，无误后方可输入。

(4)输血完毕应保留血袋 24 h，以备必要时送检。

2.临床输血原则

(1)卫生部输血指南(2000 年)

Hb>100 g/L，不必输血；Hb<70 g/L，应考虑输入浓缩红细胞；Hb 70～100 g/L 根据病人代偿能力、一般情况和它脏器器质性病变，决定是否输血；急性大出血，出血量>30%血容量，可输入全血。

(2) 必须明确血液制品不可单纯用于扩充血容量；输血治疗主要是恢复携氧功能；如无心肺疾患，病人对贫血耐受力强；对于能耐受的贫血，用输血治疗不合理；骨髓功能正常时，补充均衡营养，Hb 短期内恢复；输血存在感染 HCV、HIV、HBV 及免疫抑制等风险，决定是否输血应权衡利弊。

(3) 急性失血病人的输血指征

大量失血后，补液扩容只能恢复心输出量和组织血流灌注，如有明显贫血，必须输注红细胞，才能纠正组织缺氧。失血量<20%血容量，只要输液，不必输血；失血量>20%血容量，HCT<0.30 需要输血；部分病人需要大量输血。

(4) 大量输血的含义

一般指：①12 h(也指 24 h)内输血量大于或等于病人的总血容量。②一次连续输血超过病人血容量的 1.5 倍。③短时期输入库血达循环血量的 3/4 或者在 24 h 内输入的血量超过 5000～7 000 ml。④亦有指在 6～8 h 内输入相当于病人全血容量的血。但大量输血会出现不同于常规输血的特殊情况，出血就是一严重并发症。有研究表明：大量输血超过 2 500 ml 者可能引起出血倾向，超过 5 000 ml 时约 1/3 的病人有出血倾向，达 7 000 ml 时则会发生出血。

3. 输血反应及处理原则

(1) 过敏反应(详见第五章)

(2) 溶血反应

应立即停止输血；准备抗休克治疗；监测尿量、尿色，留取血尿标本；血制品送回血库，重做交叉配血。

(3) 热源反应

应遵医嘱给予抗组胺药；控制体温，给予物理降温或药物降温；监测体温、脉搏、呼吸、血压；留取血标本与所输的血送感染科作热源检测。

(4) 变态反应

应遵医嘱给予抗组胺药；嘱病人勿抓搔皮肤；喉头水肿严重时协助医生建立人工气道；抗休克治疗。

(5) 急性肺水肿

应让病人取半坐卧位，双下肢下垂；吸氧，湿化瓶内加酒精，以降低肺泡泡沫的表面张力；遵医嘱给予利尿剂利尿，并监测尿量；安慰病人，稳定情绪，必要时给予镇静剂；监测血压、脉搏、呼吸。

4. 各种血制品输注要求

(1) 新鲜血

所谓新鲜血，一般指采血后 7 天内的血。临床常用的枸橼酸葡萄糖溶液(AcD)血采集后 48 h 内应用才可视为真正的新鲜血；补充血小板，保存 12 h 内的血可视为新鲜血；补充凝血因子，保存 24 h 的血可视为新鲜血。

(2) 红细胞制剂

在常规下输注 1 U 红细胞时间最长不超过 4 h；洗涤红细胞及冷冻红细胞必须在制备后 6 h 内输用；在输注浓缩红细胞悬液前，须将血袋轻轻地反复颠倒数次使紧密红细胞充分混匀；红细胞稀释后，在 24 h 内输注完毕，不宜再保存；禁止向血袋内加入任何药物，特别是钙剂；也不许用葡萄糖、葡萄糖盐水液、林格液稀释，以免红细胞变性、凝集、溶血。

(3) 血浆

FFP 必须在 35~37℃ 水中快速融化，并不断地轻轻摇动血袋，直至完全融化（此过程常由血库执行）；肉眼检查 FFP 为淡黄色的半透明溶液；如发现颜色异常或有凝块，不能输注，不可放在大于 10℃ 环境中超过 2 h；不可再冰冻保存，如未能及时输注，可在 4℃ 下暂时保存不超过 24 h。

(4) 血小板

刚制成的血小板轻轻摇动时呈现云雾状，必须先放在 20~24℃ 环境下静置 1 h，待自然解聚后输注；如发现血小板凝块，可用手指轻捏，使其成均匀悬液后方可输入；输血前轻轻摇动血袋，使血小板悬起，切忌粗鲁摇动，任何时候都不允许剧烈震荡，以免人为引起血小板破坏；血小板保存 (22±2)℃ 为宜，其功能随保存时间延长而降低，故应尽快用输血滤器，在血小板融化后 1.5 h 内输注完毕；输注速度要快，每分钟 80~100 滴，在输注过程中护士不准离开病人，应随时进行观察及护理；应避免与酸性液体混合输入；因故未能及时输注的血小板只能在室温下暂时存放，每隔 10~15 min 轻轻摇动血袋；应放置在血库 22℃ 振荡器上水平振荡保存，震动频率 60 次/min，时间最长不能超过 12 h，绝不能放在 4℃ 冰箱中保存。

(四) 注意事项

1. 严格遵守无菌技术原则和技术操作规程。
2. 使用装有滤器的标准输血器进行输血。
3. 血液内不得加入其他药物，如需稀释只能用静脉注射用生理盐水。
4. 输血前后用生理盐水冲洗输血管道。连续输用不同供血者的血液时，前一袋血输尽后，用生理盐水冲洗输血器，再接下一袋血继续输注。
5. 输血过程应先慢后快，再根据病情和年龄调整输注速度，并严密观察受血者有无输血不良反应，如出现异常情况应及时处理。输血初期 10~15 min 或输注最初 30~50 ml 血液时，必须由医护人员密切注视有无不良反应。如果发生不良反应，须立即停止输血并报告负责医师及时诊治，同时通知输血科或血库做必要的原因调查。
6. 通常输血不必加温血液，快速、大量输血时，应将库血加温。可将血袋置于 35~38℃ 水浴中，轻轻摇动血袋，并不断测试水温，15 min 左右取出备用，加温的血液控制在 32℃，不能超过 35℃，水温不能超过 38℃。有条件可使用大流量血液加温器。
7. 输血后将血袋保存 24 h，以备出现意外情况时核查用。
8. 输血完毕后，医务人员将输血单第二联贴在病历中。

六、临时起搏器的护理

(一)目的
通过产生脉冲电流以刺激心肌某部分产生兴奋点并传导至整个心脏,产生收缩与舒张活动,以维持有效的血液循环。

(二)用物准备
临时心脏起搏器、心电监护仪、治疗盘等。

(三)简要说明

1. 概述

临时起搏器由一根静脉导管电极和一只体外脉冲发生器组成,用于需要立即起搏的病人。心律失常自动缓解,不再需要起搏时可撤除,需要继续起搏者可换成永久起搏器。

2. 临时起搏器的适应证

(1) 完全性房室传导阻滞,心室逸搏频率缓慢。

(2) 症状性窦性心动过缓、窦性停搏或长时间的窦性停搏。

(3) 急性前壁心肌梗死伴完全性房室传导阻滞,莫氏Ⅱ型房室传导阻滞或新发双束支传导阻滞。

(4) 急性下壁心肌梗死伴完全性房室传导阻滞,心室率缓慢,发生低血压、充血性心力衰竭或室性心律失常。

(5) 某些快速心律失常:如心动过缓诱发或药物诱发的尖端扭转室速、室扑及复发性持续性室速。

(6) 置入的永久起搏器失灵。

(7) 预防性应用:如左束支传导阻滞的病人行右心导管术时,疑有病窦综合征的病人电复律时,以及进行右冠状动脉成形术时。

3. 临时起搏器的禁忌证

临时起搏器一般用于抢救,故无绝对禁忌证。尽管疑有或确有败血症的病人插管起搏可能加重感染,但为挽救生命仍须临时起搏。

4. 安装临时起搏器后的病人应观察要点

安装临时起搏器后的病人,须经常观察导管连接线与脉冲器的连接情况。每日测定阈值,然后调整脉冲电压,应比阈值高 1~2 V。急性心肌梗死病人要经常注意脉冲感知功能,以防室颤的发生。一般临时起搏 1 周后,可试行关闭脉冲感知功能,考虑是否仍需人工起搏,临时起搏最长不超过 2 周。

(四)注意事项

1. 防止感染,注意保持起搏导线部位皮肤无菌。

2. 心律或心率恢复早期,不应立即停用起搏器,而是逐渐减慢起搏频率,以防发生意外的心律失常。

3. 每班记录起搏器的起搏阈值、灵敏度、起搏频率。应将调整的各项参数随时记录在特护记录单上。

4. 使用起搏器的病人在出现室颤时,应立即进行心肺复苏,先不要盲目寻找起搏器本身的原因,以免延误抢救时机。

七、主动脉内球囊反搏的应用

(一)目的

1.通过反搏这一过程改善心肌氧供/氧耗之间的平衡。

2.是一种重要的心室机械辅助装置。

(二)用物准备

1.气囊导管：一次性使用，根据气囊充气量分为4、9、10、15、25、32、35、40 ml等。选择时应注意病人性别、体重等情况。

2.反搏机：为气囊驱动部分，由监测部分、调控部分、真空泵和气体压缩机组成。

3.其他：无菌治疗巾、无菌手套、无菌消毒用品、肝素盐水冲洗液等。

(三)简要说明

1.概述

主动脉内球囊反搏((Intra-Aortic Balloon Counterpulsation, IABP)是常见的一种机械循环辅助的方法，是指通过动脉系统植入一根带气囊的导管到左锁骨下动脉开口远端和。肾动脉开口上方的降主动脉内，在心脏舒张期，气囊充气，在心脏收缩前，气囊放气，达到辅助心脏的作用。

2.IABP的原理

心脏舒张期球囊充气、主动脉舒张压升高冠状动脉压升高，使心肌供血供氧增加；心脏收缩前，气囊排气、主动脉压力下降、心脏后负荷下降、心脏射血阻力减小、心肌耗氧量下降。冠心病是目前常见多发的心血管疾病，主要病理改变为冠状动脉不同程度狭窄，心肌缺血、心肌氧供与氧需二者失去平衡，IABP能有效地增加心肌血供和减少耗氧量，使冠心病病人受益最大。

3.IABP对血流动力学影响

降低：主动脉收缩压、左心室舒张末期压力、左心室后负荷、体循环血管阻力；

升高：主动脉舒张压、平均动脉压、射学分数、心内膜下心肌存活率。

4.IABP临床应用指征

(1)心脏指数<2 L/(min·m^2)

(2)平均动脉压<8.0 kPa(60 mmHg)

(3)体循环阻力>2 100(dyne.sec)/(cm^5·m^2)

(4)左房压>2.7 kPa(20 mmHg)，CVP>15 cmH$_2$O

(5)尿量<20 ml/h

(6)末梢循环差，四肢发凉

上述情况经积极治疗，正性肌力药及活性药调整心脏负荷、纠正代谢紊乱后血流动力学仍不稳定病人，尽早用IABP辅助。

5.IABP的触发

(1)心电图触发(ECG)：是最常用的触发模式，选择一个R波高尖、T波低平的导联，可用于房颤心律。

(2)压力触发：各种原因ECG不能有效触发时，要求收缩压>50 mmHg，脉压差>20 mmHg，不建议用于不规则的心律。

(3)起搏器触发：用于心房、心室及房室起搏，100％起搏频率。

(4)固定频率(内触发)：用于病人不能产生心脏输出，固定频率(自动状态为80次/min)，可用于收缩压<50 mmHg的病人。

6.气囊的充气/放气时间

(1)以ECG为触发方式：充气点为T波终点，放气点在QRS波前。

(2)以压力为触发方式：充气点在动脉压力波的重搏波切迹点(DN)点前；放气点在主动脉舒张末压点。

(3)充气过早即IABP在主动脉瓣关闭之前充气，易引起主动脉瓣提前关闭，导致每搏射血量减少，心输出量减少。

(4)充气过迟即主动脉舒张压放大效果降低导致冠状动脉的灌注量减少，致使疗效欠佳。

7.反搏有效指标

(1)主动脉收缩压力波形降低而舒张压力波形明显上升。

(2)正性肌力药、活性药、多巴胺用量逐渐减少。

(3)血液动力学逐渐趋向稳定，心排量上升。

(4)尿量增加，肾灌注好。

(5)末梢循环改善，心率、心律恢复正常。

8.停用指征

(1)多巴胺<5 mg/(kg·min)。

(2)心指数>2.5 L/(min·m^2)。

(3)平均动脉压>90 mmHg。

(4)尿量>4 ml/(kg·h)。

(5)手足暖，末梢循环好。

(6)减慢反搏频率时，上述指标稳定。

9.IABP常见并发症

下肢缺血；感染；气囊破裂；导管置入动脉夹层或将动脉撕裂、穿孔；血小板减少症。

(四)注意事项

1.连接一个"R"波向上的最佳ECG导联，并贴牢电极避免脱落或接触不良。

2.确保QRS波幅>0.5 mV(若低于0.5 mV不易触发，应通知医生改变触发方式)。

3.监测心率、律，及时发现并处理心动过速、心动过缓或严重心律失常。

4.密切观察动脉血气、生化的变化，以及药物治疗效果。

5.熟悉机器性能，识别常见系统报警。

6.应采取积极措施，预防并发症的发生。

第二节 呼吸内科护理操作流程

一、$ETCO_2$监测技术

$ETCO_2$监测即呼出气二氧化碳监测,是一种无创性持续监测肺泡二氧化碳压力或浓度的方法,在ICU中具有重要的应用价值和意义。

(一)目的

1. 判断通气功能

在多数情况下,$PETCO_2$可以准确地反映$PaCO_2$,可迅速反映病人的通气状态,在呼吸治疗或麻醉手术过程中,可随时调节潮气量和呼吸频率,保证正常通气,避免通气过度或通气不足。

2. 发现呼吸机故障

气管导管接头脱落,$PETCO_2$立即下降至零;误吸后$PETCO_2$急剧升高。

3. 诊断肺栓塞

如空气、羊水、脂肪和血栓栓塞时,$PETCO_2$突然降低且与低血压时表现不同(低血压时$PETCO_2$逐渐降低)。

4. 反映循环功能

$PETCO_2$也可反映循环功能,当$ETCO_2$大于10~15 mmHg说明肺有较好的血流,但不排除通气过度。在低血压、低血容量、休克和心衰时,随着肺血流减少,$PETCO_2$逐渐降低,呼吸心跳停止,$PETCO_2$急剧降至零,复苏后逐渐回升,如$PETCO_2$大于1.33 kPa(10 mmHg),则复苏成功率高。

5. 证实气管导管的位置及通畅程度

$ETCO_2$波形及$PETCO_2>30$ mmHg表明气管插管位置在气道内。如果气管和导管部分阻塞,$PETCO_2$和气道压力升高,压力波形高尖,平台降低。

6. 代谢监测及早期诊断恶性高热

恶性高热时,CO_2产量增加,$PETCO_2$不明原因突然升高达正常的3~4倍,经有效治疗后,$PETCO_2$首先开始下降,因此,$PETCO_2$对恶性高热的诊断和疗效评定有特殊价值;静滴$NaHCO_3$过快、过多也可引起血中CO_2突然升高,$PETCO_2$增加。

7. 非气管插管病人监测

可了解通气功能和呼吸频率,用于高位硬膜外麻醉病人,非气管插管全身麻醉(如小儿基础麻醉)及重危病人监测,有利于观察病情变化和呼吸治疗。使用时可将导管置于鼻腔内或用面罩测量,并能同时吸氧。经鼻采样的$PETCO_2$是一种操作简便、连续、无创和反应迅速的定量呼吸监测方法。

(二)用物准备

$ETCO_2$监测仪或模块、气管导管或面罩。

(四)简要说明

1. CO_2的弥散能力很强,动脉血与肺泡气中的CO_2分压几乎完全平衡。所以肺泡的CO_2分压($PACO_2$)可以代表$PaCO_2$。呼气时最后呼出的气体(呼气末气体)应为肺泡气。因此,$PaCO_2 \approx PETCO_2$。故$PETCO_2$应能反映$PaCO_2$的变化。现临床上最常用的方法是红外线 CO_2 分析仪，可连续无创监测呼吸周期中的 CO_2 浓度，有数字和波形显示。

2. 一个呼吸周期中呼出气内 CO_2 浓度或压力的正常变化。

Ⅰ段：开始呼气时，由于气体来自气道解剖死腔，$PCO_2=0$；

Ⅱ段：在呼气早期，当肺泡气排出和死腔气体混合时，PCO_2 迅速上升；

Ⅲ段：呼出气全部为肺泡气，在呼气相的大部分 PCO_2 变化很小，形成肺泡平台，其最高点代表 $PETCO_2$；

0段：吸气时，不含有 CO_2 的气体进入气道，故 PCO_2 迅速下降至基线。

3. 常见波形变化及意义

(1)波形突然消失，可能代表呼吸停止、呼吸机工作故障、呼吸回路管道脱落或气道梗阻；另一方面，波形逐渐消失，可能意味着肺栓塞或循环骤停导致肺血流的突然减少或中止。

(2)$ETCO_2$ 基线突然抬高可能表示 CO_2 吸收剂的耗竭、呼吸活瓣失灵、校正错误或红外线探测室水蒸气过多等原因。

(3)平台改变可能表示呼出气流梗阻(平台坡度增大)或由于神经肌肉松弛药作用的消退出现膈肌运动(平台出现切迹)。CO_2 波形在呼气平台出现凹陷，提示已有自主呼吸，并与呼吸机对抗，可考虑将呼吸机逐步撤除。

4. 正常值

从肺泡中呼出的 CO_2 与气道中和呼吸回路中的气体相混合而后两者不参加气体交换，所以呼出的 CO_2 被稀释，这就是为什么 $ETCO_2$ 总低于 $PaCO_2$ 的原因。在健康肺，$ETCO_2$ 一般比 $PaCO_2$ 低 5 mmHg。随着死腔的增加，两者之间的差距逐渐增加。

(五)注意事项

1. 每次使用前均要对仪器进行零点调定，并定期应用标准浓度的二氧化碳气体矫正，须注意的是调零时不要把采样管对着病人或呼吸机的呼气流，置于大气中即可，否则将使测定值偏低。

2. 为使 $PETCO_2$ 测定尽量地比较准确，采用旁流型监测仪时要用专用的硬质采样管，并且不能太长，如发现有水滴或其他异物阻塞，可用高压氧气流将其吹出。

3. 连续监测时间过长，可能会引起基线的漂移，需定时重新调零。

4. 应注意 CO_2 探测窗中冷凝水的影响。

5. 使用结束后，要及时将采样管和采样瓶内的水珠吹干，妥善保管好监护仪。

二、血液气体分析指标判定技术

(一)目的

判断病人呼吸和代谢两方面的生理状况。

(二)用物准备

血气化验结果。

(三)简要说明

1. 血液气体分析的主要指标包括
(1)气体交换指标:氧分压(PO_2),二氧化碳分压(PCO_2),血氧饱和度(SaO_2),血氧含量(CaO_2)等。
(2)酸碱平衡指标:酸碱度(pH),PCO_2,剩余碱(BE),碳酸氢根(HCO_3^-)等。

2. 各指标正常值及临床意义
(1)酸碱度(pH)
a. 正常值:动脉血 pH 为 7.35~7.45;静脉血 pH 比动脉血低 0.05。
b. 临床意义:pH<7.35 提示失代偿性酸中毒;pH>7.45 提示失代偿性碱中毒。

(2)氧分压(PO_2)
a. 正常值:动脉血 PaO_2 为 80~100 mmHg 混合静脉血 PvO_2 40 mmHg。
b. 临床意义:PaO_2 为反映机体氧合状态的重要指标,对于缺氧的诊断和程度的判断有重要意义。PvO_2 可反映全身组织的供氧情况。

(3)二氧化碳分压(PCO_2)
a. 正常值:动脉血 $PaCO_2$ 为 35~45 mmHg。
b. 临床意义:是衡量肺泡通气的效果和判断呼吸性酸碱平衡的重要指标。$PaCO_2$>45 mmHg,表示通气不足,有 CO_2 潴留,为呼吸性酸中毒或代谢性碱中毒时肺代偿;$PaCO_2$<35 mmHg,表示通气过度,为呼吸性碱中毒或代谢性酸中毒时肺代偿。

(4)标准碳酸氢盐(SB)
a. 正常值:22~27 mmol/L。
b. 临床意义:反映代谢情况。高于正常提示代谢性碱中毒;低于正常提示代谢性酸中毒。

(5)剩余碱(BE)
a. 正常值:±3.0 mmol/L。
b. 临床意义:反映代谢的改变。
BE>3.0 mmol/L 说明代谢性碱中毒或呼吸性酸中毒的肾代偿。
BE<-3.0 mmol/L 说明代谢性酸中毒或呼吸性碱中毒的肾代偿。

(6)血氧饱和度(SO_2)
a. 正常值:SaO_2 93%~99%;SvO_2 64%~88%。
b. 临床意义:SO_2 反映血的氧合情况,SaO_2 和 SvO_2 可用于肺内分流量的计算。

(四)注意事项
1. 正确的分析只有紧密结合临床表现才能得出准确的判断结果。
2. 血标本留取的准确性直接影响指标判定。

三、氧疗实施的护理
(一)目的
提高血氧含量及动脉血氧饱和度,纠正机体缺氧。
(二)用物准备

氧气装置(流量表、湿化瓶)、一次性吸氧用具(吸氧管或面罩等)、胶布、棉签等。

(三)简要说明

1. 低氧血症的概念

健康成人在海平面呼吸空气的条件下，PaO_2 可保持在 95 mmHg 以上，PaO_2 正常范围为：13.3 - (0.04×年龄)+0.67 kPa 或(100-0.3×年龄+5 mmHg)。PaO_2 低于同龄人正常下限的称为低氧血症。

2. 缺氧的危害

(1) 对中枢神经系统的影响：脑组织对缺氧极其敏感，耐受性最差，在体温 37℃ 时循环停止 3～4 min，脑组织就可能遇到不可逆的损害；中度缺氧病人可主诉疲劳，表情忧郁，淡漠，嗜睡等抑制症状，或出现欣快多语，哭笑无常，语无伦次等精神症状；严重者会引起脑水肿，颅内压增高，昏迷，甚至脑细胞死亡。

(2) 对心脏的影响：心肌的耗氧量最大，也对缺氧最敏感；中度缺氧可反射性地刺激心脏，心率增快，排血量增加，血压升高；严重缺氧可表现心率减慢，血压下降，排血量减少；极严重者可出现室性心动过速，心室纤颤或心脏停搏。

(3) 对呼吸的影响：急性缺氧可刺激主动脉体、颈动脉窦化学感受器，呼吸可加深加快；严重缺氧可抑制呼吸中枢，呼吸减弱甚至停止；缺氧可导致肺水肿，肺动脉高压，右心室肥厚，肺源性心脏病。

(4) 对肝、肾功能的影响：急性严重缺氧，可引起肝细胞水肿、变性和坏死，使转氨酶、乳酸脱氢酶升高；慢性严重缺氧，可诱发肝纤维化，使肝脏缩小，肝功能障碍；缺氧使肾血管收缩，肾血容量减少，肾小球滤过率降低，致使尿量减少并可发生氮质血症。

(5) 对其他方面的影响：缺氧时细胞内线粒体的氧分压降低，氧化过程发生障碍，无氧糖酵解过程加快，致使大量的乳酸、酮体和无机磷积蓄，引起代谢性酸中毒；缺氧可使体内儿茶酚胺增多，继发醛固酮增多，导致血容量增加。

3. 缺氧的临床表现

呼吸急促或呼吸困难、紫绀、心率增快，血压降低，头痛，感觉迟钝，判断力降低，水钠潴留、酸中毒。动脉血气分析及 SpO_2 监测，一般 $PaO_2<80$ mmHg 或 $SpO_2<90\%$ 提示有缺氧。

4. 缺氧程度诊断

轻度：$SaO_2>85\%$，$PaO_2 50～60$ mmHg(无紫绀)；

中度：$SaO_2 60\%-85\%$，$PaO_2 30～50$ mmHg(有紫绀)；

重度：$SaO_2<60\%$，$PaO_2<30$ mmHg(严重紫绀)。

5. 氧疗的途径

(1) 鼻导管：氧流量可调 1～6L/min，FiO_2 21%～50%，其计算公式：FiO_2(%)=21+4×给氧流量(L/min)。特点为操作简便易行，安全、方便、舒适，病人易于接受；缺点为吸入气氧浓度不恒定，易阻塞，对局部有刺激性，氧流量 5 L/min 以上时，干燥的氧气会使鼻黏膜干燥，痰液干燥，氧流量 7 L/min 以上，病人多不能耐受。

(2)简单面罩：氧流量可调 1~6 L/rain，FiO_2 21%~50%，特点为能提供较好的湿化；缺点是影响病人喝水吃饭、咯痰，改变体位易移位或脱落。因其提高氧浓度较高，适用于缺氧严重而无二氧化碳潴留的病人。

(3)附贮袋面罩：可分为部分重复呼吸面罩，氧流量可调 5~10 L/min，FiO_2 35%~90%；无重复呼吸面罩，氧流量可调 4~10 L/min，FiO_2 60%~100%。

(4)venturi 面罩：常用的氧浓度有 24%、26%、28%、30%、35%、40%等，其特点为耗氧量少，不需湿化，吸氧浓度恒定。

(5)T 型管：适用于人工气道病人，提供恒定的，可设置的吸氧浓度，同时供给较多的水汽和水雾，保证吸入气体的湿化。

(6)经气管切开造口管内射流给氧，有利于呼吸道分泌物的排除，保持呼吸道通畅，适用于肺部感染严重，呼吸道分泌物多或黏稠不易排出，或昏迷不能主动排痰的病人。缺点是对病人有创伤，会留下瘢痕。

(7)呼吸机给氧是最有效的氧疗途径或方法，依靠机械的作用，能最大限度地提高 FiO_2，纠正许多特殊类型的缺氧。

(8)氧帐或头罩：一般用于新生儿，大面积烧伤或重症不能合作的病人。但其耗氧量大，价格昂贵。

(9)高压氧疗：其原理为高压氧下随肺泡氧分压增高，动脉血氧分压相应增加，提高循环血液中的氧含量，提高组织内氧的弥散量。维持组织和重要脏器的正常氧供。适用于一氧化碳中毒、有机磷中毒、氰化物中毒、锑剂、安眠药及奎宁等药物中毒。缺点是使用不当可导致氧中毒。

6.氧疗有效的指标：意识转清、紫绀好转、尿量增多、心率减慢、呼吸正常、皮肤变暖。

7.氧疗的副作用-氧中毒

(1)发生机制：吸入气中的氧分压越高，氧的毒性作用越大。肺损害可能与抑制细胞线粒体氧化酶活力后，使肺泡表面活性物质减少，引起肺泡内渗液，小灶性肺不张，肺间质纤维化有关。

(2)临床表现

a.气管、支气管炎：吸入 100%氧 24 h 后出现，症状会有胸骨后疼痛，吸气时加重；刺激性干咳；肺活量显著降低，伴有感觉异常、食欲不振、恶心和头痛等。

b.ARDS：36 h 后出现肺顺应性和弥散功能降低，肺泡动脉血氧分压差增大，体检和胸部 X 线可提示肺间质水肿。

c.支气管-肺发育不良：主要表现于早产儿和婴幼儿。

d."无气"肺不张：吸入 100%氧，肺泡内缺乏惰性气体，造成在部分支气管阻塞情况下，氧迅速地被灌注的血液吸收，导致肺泡萎陷。在吸入气中增加少量氮气(约 5%)即可预防。

(3) 治疗和预防

a. 至今无有效治疗方法，首要治疗是在维持适当的动脉氧分压(45～50 mmHg)的同时将吸入氧浓度降至最低水平。

b. 一般来说，FiO_2 40%的氧是安全的；40%～60%的 FiO_2 有引起氧中毒的危险；>60% FiO_2 肯定有氧毒性，氧疗应<48 h；100% FiO_2 时氧疗应<24 h。

(四) 注意事项

1. 随时检查病人吸氧浓度有无改变，不可随意调节氧流量来改变氧浓度的大小，避免高浓度氧吸入时间过长，预防氧中毒。

2. 注意吸入气的湿化，避免被分泌物堵塞导管造成假性吸氧。

3. 每天及时添加及更换湿化瓶内蒸馏水，湿化瓶装置每周定期消毒，预防交叉感染。

4. 每天检查吸氧装置，注意防火和安全。

5. 重视全面综合治疗。

四、撤离呼吸机技术的应用

(一) 目的

1. 促进病人呼吸功能的恢复，减少呼吸肌疲劳。

2. 避免呼吸机依赖，减少并发症。

(二) 用物准备

负压吸引装置、吸痰管、根据撤机方式的不同选择吸氧装置及用具、多功能监护仪。

(三) 简要说明

1. 撤机的概念

所谓撤离呼吸机(简称撤机)是指逐渐降低机械通气支持水平，逐步恢复病人自主呼吸，最终脱离呼吸机的过程。目前对撤机的理解并不是过去那种严格意义的撤机，即病人完全脱离呼吸机，而是把降低呼吸机支持条件到完全撤机拔管的全部过程理解为撤机，更符合撤机的病理生理过程。理论上可以认为需要呼吸治疗的原发病得到基本控制后，辅助呼吸即可认为是撤机过程，但没有生理或临床指标作为界限。

2. 影响病人撤机的因素

(1) 呼吸肌做功能力下降

a. 呼吸中枢兴奋性降低，即呼吸中枢的传出冲动减少，导致呼吸肌做功能力下降。在撤机困难中，呼吸中枢兴奋性降低是较少见的原因。

b. 呼吸肌收缩功能降低即呼吸肌收缩强度和持久力降低，是决定病人能否撤机的主要因素。

(2) 呼吸肌负荷增加是导致撤机困难最常见的原因

a. 呼吸系统本身因素导致呼吸负荷增加：如肺及胸廓顺应性降低及内源性呼气末正压通气(PEEP)是增加呼吸负荷的常见原因，可明显增加呼吸功。

b. 气管插管或气管切开管及连接管的阻力过高：如分泌物黏附或堵塞，插管弯度过大等均明显增加阻力，使呼吸肌需额外克服这部分阻力做功。

c.呼吸机及持续气道正压通气(CPAP)系统的阻力过高:如管理不当引起管道积水、管道扭曲、过滤器堵塞时,阻力明显增加,引起呼吸功增加。

(3)心血管功能状态不良

a.心功能不全和休克时,心输出量降低,使氧输送减少,从而降低呼吸肌的血供和氧供量,导致呼吸肌做功能力下降。

b.另一方面,左心衰竭引起肺水肿,导致肺顺应性降低和气道阻力增加(细支气管水肿或痉挛),使呼吸功明显增加,从而影响撤机。

(4)精神心理因素

精神心理因素对病人撤机和自主呼吸的影响目前尚不清楚。但临床上发现某些长期带呼吸机的COPD病人撤机时,如关闭呼吸机,会出现精神紧张、呼吸窘迫,如打开呼吸机接模拟肺,呼吸机的声音或许能使部分病人症状缓解。

3.撤机的临床指标

(1)原发疾病直接引起的呼吸衰竭的病人,撤机的先决条件是致呼吸衰竭的原发疾病得到控制。如果原发疾病处于不稳定期,即使呼吸功能暂时恢复,亦不能撤机。

(2)原发疾病不直接引起呼吸衰竭,机械通气作为辅助支持治疗的病人,即使撤机的呼吸力学指标已达到,亦不宜过早撤机,应结合具体病历,实施撤机。

4.常用于撤机的呼吸力学指标

(1)通气指标

a.潮气量(VT)

潮气量直接反映通气功能,是通气功能衰竭病人撤机首先考虑的指标。理想状态下,潮气量测定应在PAP模式下进行(设定 CPAP=0cmH$_2$O、PSV=0 cmH$_2$O),VT 达 5~10 ml/kg。病人应能有效配合测定。如伴有颅内高压、代谢性酸中毒、高热等情况,可产生过度通气,VT可较基础状态偏大。

b.呼吸频率(f)和浅快呼吸指数(f/VT)

如果不伴有脑干损伤或中枢性呼吸抑制,通气/换气功能不全通常表现为呼吸频率加快,通常大于30次/min,撤机前宜控制在25次/min。呼吸频率在评价通气功能时尚需考虑到潮气量大小,即浅快呼吸指数(呼吸频率与潮气量的比值),浅快呼吸指数>105不能撤机,85~105慎撤机,<85可撤机。

c.肺活量和最大吸气压力

肺活量>15 ml/kg,最大吸气压力>-20 cmH$_2$O 这两项指标较前面几项指标预计撤机成功率更高,但达到这些指标要求病人具备较强的通气能力,刻意追求这两项指标,可能使一部分病人丧失撤机良机。尤其对于有胸肺器质性病变者撤机时不必苛求。

d.PaCO$_2$

PaCO$_2$是直接反映通气的指标。在无辅助/低辅助状态下,PaCO$_2$<45 mmHg,如>45 mmHg(COPD除外)需考虑仍有阻塞性或限制性通气功能障碍或呼吸驱动力不足。

(2) 换气指标

a. 氧合指数(PaO_2/FiO_2)

氧合指数是反映换气功能较直接的指标。氧合指数具体预测撤机成功率文献报道不多,但可动态反映病人换气功能。一般 $FiO_2<0.4$,$PaO_2>60$ mmHg,可考虑撤机,如 >80 mmHg 则撤机成功率较高。

b. 呼气末正压(PEEP)

PEEP 可改善氧合,如病人需较高 PEEP 维持氧合(PEEP>5 cmH_2O),则不宜撤机。

(3) 其他指标

气道闭合压(P0.1)、无效腔/潮气量(VD/VT)、肺内动静脉分流量等。

(四) 注意事项

1. 成功拔管的必备条件:首先是导致插管和呼吸支持的病因是否去除或基本控制;可脱离呼吸机自主呼吸;具有保护气道,清除气道分泌物的能力。

2. 任何方式撤机均应注意病人是否有呼吸窘迫,出现呼吸窘迫应停止撤机或改变撤机方式。呼吸窘迫的表现有:呼吸频速(RR$>$30~35 次/min);躁动、出汗、心动过速;急性呼吸性酸中毒或合并 pH$<$7.25~7.30。

3. 不论 T 管撤机,还是辅助呼吸撤机,都应避免气管插管或呼吸机管道阻力过高,使病人额外克服较大的呼吸功。

4. 使用 PSV 撤机应注意:降低 PSV 水平,主要应以 RR 为指导,潮气量不应作为主要指导指标。RR 不应大于 30 次/min;如低 PSV 水平(如 0.490~0.981 kPa)能保证充分气体交换,病人也比较舒适,可立即拔管,没有必要将 PSV 降至 0 才拔管。

5. 如果病人不能在短时间内脱掉呼吸机,应寻找原因。撤机应在较长时间(几天到几周)逐步进行,而且夜间应提高呼吸条件,让病人充分休息和睡眠。

五、肺部物理治疗技术

(一) 目的

1. 保持肺泡充气。
2. 矫正肺不张。
3. 清除痰液。
4. 改善通气/血流比例。
5. 使骨骼肌方面的功能发挥最大功效。

(二) 用物准备

根据具体实施的物理治疗方法准备相应的物品。

(三) 简要说明

1. 体位法

强调垂直坐位或斜坡卧位非常重要,会显著增加病人的功能残气量,因此,必须认识到垂直坐位的重要性;当单侧肺有疾患时,健侧卧位能改善氧合，有利于分泌物引流及患侧肺复张；双侧肺有疾患时，采取右侧卧位。

2. 膈式呼吸

取半卧位或坐位，屈膝双手放于肋缘下，用鼻缓慢深吸气使腹部膨隆，坚持几秒钟，缩唇呼气，将气体排出，可配合双手轻加压。

3. 缩唇呼吸

可提高支气管腔内压，防止呼气时小气管过早闭合，从而使呼气通畅。方法为吸气时气体由鼻孔吸入，呼气时将双唇缩拢，如吹口哨状，使气体经过缩窄的双唇间缓慢呼出。

4. 深呼吸运动

吸气时气体由鼻孔吸入，将气体深缓吸入肺底部，保持 3 s，缓慢呼气。强调深而慢的呼吸。

5. 咳痰运动

6. 叩击法

手指合拢，微曲，手掌要窝起，形成碗状，手掌离胸壁不超过 12 cm，依靠腕动的力量在引流部位胸壁上双手轮流有节奏地叩拍，从而使分泌物松动移至较大支气管。

7. 振颤法

双手掌交叉重叠，按在胸壁部，配合病人呼气时作振颤、振动加压，利用振动，促进支气管中分泌物的排出。

8. 体位引流

通过不断改变病人的体位，利用分泌物的重力作用，将分泌物引流到较大气管，促进痰液的排出，以便达到最佳引流效果。

9. 膨肺

气管插管病人可用膨肺技术，最好有两位护士合作进行，一名护士在病人吸气时用简易呼吸器将较大的潮气量进行膨胀肺部，维持数秒后，将呼吸囊迅速放松，达到最高的呼气流速率，放松的同时另一位护士压迫、振颤胸壁，促进痰液排出。但应用此技术应注意防止气压损伤、过量扩张肺单位及减少心输出量及冠状动脉的灌注。

(四)注意事项

1. 物理治疗的进行要与护理程序配合。

2. 实施过程中要确保血流动力学相对稳定；及时调整呼吸机条件；气管导管固定良好，吸引及时；引流管及导连线连接完好，妥善固定，引流通畅；防止软组织受压等。

3. 严密的观察与动态评价至关重要，确保物理治疗的有效性和安全性。

4. 动脉血气分析要在物理治疗前或治疗后 30 min 进行。

六、镇静镇痛治疗的护理

(一)目的

控制病人烦躁不安的精神症状，减轻疼痛的不良影响，缓解应激反应，增加人机协调性，让病人耐受有创操作，确保病人安全舒适。

(二)用物准备

镇静或镇痛剂、治疗盘、静脉输注系统、镇静或镇痛量表。

(三)简要说明

1. ICU病人镇静镇痛治疗的选择标准

(1)Viel等根据镇静的目的将ICU镇静分为两类

a.治疗性镇静：如控制癫痫或惊厥状态，解除破伤风肌强直，降低颅内压。

b.舒适性镇静：如缓解病人焦虑不安、激惹烦躁、疼痛不适情绪，提高机械通气病人的带机顺应性。

(2)Kolonic从解除病人疼痛入手，将病人分为三类

a.控制通气的病人，采用吗啡静脉或硬膜外给药镇痛。

b.辅助通气／撤机病人，采用曲马多、氯胺酮镇痛。

c.术后自主呼吸病人，采用曲马多、非甾体类镇痛药。

药物剂量依据疼痛的类型、病人年龄、营养状况及既往用药史采用个体化方案。

2. 镇静药物的使用(根据美国危重病人持续镇静镇痛临床实践指南，不同的药物适用于不同的临床指征)

(1)小于24 h的短时间镇静，采用咪唑安定、异丙酚和阿片类药持续或间断静脉给药。

(2)中期镇静(1～3天)倾向于选用咪唑安定。

(3)安定起效快，重复给药产生蓄积，消除慢，可用于长期镇静治疗。

(4)氯羟安定是长时间(>48 h)抗焦虑的推荐用药。

(5)80%的ICU病人有谵妄，重症病人谵妄状态，氟哌啶醇和氯丙嗪是首选药物。

3. 镇痛方法的使用(美国麻省总医院《危重症监测治疗手册》推荐的镇痛方式包括)

(1)药物镇痛治疗：阿片类药物如吗啡、芬太尼、氢吗啡酮、哌替啶，起效迅速，效果好。

(2)病人自控镇痛(PCA技术)：PCA泵是程序化给药，设定在一定的间隔时间追加剂量，基础速度连续输入，它使病人自己控制疼痛治疗，血药浓度稳定，病人满意。PCA技术是术后病人镇痛的理想选择。

(3)硬膜外镇痛：硬膜外给予阿片类或局麻药，镇痛效果好，分为单次、连续和病人自控镇痛。硬膜外镇痛可改善病人术后心血管、肺、胃肠、免疫及凝血功能。

(4)外周神经阻滞，是外科和创伤后控制疼痛的特有方式，当硬膜外给药或胃肠道外给阿片类禁忌或不适时，可选局麻药行外周神经阻滞。

4. 镇静镇痛质量评价

(1)指南指出，应使用评分工具，定期评估疼痛和治疗反应，并完整记录。其中，最简便有效的指标是病人的自我描述，推荐数字等级评分(NRS)作为危

重病人评价疼痛强度的工具,对不能交流的病人,应通过疼痛相关行为(如运动、表情、体位)和生理指标变化(如心率、血压、呼吸频率)的客观观察进行。

(2)指南将镇静评分划分为主观性评分和客观性评分。ICU的常见镇静目标是病人安静,易唤醒,睡眠觉醒周期正常。机械通气可能需要深镇静,促进人机协调,镇静目标应在治疗开始时确定,并根据病人临床病情变化定期再评价和调整。

5.镇静镇痛治疗的并发症

低血压、心动过缓、呼吸抑制、胃潴留、肠梗阻、便秘、尿潴留、恶心和思维混乱等。大剂量长时间(超过7天)的治疗应防止阿片类、安定类和异丙酚的撤药反应,有计划地逐渐减少治疗量,预防撤药综合征。

(四)注意事项

1.镇静水平的观察应每30~60 min评估1次,并进行药物剂量的相应调整。经常呼唤病人,尽可能保持病人和医护人员之间的思想沟通。需连续数日进行镇静处理的病人,每24 h应减浅镇静水平,并经常呼唤病人,至病人正确应答。

2.复发性躁动不安的病人,不能认为均是镇静剂剂量不够所致。应检查静脉通路、呼吸道是否通畅,通气模式是否合适,排除病情变化及其他因素后,常用药物的剂量不能维持病人镇静时,才可考虑增加镇静药物的剂量。

3.目前常用的镇静镇痛药物,对心血管系统有一定的抑制作用,常见的并发症是低血压。所以,在使用初期应密切观察病人的心率、血压变化,并积极处理低血压。

4.密切观察病情变化:镇痛剂的使用,使病人的痛觉下降,掩盖了某些疾病的症状,还可以掩盖某些神经系统的阳性体征。因此,除了观察生命体征之外,还要加强基础疾病病情变化的观察,检查病人的局部和全身情况。

5.深度镇静病人的呼吸道纤毛运动消失,肺的自洁能力降低,肺部分泌物不能排出,从而增加了呼吸道阻塞和肺部感染的机会。因而加强气道护理和消毒隔离,避免医院感染相当重要。

6.保持呼吸机的正常运转,及时处理报警信息,定时监测血气,防止通气过度。持续监测SpO_2,防止因病人无力表达呼救信号而发生意外。

7.使用镇静剂后病人长时间处于固定体位,应注意肢体位置摆放,防止尺神经及腓总神经损伤或压疮的发生。

8.应采取各种语言和非语言形式安慰和鼓励病人,避免各种心理障碍的发生。

七、呼吸机相关性肺炎的预防

(一)目的

充分评估诱发呼吸机相关性肺炎(VAP)的危险因素,采取积极有效的措施防止或减少VAP的发生。

(二)用物准备

根据所采取的预防措施不同,准备不同用物。但各种措施中均包含呼吸机及其管路、气管导管、负压吸引装置、消毒剂及设备等。

(三)简要说明

1. VAP 的概述

VAP 指开始机械通气 48 h 后出现的肺实质感染。是机械通气过程中常见的严重并发症之一。具有高发病率、高病死率、高医疗资源浪费的特点。

2. VAP 的诊断

发热、白细胞增高、脓性气道分泌物，具有以上三项临床表现中的两项加上 X 线胸片提示有新的浸润性阴影即可诊断 VAP，这个标准敏感性高，但特异性低。将上述 4 条+氧合水平+痰细菌学检查共 6 条，并用临床肺部感染记分方法(Clinical Pulmonary Infection Score，CPIS)进行诊断评估，准确性显著提高。

3. VAP 常见外源性感染因素

(1)人工气道通气时间延长

人工气道通气时间与病原菌的检出率存在正相关关系，通气时间越长，感染率越高。人工气道的建立使气管直接向外界开放，失去了正常情况下呼吸道对病原菌的过滤和非特异性免疫保护作用，病原体可直接进入下呼吸道。由于长时间的机械通气，增加了与受污染的呼吸机或仪器、医务人员的手以及外界空气接触的机会。

(2)医源性因素

呼吸机管路消毒不彻底引起外源性感染。呼吸机管路中积聚的冷凝水是重要的污染源。在接近插管处的冷凝水中平均细菌浓度可高达 2×10^5 cfu/ml，当转动病人体位时就会使含菌水直接流入下呼吸道内。其他相关的医疗器具，如气管插管，其材料易于粘附细菌，并被一层生物膜覆盖，难以清除或被抗生素杀灭；另外，供氧湿化瓶中的水、雾化器、复苏囊、吸痰器等都可能成为感染源。

(3)药物的应用

长时间使用广谱抗生素，会使机体的抵抗力下降，导致机体防御屏障人为的破坏而引起感染。应用抗生素和制酸剂，增加了致病菌在病人口咽部或胃内的寄生繁殖；正常人当 pH<2 时，进入胃内的细菌几乎被杀死，而当胃液 pH≥4 时，病原菌能在胃内迅速大量繁殖。临床上为预防机械通气病人应激性溃疡时常应用制酸剂，这是造成致病菌在胃内过度生长的主要原因。

4. VAP 常见内源性感染因素

(1)自身菌群的移位

VAP 病原菌主要来源于自身菌群。菌群移位的最直接原因是误吸，肺部感染的发生率与昏迷的深度成正比，因昏迷越深，气道内的清除功能越低，如咳嗽、吞咽反射抑制，口咽部分泌物不能经口吐出或咽下。当合并抽搐时，呼吸肌痉挛松弛交替造成强有力的深吸气而致误吸。

(2)机体免疫力下降

VAP 病人的 sIgA 普遍下降，尤其是年龄≥60 岁、慢性消耗性疾病、危重病人等，合并肺部感染的机会明显增加。

5.加强职工教育及感染调查

高度重视对医护人员的 VAP 相关知识、技能培训是预防 VAP 的关键。同时应加强细菌学监测，人工气道的病人应定期留取痰培养标本送检，但不必对病人及其呼吸治疗设备或配件等带菌状态常规细菌培养检测。

6.阻断病原菌传播的措施

(1)呼吸治疗器材消毒

a.所有要灭菌或消毒的呼吸治疗相关设施均需先彻底清洁。

b.直接或间接接触呼吸道黏膜的物品需灭菌或高水平消毒。

c.用于呼吸道的物品经化学剂消毒后，要用无菌水冲洗。

d.一次性物品不要重复使用，除非有资料表明物品经再处理后对病人无危险，且完整性或功能没有变化和有较好的经济价值。

e.呼吸机内部机械部分，不要常规灭菌或消毒。

f.同一病人使用的呼吸机，呼吸回路，包括接管、呼气活瓣及湿化器，更换时间不要过于频繁，即短于 48 h 的间隔；不同病人之间使用时，需经高水平消毒。

g.呼吸机的集水瓶应放在环路的最低位，冷凝水要定期倒掉，操作时要注意避免引流液流向病人侧，操作后要洗手。

h.湿化器用水要用无菌蒸馏水。

(2)洗手及戴手套

a.凡接触黏膜、呼吸道分泌物及其污染物品后，接触人工气道和正在使用呼吸治疗设施前后均应洗手，紧急或洗手设备使用不便时可使用手消毒剂。

b.处理呼吸道分泌物或其污染的物品时应戴手套。

c.下列情况应更换手套：接触病人之后；接触呼吸道分泌物或其污染物品之后，和接触另一病人、物品或环境表面之前；接触同一病人污染的身体部位与呼吸治疗设备之间。

(3)其他

a.严格控制 ICU 人员数量，保持空气流通或应用空气净化装置。

b.气管切开、更换气管套管等操作应严格无菌操作。

c.避免用大容量雾化器对室内空气进行湿化，除非对其每天进行灭菌或高水平消毒处理，而且湿化液要用无菌蒸馏水。

7.改善宿主易感性的措施

(1)避免使用可抑制呼吸中枢的镇静药、止咳药，对昏迷病人要定期吸引口腔分泌物。

(2)如无反应指征，病人应取 30°～45°的半卧位减少胃液反流和吸入危险性。

(3)加强肠内营养的输注管理，定期检查胃管放置是否正确和观察肠动力，调整营养液入量和速度，以免反流。

(4)预防应激性溃疡，倡导使用硫糖铝，而避免使用 H_2-阻滞剂和抗酸剂。

(5)避免呼吸道局部使用抗生素。

(6)加强声门下分泌物引流,气囊放气或拔管前应吸引和确认气囊上方分泌物已被清除。

(四)注意事项

VAP的预防关键是医护人员思想上的高度重视,认真执行消毒隔离制度及无菌操作,加强人工气道的管理,树立气管黏膜的保护意识。

八、纤维支气管镜应用的配合

(一)目的

1. 有效地清除气道分泌物。

2. 精确地采集和留取痰标本。

3. 引导气管插管。

4. 经纤维支气管镜行支气管肺泡灌洗治疗VAP。

(二)用物准备

纤维支气管镜及其配件,局部表面麻醉药(1%丁卡因)、带保护套毛刷(留取痰培养)、痰液收集器、酒精灯、无菌纱布、无菌手套、无菌生理盐水、无菌治疗碗、20 ml注射器、2%力多卡因、负压吸引装置、吸痰瓶(一次性吸痰管、无菌一次性手套以及盛有消毒液的小桶)、治疗车、氧气、急救物品、听诊器。

(三)简要说明

1. 器械的准备

(1)应选择直径粗细适宜的纤维支气管镜,对于机械通气的病人,其外径必须小于人工气道内1.5~2 mm。

(2)检查纤维支气管镜及其配件处于消毒备用状态,仔细检查冷光源的亮度,曝光系数计清晰度。

(3)检查管道是否通畅,连接吸引器并检查吸引装置有无阻塞。

2. 病人准备

(1)术前4~6 h禁食、禁水。

(2)向病人解释操作目的和简单操作过程以及术后注意事项,以取得病人的配合。

(3)询问病人是否大小便,协助病人排便。

(4)术前清洁病人口腔、鼻腔,取下假牙。

(5)给予心电监护、监测血压,血氧饱和度等指标。

(6)术前确保病人的氧气吸入,使病人体内有一定的氧储备。

3. 护士准备

(1)术前必须详细了解病人的病史,了解病人的心电图,近期胸部正侧位片等,对于病人既往存在高反应状态的疾病如喘息性气管炎,应在术前遵医嘱应用氨茶碱及皮质激素。

(2)了解病人的出凝血时间及血小板计数等凝血机制的情况。

(3)整理操作一侧病人的导联线和引流管路等,创造足够的无菌操作空间。

4.麻醉方法

(1)声门以上包括鼻孔，鼻咽喉及咽喉部的麻醉，一般选用1%丁卡因在病人吸气时，用后头喷雾器喷雾麻醉，为保证麻醉效果，应嘱病人尽可能外伸舌头或垫纱布向外牵拉舌头，每次喷雾3～4下，每隔10～15 min麻醉一次，约3～4次达到满意效果。

(2)声门以下麻醉采用边进镜、边注药的方式进行气管和支气管内麻醉，即一边插入支气管镜，一边将2%利多卡因2～5 ml经支气管镜的注药口注入。

5.术中观察

(1)术中护士应注意监测病人心率、心律、血压、呼吸频率和深度及血氧饱和度的变化，观察病人的面色、指端有无紫绀，有无不适的症状，给病人以安慰，必要时遵医嘱给予少量镇静剂。

(2)大部分病人在术中均有不同程度的缺氧，因此术前10 min和术中应给予100%的纯氧吸入，尽量使血氧饱和度维持在85%以上，以保证安全。

6.术后护理

(1)术后2 h禁食水，防止麻醉尚未恢复导致食物误吸引起窒息。嘱病人吐出唾液和气道内分泌物，必要时给予吸痰。

(2)术后严密监测病人有无病情变化，通气状况有无明显改善。

(3)观察病人有无低氧血症，心律失常、低血压等情况出现，及时发现，及时处理。

(4)观察有无出血表现，大多数病人仅为痰中带血，无需特殊处理，1～3天可自愈；对于中等量以上出血的病人应卧床休息，嘱病人患侧卧位以防止血液流入健侧。

(5)复查床边胸片，加强肺部物理治疗。

7.纤维支气管镜的消毒和管理

(1)纤维支气管镜应当进行高水平消毒。

(2)使用后先用流动水清洗，用2%戊二醛浸泡消毒15～20 min，对于确诊或怀疑有分枝杆菌感染或HIV阳性的病人，支气管镜浸泡的时间应延长至60 min；也可用环氧乙烷灭菌6 h(用800 mg/L环氧乙炔于55～60℃，相对湿度在60%～80%)。

(3)建立仪器使用登记本及纤维支气管镜的细菌培养登记本。

8.纤维支气管镜的保养与维护

(1)应专人负责维护，术者及配合者应了解仪器的性能，避免暴力操作，弯曲部禁止过度弯曲以免使玻璃纤维断裂，镜面出现黑点，缩短其使用的寿命。

(2)清洗和使用过程中，防止纤维支气管镜的终末端与硬物碰撞，导致镜面的损伤。

(3)消毒后应将管腔用吸引器吹干，目镜及物镜处用镜头纸擦拭后盖上目镜盖悬挂在通风干燥清洁的环境保管，避免阳光直射，避免高温。配件如有损坏和老化应及时更换。

(四)注意事项

1. 护士在操作中协助术者固定好人工气道,防止人工气道位置的变化。

2. 机械通气的病人在纤维支气管镜操作中造成气道狭窄,气道内压升高,气体呼出困难,相当于产生了内源性 PEEP,要注意观察 PEEP 所造成的不良反应,对于应用 PEEP 的病人,操作时要停止应用或适当降低 PEEP 水平。

3. 应注意无菌操作,对已有肺部感染的病人,最好在炎症控制后再行纤维支气管镜检查。如进行检查在术前术后均应遵医嘱适当应用抗生素。

4. 由于气道内吸引的关系,实际潮气量往往要低于呼吸机的设置值,故在纤维支气管镜操作期间要适当增加潮气量。

九、胸腔闭式引流的护理

(一)目的

1. 引流胸腔内积气、积液,促进肺扩张排气。

2. 调整胸腔内负压,维持纵隔的正常位置。

(二)用物准备

无菌胸闭包、一次性胸腔闭式引流盒、止血钳 2 把、无菌生理盐水、纱布、胶布、治疗盘、带针胸管、负压吸引装置、1%普鲁卡因注射液、无菌手套等。

(三)简要说明

1. 概述

胸腔闭式引流是胸外科应用较广的技术,是利用半卧位达到顺位引流及虹吸原理,当肺组织本身扩张及病员有效咳嗽时,利用呼吸时的压力差,使胸部引流通过水封盒排气、排液。适用于创伤性气胸、血胸、急性自发性气胸、急性脓胸需持续排脓者、脓胸伴有支气管胸膜瘘或食道瘘者、胸腔手术后排除胸腔内积液、积气。但应注意结核性脓胸、癌性胸腔积液禁用。

2. 胸腔引流穿刺定位

(1)胸腔积液:选叩诊为实音及呼吸音明显减低处,一般在腋后线或至肩胛线第 7~8 肋间部位。现多做 B 型超声检查确定穿刺点及进针深度,并应注意参照 X 线检查结果及查体情况。包裹性积液及少量积液者,则必须于 X 线检查及 B 型超声检查标记定位后立即穿刺或在超声引导下穿刺。

(2)气胸:参照胸部透视或拍片结果,一般选取第 2 肋间锁骨中线交界处为穿刺点。如局部有胸膜粘连或其他情况不宜穿刺者,可选腋前线第 4 肋间穿刺。如为张力性气胸,病情危急无法作 X 线检查时,可按上述部位直接做诊断性穿刺。

(3)穿刺置管应依体征、X 线胸片或超声检查确定,并在胸壁做标记。液体引流一般选在腋中线和腋后线之间的第 6~8 肋间插管。气体引流常选患侧锁骨中线第 2 肋间。

3. 胸腔闭式引流护理要点

(1)保持密闭

a. 各部衔接要紧密。

b.水封盒液面低于引流管胸腔出口处60~70 cm，以防液体倒流进入胸膜腔。

(2)保持无菌

a.操作过程中，严格无菌操作和消毒隔离。

b.常规应用抗生素，以防继发感染。

c.水封盒内装无菌盐水。

(3)保持通畅

a.牢固固定引流管，防止脱落。

b.引流管长短要适度，一般为60~70 cm。过长不易引流，过短易滑脱，质地柔韧。

c.常挤压引流管，保持通畅，初期应每30~60 min挤压引流管一次，气胸或张力性气胸的早期症状首先应怀疑引流管被血块堵塞。

d.避免因胶管扭曲、受压而造成阻塞，特别是病人翻身、活动时应避免受压、打折、扭曲、脱出。

e.引流管应妥善固定于床旁，如病人下地活动，水封盒保持在膝关节以下。

(4)严密观察

a.密切观察引流液的性状、颜色、量及气体排出、水柱波动等情况，并详细记录。

b.如有两条引流管，应分别记录。

c.正常引流量：第一个24 h内约500 ml，如每小时持续在200 ml以上连续3次应做好标记，通知医生。

4.拔管指征

(1)两肺呼吸音清，无漏气。

(2)引流量24 h小于50~100 ml。

(3)胸内积液、积气，但胸引流管已阻塞，经各种处理无法恢复其引流功能。

(4)气胸病人引流侧胸腔肺完全膨胀，呼吸音恢复，夹管24 h以上无呼吸急促者。

5.应急处理

(1)引流系统漏气

胸管与水封瓶之间的引流系统应完全密封，以免影响胸腔内压力调解，当引流装置发生漏气时，病人吸气或咳嗽可见到上管或下管均有不等量的气体排出，有时会被误认为是肺泡或支气管残端漏气，但用负压吸引一段时间后，气泡有增无减，遇到此种情况后，应检查引流的系统装置。

(2)引流管堵塞

保持引流管通畅，应经常进行检查。观察水封瓶内水柱的波动，正常时水封瓶水柱液面应随呼吸和咳嗽运动而上下波动，如不波动可反映引流管中有堵塞现象，多数是不完全堵塞，完全堵塞很少见，发生原因多是血凝块或纤维蛋白凝块堵塞引流管所致。出现堵塞后应采取正确有效的挤压方法或用清洗法进行排出，通畅引流。

(3) 引流瓶破损

为预防引流瓶破损，应将引流瓶放于床下胸瓶架上，并固定好，如因意外情况引流瓶被打破，须迅速将橡胶管返折捏紧，然后用止血钳夹住引流管，接上新的引流瓶。然后病人取半卧位，指导病人做深呼吸运动及有效的咳嗽，并一边挤压引流管，直至胸腔引流瓶无气泡溢出为止。

(四)注意事项

1. 穿刺点应准确，病人体位要正确，穿刺过程中勿变动体位。病人切勿说话、咳嗽或深呼吸。

2. 术中注意观察病人情况，如有头晕、心悸、出汗、面色苍白、脉细弱、四肢发冷等"胸膜反应"表现时，应立即停止操作，让病人平卧，监测生命体征，必要时遵医嘱可予 0.1% 肾上腺素 0.5～1 ml 皮下注射等相应处理。

3. 有严重出血倾向，未经纠正时不宜操作。

4. 穿刺部位的胸壁组织有急性化脓性感染时，不宜在该处穿刺，待感染控制后或避开感染部位进行穿刺。

5. 水封瓶的长管下端插至水平面下 3～4 cm，短管下口则远离水平面。

6. 保持引流管通畅，不使受压、扭转。每日记录引流量及其性质和变化。

7. 胸腔闭式引流术后，病人宜取半卧位，以利呼吸和引流，鼓励病人进行咳嗽、深呼吸运动，利于积液排出，恢复胸膜腔负压，使肺充分扩张。

8. 如为急性脓胸，术中应取分泌物做常规检验、细菌培养及药物敏感试验。

9. 定期胸部 X 线摄片，了解肺膨胀和胸腔积液情况。

10. 拔管后要观察病人有否呼吸困难，气胸或皮下气肿，要检查引流口密盖情况，是否继续渗液，伤口渗出及时更换敷料。

第三节　神经系统护理技术

一、颅内压监测技术

(一)目的

1. 可持续观察颅内压的动态变化，有利于诊断。

2. 及时反映颅内压变化，早期给予急救与治疗的干预，防止脑疝发生。3. 有利于及时判断病情，制定与指导治疗措施，为治疗决策提供依据。

4. 有助于判断预后。

(二)用物准备

1. 有创颅内压监测物品准备：静切(缝合)包、骨钻、腰穿针、导管、无菌试管、无菌手套、注射器、麻醉药、手术应用的各种包、敷料，以及开颅手术的器械、监护仪及插件、传感器或压力套装等物品。

2. 无创颅内压监测物品准备：TCD 监测仪、脑电图、诱发电位监测仪、计算机测量装置、传感器、监护仪、记录器等物品。

(三)简要说明

1. 概述

颅内压(Intracranial Pressure，ICP)是指颅内容物(脑组织、脑脊液、血液)对颅腔壁的压力。ICP 的正常范围为 0.80~1.6 kPa，2.0 kPa 即被认为 ICP 增高，达到 2.67 kPa 是临床必须采取降压措施的最高临界，这时脑容量极少的增加即可造成 ICP 急剧上升。对个别病人来说，容积—压力关系可以有所不同，并取决于脑容量增加的速度和颅内缓冲代偿能力。作为对这种脑顺应性测试的一种方法，可以向蛛网膜下腔内注入或抽出 1 ml 液体，如 ICP 变化>0.4 kPa，即表示颅压缓冲机制已经衰竭而必须给予处理。颅内压监测分有创颅内压监测与无创颅内压监测。

2. 颅内压监测原理

(1) 有创颅内压监测原理

通过颅骨钻孔或开颅手术后，将压力传感器植入颅内，使压力信号转换成电信号，再经电信号处理装置将信号放大后在监护仪显示 ICP 压力数据和波形，并可在记录纸上连续记录，从而及时、动态地观察 ICP 的变化。具体有 5 种方法可以进行有创颅内压监测，其分别是脑室内、蛛网膜下、硬脑膜外、硬脑膜下、脑实质内测压。

(2) 无创颅内压监测原理

是通过各种监测仪器来测定颅内压的一种非创伤性的监测方法，包括颅内多普勒、前囟测压法、脑电图、脑诱发电等方法进行监测并记录。由于其创伤性较小、价格低廉、并发症少等特点，较适合颅内脑功能损伤病人的应用。

3. 有创颅内压监测项目

(1) 脑室内压力监测

a. 优点：颅内压监测准确、方法简单易行、便于降低颅内压与留取脑脊液。

b. 缺点：置管时间短，一般不超过 1 周、易引起颅内感染、脑组织损伤、颅内出血等并发症。

(2) 蛛网膜下压力监测

a. 优点：颅内压测定准确，误差小。

b. 缺点：传感器置入过程复杂，植入时间短，一般不超过 1 周，易引起颅内感染、出血、阻塞等并发症。

(3) 硬脑膜外压力监测

a. 优点：侵袭小、不易引起颅内感染，监测时间长、不必担心导管阻塞，监测期间易于管理。

b. 缺点：由于硬脑膜的影响有时不够敏感，监测的准确度会受影响，光导纤维价格昂贵。

(4) 硬脑膜下压力监测

a. 优点：不穿透脑组织，颅内压监测准确。

b. 缺点：易感染，栓孔容易堵塞或封闭。

(5)脑实质的压力测定

a.优点：监测准确、操作简便、容易固定。

b.缺点：创伤大，传感器价格昂贵，且要求较高。

5.异常颅内压波形

(1)A型波为一种平台波形，突然急剧升高，可达6.67～13.33 kPa，并持续5～20 min，然后突然下降，A型波可能与脑血管突然扩张，导致脑容量急剧增加有关，常伴有明显临床症状和体征变化，是颅内严重疾病的表现，预后凶险。

(2)B型波是颅内压较短时间的增加，常持续半分钟左右，压力波动在3～7 kPa。提示脑顺应性降低，与呼吸及血压改变有关。

(3)C波与不稳定的全身动脉压引起的颅内压波动有关。

6.颅内压增高的基本临床特征

(1)头痛

慢性颅内压增高所致头痛多呈周期性和搏动性，常于夜间或清晨时加重，如无其他体征常易误诊为血管性头痛。如在咳嗽、喷嚏、呵欠时加重，说明颅内压增高严重。急性颅内压增高多由于外伤所致颅内血肿、脑挫伤、严重脑水肿等引起脑室系统的急性梗阻，因此其头痛剧烈，而且不能被缓解，常很快发生意识障碍，甚至脑出血。

(2)呕吐

恶心和呕吐常是颅内压增高的征兆，尤其常是慢性颅内压增高唯一的临床征象。伴剧烈头痛的喷射状呕吐则是急性颅内压增高的佐证。

(3)视神经乳头水肿

视神经乳头水肿是诊断颅内压增高的准确依据，但视乳头无水肿却不能否定颅内压增高的诊断。由于急性颅内压增高病情进展迅速，一般很少发生此种情况。反之，慢性颅内压增高则往往有典型的视乳头水肿表现，首先是鼻侧边缘模糊不清、乳头颜色淡红、静脉增粗、搏动消失，继而发展为乳头生理凹陷消失，乳头肿胀隆起，其周围有时可见"火焰性"出血。

(4)意识障碍

它是急性颅内压增高最重要的症状之一，系由中脑与桥脑上部的被盖部受压缺氧或出血，使脑干网状上行激活系统受损所致。慢性颅内压增高不一定有意识障碍，但随着病情进展，可出现情感障碍、兴奋、躁动、失眠、嗜睡等。

(5)脑疝

由于颅内压增高，脑组织在向阻力最小的地方移位时，被挤压入硬膜间隙或颅骨生理孔道中，发生嵌顿，称为脑疝。试验证明：颅内压高达2.9～4.9 kPa持续30 min就可发生脑疝。脑疝发生后，一方面是被嵌入的脑组织发生继发性病理损害(瘀血、水肿、出血、软化等)；另一方面是损害邻近神经组织，阻碍和破坏脑脊液和血液的循环通路和生理调节，使颅内压更为增高，形成恶性循环，以致危及生命。

临床常见的脑疝有小脑幕裂孔疝和枕骨大孔疝。前者多发生于幕上大脑半球的病变，临床表现为病灶侧瞳孔先缩小后散大、意识障碍、对侧偏瘫和生命体征变化，如心率慢、血压高、呼吸深慢和不规则等；后者主要由于增高的颅内压传导至后颅凹或因后颅凹本身病变而引起。早期临床表现为后枕部疼痛，颈项强直。急性的枕骨大孔疝常表现为突然昏迷、明显的呼吸障碍（呼吸慢、不规则或呼吸骤停），心率加快是其特征，也有心搏随呼吸并停者，而血压增高则不如前者明显。

7. 有创 ICP 监测指征

(1) 所有开颅术后的病人。

(2) CT 显示有可以暂不必手术的损伤，但 GCS 评分<7 分，该类病人有 50% 可发展为颅内高压。

(3) 虽然 CT 正常，但 GCS<7 分，并且有下列情况二项以上者：①年龄>40 岁；②收缩压<11.0 kPa；③有异常的肢体姿态，该类病人发展为颅内高压的可能性为 60%。

8. ICP 增高的发展过程

(1) 代偿期：此期颅腔内容物体积或容量的增加未超过其代偿能力，临床上可无症状。其持续时间，取决于病变的性质、部位和发展速度。严重缺氧、缺血、急性颅内血肿等多为数分钟到数小时；而慢性颅内压增加如脑脓肿、肿瘤等可长达数天、数周乃至数月。

(2) 早期：此期颅内容物的体积已超过代偿能力，颅内压在 2.00～3.67 kPa，脑灌注压和脑血流量为平均动脉压和正常脑流量的 2/3，有轻度脑缺血和缺氧的临床表现。此时如及时去除病因，脑功能容易恢复。

(3) 高峰期：病情发展到较严重阶段，颅内压几乎与动脉舒张压相等，脑灌注压和脑血流量仅为平均动脉压和正常脑血流量的 1/2，脑组织有较重的缺血和缺氧表现，并明显地急剧发展。此期如不及时采取有效治疗措施，往往出现脑干功能衰竭。

(4) 晚期：此时颅内压几近平均动脉压，脑组织几乎无血液灌流，脑细胞活动停止、脑细胞生物电停放。临床表现为深昏迷、一切反射均消失、双瞳孔散大、去大脑强直、血压下降、心跳微弱、呼吸不规则甚至停止。此期虽经努力抢救，但预后恶劣。

(四) 注意事项

1. 严格执行无菌操作：置入传感器或导管、换药、留取标本时，必须遵守无菌操作原则，防止颅内感染。

2. 密切观察颅内压监护仪的动态变化，颅压高时及时遵医嘱给予降颅压药物治疗，颅压低时给予补液，并做好记录。

3. 保持管路通畅，并妥善固定，防止受压、折曲。

4. 提供安全舒适的环境，操作时动作要轻柔，避免刺激，必要时酌情应用镇静剂。因测压时病人挣扎、躁动、用力咳嗽、憋气等因素都会影响其压力的准确性。

5. 拔管时避免感应器断在颅内。

6. 注意观察有无并发症的出现：感染、颅内出血、脑脊液漏、导管堵塞、脑实质损伤等并发症。

二、神经科病人的体位

(一)目的

1. 减轻脑水肿，降低颅内压，防止脑疝的发生。

2. 保持呼吸道通畅，减少并发症的发生。

3. 保持病人良肢位，促进患侧肢体的康复，改善病人发病的预后。

4. 各种不同体位的摆放，促进了神经科不同疾病与症状的缓解与好转，减少了病人疾病的残障率。

(二)用物准备

可使病人头、脚、躯干分别可以抬起的病床1张，垫枕2~3个，针对躁动病人准备约束带和大单。

(三)注意事项

1. 术后病人应给予正确卧位，防止不当而导致并发症的出现，或出现颅内高压，引起脑疝的发生。

2. 严格正确执行操作时的体位，防止误伤或引起机体的损伤。

3. 脑功能损伤病人，要求护理过程中给予正确卧位，防止出现并发症、肢体的挛缩，促进肢体的康复。

三、颅内引流管的护理

(一)目的

1. 去除脑室内积血，减轻脑室系统的梗阻。

2. 紧急减压抢救，防止颅内压增高。

3. 可给予局部用药。

4. 可给予颅内压监测。

(二)用物准备

骨钻或骨锥、脑室引流器、缝合包、常规消毒物品、无菌注射器、手套、局麻药及甲紫、一次性弯盘、CT或MIR片、测压管、抢救药品及物品。

(三)简要说明

1. 侧脑室穿刺

侧脑室穿刺常见部位

前角穿刺、后角穿刺、三角区穿刺、经眶穿刺。

2. 颅内血肿

常见发生颅内血肿部位

分别为颞部受压与枕部受压。

(四)注意事项

1. 不同的引流方式，注意引流管与引流瓶(袋)的高度，以免引流不足或过度。

2. 保持引流管的通畅，防止扭曲受压，保持引流管道的密闭。观察引流液的性质、量、颜色以及病人颅内压的改变情况,如有异常应立即通知医生。

3. 防止感染:穿刺部位给予定期小换药,并保证敷料干燥无渗出,无污染。引流管应每日更换,更换时应夹闭引流管,引流装置应注意防止反流,引流管拔出后,应注意观察病人的穿刺处有无渗液或漏液,避免出现逆行感染。

4. 防止脱管:病人烦躁、躁动时给予约束带约束。给予病人翻身、搬运、晨间护理时,要注意动作轻柔,应先固定好引流管再给予操作,防止引流管的脱出。

5. 术后的观察:根据病人不同引流的方式,密切观察病人病情变化,如果意识情况恢复或好转,应注意尽早拔除引流管。如果昏迷程度逐渐加深、加重,或出现剧烈头痛、颅内压增高、瞳孔的改变,应立即检查引流管的通畅性,并通知医生给予及时处理。

6. 引流管通畅的观察方法

a. 用肉眼观察病人颅内压升高时,可见引流管内有脑脊液流出。

b. 压迫病人一侧颈静脉约10 s,此时脑脊液压力升高,很快可达原有的1倍,此时应有脑脊液流出。

c. 压迫病人腹部,此时脑脊液压力升高,应有脑脊液流出,但要时间短暂。

7. 每日详细记录出入量,尤其脑脊液引流量,24 h应小于500 ml。因此注意观察引流管的位置,防止引流压力过低而导致脑脊液大量引出,出现低颅压现象。

四、亚低温治疗的护理

(一)目的

1. 减轻或消除外界不良因素侵袭而引起的各种反应,保护机体免受过多的消耗,防止疾病的发生、发展。

2. 对颅脑损伤具有显著的脑保护作用。

3. 减少并发症的发生,促进脑功能修复。

(二)用物准备

1. 基本设施:亚低温治疗室或ICU内,具备净化及制冷系统、吸痰及吸氧设备。

2. 人员:专职的医护人员24 h实行ICU监护。

3. 仪器:设有多功能床旁监护仪,包括血压、脉搏、呼吸、心电图、血氧饱和度,颅内压、中心静脉压。具有冷热调节功能的体温控制毯、输液泵、注射泵系统、血气分析仪、呼吸机、抢救车、除颤仪等。

4. 药品:卡肌宁、氯丙嗪、生理盐水,或者应用冬眠Ⅰ号(氯丙嗪、异丙嗪、哌替啶),或冬眠Ⅱ号(海德琴、异丙嗪、哌替啶)。

(三)简要说明

1. 概述

亚低温治疗对于颅脑损伤的病人应用愈来愈广泛,它是用药物与物理的方法使病人体温降低，以达到治疗的目的。国际上按体温降低的程度一般将体温分为：轻度低温33～35℃，中度低温28～32℃，深度低温17～27℃，轻中度低温被统称为亚低温。

2. 亚低温治疗脑损伤的机制

降低脑组织氧耗量，减少脑组织乳酸堆积；保护血脑屏障，减少脑水肿；抑制乙酰胆碱、儿茶酚胺等内源毒性物对脑细胞的损害；减少钙离子的内流，阻断钙对神经元的毒性作用；减少脑细胞结构蛋白的破坏，促进脑细胞结构和功能的修复。

3. 亚低温治疗期间神经系统观察要点

亚低温对脑组织无损害，但低温可能掩盖颅内血肿的症状，应特别提高警惕。复温过快、发生肌颤易引起颅内压增高。因此，应注意颅内压的监测，严密观察意识、瞳孔、生命体征的变化，必要时给予脱水和激素治疗。

4. 亚低温治疗期间呼吸监测

重点监测呼吸频率及节律，亚低温治疗的病人由于冬眠合剂的影响，中枢神经系统处于抑制状态，因此呼吸频率相对较慢，但节律整齐。若病人呼吸频率太慢或快慢不等，且胸廓呼吸动度明显变小，出现点头样呼吸，应考虑呼吸中枢抑制过度，因此应立即停用冬眠合剂，必要时予呼吸中枢兴奋剂静脉滴入或行机械通气。

5. 亚低温治疗期间循环监测

进行亚低温治疗的病人，应严密观察循环系统功能，其中主要有ECG、血压、脉搏、肢端循环及面色等。正常情况下，若亚低温治疗有效，由于冬眠合剂的抗肾上腺素能作用，病人应表现为微循环改善，肢端温暖，面色红润，血压正常，脉搏整齐有力，心率偏慢。若病人出现面色苍白，肢端发绀，血压下降，心律不齐，说明微循环障碍，冬眠过深及体温太低，应立即停用冬眠药物并给予保暖，纠正水、电解质及酸碱平衡失调，必要时使用血管活性药物改善微循环。

6. 亚低温治疗期间体温监测

体温监测是亚低温治疗中的一个重点项目。亚低温治疗是否有效，有否并发症的发生，在一定程度上与体温的控制情况密切相关。一般情况下，应保持病人的肛温在32～35℃，头部重点降温的病人可维持鼻腔温度在33～34℃。若病人的体温超过36℃，亚低温治疗的效果较差，若低于33℃，易出现呼吸、循环功能异常，体温低于28℃易出现室颤。对于体温过低的病人，应适当降低冬眠合剂的量，必要时停用并对病人采取加盖被子、温水袋等保暖措施。

7. 物理降温的实施

在亚低温治疗中，使用冬眠合剂的时候必须配合物理降温。一般使用降温机或冰袋，应在病人进入冬眠状态，各种反应减弱或消失后开始物理降温，否则在降温过程中病人易出现寒战反应而引起机体代谢增加。降温速度以2～4 h降低1℃，通常在4～12 h即可达到治疗温度。在进行物理降温时，应避免病人冻伤。

8.亚低温治疗期间体位护理

冬眠合剂中的氯丙嗪和度冷丁具有扩张血管降血压作用,因此亚低温治疗中的病人最好平卧位,不能使病人突然坐起、激烈翻动或搬动,否则易出现循环不稳、体位性低血压。

9.复温护理

亚低温治疗结束复温时应先撤去物理降温,让体温自然恢复,同时逐渐降低冬眠合剂的量,最后停用冬眠合剂。切忌突然停用冬眠合剂,以免病情反复。若体温不能自行恢复,可采用加盖被子、温水袋等方法协助复温。复温速度不可过快,应该用 10~12 h 以上时间逐渐完成(0.5℃ / 2 h)。

(四)注意事项

1.低温治疗法的同时,尽量使室温控制在 25℃ 以下,减少室内人员的出入。

2.给予亚低温治疗与复温过程中,密切观察生命体征的变化,尤其是呼吸的情况,应用肌松剂的同时,应掌握好呼吸机辅助呼吸。

3.动态观察病人的颅内压的变化与脑氧分压的情况,保障病人的脑供氧与脑灌注。

4.观察、记录降温时间,肌松剂输入的速度及肌肉松弛的程度,根据脑温或肛温随时调节肌松剂的滴速。

5.连续动态心电监测,及时发现和防止心律失常。

6.给予生活护理与翻身时,注意传感器的滑脱,防止影响测温效果。

7.定时监测血气分析、血糖、血电解质,病人血清内如存在冷凝集素,说明低温已产生溶血反映,应立即停止低温疗法。

8.降温期间防止出现肺炎、心律失常、低血压或复温休克、冻伤或压疮等并发症。

9.亚低温治疗的病人对外界的刺激反应差,容易出现各种并发症,因此应做好病人的基础护理,以防止肺部感染、泌尿系统感染及压疮等发生。

10.氯丙嗪易引起便秘,因此应注意观察病人有无腹胀、便秘出现,必要时进行灌肠或使用缓泻剂。

五、脱水治疗的护理

(一)目的

1.降低各种原因引起的脑水肿、高颅内压,防止脑疝的发生。

2.利尿,减轻病人的水肿,促进过量药物与毒物的排泄。

3.改善脑循环,增加局部脑血流量和脑耗氧量,抗脑水肿。

(二)用物准备

遵医嘱备齐药品、静脉输液和/或肌肉注射用物。

(三)简要说明

1.概述

脱水治疗在神经科用药过程中较常见,因为它可以改善血液的流动性,引起脑组织的脱水而降低颅内压,同时可以使脑灌注压升高,发挥脑保护的作用。因此脱水治疗的护理在临床起到了重要作用。临床中最常应用的脱水治疗药物有高渗性利尿药(20％甘露醇、甘油果糖)和非渗透性利尿剂(速尿)、血清白蛋白、七叶皂甙钠等。脱水的同时必须注意体液的疗法，如果药物无法控制者，可选择脑减压术或脑室引流。

(四)注意事项

脱水药的大量应用可以使病人降低脑水肿与颅内压，同时可出现病人液体量的大量丢失。因此应用脱水药时应注意以下事项：

1. 脱水的同时必须注意液体的疗法。正常成人24 h液体出入量均为2 500 ml，因此要详细记录出入量，保障病人出入量与热卡的平衡，保障机体营养的需求。

2. 注意脱水药的应用会加重机体脱水，因此除药物引起的失水外，还应注意观察以下失水情况。无形失水(呼吸及皮肤蒸发)每日至少失水850 ml，体温每升高1℃，增加失水量3～5 ml／kg，气管切开病人，呼吸失水1 000 ml／24 h，大量出汗湿透衣裤，失水为1 000 ml。因此要注意补水时的量，要满足机体的需求。

3. 药物无法控制时，可选择脑减压术与脑室引流(请参见"本节三、颅内引流管的护理")。

4. 各种脱水药物应用时的注意事项

(1)甘露醇

a. 应选用粗大的血管，并确保针头在血管内，必要时给予深静脉置管，以免药液外漏，引起组织水肿或皮肤坏死。

b. 溶液开启瓶盖后应及时应用，如用一半量时，余液应弃去，不允许下次继续应用。

c. 药液应保存在20℃的室温，否则易出现药物结晶的现象。

d. 严重脱水、急性肺水肿和急性肾功能衰竭的病人严禁应用，因其可加重病情的变化。

e. 65岁以上的老年人，应用时易引起肾功能衰竭，应注意观察病人的尿量、肾功能全项等参值的改变。

f. 维持正常血容量，最好能监测中心静脉压，及时补充丢失的液体量。

g. 反复大量使用后效果下降，因此对于重型颅脑损伤的病人，最好在颅内压的监测指导下使用。

(2)甘油果糖

a. 严重循环功能障碍、尿毒症和糖尿病病人应慎用，因本品含有果糖和氯化钠。

b. 输液速度不能过快，并应遵医嘱定时监测血常规、尿常规和肾功能。

(3)速尿

a. 禁用于严重肾病伴有氮质血症和无尿、少尿与电解质紊乱的病人。

b. 应用过程中主要不良反应为低钾血症，应定时监测。

c. 可诱发痛风，可使血糖增高，大量快速应用可出现暂时性视觉障碍。

d. 避免与阿司匹林类药物合用,防止出现水杨酸中毒。

e. 对于低蛋白血症病人,常用于蛋白输入后常规速尿进行脱水。

(4)白蛋白

a. 药品应放置在冰箱冷藏保存,应用时应提前取出,达到室温时方可输入,防止出现不良反应。

b. 有心功能不全者,应用时注意用量不宜过大,同时要观察心率、血压、呼吸的变化,防止增加心脏的负荷。

c. 血脑屏障严重破坏者,容易出现颅内压增高,因此应严格观察病情变化,意识的状态。

d. 静脉输入时的速度应缓慢,不宜过快。

(5)七叶皂甙钠

a. 禁止用于动脉、肌肉或皮下注射。

b. 宜选用较粗大的血管进行注射,勿使药液外漏,若药液外漏而引起疼痛,应立即热敷,并更换注射部位,防止发生组织坏死。

c. 药物输入过程中,因刺激血管会出现疼痛,因此输入速度不宜过慢。

d. 偶见皮疹、静脉炎等不良反应,如果出现不适,应立即通知医生,给予及时处理与停药或换药。

e. 注意配伍禁忌,严格遵医嘱给药。忌与肾毒性较大的药物合用,不宜与血管刺激性药物同用以免引起注射部位剧痛、静脉炎等。

六、高压氧疗法的护理

(一)目的

1. 提高脑组织与脑脊液中的氧分压。

2. 增加氧储备,纠正脑缺氧,减轻脑水肿,降低颅内压。

3. 促进觉醒反应和神经功能的恢复。

(二)准备工作

1. 设备准备:高压氧治疗仪器主要是加压舱及附属部件。

2. 物品的准备:吸痰管、脚踏吸引器、抢救物品等。

3. 进舱前的准备:禁止携带易燃、易爆品和各种火源(打火机、火柴、移动电话、BP 机、电动玩具、炮竹、汽油等)进舱;要求病人及家属穿戴纯棉织品,防止发生静电火花;勿携带手表、保温杯等物品进舱,防止损坏。

4. 病人的准备

a. 气管插管与气管切开的病人进舱前应将气囊内气体抽出,再注入等量的水;危重病人应注意进舱前不宜吃的过饱,不食用产气过多的食品和饮料,并排净二便。

b. 能够配合的病人练习捏鼻鼓气、咀嚼、吞咽的动作。

(三)简要说明

1. 概述

高压氧治疗是让病人在密闭的加压装置中吸入高压力(2～3 个大气压)、高浓度的氧,从而达到治疗某些疾病的目的。氧舱内设有治疗舱、手术舱和过渡舱,可以进行手术、治疗、抢救。用压缩净化空气进行加压,病人在舱内戴上密封式呼吸面罩,吸高压纯氧。高压氧疗法常适用于一氧化碳中毒、缺血性脑血管病、脑炎中毒性脑病、神经性耳聋、多发硬化、脊髓及周围神经外伤,老年痴呆等病人。

2.高压氧的禁忌证

(1)绝对禁忌证有多发性肋骨骨折、张力性气胸、严重肺气肿、急性上呼吸道感染未控制者、活动性肺结核已形成空洞、化脓性中耳炎等。

(2)相对禁忌证有急性鼻窦炎、癫痫、高热体温尚未控制、精神失常、肺大泡及肺囊肿等。

3.高压氧的副作用

(1)氧中毒

指高压或常压下,吸入高浓度的氧达一定时程后,氧对机体产生的功能性或器质性损害。氧中毒可分为中枢型、肺型、溶血型和眼型。无论发生哪一型氧中毒,整个机体均同时受害。临床上,在高于 0.3 MPa 压力下吸氧,常规治疗时随意延长吸氧时间,常压下长时间吸入浓度高于50%的氧是氧中毒的常见原因。

(2)气压伤

常见的有中耳气压伤、副鼻窦气压伤和肺气压伤。另外,减压中气胸病人未及时发现和处理,可使胸腔内气体过度膨胀,肺和心脏受压,纵隔摆动,可致病人突然死亡。

(3)减压病

减压速度过快,幅度过大,使气体在组织中的溶解度降低,在血液和组织中游离出形成气泡,造成血管气栓,组织受压的一种高危情况。但是只要严格按规程操作,可避免发生。

(四)注意事项

1.严格把握操作规程,不得擅自改变治疗方案。

2.注意在高压氧治疗过程中做好在升压、减压过程中的调压动作。

3.危重症者做好呼吸道管理,尤其气管插管与气管切开的病人。

4.在高压氧下应警惕过度供氧致肺泡表面活性物质产生减少,引起肺不张或肺实变,严重影响肺部的气体交换,造成不良后果。因此高压氧治疗阶段,应随时注意肺部情况,必要时胸片复查。根据具体情况,权衡利弊,合理应用高压氧。

第三节 肾内科疾病护理操作流程

一、连续性肾脏替代治疗

(一)目的

1.纠正血液动力学和内环境异常:清除过多的容量负荷、纠正代谢性酸中毒和电解质平衡紊乱。

2. 清除细胞因子和炎性介质。
3. 改善组织氧代谢。
4. 补液方便，便于营养支持。

(二)用物准备

双腔大口径中心静脉导管1套(末端分为2支，一支有蓝色标志是静脉端，另一支有红色标志是动脉端)、肝素帽2个、0.9%生理盐水3 000 ml及500 ml各1袋、每2 ml含100 mg的低分子肝素1支、2%普鲁卡因1支、皮肤膜1张、无菌纱10块、胶布1卷、治疗盘等。

(三)简要说明

1. 概述

连续性肾脏替代疗法(Continuous Renal Replacement Therapy，CRRT)，包括一系列的连续性血液净化疗法，包含血液滤过、血液滤过+透析等技术。CRRT是模拟-肾小球工作方式，在几小时，甚至几天的时间，连续地清除机体多余的水分和毒素，调节酸碱和电解质的平衡，来有效地维持机体内环境的稳定，更符合生理状态，较好地维持血流动力学稳定、容量波动小、溶质清除率高。

2. CRRT的分类

SCUF-缓慢连续超滤；CAVH-连续动静脉血液滤过；CVVH-连续静静脉血液滤过；HVHF-高容量血液滤过；CAVHD-连续动静脉血液透析；CVVHD-连续静静脉血液透析；CVVHFD-连续静静脉高通量透析；CAVHDF-连续动静脉血液透析滤过；CVVHDF-连续静静脉血液透析滤过。

(1) SCUF

建立动脉—静脉或静脉—静脉通路；通过缓慢对流原理；超滤率<5 ml/min(<3 L/d)；无需置换液；治疗时间少于1天。

(2) CVVH

采用中心静脉留置双腔导管建立通路，应用泵驱动进行体外血液循环，以超滤作用清除过多的水分，以对流原理清除大、中、小分子溶质。滤过器超滤率>10 ml/min(>15 L/d)，需要血泵，需要置换液。

(3) CVVHD

为高通透透析膜，超滤率为0，不需置换液，但至少需要一个血泵和一个控制透析液的泵(10~30 ml/min)。

(4) CVVHDF

应用高通透透析/滤过膜，超滤率>10 ml/min(14~24 L/d)。需要血泵(流量50~150 ml/min)，需要置换液泵(10~30 ml/min)，需要透析液泵(10~30 ml/min)，需要超滤泵。

3. 置换液配方

(1) Port配方

第一组：等渗盐水3 000 ml+5%葡萄糖1 000 ml+10%氯化钙10 ml+50%硫酸镁1.6 ml；

第二组：5%碳酸氢钠250 ml。

两组液体不能混合但可用同一通道同步输入。

(2)林格乳酸盐配方

含钠离子135 mmol/L，乳酸盐25 mmol/L，钙离子0.75～1.5 mmol/L，根据需要补充镁和钾。

(3)Kaplan配方

第一组：等渗盐水1 000 ml+10%氯化钙10 ml；

第二组：0.45%盐水1 000 ml+5%碳酸氢钠50 ml。

两组液体交替输入。

(4)南京军区总医院配方

A组液：NS 4 000 ml，5%GS 1 000 ml，10%$CaCl_2$ 10 ml，50%$MgSO_4$ 1.6ml。

B组液：5%。$NaHCO_3$ 250 ml。

离子浓度：Na^+ 143 mmol/L，Cl^- 116 mmol/L，HCO_3^- 334.9 mmol/L，Ca^{2+} 2.07 mmol/L，Mg^{2+} 1.56 mmol/L，葡萄糖11.8g/L。

4.CRRT的几种常用抗凝技术

5.透析前准备工作

(1)检查透析器与血液管路连接是否正确，是否紧密。

(2)核对各项设定值参数是否准确。

(3)了解病人透析期间病情有无变化，询问睡眠、饮食、大小便情况，观察精神状态及有无水肿。

(4)测量生命体征，包括体温、脉搏、呼吸及血压。

(5)测量体重，根据病人净体重及体重增长情况，设定超滤量。

(6)了解病人有关实验室检查项目结果。

(7)配合动静脉导管穿刺或做好导管维护。

6.透析中对病人观察与监测项目

(1)病人进入透析状态应立即测量并记录血压、脉搏、呼吸1次；以后每隔1 h测量并记录一次。

(2)透析中应严密观察病人意识状态的改变。

(3)观察动静脉穿刺部位有无肿胀、疼痛、渗血情况。

(4)检查透析血液管路有无扭曲、压迫。

(5)观察透析中有无并发症的发生。

7.透析中透析机监测项目

(1)血液管道监测系统

a.监测静脉压，正常情况下静脉压上下限设定在0～13.33 kPa(0～100 mmHg)。

b.动脉压力感受器。

c.气泡监测系统。

d.血泵工作状态，正常透析时血流量应为200～300 ml/min。

e.肝素泵工作状态。

(2)透析监测系统

a.透析液浓度,正常情况下钠离子浓度为140 mmol/L。

b.透析液温度,透析温度可变范围为35～40℃,一般设定在37℃。

c.漏血监测器。

d.透析液负压报警。

e.透析液流量,一般设定范围为400~600 ml/min。

8.引起静脉压报警的因素

(1)静脉压升高

常见的原因:静脉导管阻塞,有血栓形成;导管头贴靠血管壁;静脉管道弯曲或受压;体外循环静脉端凝血;血压突然升高,血流速度加快;透析液压力降低。

(2)静脉压下降

常见的原因:血压下降;血流速度减慢;血流量不足;动脉管路扭曲或受压;透析器内凝血;导管脱出或血液管路脱节;输入过量的生理盐水,血液被稀释,血流阻力下降;透析液压力升高。

9.动脉压报警的原因

(1)动脉压升高

常见的原因(测量点位于血泵后):静脉导管阻塞;静脉管路受阻,血流不畅;透析器内凝血。

(2)动脉压下降

常见的原因:血流量不足或血流速度减慢;血泵和管路配合不好,使血液回流;如压力测量点在血泵前,负压值变大(压力下降),说明血流量不足。

10.气泡报警的常见原因

(1)导管的位置不良,血流量不足,使空气进入管路。

(2)血液管路的回路是不封闭的。

(3)从动脉输液端或肝素输入口有空气进入。

11.滤器凝血征象判定

(1)滤液尿素值/血尿素值<0.7(正常1.0),表示滤液与血液溶质不完全平衡,提示滤器内有凝血。

(2)最大超滤<100 ml/h,表示凝血,应更换滤器。

(3)滤器前压力过高,因气管道搏动。

(四)注意事项

1.操作者必须为经严格培训后的护理人员,专人操作管理,熟练掌握CRRT机器的操作使用,及时处理机器报警情况,更换治疗方式及置换液时操作熟练迅速,避免血泵反复停转或由于操作失败致使空气进入管路及滤器,导致凝血的发生。

2.严格无菌操作,配制置换液及更换液体过程中要注意进、出液管口的消毒、保护,避免造成污染。

3.治疗前预冲管路充分,滤过器内不可有空气停留,治疗中动、静脉壶液面尽量上调,减少空腔,可减少凝血机会。

4. 由于血液滤过器有一定吸附能力,随着治疗时间的延长,部分中空纤维会发生堵塞,吸附能力及清除率有所下降,影响治疗效果,应在治疗24～48 h更换滤器后继续治疗。

5. 严密观察并记录CRT机器的各种监测数值,了解数值变化原因,保证治疗顺利进行。

6. 密切观察病人意识、血压、脉搏、体温变化,注意有无低血压、发热、高血压、心律失常,以及液体平衡情况、出血征象,及时发现病情变化,调整治疗方案。

7. 观察透析器及管路有无凝血(特别是空气捕集器和血液滤过器是容易发生凝血的场所)、漏血,穿刺部位有无渗血、导管有无脱落。

8. 严密观察有无并发症的发生

(1) 与导管相关的并发症:穿刺部位出血、血肿;气胸、血气胸;感染。

(2) 与滤器、管道相关的并发症:漏血;血栓。

(3) 与抗凝有关的并发症:出血;滤器凝血;血小板降低。

(4) 全身并发症:血容量不足、低血压;酸碱失衡、电解质紊乱;内分泌系统紊乱。

9. 透析结束回血时,用生理盐水回血,禁止打开气泡监测夹子,严防空气进入体内。

10. 无肝素透析病人,平均每20～30 min用100～200 ml生理盐水冲洗管路,观察管路有无凝血现象,如凝血严重,需立即结束透析。

11. 在透析过程中,除特殊医疗外,尽量不输血液制品或黏稠度较高的液体,防止阻塞透析器,造成凝血现象。

二、腹膜透析技术

(一)目的

1. 清除机体内潴留的代谢废物和过多的水分。

2. 补充所必需的物质。

(二)用物准备

腹膜透析液1袋、一次性碘伏帽1个、管路蓝夹子2个、治疗盘、75%酒精、输液架等。

(三)简要说明

1. 概述

腹膜是具有透析功能的生物半透膜,不仅具有良好的渗透和扩散作用,还有吸收和分泌功能。成人腹膜面积为$2.0\sim2.2\ m^2$,较双侧肾脏的肾小球滤过面积(约$1.5\ m^2$)和一般的血液透析膜面积($0.8\sim1.0\ m^2$)为大。利用腹膜作为透析膜向腹腔内注入透析液,腹膜一侧毛细血管内血浆和另一侧腹腔内透析液借助溶质浓度梯度和渗透梯度,通过弥散对流和超滤的原理,以清除机体内潴留的代谢废物和过多的水分,同时通过透析液补充所必需的物质。不断更换新鲜透析液透析,则可达到清除毒素,脱去多余水分,纠正酸中毒和电解质紊乱的治疗目的。

适用于急、慢性肾功能衰竭、药物中毒、异型输血、游离血红蛋白≥800mg／L、急性坏死性胰腺炎。应注意腹腔内广泛粘连和纤维化者绝对禁忌；新近接受腹腔手术、腹部有外科引流管、腹腔内存在异常通道、直肠脱垂、子宫脱垂、腹腔内巨大肿瘤或高位肠梗阻、妊娠晚期、严重的呼吸功能不全、腹腔内存在活动感染灶或可能导致感染性腹膜炎的疾病、重度营养不良者相对禁忌。

2.腹膜透析液主要成分

(1)电解质：包括钠、钙、镁、氯离子。

(2)缓冲剂：多为乳酸盐。

(3)渗透剂：绝大多数腹透液中的渗透剂为葡萄糖。

3.腹膜透析常见并发症处理

(1)透析液引流不畅或腹透管堵塞

a.改变体位。

b.排空膀胱。

c.加强肠蠕动，可服导泻剂或灌肠。

d.以1％肝素盐水或1 000 U尿激酶加盐水30～60 ml封管。

e.若考虑导管移位则需调整导管位置。

(2)腹痛

a.腹透液适当加温(37～38℃)。

b.变换病人体位。

c.降低腹透液的渗透压。

d.减慢透析液的进出速度。

(3)腹膜透析的排出液异常

a.纤维蛋白块的浮现：这是由于蛋白质在体内凝结造成，可阻塞透析液的管道，导致透析液的排出和灌入困难。

b.排出液呈红色：是由于腹膜内有毛细血管破裂，导致微量血液进入透析液中，应立即连续腹腔冲洗4～6次，每次注入1 000～2 000 ml。

(4)腹膜炎

a.保留第一袋混浊的透析液并送检。

b.用1.5％透析液连续冲洗腹腔4～6次，每次灌入1000ml。

c.遵医嘱处理。

(四)注意事项

1.腹膜透析应严格无菌操作，最好在专门房间进行。

2.腹膜透析液悬挂不宜过高，以防压力过大损伤腹膜。

3.灌注时速度应慢，透析液温度适宜。

4.详细记录每一次入液量和出液量及尿量，以观察腹透效果。

5.如发现流出液中浑浊或同时伴有发热、腹痛应急及时与医生联系，留取透析液标本送检，按医嘱进行相应处理。

6. 发现引流液中有絮状物或血块阻塞引流不畅时及时汇报医生，遵医嘱给予肝素或尿激酶入腹透液，并保留 2 h。切不可抽吸，以免将大网膜吸入腹透管微孔。

7. 观察导管出口处有无感染，如有红、肿、热、分泌物，应及时留取分泌物培养并做药敏试验，及时应用抗生素。

8. 排液不畅时，应检查管路有无打折、阻塞、漂浮。

三、尿比重检测

(一)目的

用于衡量肾脏的尿浓缩和稀释功能的重要指标。

(二)用物准备

尿比重计 1 只，比重筒(一般选择 50 ml 小量杯)1 个或比重折射计 1 台。

(三)简要说明

尿比重反映单位容积的尿中溶质的质量，正常人 24 h 总尿比重为 1.015～1.030，单次尿最高与最低尿比重之差应>0.008，而且必须有一次尿比重>1.018。如果病人的尿比重持续在 1.010 左右，称为固定低比重尿，说明肾小管浓缩功能极差。

尿比重既受溶质克分子浓度的影响，又受溶质克分子量的影响。因此，蛋白质、糖、矿物质、造影剂都可使尿比重升高。蛋白对比重影响是 10 g/L 尿可增加比重 0.003，糖对比重影响是 10 g/L 尿可增加比重 0.004。

(四)注意事项

1. 比重计必须事先进行严格的挑选。方法是放置在 15℃ 蒸馏水中应恰好显示出 1.000。

2. 比重计应保存在盛水容器里，每次测定前擦干，盛放尿液的器皿必须清洗干净。

3. 测尿比重时应避免起泡沫，如产生泡沫可用滤纸吸去。

4. 尿中如混有造影剂、静脉输注右旋糖酐、甘露醇等使比重增高。

5. 尿量不足时的比重测定

(1)可用蒸馏水稀释后再测定，计算结果时将读数的最末两位数字乘以稀释倍数，例如稀释一倍测得比重为 1.012 则核算比重为 1.024，但稀释倍数不应超过 3 倍，否则误差太大。

(2)应用比重折射计检测，应保证零点的校准及水平目测。

四、尿液 pH 值检测

(一)目的

评价肾小管功能，可粗略反映出代谢性酸碱平衡。

(二)用物准备

广泛 pH 试纸、注射器、清洁容器。

(三)简要说明

尿液 pH 值的正常值为：4.5～8。

(四)注意事项

1. 尿液 pH 值受饮食种类、运动、饥饿、服用药物及疾病类型的影响。
2. 测定尿酸碱度的标本必需新鲜取样。
3. 试纸保存方法：pH 试纸在日光下与空气中及遇酸碱性物质或气体，都能使它变质，失去测定效用，宜在严密干燥处储存，勿使受潮，使用时试纸变色勿用。
4. 此方法为简易方法，床旁检测给临床以适当提示作用，如需得到精准数值需准确留取标本送化验室检测。

四、尿道损伤

尿道损伤多发生于男性。男性尿道在解剖上以三角韧带为界，分为前、后两段。前尿道包括球部和悬垂部，后尿道包括前列腺部和膜部。前尿道损伤多发生于球部，后尿道损伤多发生于膜部。

【护理评估】
1. 评估外伤史。
(1)尿道膜部外伤：①骨盆骨折。②尖利器物损伤。
(2)尿道球部外伤：①器械检查时不慎受伤。②猛然跌落并骑跨在硬物上。
2. 评估症状及体征。
(1)尿道膜部外伤：①尿道出血。②下腹部及会阴疼痛。③排尿困难。④骨盆挤压伤病人，出现尿潴留。⑤直肠指诊可发现前方有柔软的血肿，有压痛。
(2)尿道球部外伤：①局部疼痛及压痛。②尿道流血。③排尿困难或不能排尿。④勉强排尿时可出现阴囊肿胀及疼痛。
3. 评估有无排尿困难及尿潴留发生。因尿道损伤后尿道局部水肿、尿道外括约肌痉挛，以及尿道的完整性和连续性被损坏，故可引起排尿困难或尿潴留。
4. 注意观察生命体征，评估有无休克表现。
5. 评估辅助 X 线检查，注意有无骨盆骨折。
6. 评估引流是否有效。
7. 评估病人的心理状态，有无恐惧、焦虑等。

【护理问题】
1. 组织灌注不足，有休克的危险：与尿道损伤及骨盆骨折出血有关。
2. 排尿困难，尿潴留：与尿道完整性破坏、局部水肿有关。
3. 感染的危险：与留置导尿、尿外渗有关。
4. 后期尿道狭窄的危险。

【护理措施】
1. 增加组织灌注量，防止休克发生。
(1)监测生命体征。伤后及术后 2 日内，每隔 1～2 小时测量血压、脉搏、呼吸一次。
(2)注意尿量、尿液的颜色、性质等，并记录。
(3)补充血容量。遵医嘱静脉输血、输液，并保证静脉通路通畅。

(4) 若病人可经口进食，则鼓励病人多饮水，并补充热量及蛋白质。

2. 解除尿潴留及排尿困难。

(1) 嘱病人不可自行排尿。

(2) 在严格消毒下，轻缓插入导尿管。如能通过损伤处，则留置持续导尿，作为治疗支架并引流。留置导尿10～14天。

(3) 如为尿道撕裂伤，不能插入导尿管，可行膀胱穿刺造瘘。2~3周后若排尿期尿道检查无尿外渗，排尿通畅则可拔除膀胱造瘘管。

(4) 如尿道损伤严重或血肿很大，应经会阴手术清除血肿，并行尿道断端吻合，留置尿道支撑导管2～3周。膀胱造瘘管在14天后拔除。

(5) 保持留置导尿管或膀胱造瘘管通畅。引流管不可过长或过短；位置不可高于膀胱水平；避免管道扭曲、折叠。

3. 预防感染。

(1) 观察体温及白细胞水平，及时发现感染征象。

(2) 注意无菌操作。

(3) 带有留置导尿管的病人应每日清拭尿道口周围2次。若无膀胱破裂及膀胱穿刺的病人应膀胱冲洗每日一次。

(4) 有尿外渗多处切开引流的病人应注意观察渗出情况，注意引流物的量、颜色、性质、气味等。

(5) 保护手术切口清洁、干燥，及时更换敷料。

(6) 遵医嘱使用抗生素。

4. 教育病人应进行尿道扩张。

(1) 教育病人在行尿道手术后可能会发生尿道狭窄，应定期检查及行尿道扩张。

(2) 尿道扩张时动作应轻柔，注意有无出血及损伤，严格无菌操作防止感染。

五、膀胱损伤

膀胱排空时深藏于骨盆内。骨盆骨折或坐骨支骨折时，骨片可刺破膀胱，引起腹膜外膀胱破裂，并常伴有尿道损伤。膀胱充盈时可伸展至下腹部，当腹部被打击时，可发生腹膜内膀胱损伤。另外，内窥镜下手术、其他开放性损伤均可能致膀胱损伤。

【护理评估】

(一) 主观资料

1. 评估有无外伤史及有无相关的手术史，以明确病因。

2. 评估病人的疼痛情况。

(1) 腹膜内膀胱损伤可引起腹膜刺激征，表现为全腹剧痛。

(2) 腹膜外膀胱损伤可有耻骨上疼痛及压痛。

(3) 尿外渗及血肿可致下腹部剧痛。

3. 评估病人排尿情况。由于膀胱破裂后尿液流入腹腔或膀胱周围，病人有尿意但不能排尿或仅排出少量血尿。

(二)客观资料
1.评估病人的生命体征,注意有无休克表现。
2.评估病人有无腹膜刺激征:腹痛、腹肌紧张、压痛及反跳痛。有无移动性浊音。
3.导尿检查。导尿时膀胱空虚或仅有少量血尿。在无菌操作下注入等渗生理盐水,片刻后抽出,如抽出量少于或多于注入量,提示膀胱破裂。
4.评估辅助检查。
(1)X线平片:注意有无合并骨盆骨折。
(2)从导尿管注入造影剂300ml后拍摄膀胱造影片,排出造影剂后再拍腹部平片,可显示膀胱外的造影剂。
(3)B超可提示腹腔内有大量液体。
(4)腹膜内膀胱损伤时腹腔穿刺可抽出尿液。

【护理问题】
1.知识缺乏:缺乏膀胱损伤治疗知识。
2.组织灌注不足,有休克的危险:与膀胱损伤出血有关。
3.留置导尿管的护理。
4.有感染的危险。

【护理措施】
1.治疗方法的选择
(1)膀胱壁挫伤的病人用抗生素治疗外,一般无需手术。肉眼血尿明显的病人留置导尿引流5~7天。
(2)腹膜外膀胱破裂,若裂口小,不必手术,可经尿道引流10~12天,并使用抗生素防止感染。
(3)腹膜外膀胱破裂,若裂口大,需手术修补。膀胱造瘘管于术后10~12天拔除。
(4)腹膜内膀胱破裂应手术探查。膀胱造瘘管于术后10~12天拔除。另外需安置腹腔低位引流管。
2.增加组织灌注量,防止休克发生。
护理同尿道损伤一节。
3.留置导尿管的护理。
(1)保持留置导尿管的通畅。避免导尿管扭曲、折叠,定时挤压,高度不超过膀胱水平。
(2)观察24小时引流尿的颜色、量、性状,并记录。
(3)清洁尿道周围,每日2次。
(4)鼓励多饮水,增加内冲洗。
(5)10~20天后拔除导尿管,拔管前应夹闭导尿管,进行膀胱训练。1~2天后方可拔除导尿管。
(6)拔管后注意观察排尿情况,如有异常可再次放置导尿管。
4.预防感染。

护理同尿道损伤一节。

五、泌尿系统结石

泌尿系统结石是泌尿道最常见的疾病。多发生于青壮年。尿结石由尿液中的物质组成,多难找到肯定原因。临床上最多见的为草酸钙结石,其次为磷酸盐类结石和尿酸结石。前者亦称感染性结石,多因感染尿液碱化所致;后者主要因尿酸增多,在酸性尿中沉淀引起。

肾结石位于肾盏或肾盂中,较小的结石常聚集在肾下盏。输尿管结石绝大多数来自肾脏,常位于肾盏输尿管交界处、输尿管越过髂血管处和输尿管的膀胱壁段这三个狭窄部位。因输尿管下段较上段狭窄,故下段结石多于上段结石。

膀胱结石易发于10岁以下男孩或并发于前列腺增生的老年人。

【护理评估】

(一)主观资料

1.症状

(1)评估疼痛的程度与种类:①肾结石:若结石不固定,且阻塞肾盏或输尿管、肾盂连合处,由于实质和被膜扩张而出现肋间钝痛。有时由于肾盂和肾盏平滑肌痉挛及蠕动过度而出现绞痛。②输尿管结石:疼痛为突发性,且数分钟内趋于严重,有两种表现:放射性绞痛或频死痛,由于肾盏、肾盂和输尿管的平滑肌蠕动过度所致;肋膈角区持续性疼痛,由于阻塞及被膜紧张所致。当结石接近膀胱时,疼痛可扩散至阴囊或出现于会阴。③膀胱结石:剧痛,放射至会阴或阴茎头部。

(2)评估有无血尿:大多数为镜下血尿,有时会出现肉眼血尿。

(3)评估术后有无感染发生:病人会出现发热、寒战、全身不适、脓尿等表现。

(4)评估病人对与肾结石相关知识的了解程度。①评估病人对肾结石有关的进展和复发因素的了解。②评估病人对肾结石的进展与气候或液体摄入之间关系的了解。③评估病人对活动与肾结石的发生之间的关系的了解。

2.病史

(1)饮食习惯:有无高嘌呤、高钙、高草酸盐饮食。

(2)每日液体摄入量。

(3)曾经用过的药物。

(4)有无相关的疾病。

(5)有无家族性结石史。

(6)有无长期卧床史,骨折瘫痪的病人,或其他原因长期卧床的容易形成结石。这与废用性脱钙、高尿钙症以及尿液引流不畅易致感染有关。

(二)客观资料

1.尿液检查:尿常规检查可见红细胞增多,有时可见白细胞及结晶。24小时尿液分析。

2.肾功能:确定肾脏损坏的情况。

3. X线检查：95％的病人可经腹部平片显示结石。
4. B超：平片不显示的结石可依靠B超显示。
5. 膀胱镜检：可看到一个或数个结石、阻塞性损伤及继发性膀胱病变。

【护理问题】
1. 疼痛：与梗阻存在及结石有关。
2. 感染的危险：与结石所致梗阻有关。
3. 排尿形态改变：与结石梗阻有关。
4. 知识缺乏：缺乏与结石有关的知识。

【护理措施】
1. 减轻疼痛。
(1) 疼痛时，应减少大幅度活动，鼓励病人卧床休息，安排舒适的体位。
(2) 给病人热敷或热水坐浴，以缓解疼痛。
(3) 了解并使用既往有效的非药物性缓解疼痛的方法，如：音乐治疗、放松疗法、分散注意力等。
(4) 预防性使用镇痛剂及抗痉挛剂。
2. 观察排尿形态，促使排尿功能正常。
(1) 监测病人的出入量。
(2) 监测尿液的量、颜色、气味及浓度。
(3) 鼓励病人每日摄入3 000～4 000ml液体。
(4) 指导病人采取半坐位姿势，有利于尿液由肾盏经肾盂进入输尿管。
(5) 可以下床活动的病人，鼓励其每2小时将尿液排空，以防尿潴留。
(6) 过滤所有尿液，以监测结石是否排出。
3. 避免感染的发生。
(1) 监测病人的生命体征。
(2) 指导病人有疼痛、发热、寒战等症状时应及时报告医生。
(3) 鼓励病人多喝水，以免尿潴留发生感染。
(4) 保持一定的活动量，避免长期卧床以免导致高钙血症而增加结石形成的机会，并减少输尿管结石的发生。
(5) 若留置导尿，应做尿道护理。
(6) 若有手术切口，应严格无菌技术操作，以防伤口感染。
(7) 遵医嘱给予抗生素。
4. 若行肾切开取石术，应注意以下护理要点：
(1) 密切观察出血情况：术后发生的肉眼血尿，多为静脉性出血，常可自行停止。引流管引出的血液，多为肾周分离创面出血，若不严重，常可自行停止，但应保持引流的通畅。
(2) 观察有无漏尿：由于肾盂缝合不够严密，可能有不同程度的尿液漏出，只要引流通畅，数日即可自愈。若漏尿在10日以上，甚至发生高热，应考虑残余结石引起梗阻。
(3) 严密观察体温、血象。若有高热发生，常为外渗尿液引流不畅或残余结石引起。

(4)必要时行B超检查。

(5)应用抗生素预防及治疗感染。

5.若行肾部分切除术和肾实质切开取石术,应注意以下护理要点:

(1)预防术后大出血,应注意引流管通畅及引流液颜色深浅,并观察血尿情况。

(2)术后绝对卧床2周。

(3)定期测血压、脉搏。

(4)保持大便通畅。必要时遵医嘱应用缓泻剂。

(5)应用抗生素,预防感染。

6.提供饮食指导,依结石的种类调整饮食,可改变尿液的酸碱度。

(1)对于钙结石:给予低嘌呤饮食,尽量少吃肉类、豆类、咖啡、巧克力、酒精等食物。低草酸饮食:避免摄取菠菜、卷心菜、芹菜、番茄、核桃、柑橘类水果等。

(2)对于磷酸钙结石:

①口服维生素C。

②摄取酸性食物:如蛋、肉、谷类、干梅、葡萄、番茄及玉米等。

(3)磷酸碳镁结石:饮食中限制磷、钙的摄入。

(4)尿酸结石:

①摄取碱性食物:如水果、蔬菜。

②使用低嘌呤饮食。

(5)胱氨酸结石:采用低蛋白饮食。

(6)尽量不服或减少服用与结石形成有关的药物,如:维生素C、阿司匹林、磺胺类药物和用于溃疡病的抗酸药物。

【出院指导】

1.告诉病人每天保持3 000~4 000ml的液体入量的重要性。

2.教导病人有关药物治疗及饮食治疗计划的执行方法,以抑制结石复发。指导病人进行活动。术后需有一段时间限制体力活动。

3.告诉病人若有恶心、呕吐、寒战及发热、尿液性状的变化应及时报告。

4.告诉病人需定期追踪检查的重要性。

六、泌尿系统结核

泌尿系统结核是由肺结核原发病灶或肺门淋巴结病灶播散而来,可侵犯一个或多个泌尿器官,而致慢性肉芽肿性感染。

【护理评估】

(一)主观资料

1.性别:以男性居多。

2.年龄:20~40岁占60%,50岁以上的病人发病率也不低。

3.症状:

(1)肾脏及输尿管:①因疾病进行缓慢,病肾通常无明显症状。②膀胱刺激症状。③血尿：有时肉眼血尿为第一个症状。④脓尿：病人都有轻重不一的脓尿，尿液形似洗米水。⑤肾脏结核的全身症状不突出。⑥输尿管有扩张、狭窄、逆流或缺损等现象。

(2)膀胱：①膀胱刺激症状，包括烧灼感、尿频、夜尿、偶尔出现血尿。②在晚期，膀胱容积减小，壁变厚，膀胱刺激症状更剧烈。③可出现耻骨疼痛。

(3)附睾：①肿大的附睾无特殊不适，形成硬结。②干酪样变性形成寒性脓肿，与阴囊粘连，脓肿破溃，成为经久不愈的窦道。③继发感染时，局部红肿疼痛。

(二)客观资料

1. 尿液常规检查。
2. 纯蛋白衍生物(PPD)试验。
3. X线检查。
4. 静脉肾盂造影。
5. 逆行性肾盂造影。

【护理要点】

1. 饮食及营养

(1)摄取高热量、高蛋白、高维生素的食物。若已有肾功能衰竭出现时，应限制蛋白质的量。

(2)避免太咸及刺激性食物。

2. 抗结核药物治疗，应观察抗结核药物的毒副反应。

(1)链霉素可引起口唇、手足麻木和听神经损害。

(2)异烟肼可使血清转氨酶升高，引起精神兴奋和周围神经炎。可同时服用维生素B_6，防止周围神经炎。

(3)对氨基水杨酸钠对胃肠道有刺激性，进餐时服用可减少刺激。

3. 保暖，预防上呼吸道感染，以防病情恶化。

4. 工作及活动

(1)避免剧烈活动及整天站立的工作。

(2)每天应有适量的活动。

5. 告知病人手术是肾结核总的治疗计划的一部分，说明手术前后药物治疗的重要性。

6. 肾切除术后护理主要参见前几章所述。重点观察结核性膀胱炎的转归，如尿频、尿急、尿痛等症状有无改善，每次排尿量等。

七、肾肿瘤

肾肿瘤多为恶性。临床上较常见的肾肿瘤有源于肾实质的肾癌、肾母细胞瘤，以及肾盂、肾盏发生的乳头状肿瘤。肾癌高发年龄为50~60岁，男：女为2：1。常见的症状为血尿、肿块及疼痛三大症状，间歇性无痛性肉眼血尿为最常见的初发症状。肾母细胞瘤时婴幼儿最常见的腹部肿瘤，多数在5岁以前发病。肾盂肾盏癌较少见。

【护理措施】

1.减轻焦虑。

(1)鼓励并协助病人表达其焦虑及感受。

(2)用图片辅助介绍,以加强病人及家属对有关手术、步骤及部位等的认识。并给予足够的时间提出问题与之讨论。

(3)事先告诉病人手术后会有切口,应注意清洁,预防感染。

(4)告诉病人一个肾脏切除后,另一个仍能维持两个肾脏的工作,减轻其心理负担。

(5)指导病人有关术后运动、饮食等注意事项。

①饮食:当肠蠕动恢复,无恶心、呕吐等症状时,可改由口进食。

②在手术后数天内,每天液体输入量为2 000~3 000ml,以防止造成结石,同时也有助于尿路清洗。

③运动:病人若生命体征平稳,病情许可,在手术24小时后,即可离床活动。

2.预防呼吸道感染、伤口感染及其他合并症的发生。

(1)观察病人是否有呼吸困难的症状并听诊呼吸音,鼓励病人深呼吸、咳嗽及翻身。

(2)每2~4小时监测生命体征,并注意内出血及电解质紊乱的表现,以预防休克。

(3)严密观察伤口是否有水肿、发红、出血、血肿或伤口裂开的发生。

(4)遵医嘱给予抗生素。

3.提供相关护理的指导。

(1)向病人及家属解释药物服用的方法、剂量及副作用。

(2)向病人及家属解释术后几周内会有伤口疼痛及产生疲劳的现象,属正常反应。

(3)告诉病人不宜剧烈活动,如避免举重物等。

(4)指导病人如有下列情况时,应速与医生联系。

①发热、寒战、血尿及下腹部疼痛,表示有泌尿系统感染。

②在摄入正常液量时,若尿量减少,表示有肾衰竭可能。

③体重减轻、骨痛、意识改变和四肢麻木、软弱,表示可能有肿瘤转移。

(5)提供饮食指导,依个人的具体情况及残存肾脏的功能而定。

(6)定期复查的目的及重要性。

八、膀胱肿瘤

膀胱肿瘤是最常见的泌尿道肿瘤,好发部位是膀胱的侧面及后壁外,男性与女性的患病率之比为3:1。易发生于50~70岁之间。

【护理评估】

(一)主观资料

1.健康史。

(1)年龄:好发于50~70岁。

(2)性别:男:女约为3:1。
2. 个人及家庭史。
(1)病人是否从事接触化学物质:化学物质以含有色氨酸代谢产物为主,如:橡胶、皮革、印刷厂的染料。
(2)吸烟:吸烟者比不吸烟者发生膀胱癌的机会高1.5~3倍。
(3)饮食:当人体食人含有亚硝酸盐的食物时,会因胃酸的作用而变成亚硝酸,可引发膀胱癌。
3. 症状。
(1)肉眼可见的间歇性无痛性血尿。
(2)膀胱刺激反应及排尿困难。
(3)严重者会出现直肠阻塞、骨盆区疼痛及下肢水肿。
(二)客观资料
1. 膀胱镜检及活检:可以直接观察肿瘤的部位、形态、数目。
2. 排泄性尿路造影。
3. 膀胱造影。
4. B超及CT。

【护理问题】
1. 疼痛:与手术有关。
2. 知识缺乏:与对手术前有关知识及术后相关护理不了解有关。
3. 感染的危险:与手术切口有关。
4. 自理能力缺陷。
5. 焦虑:与身体结构改变有关。

【护理措施】
1. 做好术前准备。
(1)向病人说明手术的目的、时间,以减少恐惧不安。
(2)教导病人尿道括约肌收缩的方法:即在排尿过程中,试着停止小便。以便在手术后伤口愈合后施行。
(3)向病人说明保持心理平衡及保持良好睡眠的重要性。
(4)皮肤准备:从乳头开始至大腿中间,包括会阴部。
(5)向病人解释术后会视肿瘤大小及出血情况放置导尿管。并告知病人导尿管可能放置1~5天,到出血停止时为止。也可能行持续性膀胱灌洗,以防血块形成,故病人需卧床24小时。
2. 加强导尿管及伤口的护理,以预防感染的发生。
(1)术后密切观察有无发热、咳嗽、咳痰,监测血压、脉搏及尿量的变化。
(2)注意导尿管的通畅,如有阻塞现象及时报告医生。
(3)若须持续性膀胱冲洗,需注意观察是否有阻塞的情形(如膀胱胀及腹部不舒适),并观察冲洗液的流速及颜色。
(4)鼓励病人施行深呼吸及有效咳嗽,用力咳出痰液,以促进肺扩张。
(5)早期下床活动,评估病人对活动的耐受性,逐渐增加活动量。

(6)以无菌技术进行伤口护理,如果敷料湿透应及时更换。

(7)观察是否有感染征象。

(8)遵医嘱给予抗生素。

3.缓解疼痛,增进舒适。

(1)评估疼痛的部位、程度及频率。

(2)观察引起疼痛的原因,如手术后由于血块阻塞尿的流出,常会引起膀胱的疼痛;由于插入的导尿管刺激手术部位引起疼痛,应特别注意导尿管的位置。

(3)遵医嘱给予镇痛剂。

(4)减轻病人焦虑,并取得病人的配合。

4.若行膀胱造瘘,应注意:

(1)保持引流管在合适的位置,妥善固定。因引流管若向外拉,会使引流不畅,若向内推,就会碰到膀胱基底部,引起疼痛。

(2)引流管大多在手术后4~10天拔除。

5.出院指导。

(1)向病人说明膀胱癌治疗后的复发性。定期复查可以早期发现复发,及时处理。应在2~3年内每3个月做一次膀胱镜检。

(2)向病人说明坚持综合治疗的重要性。正确的综合治疗方案应是手术切除肿瘤,再进行化疗或放疗;1~2月后再辅以免疫治疗,杀灭残存的癌细胞。

(3)告诉病人出院后数周内,可能会有继发性血尿,宜多摄入水分予以冲洗。

(4)指导病人有下列情况时,应速找医生:

①正常摄入液体,但有6小时未排尿。

②大量摄入液体后,仍有血尿持续出现。

九、前列腺增生

前列腺增生是老年男性的常见病,大多发生于50岁以上的人,80岁以上的老人有80%以上的发生率。

前列腺增生的真正原因不明,有人认为阻塞性组织是增生的尿道周围腺体,并向周围压迫前列腺组织。因此,所谓前列腺切除并非切除整个前列腺,是增生的尿道周围组织的切除。

前列腺增生使尿道前列腺段弯曲、伸长,膀胱括约肌扩大,膀胱颈抬高。由于尿流梗塞,膀胱逼尿肌肥厚,粘膜面出现小梁、小室和假性憩室,输尿管间嵴肥厚。慢性尿潴留使输尿管膀胱段失去抗逆流作用,引起肾积水,损害肾功能,也易引起感染和结石。

前列腺增生症状严重程度与增生结节的大小可以不成比例,与增生的部位、是否合并感染和结石有关。

【护理评估】

(一)主观资料

1.评估有无膀胱症状。

(1)排尿困难。
(2)尿线细小无力。
(3)尿频。昼夜都有此现象,尤其夜尿增加。
(4)血尿。可能由于膀胱颈用力,导致静脉扩张破裂所致。
(5)刺激症状。病人在紧张、饮酒过后会使逼尿肌不稳定,引起尿频、尿急、夜尿等。
(6)尿潴留。
(7)耻骨上疼痛和尿急。
2. 评估有无尿道感染的病史。
3. 评估有无肾脏症状。
(1)肾盂积水。
(2)尿毒症。嗜睡、呕吐、腹泻。
4. 评估疼痛的位置、种类及性质。
5. 评估术后有无感染发生。
6. 评估病人/家属对手术会影响性功能的了解程度,以及对性功能的要求。
7. 评估病人/家属的心理状况及对疾病治疗及护理知识的认识。
(二)客观资料
1. 腹部中线下方可视诊、触诊或扣诊出一个肿块。
2. 直肠指诊可以摸到变大变硬的前列腺。
3. X线检查。
4. 膀胱镜检。可以诊断前列腺的大小及阻塞程度。
5. 尿流动力学检查。可以检查病人尿流的大小及排尿的力量。

【护理问题】
1. 知识缺乏:与对保守治疗及护理的相关知识缺乏有关。
2. 疼痛:与膀胱痉挛及手术切口有关。
3. 体液不足:与手术后出血有关。
4. 知识缺乏:与缺乏家庭治疗及护理知识有关。
5. 性功能障碍:与术中损伤阴部神经有关。

【护理措施】
1. 若行保守治疗,应注意:
(1)前列腺按摩:每天定时施行,以减轻前列腺充血。但若病人正处于急性尿液感染或有完全尿潴留时,应列为禁忌。
(2)保护膀胱的紧张性,避免受伤害。
①避免短时间内大量快速的饮水。因饮水过量会使膀胱急剧扩张而导致膀胱紧张度的丧失。
②避免饮酒或有利尿作用的饮料,如浓茶、咖啡。因酒精、茶、咖啡都有利尿作用,易造成膀胱容量的增加。
③当有尿意时,应及时小便。

(3)插放留置导尿管:若有急性尿潴留时,可行留置导尿,当前列腺充血改善,膀胱张力恢复正常后应立即拔除。

(4)注意规律的性生活,以减轻前列腺充血。

(5)合理应用抗生素。

2.行前列腺摘除术,术前应注意准备充分。

(1)前列腺增生症的病人60%并发心血管疾病,术前应治疗高血压和心肺疾病、戒烟,以减少肺部并发症。

(2)留置尿管,改善肾脏功能和控制尿路感染,减少尿潴留引起的不适及合并症。

(3)忌饮酒、避免便秘,以免诱发急性尿潴留。

(4)鼓励病人起床活动,改善手术耐受性。

3.行前列腺摘除术,术后护理应注意:

(1)维持充足的体液量。

①监测血压及心率。

②监测有无血尿以及尿中血块的量:病人术后出血,可由血尿的量得知。在有显著血尿时,极易形成血块,潴留于膀胱,使排尿发生困难,常致尿闭,严重时可导致休克。

③严密观察血尿转清的情况。

④确保引流管的通畅,如有小血块,应及时冲洗。

⑤每日监测并记录出入量。

⑥遵医嘱予以静脉补液。

(2)减轻疼痛,增进舒适。

①妥善固定各种引流管,保持尿管通畅,以防发生阻塞出现尿潴留。

②指导病人在咳嗽及活动时按压伤口。

③遵医嘱给予镇痛剂及解痉剂(青光眼及心脏病者禁用)。

④预防便秘:手术后鼓励病人多喝水;手术后3天予以缓泻剂。

(3)预防感染。

①密切观察病人的全身状态,注意有无贫血、低蛋白血症。

②严格外科无菌技术操作。

③手术后早期离床。

④鼓励及帮助病人每1~2小时翻身1次 每30分钟深呼吸及咳嗽1次。

⑤使用留置导尿时,应严格保持无菌并保持引流通畅。

⑥保持伤口部位清洁干燥。

⑦进行尿道口的护理。

⑧遵医嘱应用抗生素。

(4)教导病人有关知识,提高病人的自理能力。

①教导病人进行会阴运动以协助尿道括约肌的功能恢复。a.手术后2~3天即开始指导病人呼吸时收缩腹肌、臀肌、会阴肌肉,每小时20次。b.指导病人收缩肛门括约肌,同时放松身体其他部位的肌肉,直到能控制排尿为止。

c.告诉病人尿失禁可能会持续到术后1年。

②告诉病人多摄取水分,以防脱水及减少血块形成。

③鼓励病人下床活动,勿坐太久。因坐太久会使腹内压增高,引起出血。

④出院后4~6周内应避免费力的活动,如:用力排便、提重物。

⑤告诉病人有下列情况时应报告医护人员:a.感染体征:发热、异常的切口引流、异常的尿道引流;b.尿道感染的体征:尿液浑浊、恶臭,尿频,血尿;c.不能恢复的尿失禁;d.骨痛:可能是前列腺癌骨转移。

⑥鼓励病人说出内心的不安,并为病人提供心理支持。

(5)为病人提供有关性功能的咨询。

①告诉病人由于手术时切除增生的组织而妨碍到膀胱颈的收缩,使得精液进入膀胱内,产生逆行性射精。

②指导病人观察其尿液有无混浊,混浊表示精液与尿液混合,应报告医生。

③用图表、模型向病人解释神经对阴茎勃起和射精所起的作用,区分其与无生育能力及阳痿的不同。

④指导病人在手术后6~8周即可恢复性生活。

十、精索静脉曲张

精索静脉曲张是指精索蔓状静脉丛伸长、扩张、迂曲,是青壮年的常见病。精索蔓状静脉丛可分为三组:精索组在前,输精管组居中,提睾肌组在后。病变主要在精索组,95%病例发生在左侧。

【护理评估】

(一)主观资料

1.有阴囊酸胀、下坠感和坠痛。

2.疼痛可在站立后加重,平卧休息后减轻,并可向下腹部、腹股沟及腰部放射。

(二)客观资料

1.阴囊部肿大,较对侧拉长。

2.触诊时可扪及曲张的静脉如蚯蚓团。

3.辅助检查,如B超、选择性左肾静脉造影。

4.精液检查有无异常是有无手术适应证的主要指标。

【护理问题】

1.知识缺乏:缺乏有关治疗的知识。

2.有血肿的危险。

【护理措施】

(一)治疗的选择

1.症状不明显且有正常生育的,一般不需手术治疗。

2.需手术治疗的病人:

(1)症状明显者。

(2)久婚不育者。

(3)精液异常者。

3.可采用静脉高位结扎,并切除 2~5cm 曲张的静脉。

(二)术后护理

1.术后注意有无阴囊血肿。

2.用兜带将阴囊托起,以利静脉回流。

十一、鞘膜积液

鞘膜原为腹膜,在胎儿睾丸下降时成为腹膜鞘突,经腹股沟管进入阴囊。在睾丸部位的鞘突腹膜成为囊状,分壁层和脏层。当两层鞘膜之间渗出和吸收失去平衡,鞘膜囊内积聚的液体过多,形成囊性肿物,称为鞘膜积液。鞘膜积液可分为睾丸鞘膜积液、先天型鞘膜积液、精索鞘膜积液和其他类型。

【护理评估】

(一)主观资料

一般无特殊不适,积液较多时可有钝痛及牵扯感。

(二)客观资料

1.阴囊或精索部位可触及囊性肿块,大小可有很大差异,多为卵圆形。

2.肿块透光试验阳性。

3.可行诊断性穿刺。

【护理措施】

1.急性期应卧床休息,抬高阴囊。

2.治疗方法选择:

(1)婴儿鞘膜积液常可自行消退,不必治疗。

(2)成人的小、无症状的鞘膜积液亦可不作治疗。

(3)年老体弱,不能承受手术者,可作姑息性穿刺抽液治疗。

(4)手术治疗为主要治疗方法,常用鞘膜翻转术。

3.手术后护理。

(1)术后抬高阴囊。

(2)注意有无阴囊血肿。

(3)若无出血、渗液,伤口引流物可于术后 1~2 天拔除。

十二、肾移植

末期肾病病人,目前有两种治疗方法。一种是接受长期的血液或腹膜透析,另一种是进行肾移植。肾移植是指通过手术将一个人的肾脏接种到另一个人身上。若肾移植成功,可解除长期透析施加于病人身上的压力和限制,给病人带来希望。

【护理评估】

1.评估受肾者及供肾者。

(1)受肾者的选择:

①评估病人仍有 2、3 年以上生存的可能。且无其他器官的重大病变或精神病。

②具有正常的泌尿道。

③年龄未超过55岁。

④评估心理状态：接受移植的感觉、接受移植后的生活。

(2)供。肾者的选择：

①活体捐肾者：a.评估有无患过肾脏病、肾血管畸形、代谢性疾病、高血压、癌症、其他全身性疾病(如糖尿病、系统性红斑狼疮)。b.评估肾脏功能。c.评估有无其他缺陷及感染。d.年龄在55岁以下。

②尸体捐肾者：a.血液循环停止时间越短越好。b.年龄在10个月以上，55岁以下。e.未患过全身性疾病、恶性肿瘤及重症感染。d.肾脏功能一直良好。e.有合适的场所可以无菌的施行肾摘除术。

2.评估病人有无体液不足或过多的表现。

(1)监测出入量。

(2)每天测体重。

(3)肺部听诊，评估有无啰音。

(4)评估皮肤粘膜有无水肿表现。

3.评估病人疼痛的表现及镇痛剂的效果。

4.评估病人有无发生感染的表现。

(1)伤口的情况，包括局部有无红、肿、热、痛及脓液引流，以及有无伤口裂开。

(2)肺部听诊，评估呼吸的频率及节律，评估呼吸音。

(3)如果病人有发热及排尿困难，应做尿培养，并评估培养结果。

5.评估生命体征。

6.评估尿液的形态。

(1)评估尿液的颜色、量及有无浑浊及血凝块。

(2)必要时测尿比重、蛋白及尿糖等。

(3)评估有无由于尿管阻塞或吻合口渗液所致的腹胀或膀胱膨胀。

(4)准确记录24小时尿量。

(5)间断排尿时，评估新排出尿液的颜色、清亮程度及有无沉淀物和血。

7.评估病人的焦虑程度及其应对机制。

8.评估病人的营养状况。

9.评估病人对手术及术后护理的认识。

【护理问题】

1.有体液过多或不足的危险。

2.疼痛。

3.高危险性感染。

4.生命体征不平稳。

5.有尿潴留的危险。

6.焦虑。

7.营养失调。

8.知识缺乏。

【护理措施】

1. 纠正体液不足或过多。

(1) 每天准确测量体重及出入量,以了解有无脱水或水肿。

(2) 水分的补充应在手术后立即开始,输入量应以每小时计算:即以前1小时尿量乘以2/3给予,但不可超过200ml/h,以免输液过量,因病人在手术前大多有水肿或过度水化,输入量过多易导致肺水肿。

(3) 遵医嘱给予利尿剂或限制液体入量。

(4) 如果尿量少于30ml/h,应及时报告医生。

(5) 必要时准备血液透析以利于肾功能的恢复。

2. 缓解疼痛,增进舒适。

(1) 遵医嘱给予镇痛剂。

(2) 帮助病人使用腹带固定伤口。

(3) 提供各种放松技巧供病人选择。

(4) 在进行活动或换药前可给予预防性镇痛。

(5) 协助病人进行日常生活活动。

3. 预防感染。

(1) 严格执行无菌技术操作,保持伤口及导尿系统清洁无感染。

(2) 安排无菌环境,禁止会客,尤其应避免与患有上呼吸道感染的人接触。

(3) 每日进行口腔护理,保持口腔清洁。

(4) 鼓励病人做深呼吸、翻身及咳嗽,以减少肺部并发症。

(5) 告知病人及家属感染的表现。因病人服用大量类固醇,常使发热不明显,所以若发现病人出现疲倦、咳嗽、喉痛等症状时,应考虑感染已经发生。

(6) 遵医嘱给予抗生素。

4. 严密监测生命体征,维持生命体征的平稳。

(1) 术后每15分钟测量血压、脉搏及呼吸1次,稳定后改为每小时1次,并连续监测4小时。

(2) 术后每小时监测体温1次,以及早发现感染及排异现象。

(3) 若发现有呼吸困难,应使用吸痰器除去分泌物。给予氧气吸入,必要时使用人工呼吸机。

(4) 经常观察伤口,注意有无渗出液,若发现敷料潮湿应立即更换。

(5) 利尿作用的最高峰大约在术后4小时,此时体内液量变化最大,此期应特别注意血压的变化。

5. 定时测量尿量,预防尿潴留的发生。

(1) 指导病人每天记录尿量,当发现有尿量减少,颜色、清亮度及粘稠度有变化应即时报告医护人员。

(2) 留置导尿保持1周左右,应妥善固定引流管,保持尿管通畅,不鼓励病人久坐,因会使植入的输尿管折叠。

(3) 每小时监测尿量。

(4) 间断排尿时要求病人每1~2小时排尿1次。

(5)若有大量血尿应滤出尿液中的血块,在医生允许下冲洗尿管。

6. 提供心理支持,减轻焦虑。

(1)关心安抚病人,鼓励其说出内心想法。

(2)允许病人公开讨论其焦虑及恐惧。

(3)帮助病人寻找有效的解除焦虑的方法。

(4)对于那些导致病人焦虑的问题应予以耐心的解释。

7. 合理饮食,改善营养状况。

(1)对于插有鼻胃管的病人,术后肠蠕动恢复,无呕吐及腹胀时,可行管喂饲食。若情况良好,可改由口进流食。

(2)每天输入量的计算:最开始依据病人的尿量及其他损失量,再加上500~800ml给予,以后若肾功能良好,即可不用过分限制。

(3)手术后最初3个月内,给于高热量食物,以弥补手术后身体虚弱。

(4)手术后1年内,饮食中应限制钠的摄取量,因体内盐分聚积与排斥反应的发生有关。

(5)避免咖啡、浓茶或其他刺激性的调味品。

8. 做好病人教育。

(1)指导病人:

①了解感染的表现。

②了解排斥反应的表现:a.超急性排斥:是由于体液抗体引起的,多发于血管吻合后数分钟及数小时内,病人的肾功能立即消失。b.急性排斥:是一种细胞型排斥反应,常发生于术后12小时至12天,有些病人发生在肾移植后1~4个月内,其特征为:肾周围压痛、发热、高血压、尿量减少或无尿、蛋白尿、体重增加、尿中的钠、肌酐及尿素的排出减少,血中的肌酐及尿素增加。c.慢性排斥反应:是肾脏坏死的后期原因之一。发生于手术后6个月至2年内,其特征为:血压逐渐增高、蛋白尿对治疗无效。

③术后早期活动,预防下肢血栓形成。

(2)用药指导

①终生需服药。

②讲解各种药物的作用、副作用、服药时间、剂量、与服药有关的并发症、并发症出现的时间等应向医护人员报告

(3)出院指导:

①保持良好的健康习惯,注意皮肤清洁卫生。

②每天清洁阴部,以防发生泌尿系感染。

③避免感冒,注意保暖,避免与患有上呼吸道感染的人有接触。

④生活规律,有合适的营养及活动,避免过度劳累。

⑤每2周复查1次。

⑥若发现感染或排异现象,应立即与医生联系。

第四节　消化内科护理操作流程

一、三腔二囊管的应用技术

(一)目的

确认为食道、胃底静脉曲张破裂出血病人的压迫止血。

(二)用物准备

1.三腔二囊管、20 ml 及 50 ml 注射器各 1 支、止血钳 2 把、治疗巾、血压计、弯盘 1 个、治疗碗 1 个、液体石蜡、纱布数块、无菌手套、胶布、负压吸引装置。

2.床边牵引装置有 0.5 kg 的沙袋、滑轮牵引固定架、线绳。

(三)简要说明

1.三腔二囊管简介

三腔二囊管内含 3 个腔，中间的管腔通向导管前端，可通过此管腔抽吸或冲洗胃内容物，两侧的管腔一个通向导管前侧的圆形气囊(胃气囊)，另一管腔通向导管较后的长形气囊(食管气囊)。在三腔二囊管尖端有一金属标记，必要时可借 X 线了解三腔二囊管的正确位置。

2.插管前做好充分准备，插管时动作要轻柔，避免损伤食道黏膜，操作要熟练稳、准、迅速，不可误插，以免反复插管而延误抢救时间。插管后可能出现上腹部不适，引起病人烦躁，术前应向病人解释清楚，必要时遵医嘱使用镇静剂，避免躁动时三腔管向外脱出。

3.观察并定时自胃管内抽吸胃内容物鉴定是否出血，同时自胃管进行有关治疗。出血量多者，可取去甲肾上腺素 4~8 mg 加入 3~5 ℃低温盐水 250 ml 中，进行洗胃(老年病人禁用)，既可达到止血目的，又可清除积血，减少氨在肠道的吸收，以免血氨增高而诱发肝性脑病。每 2~3 h 检查气囊内压力，压力不足时应及时注气增压。

4.密切观察出血是否停止：若血压、脉搏反复测定均正常，大便颜色转为正常，从胃管内未抽出新鲜血液提示出血停止。若出现下列情况可能继续出血或再出血：反复呕血由咖啡色转为红色，或黑便次数增多，由柏油样便转为红色，周围循环衰竭持续存在，中心静脉压暂时恢复后又下降。一旦发现继续出血时，应立即检查气囊内压力，如有漏气而压力下降时，应补充气体，同时做好输血及抢救准备。

5.常见并发症及预防措施

(1)窒息：三腔二囊管滑脱至后咽部可造成气道梗阻引起窒息。预防方法是避免牵拉过度。如一旦发生，应立即放出囊内气体并将三腔二囊管拔出。床头常规放置剪刀，以备紧急时将三腔二囊管三条管道一并剪断。

(2)食管黏膜严重糜烂：发生在气囊压力较大、大于 40 mmHg 并连续压迫较久时。为此应使食管气囊保持于能止血的最小压力，并每日至少将气囊放气 2 次，每次 20 min。

(3)误吸和肺部感染：为避免此并发症应注意避免口腔中存留的液体或反

逆物进入呼吸道，口腔中过多的唾液不要咽下，应随时吐出或用吸引器吸出。

(四)注意事项

1. 用前应该检查导管和气囊的质量。橡胶老化或气囊充盈后囊壁不均匀者不宜使用。

2. 注意导管的固定，严密观察导管刻度，防止三腔管被牵拉脱出。一般成人置管深度为 55~65 cm，但是进口管上标记的刻度自胃囊部位开始，病人鼻部刻度显示为 40~50 cm。因此，插管前务必检查导管刻度标记，并记录好插管深度。

3. 必须先向胃气囊内充气，再向食管囊充气。其充气量太少达不到止血目的；充气量过多，食道易发生压迫性溃疡。气囊每隔 12 h 放气 1 次，同时将三腔管向内送人少许。若出血不止，20 min 后确定两囊的位置仍按上法充气压迫。

4. 观察气囊有无漏气，每隔 4 h 测食管气囊压力 1 次(可连接血压计测量)，胃气囊只要向外牵拉感到有阻力即可断定无漏气。

5. 气囊压迫期间，须密切观察脉搏、呼吸、血压、心率、心律的变化。因食管气囊压力过高或胃气囊向外牵拉过大压迫心脏，可能出现频发早搏，此时应放出囊内气体，将管向胃内送入少许后再充气。胃气囊充气不足或牵引过大，会出现双囊向外滑脱，压迫咽喉，出现呼吸困难甚至窒息，应立即放气处理。

6. 压迫期间应强调不允许病人经口咽下任何物质包括唾液，以免误吸引起肺部感染，口内存有过量唾液时应令病人随时吐出或用吸引器吸出。

7. 注意病人鼻部压迫疮的发生，固定导管时，应防止压迫鼻黏膜。

8. 防止导管扭曲、打折，牵拉装置应保持有效，防止外力作用造成牵拉力度不足。病人翻身等操作应保证不影响牵引效果。

9. 一般需压迫 24~72h，但如连续压迫超过 7 天放气后仍出血者应考虑手术治疗。

二、胃黏膜 pH 值监测技术

(一)目的

1. 判断复苏和循环治疗是否彻底安全。

2. 作为危重病人预后的早期预测指标和指导治疗指标。

3. 预测并发症的发生，胃黏膜 pH 值低的病人提示更容易发生脓毒症和多器官衰竭的倾向。

(二)用物准备

胃黏膜 pHi 测压管、生理盐水、注射器、单盘、治疗碗、镊子、治疗巾、纱布、石蜡油、治疗盘、血气针。

(三)简要说明

1. 概述

循环病理生理学表明，在循环遭受打击时，最早作出反应，且最晚恢复的是胃肠道的血液灌注，并由于灌注不足而导致局部的组织缺氧和酸中毒。

这种变化先于全身的缺氧和酸中毒表现,并以"隐蔽型代偿性休克"(Covert Compensated Shock)的形式独立存在。后者是指一种临床上缺乏血流动力学紊乱、少尿、酸中毒、高乳酸血症等一系列全身低灌注和组织缺氧表现,但确实存在内脏灌注不足的一种综合征。显然,所谓"隐蔽"和"代偿"只是指全身而言,而内脏器官实际已蒙受损害,并有发展为全身脓毒症和器官衰竭的风险。胃黏膜pH值(胃黏膜pHi)测定不仅可反映胃黏膜局部的血流灌注和氧合情况,而且也是全身组织灌注和氧合发生改变的早期敏感指标,故可借以判断病情的严重程度及预后。其正常值为 7.38 ± 0.03,若胃黏膜pHi<7.32则表示胃黏膜有酸血症。

2. 胃黏膜pHi监测的临床意义

胃黏膜pHi与氧输送(DO_2)的相关性的监测用于对治疗的指导具有重要意义。维持胃黏膜pHi在正常范围是提高DO_2的目标。当在DO_2提高的过程中胃黏膜pHi相应升高,则说明提高DO_2可以纠正缺氧,治疗应当继续进行。DO_2升高的程度应以维持胃黏膜pHi在7.35以上为原则。如果DO_2升高过程中胃黏膜pHi出现无规律变化或者持续低于7.35时,说明提高DO_2不能有效纠正组织缺氧,应及时更改治疗方案。

3. 影响胃黏膜pHi的因素

(1)反渗:胃黏膜分泌H^+,与胰腺分泌的HCO_3^-反应,可引起胃内PCO_2增高,导致胃黏膜pHi降低;相反,分泌H^+引起的"碱潮"又可使动脉HCO_3^-升高,以上两种情况均不直接反映氧代谢情况。

(2)全身性酸中毒:代谢性或呼吸性酸中毒均可使胃黏膜pHi降低,干扰正确反映组织氧代谢状态。

(3)CO_2排出减少:当组织灌注减少,但又不伴有细胞缺氧时,就不会造成组织CO_2蓄积。有关实验表明只有当出现无氧代谢时,CO_2才产生显著升高。

(4)其他:黏膜内pH测量法同样有可能受许多非循环因素的影响。在胃内实施测量,可因胃酸与碱性的反流肠液中和而导致$PaCO_2$测量值升高,因此提议在实施测量前应使用H_2受体阻滞剂以减少胃酸分泌,但绝对禁用制酸剂中和胃酸。此外,动物研究发现,在胃肠道缺血十分严重时(如行肠系膜上动脉阻断),间接胃黏膜pHi测量会明显高于直接电极法的结果。在这种情况下动脉HCO_3^-与胃肠组织内实际的HCO_3^-存在较大的差异,因此以动脉血HCO_3^-代入公式计算胃黏膜pHi会导致结果不准确。

4. 影响因素的改良措施

(1)针对反渗:使用H_2受体阻断剂或质子泵阻断剂,如甲氰咪胍、雷尼替丁、洛塞克等,可达到抑制胃酸分泌的作用。另外长期禁食的病人胃酸分泌也很少,以上措施可显著减少对临床判读胃黏膜pHi的干扰。

(2)针对全身性酸中毒:将胃黏膜pHi标准化即胃黏膜pHi=7.40-Lg(PCO_2/$PaCO_2$),可避免诸如肺通气障碍或肾功能不全等对测定结果的影响。

(四)注意事项

1. 对于长期保留胃管的禁食病人,持续测定胃黏膜pHi还存在很大困难。

另外对于没有禁食水的病人，在测定胃黏膜 pHi，应至少禁食水 1 h 以上，所获得的结果较为理想。若病人有胃积血的现象，则不适宜测定胃黏膜 pHi。

2. 采用胃管法进行胃黏膜 pHi 的计算，对于已经出现血液动力学异常和酸碱与电解质平衡紊乱的病人，并无实际临床意义。

3. 外伤手术病人由于发病急、术后插管较多，如何及时准确地测定胃黏膜 pHi 值尚待进一步研究。

4. 技术人员、测定设备也可影响胃黏膜 pHi 的测定结果。通过严格培训的技术人员能更准确地测定胃黏膜 pHi，不同型号的血气分析仪对所测定的结果误差有显著性，以上总体失误率可达 34%。使用磷酸缓冲液，可以提高测定数据的可靠性，比使用生理盐水更能增加胃黏膜 pHi 的精确度。

5. 对胃黏膜 pHi 正常下限值的理解对于判定所测定的胃黏膜 pHi 意义有直接的影响，部分学者采用 7.32，也有一些专家采用 7.35。事实上，想获得精确的胃黏膜 pHi 正常下限值是很困难的，在利用胃黏膜 pHi 判断病人病情时一定要结合当时病人的具体病情。

6. 测定胃黏膜 pHi 时，一定要注意操作过程中避免与空气接触，排气和排液过程应充分利用三通开关，不许将注射器取下。在形成负压后要立即关闭开口，在完成一次检测后，必须保证囊内无气体进入，以便进行后续检测。

7. 生理盐水与动脉血气必须同时送检。

三、胃液 pH 值监测

(一)目的

1. 了解胃的分泌和运动功能。
2. 辅助诊断胃病和其他与胃液成分改变有关的疾病。
3. 出血病人，评价用药后反应。

(二)用物准备

广泛 pH 试纸、注射器、清洁容器。

(三)简要说明

1. 胃液 pH 值正常值应<2。胃液酸度增高多见于十二指肠球部溃疡、胃泌素瘤、幽门梗阻、慢性胆囊炎等。胃液酸度减低常见于胃癌、萎缩性胃炎、继发性缺铁性贫血、口腔化脓感染、胃扩张、甲状腺机能亢进和少数正常人。

2. ICU 病人应用 H_2 受体阻滞剂等可引起胃液 pH 值升高。

3. 出血的病人为保证止血效果，应将胃液 pH 值恒定调整到≥6 的水平，以促进血小板聚集。

(四)注意事项

1. 应用试纸监测只能获取非精确数值，因此，应注意描记动态趋势变化，如需获取精确数值应使用 pH 测试仪测定。

2. 比色过程中因操作者因素会产生误差，应尽可能减少此误差，可由两人核对完成。

3. 监测时，如胃液不好抽吸，禁用生理盐水冲管，可向胃管内推注少量空气，既促进胃管通畅，又减少稀释胃液影响监测结果。

4. 胃内积血可能会影响测试结果。

5. 胃内注药、冲洗后应 2 h 以后再监测胃液 pH 值。

四、腹内压监测技术

(一)目的

1. 监测腹腔内压力变化。

2. 辅助诊断和治疗腹腔室隔综合征，评价治疗效果。

(二)用物准备

Foley 尿管 1 根、生理盐水 100 ml、输液器 2 个或注射器、输液器各 1 个，三通 1 个，测压板、治疗盘。

(三)简要说明

1. 腹内压监测的临床意义

腹内压(intra-abdominal pressure, IAP)指腹腔内压力，正常情况下与大气压相等或略高于大气压，任何引起腹腔内容物体积增加的情况都可以增加腹腔内压力。IAP 增高常发生于创伤后或腹部手术后，如腹腔感染、术后腹腔内出血、复杂的腹腔血管手术如肝脏移植、严重的腹腔外伤伴随脏器肿胀、腹腔内或腹膜后血肿形成、使用腹腔内填塞物止血或抗休克裤、腹腔镜操作中腹腔内充气、急性胰腺炎等。IAP 升高达到一定程度后对人体各器官功能产生不良影响，此时称之为腹腔高压症(Intra-Abdominal Hypertension, IAH)。IAH 持续一定时间，可导致多个器官功能不全，甚至衰竭，称之为腹腔室隔综合征(Abdominal Compartment Syndrome, Acs)，后者在临床上表现为严重腹胀、通气障碍、难治性高碳酸血症、肾功能障碍等。如果得不到及时处理，病人很快就会死亡。

2. 腹内压测定方法

(1)直接测压：置管于腹腔内，然后连接压力传感器或是腹腔镜手术中通过自动气腹机对压力进行连续监测。

(2)间接测压：通过测量下腔静脉压力、胃内压力及膀胱压力间接反应腹腔内压力。其中通过膀胱测压方法简单准确，作为测定腹内压的客观指标已被大家接受，甚至称连续监测膀胱压是早期发现 ACS 的"金标准"。因为当膀胱容量小于 100 ml 时，膀胱仅为一被动储存库，它可以传递腹腔内压力而不附加任何一点来自其自己肌肉的压力，其测量数值比实际腹内压仅低 5 mmHg。

3. 腹内压升高导致的病理生理变化

(1)腹壁病理生理变化：腹内压升高可以引起腹壁血流下降，而腹壁血流下降又会导致腹壁组织缺氧，进而会造成切口愈合不良，甚至裂开、切口感染等。

(2)呼吸循环功能的病理生理变化：腹内压升高可以造成膈肌抬高，胸腔压力升高，肺通气量下降，气道压峰值增加，心排出量下降。导致心排出量下降的原因有下腔静脉受压，回心血量减少，胸腔压力升高造成的心充盈压升高，肺顺应性下降等；腹内压升高的病人，可出现肺毛细血管嵌压(PCWP)、中心静脉压、平均毛细血管压升高，心排出量下降、心率增加、代谢性酸中毒等,而解除腹内高压就会有效地缓解这些症状。

(3)肾功能的病理生理变化:腹内压升高可以引起少尿,甚至无尿。一般认为导致少尿的原因不是由于血压下降造成的,而是由于肾或肾静脉受压,肾血流下降,肾血管阻力增加,抗利尿激素分泌增多所致。

(4)脑的病理生理变化:腹内压升高可以引起颅内压升高,脑血灌注压下降。导致这种结果的原因目前还不清楚,有人认为是由于颅内静脉血液回流受阻,脑内血管扩张,心排出量下降所致。颅内压升高,脑血灌注压下降进一步会对神经系统造成损害,在临床上解除腹内高压就可解除神经系统损害。

(5)其他:腹内压升高时,肝动脉、门静脉及肝微循环血流进行性下降。肠系膜动脉血流和肠黏膜血流,以及胃十二指肠、小肠、胰和脾动脉灌注均减少。

(四)注意事项

1.腹腔压力的测定是发现ACS的关键,要求护士要准确掌握测量方法,最好由专人动态监测(每日至少两次精确测量)以减少人为的误差,认真做好记录,准确描记变化趋势,及时通知医生协助诊断和治疗。

2.严格无菌操作。测腹压的操作需反复多次将测压装置与尿管连接,无疑增加了感染机会,这就要求护士必须加强无菌概念,认真做好消毒工作,防止交叉感染。

3.配合医生做好液体复苏的护理,合理精确用药,及时调整剂量用法,严格输液管理,详细计算出入平衡,仔细完善监测。

4.确保氧疗的实施,并从病人心肺系统的临床表现和动脉血气监测两方面反复评估。

5.监测病人每小时尿量及尿比重,及时发现病情变化尤为重要。

6.病人随病情发展,可能出现躁动不安及精神障碍,确保病人的安全非常重要。

(高磊 张睿 王燕 庞凤美 孔祥其 高海艳 程姣 邵珠红)

第十八章　外科护理技术操作流程

第一节　外科一般护理操作流程

1. 术前护理：

(1) 了解患者的健康问题：了解体温、脉搏、呼吸、血压和出、凝血时间以及心、肺、肝、肾功能；了解手术部位皮肤有无化脓性病灶；各种化验结果；女性患者月经来潮日期以及患者的情绪等等。

(2) 皮肤准备：术前1天患者应沐浴、理发、剃须、剪指甲、更衣，不能自理者由护士协助。按手术部位做好手术野皮肤准备工作。

(3) 遵照医嘱验血型、备血，完成常规药物的皮肤敏感试验，如青霉素、普鲁卡因。

(4) 肠道准备：肠道手术按医嘱进行肠道准备，一般手术前12小时禁食，术前6小时禁水。

(5) 准备术中用物：特殊药品、X线片、CT片、MRI片、胸带、腹带等。

(6) 术前指导患者做床上大小便练习、床上翻身练习以及深呼吸、有效咳嗽练习，防止术后并发症。

(7) 手术日晨测体温、脉搏、呼吸、血压，取下假牙、眼镜、发夹、饰品、手表及贵重物品交家属或护士长，按医嘱给予术前用药。

(8) 整理床单位包括麻醉床、输液架、吸引器、氧疗装置、引流管(袋)以及各种监护设备。

(9) 向患者说明本次手术的重要性，手术中、手术后可能出现的情况以及注意事项，取得患者的配合。

2. 术后护理：

(1) 接受麻醉医师的交班，了解术中情况及术后注意事项，按各种麻醉后常规护理。

(2) 正确连接各种输液管、引流导管及氧气管，注意固定，导管保持通畅。

(3) 体位：

①全麻术后未清醒的患者给予平卧位，头偏向一侧至清醒。

②硬膜外麻醉术后给予平卧6小时。

(4) 保持呼吸道通畅，观察有无呼吸阻塞现象，防止舌后坠、痰痂堵塞气道引起缺氧、窒息。必要时，遵医嘱吸氧。

(5) 注意保暖，防止意外损伤。患者若有烦躁不安，应使用约束带或床栏保护，防止坠床。

(6) 正确执行术后医嘱。

(7) 密切观察生命体征：注意切口情况以及引流液的颜色、性质及量，以便尽早发现出血、消化道瘘等并发症。

(8)饮食：

①局麻或小手术患者术后即可进食。

②全麻患者当日禁食，第2天可进流质。以后视情况逐渐半流质、普食。

③胃肠道手术者.术后24小时～48小时禁食，术后第3日～四日待恢复胃肠蠕动、肛门排气后遵医嘱给少量流质-第5日～6日改半流质.第7日～9日可改软食或普通饮食。

(9)禁食、置胃管，生活不能自理的患者行口腔护理，留置导尿管者行会阴护理，并协助床上翻身、叩背，防止呼吸道、泌尿道、褥疮等并发症的发生。

(10)疼痛的护理：安慰患者，分散患者的注意力；改变体位，促进有效通气。解除腹胀，以缓解疼痛；疼痛剧烈者，术后1天～2天可适量使用镇静、镇痛药物。

(11)活动：鼓励患者床上翻身、抬臀，以促进胃肠道蠕动。如无禁忌，一般术后第1天要求床上活动，以后根据病情逐渐增加活动量。

(12)病情危重者设危重病人记录单，为治疗提供依据。

3.健康指导：根据患者的健康状况，从饮食、活动、病情观察、预防措施、门诊随访等方面给予具体的可操作性的指导，促进患者康复。

第二节 胸外科护理操作流程

一、胸外科一般护理

(一)术前准备

1.按外科手术前护理常规。

2.术前指导及准备：

(1)注意保暖.防止受凉感冒。

(2)病人戒烟、酒2周。

(3)注意口腔卫生，早晚刷牙，并用漱口水漱口。如发现病人有牙周感染或口腔疾病，应及时与医生取得联系。

(4)术前3天氧气雾化吸入。训练病人有效地咳嗽、排痰、做体位排痰或深呼口及运动等。

(5)痰液送检。咳痰多者，记录每日痰量。

3.给予高蛋白、高热量、高维生素饮食。对浮肿者应给予少盐饮食。对不能进食者，静脉补充液体，以纠正病人的营养，维持水、电解质平衡。

4.督促病人练习在床上使用便器进行大、小便。

5.配合医生做好术前各项检查。

6.术前日的准备。病人洗澡、备皮，晚间灌肠，给催眠药。

7.术日晨保留导尿，给术前用药，备好水封瓶、胸管，胸带及病历。

8.病室中备好急救药品及器械。如吸氧装置、吸引器等。

9. 心理护理。耐心向病人讲解手术的必要性和过程。如何配合各项治疗和护理，解除其顾虑，增强战胜疾病的信心。

(二) 术后护理

1. 按全麻及外科手术后护理常规。
2. 接收病人。
(1) 安置病人平卧位。
(2) 立即给氧，接心电监护仪，必要时吸痰。
(3) 检查胸腔引流管及其他管道连接是否正确、通畅。
(4) 检查及调整输液的速度。
(5) 检查切口的敷料有无渗血、局部有无皮下气肿。
(6) 查看病人一般情况.包括神志、意识、皮肤、甲床、黏膜有无紫绀，皮肤弹性及呼吸模式等。
3. 严密观察血压、脉搏、呼吸的改变，每 15 分钟测 1 次，病情平稳后，可改为 1 小时～2 小时测 1 次。
4. 保持胸腔引流管通畅，防止脱落、扭曲。注意观察引流物的量、性质及负压波动情况。
5. 雾化吸入，鼓励并协助病人做深呼口及、咳嗽、排痰，以预防肺部并发症。
6. 麻醉清醒及血压平稳后，改半卧位。鼓励早期离床活动，提高心肺功能的代偿能力。
7. 拔除胸管后继续观察有无气胸、皮下气肿、胸腔积液及切口渗血、渗液、感染等。
8. 伤口疼痛可适当应用镇静止痛药物。
9. 鼓励患者做术侧肩关节及手臂的抬举运动。
10. 卧床期间做好基础护理，禁食期间加强口腔护理。
11. 指导患者合理饮食。早期为清淡、易消化的半流质。

二、胸部损伤护理

胸部损伤是指暴力、跌倒或钝器撞击胸部，引起胸壁或胸膜腔内损伤。分为闭合性和开放性损伤两类。临床以胸痛、呼吸困难、咯血及休克为主要特征。

(一) 肋骨骨折

1. 首先了解是单根骨折、多发骨折，还是多处开放性骨折，有无休克和肺及胸膜损伤等症状.以便及时采取急救措施。
2. 一般单纯性肋骨骨折可用胶布或胸带固定。每日检查固定是否松懈，如有松懈应及时重新包扎。固定 3～4 周后除去。
3. 多发肋骨骨折胸壁软化时，应予急救。用大棉垫胸外固定浮动胸壁，以减轻反常呼吸，同时保持呼吸道通畅，纠正休克。严重的浮动胸壁者，用牵引或考虑气管切开，辅助呼吸。
4. 多处开放性骨折，彻底清创后处理，并给予破伤风抗毒素注射。

5.严密观察呼吸、脉搏、血压。必要时吸氧、补液、输血。

6.生命体征平稳时取半卧位。鼓励并协助病人咳嗽,排痰,早期离床活动。必要时给予超声雾化吸入等。

(二)气胸

1.闭合性气胸:

(1)立即吸氧,做好安置胸腔闭式引流术的准备,必要时开放输液通道,以便输血、补液。

(2)协助医生安置胸腔引流管,置管后按胸腔闭式引流术护理。

(3)严密观察呼吸、脉搏、血压。

(4)加强呼吸道管理,鼓励并协助病人咳嗽,做深呼吸、雾化吸入等。以防肺部并发症。

2.开放性气胸:

(1)立即用凡士林纱布、棉垫封闭伤口,变开放性气胸为闭合性气胸。

(2)按闭合性气胸护理常规。

(3)清创缝合伤口,按医嘱应用破伤风抗毒素及抗生素。

3.张力性气胸:

(1)立即在患侧锁骨中线第二肋间穿刺抽气或行胸腔闭式引流术。密切观察水封瓶水柱波动,有无气体排出。

(2)术后24小时~48小时如仍见大量气体漏出,可考虑开胸探查,视情况做肺叶切除,缝合肺、支气管裂口或支气管吻合术。

(3)严密观察呼吸、脉搏、血压。积极做好抢救准备。

(4)血压平稳后改半卧位,并按医嘱给予抗生素应用。

(5)加强呼吸道管理,预防肺部并发症。

(三)血胸

1.立即吸氧,开放输液通道,做好安置胸腔闭式引流术的准备。

2.协助医生进行胸腔闭式引流术,按胸腔闭式引流术护理。准确记录出血量。

3.密切观察脉搏、呼吸、血压,注意有无休克,征象。

4.密切观察引流液的颜色、量及负压波动等。如系进行性血胸,须及时报告医生,并做好剖胸探查的术前准备。

5.遵照医嘱应用抗生素,并加强呼吸道管理,以预防肺部并发症。

三、食管癌手术护理

食管癌是我国同较常见的一种恶性肿瘤。男性多于女性,比例为2:1~4:1,其发病部位以食管中段为多见,多数为鳞癌。

病因可能与早期接触或食用亚硝胺类化合物或霉变食物,慢性食管炎症,不良饮食习惯,进食过热、过快、过硬及粗糙食物,嗜烟酒,食物中缺乏维生素 A、B2 微量元素等因素有关。

临床表现早期无明显的症状.偶有吞咽食物哽噎感,停滞或异物感、胸骨后闷胀或针刺疼痛,中晚期主要为进行性吞咽困难,肿瘤侵犯邻近组织和器官可出现相应症状，如声音嘶哑、食管气管瘘、肺部感染等。

(一) 术前准备

1. 按胸外科一般术前护理常规。

2. 营养补充，改善全身状况。根据病人的吞咽程度给予饮食，有贫血、脱水、营养不良者酌情给予输血、补液、静脉高营养等。

3. 加强口腔护理，减少术后并发症；对于有明显食管狭窄和炎症的病人，术前口服肠道抗生素，减轻炎症和水肿。

4. 消化道准备术前1天进少渣饮食，晚8时后禁食，并用肥皂水灌肠1次。结肠代食管手术准备：手术前1天下午1时、2时、3时、6时、9时各服甲硝唑200mg，庆大霉素0.5g；下午4时后口服10%甘露醇1000ml，半小时内服完；术前3天进少渣饮食，术前1天进流食，晚8时后禁食，并行肥皂水清洁灌肠1次。

5. 手术当日清晨为病人置消毒胃管并保留。

(二) 术后护理

1. 按胸外科术后护理常规及麻醉后常规护理。

2. 术后应重点加强呼吸道护理，协助咳嗽、咳痰，必要时行鼻导管吸痰或气管镜吸痰，清除呼吸道分泌物，促进肺扩张。

3. 禁食期间加强口腔护理，保持口腔清洁。

4. 胃肠减压护理。保持通畅，注意观察引流液的颜色及量。

5. 严密观察切口渗出情况，保持局部清洁，密切注意有无切口感染、裂开及吻合口瘘的征象。

6. 术后3天～5天，胸管拔除后，鼓励病人下床运动。

7. 饮食护理：

(1) 禁食期间给予TPN、EN支持.保持输液通畅，观察药物反应。

(2) 食管及贲门术后5天～7天。根据胃肠功能的恢复及术中吻合口张力、血供情况而决定进食时间。自少量饮水起，流质、半流质软食，少量多餐。结肠代食管术后进食时间宜适当延迟。

(3) 胃代食管术后，加强饮食指导：少量多餐，避免睡前、躺着进食，进食后务必慢走，或端坐半小时，防止返流，裤带不宜系得太紧，进食后避免有低头弯腰的动作。

(4) 给予高蛋白、高维生素、低脂、少渣饮食，并观察进食后有无梗阻、疼痛、呕吐、腹泻等情况。若发现症状应暂停饮食。

8. 胸腔引流的护理：除按一般胸腔引流护理外，应特别注意胸液的质和量。若术后血清样胸液过多或粉红色中伴有脂肪滴，应警惕乳糜胸可能。

四、肺切除护理

(一) 术前准备

1. 按胸外科手术前护理常规。

2. 用抗感染及支气管扩张药物，并做体位排痰，必要时记录痰量。

3. 鼓励病人做深呼吸、有效咳嗽。

4. 向病人说明术后正确卧位的必要性和方法。

5. 术晨清洁口腔,术前 30 分钟东莨菪碱 0.3mg,杜冷丁 50mg,肌肉注射。

(二)术后护理

1. 按胸外科术后护理常规。

2. 给氧每分钟流量 3L～5L,术后第二天改为间歇吸氧或按需要给氧。

3. 让患者保持平静,减少躁动,以最大限度减少氧耗。

4. 肺切除术后,未清醒时,采取仰卧位。清醒后改半卧位。肺叶切除病人可健侧卧位。全肺切除病人,避免完全侧卧,可采取 1／4 侧卧位。

5. 观察神志、意识、有无发绀、气管移位及呼吸模式。

6. 静脉补液的护理:观察出血、失液情况,注意纠正水、电解质平衡。补液速度不宜过快,保持 30 滴／分左右,限制盐水输入,以免肺水肿发生。

7. 胸腔引流的观察:

(1)全肺切除尤其伴有胸膜粘连或胸膜全肺切除的患者,术后应严密观察胸液渗出量及血压变化。

(2)全肺切除术后所置的胸腔引流管一般呈钳闭状态,每 1 小时～2 小时酌情放出适当气体或液体,术后 24 小时可拔胸管。

(3)由于拔除胸管未作残腔处理,胸腔内有中等量的胸腔积液,起稳定纵隔作用。拔管后应严密观察患者呼吸情况,以防胸腔积液量过多引起纵隔移位。

8. 呼吸道护理:术后 24～48 小时内。每隔 1 小时～2 小时协助病人咳嗽,做深呼吸;加强超声雾化吸入,并做健侧的拍背、有效咳嗽,保持健侧呼吸音清晰,应避免剧烈咳嗽。

9. 术后早期开始活动手术侧上肢,先练习上举动作,以后可自由活动。

10. 术后第一天,可进少量流质,3 天后鼓励进软食。

五、肺癌手术护理

肺癌大多发生于支气管黏膜上皮,又称支气管肺癌,发病年龄大多 40 岁以上。可能与长期大量吸烟及被动吸烟,大气环境污染,长期接触放射线物质及遗传、肺部慢性感染等因素有关。

临床表现与肿瘤的部位、大小、是否压迫、侵犯邻近器官以及有无转移等情况有关。早期多无症状,仅有慢性咳嗽。癌肿较大时造成支气管不同程度的阻塞,表现为胸闷、哮喘、气促、发热、胸痛等。晚期压迫、侵犯邻近器官、组织可出现同侧膈肌麻痹、吞咽困难、声音嘶哑、上腔静脉综合征、持续性剧烈胸痛等症状。

按胸外科疾病手术一般护理常规。

(一)术前护理

1. 耐心向患者解释手术的重要性,调整患者的心理状态,使其配合手术治疗。

2. 协助各项检查,如心、肺功能、肝肾功能、PT 等。

3. 术前戒烟 2 周,注意口腔卫生。

4. 教会患者练习有效咳嗽、深呼吸，排痰困难者给予雾化吸入每日 2 次。持续 3 日～5 日。肺功能低下者给予吸氧 30 分钟，每日 2 次，持续 3 日～5 日。

(二)术后护理

1. 呼吸道护理：

(1) 观察胸廓呼吸运动是否对称、有无呼吸困难。

(2) 保持呼吸道通畅。鼓励患者深呼吸、有效咳嗽，协助拍背、排痰，必要时吸痰。

(3) 给予雾化吸入，湿化气道，易于分泌物排出。

(4) 遵医嘱应用有效抗生素，防止肺部感染。

2. 保持胸腔引流管通畅，全肺切除后胸腔引流管应夹管，开放时间视病情而定，一般 1 小时～2 小时开放 1 次。每次 2 分钟～5 分钟。

3. 术后 24 小时～48 小时内适当应用镇痛剂，用药时观察其效果及反应。

4. 鼓励患者早期离床活动。活动量应循序渐进。年老体弱、心血管疾病者可适当推迟活动时间。

5. 并发症护理：

(1) 大出血：观察伤口渗血、胸腔引流液、中心静脉压、血压、脉搏、呼吸、尿量等情况.以了解出血量。术后 3 小时胸腔引流量大于 100ml/小时呈鲜红色，且伴有生命体征变化，应考虑有活动性出血，需立即通知医生。必要时再次手术止血。

(2) 张力性气胸：密切观察患者有无胸闷、气促、呼吸困难、气管移位等情况，如有异常及时处理。

(3) 肺不张、肺炎：鼓励患者有效咳嗽，协助排痰，必要时行支气管镜吸痰。

(4) 心律失常：术后持续心电监护，发现心律失常及时协助处理。

(5) 肺水肿：对于年老患者及全肺切除者，应注意单位时间内输液量和速度。

(6) 皮下气肿：气体量少时可以自行吸收；气体量多时放置胸腔引流管，并保持引流管通畅，定时挤压，及时调整引流管位置。

(7) 胸腔积液：观察呼吸情况，若有呼吸音低、呼吸困难、皮下气肿等应立即取患侧卧位.放置胸腔引流管。

(三)健康教育

1. 戒烟，改变不良的生活习惯，改善生活环境和居住条件。

2. 保持良好的心态。

3. 学会循序渐进的扩胸伸臂运动，增加肺活量。

4. 巩固化疗、放疗或免疫治疗，定期复查。

六、纵隔疾病手术护理

(一)术前护理

1. 按胸科手术前护理常规。

2. 一般手术前不影响饮食。对吞咽困难者，应静脉补液，注意电解质平衡。

3. 对咳嗽功能差的病人，应协助咳嗽排痰。

4. 胸腺肿瘤伴有重症肌无力的病人，严格记录胆碱能药物的剂量和用法。并观察有无药物过量的症状，如腹部痉挛性疼痛、腹泻，多汗和瞳孔缩小等。

5. 严密观察有无呼吸和吞咽功能衰竭等危象症状。

(二)术后护理

1. 按胸科手术后护理常规。

2. 严密观察呼吸、血压、脉搏，保持胸腔引流管通畅。

3. 鼓励病人咳嗽、咳痰，清除呼吸道分泌物。注意伤口渗血及出血情况。

4. 巨大后纵隔肿瘤术后，注意有无肢体活动和肢体感觉障碍，观察有无脊髓损伤的体征。

5. 胸腺瘤伴重症肌无力术后，保持呼吸道通畅，鼓励咳嗽，帮助咳痰，防止肺不张、肺炎或窒息等并发症。床边备气管切开包及辅助呼吸器等。

6. 吞咽困难或摄入不足者，可静脉补液或鼻饲。

7. 严格做好消毒隔离工作。

8. 便秘者，以轻泻药或开塞露为宜，禁止灌肠。

七、胸腺瘤手术护理

胸腺瘤是纵隔肿瘤的一种，大多位于前纵隔，多为良性，好发年龄20岁～50岁，可能与自身免疫机制改变有关。

临床以胸痛、胸闷及压迫呼吸系统、神经系统、大血管、食管的症状为主要特征，10%～50%伴重症肌无力。

按胸心外科疾病手术一般护理常规。

(一)术前护理

1. 了解患者肌无力、眼睑下垂、吞咽困难的症状和程度。

2. 遵医嘱口服胆碱能药物，并严密观察用药反应。

3. 吞咽乏力者给予静脉营养支持。

4. 咳嗽无力者帮助训练有效咳嗽及深呼吸。

5. 床边备气管切开包和呼吸机。

6. 备皮范围按胸部手术要求。

(二)术后护理

1. 血压平稳后取半卧位。

2. 注意患者饮食情况，有食物返流可置鼻饲管。

3. 保持呼吸道通畅，鼓励患者咳嗽、咳痰，及时清除呼吸道分泌物，气管切开者按气管切开护理常规。

4. 病情观察：

(1)观察患者生命体征变化。若出现呼吸困难症状，应立即行气管插管或气管切开，并以呼吸机辅助呼吸。

(2)注意肌无力危象，如手握力、吞咽情况。

(3) 巨大后纵隔肿瘤术后,注意有无肢体活动和肢体感觉障碍及脊髓损伤的体征。

(4) 观察用药后反应,正确判断用药不足和用药过量的不同表现。避免一切加重神经—肌肉传递障碍的药物,如:地西泮、吗啡、利多卡因等。

5. 保持胸腔引流管通畅,观察引流液量、颜色及性质,并记录。

6. 保持大便通畅,便秘者给予缓泻剂或开塞露,禁止灌肠。

(三) 健康教育

同胸心外科疾病手术一般护理健康教育。

八、心包手术护理

(一) 术前护理

1. 按胸科手术前护理常规。

2. 给予低盐、高热量、高蛋白、高维生素饮食。术前2天改普食,以防术中出现低钠症状。

3. 限制病人活动量,嘱多卧床休息,注意观察心率、心律及血压的变化。

4. 注意尿量的变化,准确详细记录出入量。如尿少,适当应用利尿剂。同时口服10%氯化钾,以防低钾发生。

5. 协助医生抽腹水,以改善呼吸、循环功能。抽水时速度不宜过快,初次放水量不应超过3 000ml,以免因大量放水腹内压突然下降而引起内脏血管扩张而致休克。抽水时密切观察病情变化,如有面色苍白、呼吸困难、脉搏细弱、出冷汗等休克征兆,立即停止放腹水,协助医生进行抢救。

6. 协助医生测静脉压,以了解右心功能。测压前嘱病人平卧数小时,以防活动后静脉压增高而影响结果。

7. 积极控制原发病,结核性心包炎术前至少给予抗结核治疗一个月,化脓性心包炎控制感染后2周方可手术。

(二) 术后护理

1. 按胸科手术后护理常规。

2. 给低盐、高热量、高蛋白、高维生素饮食。

3. 严格控制输液量,注意输液速度,每分钟不超过30滴。有心衰的病人,每分钟不超过15滴,以防增加心肺负担。

4. 准确记录出入量。尿量多时密切观察有无低钾发生,发现有软弱无力、食欲不振、腹胀等症状时及时汇报医生,并抽血送检查血清钾、钠、氯等。

5. 严密监测脉搏、血压、中心静脉压、呼吸及尿量的变化。如发现血压下降、心音低、心悸、气急、心前区疼痛等症状,应及时报告医生,并协助抢救,以防心衰继续发展。

6. 因心包剥脱,上、下腔静脉受阻解除,大量静脉血液回流至右心进入肺部,造成肺充血,故需适当应用利尿剂降低前负荷用洋地黄时,应注意监测。

7. 观察并记录颈静脉怒张、肝脏大小、腹围、下肢浮肿等情况的变化。

8. 术后下床活动不宜过早,可在术后3天开始床边活动,术后2周仍要限制活动量。

九、动脉导管未闭手术护理

(一)术前护理

1.按胸科手术前护理常规。

2.精确测量每分钟的心率,以及收缩期和舒张期血压,供术后对比。

3.严格进行呼吸道管理,以防肺部感染。

(二)术后护理

1.按胸科手术后护理常规。

2.术后血压大都偏高,故需密切观察血压的变化,收缩压升高至18.7kPa以上、舒张压大于13.3kPa持续不降者,可适当给镇静药物,必要时给降压药。

3.用血管扩张剂控制血压时,如:应用硝普钠,需密切观察疗效及副作用。

4.注意观察神志改变,心脏杂音再现、喉返神经损伤、声带麻痹及肺水肿等发生。

5.如发现心脏杂音再现,应及时通知医生,并嘱咐病人卧床休息。

6.术后清醒者可饮水,但部分病人术后早期可发生短时间的声音嘶哑及进流质时引起呛咳,故宜服半流质。呛咳剧烈无法进食者,应增加补液量。

7.严格控制输液速度。

8.严密观察呼吸情况,加强呼吸道管理,以预防呼吸道感染和呼吸衰竭。

十、体外循环下心内直视手术护理

体外循环是指将回心的上、下腔或右心房的静脉血引出体外,经人工肺进行氧合和排出二氧化碳,再经人工心泵入体动脉的血液循环。在体外循环下。可停止呼吸,阻断心脏血流,切开心脏进行心内直视手术。

(一)术前护理

1.按胸外科术前护理常规。

2.呼吸道准备:

(1)控制呼吸道感染,做好咽拭子培养。

(2)禁烟至少1个月,保持口腔卫生。

(3)术前1天用漱口液漱口。

(4)做有效咳嗽和深呼吸训练,以利术后排痰。

3.严格检查患者全身情况及主要脏器功能,特别注意凝血机制及全身慢性炎症疾病的发现,一旦发现及时治疗。

4.皮肤准备:双侧前胸至腋后线,上起颌下,下止会阴部。

5.测量身长、体重、基础血压。

6.紫绀型心脏病患者,术前3天予以氧气吸入,每日3次,每次1小时,以改善机体缺氧状态。

7.患者入手术室后,监护室必须备好抢救器械,如呼吸机、心电监护仪、呼吸囊、除颤器、起搏器、氧气装置等。

(二)术后护理

1.按胸外科术后常规护理及麻醉后常规护理。

2.循环系统的监测。

(1)体温的监测:每日4次~6次。

(2)动脉压的监测:直接测压法为常见。直接测压法:桡动脉测压,注意无菌操作,每日更换敷料;第4小时用生理盐水250ml+肝素100mg冲洗导管,使测压管道保持通畅。

(3)左房压监测:每8小时调整零点1次,注意切勿让空气进入导管。

(4)中心静脉压监测:每日消毒,更换敷料,注意无菌操作。根据静脉压的变化,及时调整补液速度。

(5)心电图监测:标准心电图Ⅱ导联,观察患者的心率、心律变化。

3.呼吸系统护理:按胸外科术后呼吸道护理,用呼吸机患者必须做好以下几项护理工作。

(1)应用呼吸机时的观察应从看、听、测3方面来加强。

看:患者有无烦躁或表情淡漠等脑缺氧征象;胸廓或肺扩张收缩程度;呼吸机与患者是否同步,如有异常,应立即处理。

听:呼吸机在工作进程中,会发出有节奏的声响,若呼吸机或气囊漏气、气管内积痰、气管受压、呼吸机管道积水、呼吸机空气泵压力不够等故障时,一般会发,出异常的响声,须引起注意,立即检查。及时处理。

测:定时测量心率、血压、呼吸音、心律、中心静脉压、尿量,定时监测动脉血氧、二氧化碳分压,以便及时调整呼吸饥参数。

(2)机械呼吸的雾化:雾化液为注射用水,加入呼吸机雾化装置内,防止黏膜干燥。充血。分泌物黏稠结痂。反之,也要防止过度雾化,以免引起肺内体液的潴留。

(3)每日定时用简易呼吸器加压呼吸数次,以免因长期使用固定不变的潮气量和呼吸频率,使肺泡因扩张不足而发生萎缩。

(4)每2小时翻身拍背一次,振动周边支气管,引起远端排痰。

(5)间断开放导管气囊,防止气管壁受压坏死。

(6)吸痰时要注意观察痰液的色、质、量,有无呼吸道出血,每次吸痰时间不宜超过20秒,注意无菌操作。

4.引流管的护理按胸腔闭式引流护理。

5.泌尿系统的护理:观察每小时尿量及尿色,正常者每小时应大于20ml或1ml/kg体重。留置导尿,会阴擦洗2次/日。

6.神经系统观察有无神经系统和精神症状,如:烦躁、躁动、嗜睡等。

7.密切观察水、电解质及酸碱平衡。

8.卧位。患者术后循环稳定,给予半卧位。

9.止痛。切口疼痛影响呼吸深度和幅度,不利于肺扩张,不利于患者休息,且增加体力消耗。术后应合理掌握,适当给予止痛剂,以减少患者痛苦,有利康复。

附 A：

房、室间隔缺损修补手术护理

1. 术前准备：同体外循环心内直视手术的术前护理。

(1)积极预防和控制呼吸道感染，避免感冒。增加抵抗力。

(2)肺动脉收缩压大于或等于 8kPa 者，术前 2 天应用硝普钠静脉点滴，每日 10 小时，以降低肺动脉压力。

2. 术后护理：同体外循环心内直视手术的术后护理。

(1)加强呼吸道护理：协助患者排痰.预防肺不张或肺部感染。

(2)观察有无抽搐、偏瘫或局部神经症状。疑有气栓音，及时报告医生。

(3)观察心率、心律变化。

十一、心脏瓣膜置换手术护理

心脏瓣膜的功能是维持心内血液的正确方向.由心房流向心室及由心室流向大动脉。当瓣膜发生狭窄或闭锁不全严重及药物治疗不能维持时，可行瓣膜置换手术。

按体外循环心内直视手术护理常规。

(一)术前护理

1. 向患者解释术后注意事项及长期抗凝治疗的必要性，以解除顾虑，使其配合治疗。

2. 详细询问有无出血病史，检查凝血酶原时间及活动度。

3. 备皮范围按心脏手术要求。

(二)术后护理

1. 保持心包及纵隔引流管的通畅，定时挤压，防止心包压塞。

2. 病情观察：

(1)观察患者神志及四肢活动情况，注意有无血栓形成，发现异常及时通知医生，调整药物剂量。

(2)观察心率、心律变化。

(3)观察心音变化：

①出现置换瓣膜的拍击音及有无关闭不全的杂音，拟为瓣周漏及瓣膜失灵的征象。

②听诊心脏有瓣膜声缺如,可能发生卡瓣现象,应立即叩击胸前区 3 次～4 次。并进行胸外心脏按压，通知医生给予处理。

3. 应用正性肌力药物和血管扩张剂时应观察药物疗效及副作用。

4. 维持水、电解质的平衡。

5. 抗凝治疗护理。

(1)应用抗凝治疗术后第 2 日晨测凝血酶原时间及活动度。

(2)口服华法林药物应定时、定量。药量准确。

(3)观察抗凝药物有无过量征象，如鼻出血、皮下淤血、牙龈出血、血尿及大便隐血阳性等现象，若出现以上症状，及时协助处理。

(三)健康教育

1. 指导合理使用抗凝药、利尿剂、强心剂及注意事项，定期检查凝血酶原时间及活动度。

2. 嘱患者逐渐适应更换机械瓣后心跳时发出异常心音，必要时给予镇静药。

3. 休息半年，避免劳累和活动量过大。

4. 定期复查，若发生意外及时就诊。

十二、冠状动脉搭桥手术护理

冠状动脉搭桥手术是指通过手术建立一个大流量的冠状动脉侧支循环，增加心肌的供血量，以提高心肌的供氧量，是目前治疗冠心病的主要方法之一。适用于严重心绞痛，经内科治疗无效、左冠状动脉主干病变，心肌梗死引起的室壁瘤、心室间隔坏死、穿孔等。

按体外循环心内直视手术护理常规。

(一)术前护理

1. 查血糖、血脂、肝肾功能等。

2. 应选用上肢静脉注射，大隐静脉将用做旁路，以避免损伤和炎症反应发生。

3. 备皮范围，在体外循环备皮基础上，还应包括下肢自膝关节上1/3至踝部。

4. 术前1周停用各种抗凝药物。

5. 精神紧张时术前给适量镇静剂，避免诱发心绞痛。

(二)术后护理

1. 术后用弹力绷带适当扎紧术侧肢体，注意下肢水肿及足背动脉搏动情况，并鼓励患者早期活动。

2. 病情观察：

(1)持续监测心电、血压、中心静脉压和末梢血氧饱和度，发现异常及时协助处理。

(2)早期监测动脉血气、电解质及红细胞比容变化。

(3)应用主动脉内球囊反搏机时，观察术侧下肢血供情况。

3. 血压过高遵医嘱应用血管活性药物，并观察效果及有无不良反应。

4. 术后需抗凝治疗3个月～6个月，并观察疗效及有无不良反应。

(三)健康教育

1. 鼓励患者进高蛋白、低脂、易消化饮食。

2. 保持情绪稳定，适当活动。

3. 取下肢静脉作搭桥的患肢应穿弹力袜，有利于侧支循环形成，减少肿胀。

十三、心脏移植围手术期护理

心脏移植是将供体的健康心脏移植于受体胸腔或其他部位，部分或完全替代受体的心脏，维持循环功能。根据供体心脏植入的部位，心脏移植手术可分为原位心移植及异位心移植。

术前准备
(一)病人准备
1.心理护理。
2.受心者在等待供体时，必须对其充血性心衰给以适当治疗，才能维持生存。
3.帮助病人了解心脏移植术式、排斥反应，解释为什么服用免疫抑制剂，服药后会产生哪些副作用。
4.有目的地指导病人掌握呼吸及有效咳嗽的技巧，并给病人示范。
5.向病人介绍移植后康复的过程及有关康复的知识。
6.按常规做好心脏手术前准备。
7.术前常规做血、尿、心电图、X线、B超、CT血液生化检查，以了解术前状态和观察术后恢复情况，并检查血型，HLA配型等。

(二)环境准备
准备一个清洁、通风、安静、光线充足的房间，保持温度18℃～20℃，相对湿度50%～70%。
1.监护房间的墙壁、地面及家具用0.5%的"84"液擦拭，并进行严格空气消毒。
2.进入监护病房的工作人员必须穿消毒的隔离衣、鞋、并戴消毒过的口罩、帽子。
3.病人的日常用品、餐具等消毒后置监护病房备用。
4.监测用的仪器、呼吸机等用消毒剂擦拭并调试好备用。

术后护理
(一)术后监护
心脏移植术后的精心护理和手术技术一样重要，它直接关系着移植与治疗的效果。
1.呼吸系统：
(1)患者术后进入监护病房，应立即将气管与预先调适好的呼吸机相连。返室后15分钟进行血气分析，并根据血气结果调节呼吸机参数，半小时后复查血气分析，直至最佳血气状态，以后每4小时～6小时进行血气分析1次。
(2)在使用呼吸机期间，应观察病人有无紫绀、烦躁及双侧胸廓运动，并根据病人双侧呼吸音、气道压力高低、PCO_2结果，按需要定时吸痰。吸痰前后暂时给予提高吸氧浓度并注入NS1～5ml进行膨肺。吸痰压力以10.7～16kPa为宜。吸痰过程应注意无菌操作，吸痰导管尖端要超过气管导管。以便有效吸引。每次吸痰时间不宜超过20秒。
(3)当病人神志清楚、血流动力学稳定、引流液不多、自主呼吸有力、血气分析正常时即可脱去呼吸机，改鼻导管气管内供氧。停机期间，应密切观察病人的心率、血压、呼吸等情况，半小时后各项指标稳定、血气分析正常、即可拔管，改用面罩或鼻塞吸氧，并立即进行口腔护理及清洁鼻腔。
(4)拔除插管的病人，应加强体疗，并根据病人肺部情况进行药物雾化吸入及肺部理疗，必要时护理人员协助进行体位引流，并敲击背部，利于痰液的排出，鼓励患者做深呼吸，有效咳嗽、咳痰。

2. 循环系统：

(1)术后持续监测血流动力学指标，每小时记录 HR、BP、SpO_2、CO、CVP、PAWP 一次，若有变化及时记录，并向医师汇报进行处理，同时应注意观察病人的神态，皮肤黏膜的颜色、温度、末梢循环状态等。

(2)保持各测压管的通畅，换能器应放在腋中线与第 4 肋间交叉点的位置。

(3)准确记录 24 小时出入水量，红细胞比容维持在 0.30～0.35，必要时输血，一般成人每日入水总量小于等于 1 800ml。

(4)掌握扩血管药、强心药品的药理作用和使用注意事项，给予正确的浓度、速度，并密切观察其疗效。在使用药物的过程中，应注意衔接好各个接头，保持管道通畅，严禁管道的打折脱落。严禁在用药管路上推药，更换药物应动作敏捷。

(5)使用床边心电监护，及时发现心律失常，复杂的心律及 ST 段异常。还应定时描记标准的心电图。每次描记时，应保证导联电极位于同一位置。并且该位置最好应标明。

3. 泌尿系统：

(1)尿量：术后每小时记录尿量 1 次．正常成人 0.5ml／kg／小时，儿童 1ml／kg／小时，同时注意尿的颜色、性质，如果少尿应积极采取有效措施进行处理。

(2)术后肾功能血尿素氮、肌酐每 12 小时～24 小时测 1 次，内生肌酐清除率每周测 1 次，如疑有尿路感染时，应做中断尿培养。

(3)病人清醒后，关闭导尿管．锻炼膀胱功能，力求尽早拔除导尿管，防止泌尿系统感染。导尿管应固定妥当，以防出现打折、脱出、梗阻等情况延误病人病情的判断。

4. 消化系统：

(1)术后常规安置胃管引流、应准确记录引流量、颜色、pH 值，并严密观察大便性状。

(2)术后早期每日查肝功能。

(3)术后第二天，即可进行 EN。鼻饲前床头抬高 30°～40°以防返流。操作时要保持清洁，鼻饲时应注意鼻饲液的温度、量等。未用完的营养液放冰箱冷藏，超过 24 小时后丢弃。

5. 引流管护理：

患者应头部抬高 30°，并经常挤压引流管，正确的记录引流量、颜色、性质，严格掌握无菌操作，定时更换引流瓶。

6. 急性排斥反应的监测：急性排斥反应主要表现为：各种心律失常、奔马律、发热、乏力、胸闷、体重增加、右心衰竭症状。

7. 并发症的监测与护理：

(1)出血：主要表现为心包及纵隔引流管内引流液较多，并伴有心率增快、血压下降。

(2) 低心排血量：表现为血压下降、心率加快、神志异常、肢体湿冷、苍白或发绀、尿量减少等。

(3) 心律失常：可出现房性、室性心律失常，严重威胁患者生命。室性心律失常可见于半数心脏移植病人。房性心律失常比室性心律失常更为常见。

(4) 心包填塞：如果患者出现心率增快、血压迅速下降、心包及纵隔引流管内引流液较多，且连续在 3 小时～4 小时内失血量等于或超过患者全身血量的 5%，同时 CVP 增高等情况，则要注意有无心包填塞发生。

8. 应用免疫抑制剂的监测：用药期间护理人员严格遵照医嘱及时准确用药，而且要了解药物药理特性、给药途径及药物不良反应，同时也要正确按时进行免疫抑制剂浓度的测定，监测其浓度的谷值与峰值。术后早期每日抽血测定肝功能，了解免疫抑制剂对肝脏的损害情况。

(二) 基础护理

1. 保持周围环境安静与舒适，妥善安排治疗和护理操作时间。以保证病人充足的睡眠。

2. 每日给予温水擦浴，并更换床单及病人衣裤。使床单平整干燥。

3. 室内定期开窗通风，保持室内干燥，使之不利于细菌、真菌繁殖。

4. 给予舒适体位。用 50% 酒精按摩骨突处和受压部位，以促进血液循环。

5. 定时洗头，必要时修剪指甲、理发。

6. 进餐前后用漱口液漱口，每日 4 次口腔护理，并经常观察口腔有无溃疡、白斑形成。

(三) 健康指导

1. 指导病人认识疾病，多讲解国内外心脏移植的成功案例，使其树立战胜疾病的信心。

2. 用药指导。指导患者正确、准时服用各种药物，讲解并指导患者学会观察各种药物的不良反应。

3. 出院宣教：

(1) 在健康记录手册上，教会病人每日记录体温、血压、脉搏和体重，并登记每日用药剂量和时间。

(2) 指导患者掌握关于用药和后续治疗的知识，如出现头晕、乏力、纳差等现象及时就诊。注意慢性排斥反应发生，做好自我监测。

(3) 合理安排作息时间，劳逸结合，适当进行户外活动。

(4) 让患者了解可引起心脏病的各种危险因素，了解排斥反应和感染的危险性，认识按时服药及定期复查的重要性。

(5) 服用激素的病人易激怒，要告诉家属应体贴、理解、关心病人，保持心情愉快。

十四、胸腔闭式引流术护理

(一) 目的

1. 排除胸腔内气体和液体。

2.重建胸腔负压,使肺复张。
3.维持纵隔的正常位置。平衡两侧胸腔压力。
(二)术前准备
1.备好引流装置。
2.向患者介绍胸腔闭式引流的目的及注意事项,以取得配合。
3.放置引流管的位置,根据引流目的不同选择。
(1)排除气体:一般放置在患侧第2肋间锁骨中线处。
(2)引流积液:一般放置在患侧第7、8肋间,腋中线或腋后线。
(3)引流脓液:应放在脓腔最低处。
4.穿刺置管固定,连接水封瓶,瓶内置生理盐水密封,玻璃管下端浸入水面3~4cm,水封瓶置低于胸腔60cm的位置。
(三)术后护理
1.血压平稳后取半卧位。
2.妥善固定,防止扭曲滑脱。
3.保持引流通畅,如有堵塞可挤压引流管。
4.严格无菌操作,防止逆行感染。
5.搬运或更换引流瓶时应用两把血管钳夹,防止气体进入胸膜腔。
6.记录胸腔闭式引流的量、颜色及性质,如有较多血性液体,考虑有活动性出血;如有较多气体逸出考虑有新的损伤,应及时处理。
7.观察水封瓶中玻璃管水柱波动情况。
8.胸腔引流48~72小时后,观察无气体逸出或24小时引流小于50ml、脓液小于10ml,无呼吸困难,摄胸片见肺复张良好即可拔管。拔管后用无菌凡士林纱布、敷料覆盖,并观察有无胸闷、气促、皮下气肿。

第三节　普外科护理操作流程

一、甲状腺手术护理
(一)术前准备
1.按外科一般术前护理常规。
2.甲状腺功能亢进者术前准备:
(1)口服复方碘化钾溶液,从 / 滴开始,逐日增加1滴至1/滴。3次/天;或者10滴,3次/天,连续服2周。
(2)心率大于90次/分者口服普萘洛尔(心得安)10~20mg,每日3次,脉搏小于60次/分者,停服1次。
(3)测定基础代谢率,控制在正常范围。
(4)保护突眼,白天用墨镜,睡时涂眼药膏。
(5)进食高热量、高维生素饮食。
(6)术前禁用阿托品。
3.让患者了解术中体位,并指导患者做颈部固定活动的练习,以适应术后的需要。

4. 准备气管切开包、氧气、吸引器。

(二)术后护理

1. 按外科一般术后护理常规。

2. 颈丛麻醉或全麻清醒后取半卧位,床边备气管切开包。

3. 严密观察血压、脉搏、呼吸、体温的变化,观察有无声音嘶哑、呛咳、呼吸困难等症状。

4. 手术当日禁食,术后1天进温凉流质,避免过热或刺激性食物,防止呛咳。

5. 引流管护理:术后切口引流接一次性负压引流器。观察引流液的性质与量。

6. 甲亢术后继续服复方碘化钾溶液7天,每日3次,从15滴开始逐日减少1滴直至停止。

7. 并发症的观察及预防:严密观察病情,防止呼吸困难、窒息、声音嘶哑、失音、音调降低、误咽、甲状腺危象、手足抽搐等并发症。

(三)健康指导

1. 练习颈部运动,防止瘢痕挛缩。

2. 如有声音嘶哑、音调变低者出院后应继续行理疗、针灸,以促进恢复。

3. 指导患者了解甲状腺功能减退的临床表现。门诊随访。

附B:

腹腔镜下甲状腺手术护理常规

随着外科微创技术的进展,腹腔镜下手术越来越被外科医生所广泛使用。腔镜下甲状腺次全切除术是外科微创手术中的一项新技术。与传统的手术方法相比,因切口小、创伤小、切口疼痛较轻、术后不留疤痕、美容效果好,正逐渐得到患者的认可。

(一)手术方法

患者气管插管行全身麻醉,在胸骨切迹的下缘和左右乳头的上缘分别作约10mm(主切口)、5mm及3mm的切口,在主切口注入CO_2气体,置入10mm的腹腔镜,于左右乳头上缘切口分别置入超声刀及操作钳,应用超声刀游离皮下组织,建立手术空间。暴露肿块后切除肿块,将肿块挤至主切口下方取出。经胸骨切迹10mm的切口放入引流管引流1根。切口用小圆针细线缝合1针,用免缝胶带对合皮肤。

(二)术前护理

见甲状腺手术护理。

(三)术后护理

1. 吸氧:给予低流量吸氧且保持呼吸道通畅。有条件者,可以使用心电监护仪监测SPO2,观察呼吸幅度和呼吸频率。有效低流量吸氧4小时~6小时即可恢复术后机体需要。

2. 体位:术后患者去枕平卧4~6小时至全麻清醒,防止呕吐引起吸入性肺炎。对疑有上胸部皮下积血者，可以采取平卧位，上胸部加压包扎，以便于引流。

3. 引流管的护理：引流管接一次性负压引流器，妥善固定，避免折、曲，引流管的长度应不短于25cm，以便于引流管挤压与病人的活动。观察引流物的颜色、性状和量，一般在术后48～72小时根据引流情况可以拔管。

4. 并发症的观察及护理：

(1)出血：出血多发生术后24～48小时。术后应密切观察引流情况、呼吸情况、颈部及上胸部有无皮下积血等。一般皮下引流每小时引流量小于50ml，24小时引流量小于200ml。腔镜下甲状腺术因颈部无切口、引流管位置低。颈部活动影响相对较小，但应告之患者减少颈部活动.咳嗽时可用手掌呈V字形手势保护颈部以防止血管渗血。患者清醒6小时后可进流质饮食.以温热为宜，避免过热、过硬及刺激性食物。术后适当给予止血药物。

(2)喉头水肿及窒息：患者在术后12小时主诉咽喉部疼痛不适，惧咳痰且伴有呼吸加快。可给予低流量吸氧，鼓励病人轻咳排痰，遵医嘱雾化吸入每日3次，可稀释痰液，减轻喉头水肿。窒息可因气管塌陷、血肿压迫、喉返双侧神经损伤以及痰液阻塞等引起，应根据情况对症处理。术后病人床头应常规备气管切开包。

(3)神经损伤：了解喉返或喉上神经有无损伤，术后严密观察有无音调降低、失音、呛咳、误咽等。术后6小时可与患者简短交谈，让患者进温凉流质。如有异常情况，应立即报告医生，对症处理，同时做好患者健康教育和心理护理，以减轻心理负担。

(4)皮下气肿：腔镜下甲状腺手术使用二氧化碳气腔,压力过高可致颈部、胸部皮下气肿。少量气体可吸收，大量皮下气肿可使用抽吸放气，以免影响局部血液循环和组织愈合。

(5)甲状旁腺功能损伤：术中如甲状旁腺被误切、损伤或血液供应不足，皆可引起患者甲状旁腺功能低下出现低血钙，使神经肌肉的应激性增高，常表现为面、手足部麻木、强直，严重者全身抽搐，甚至昏迷。症状多发生在术后1天～3天，在此期间应注意面、口唇周围和手足有无针刺感和麻木。如出现上述症状可使用钙剂对抗。同时限制含磷高的食物。如牛奶、瘦肉、蛋黄等。

(6)甲状腺危象：对原有甲状腺功能亢进者，术后应继续使用碘剂，甲状腺危象多发生在术后12～36小时.临床表现为高热、脉速、神志改变及消化道症状。一旦发现有甲状腺危象的表现，应立即报告医生并给予紧急处理.如物理降温、激素和碘剂的使用等。

(7)其他：色素减退，临床评估为术中使用超声刀凝血所致；颈前区皮肤有水泡，考虑可能与颈前皮下游离过浅灼伤皮肤有关，一般可自行恢复。

二、乳腺癌根治术护理

乳癌是指乳腺组织或导管内发生的恶性肿瘤。好发年龄在40～60岁。主要与性激素的变化、遗传因素以及乳腺囊性增生病恶变有关。而高脂饮食也是乳腺癌发病的重要因素之一。

临床表现为乳房包块多发生在乳房外上象限，且增长速度较快，皮肤显"橘皮样"改变，破溃时呈菜花状溃疡、恶臭。乳头出现凹陷，乳头溢液，淋巴结肿大，最早发生在同侧腋窝淋巴结，晚期有血行转移。

(一)术前准备

1. 按外科术前一般护理常规。

2. 心理护理。

3. 对于妊娠及哺乳期患者，应终止妊娠及断乳。

4. 备皮范围：见"备皮法"，如需植皮，取患侧乳房上的皮肤，应注意乳头及乳晕部的清洁；取患乳对侧大腿皮肤，备皮范围应包括会阴部的阴毛，手、膝关节。

(二)术后护理

1. 按外科一般术后护理常规。

2. 体位：全麻清醒后半卧位，椎管内麻醉平卧6小时后改半卧位，抬高患侧上肢。

3. 切口处用胸带加压包扎，注意患侧上肢皮肤的颜色、温度、脉搏，防止过紧引起肢体供血不良，过松不利皮瓣或皮片与胸壁紧贴愈合。

4. 观察患者有无气胸的征兆，以及胸闷、呼吸窘迫等。

5. 做好负压引流管的护理，根据患者需要调节负压，妥善固定，引流管长度以患者床上翻身的长度为宜，观察引流液的颜色、性质和量，引流量每小时超过100ml提示有活动性出血，应立即报告医生及时处理。引流管一般放置3～5天，引流液颜色变淡。24小时随小于10ml。局部无积血、积液可考虑拔管。

6. 上肢的功能锻炼：3天内患肢制动，3～5天后活动肘部以上，7天后活动肩部。拆线后加大肩部活动范围，指导患者进行患肢的爬墙运动、梳理头发等以恢复肢体功能。

(三)健康指导

1. 指导锻炼.防止瘢痕挛缩。

2. 遵医嘱口服他莫昔芬(三苯氧胺)等药物。

3. 每月自查健侧乳房，避开月经前期及月经期。方法：坐位或直立位，健侧上肢自然下垂，对侧手平触乳房有无肿块及乳头处有无分泌物，忌刺激及捏乳房。

4. 健侧或患侧局部周围有包块者请及时门诊随访。

5. 化疗者按化疗期护理。

三、胃、十二指肠疾病手术护理

胃溃疡和十二指肠溃疡是常见的消化道疾病，发病率很高，好发于青壮年。

目前认为主要发病因素是胃酸和胃蛋白酶分泌过多、胃黏膜屏障作用的破坏以及近年发现的幽门螺旋杆菌感染。季节、情绪波动、饮食失调可诱发。

胃、十二指肠溃疡经过严格的内科治疗，大多可以基本治愈。仅少数因有严重并发症或经内科治疗无效者，才需外科手术治疗。

临床以慢性过程、周期性发作与节律性疼痛为主要特征。主要并发症为出血、穿孔、幽门梗阻及癌变等。

按外科疾病手术一般护理常规。

(一)术前护理

1. 纠正贫血及营养不良.指导合理膳食。
2. 观察病情变化，注意有无急性穿孔、出血、幽门梗阻等并发症发生。
3. 幽门梗阻者.术前应置胃肠减压管,术前3日每晚用3%高渗盐水洗胃，以减轻胃壁水肿。
4. 胃癌波及横结肠时应做肠道准备。选择肠道不易吸收的抗生素口服。
5. 术前晚行清洁灌肠。
6. 术日晨禁食、水，置胃管及导尿管。

(二)术后护理

1. 血压平稳后取半卧位。
2. 病情观察。

(1)观察生命体征变化，每半小时测量血压、脉搏、呼吸1次。

(2)观察腹胀及肠蠕动情况，术后24～48小时禁食，术后第3日～4日肠蠕动恢复后可拔除胃管，给试饮水并过渡到流质，术后第5～6日进半流质饮食，术后第7日～9日根据病情进软食。忌进生硬、油炸、刺激性食物。

3. 保持各种引流管通畅，妥善固定，防止引流管扭曲、受压及脱落。
4. 鼓励早期活动，活动量根据个体差异而定。
5. 并发症护理：

(1)胃出血：观察胃管引流情况及血压、脉搏变化。若短期内从胃管内流出大量鲜血、呕血或黑便，持续不止，趋向休克情况，应立即再次行手术止血。

(2)感染：注意切口情况及体温变化。

(3)吻合口梗阻：观察呕吐的性质及量，必要时置胃肠减压管。

(4)倾倒综合征：患者餐后应平卧10～20分钟，少食多餐，控制碳水化合物的摄入，使其逐渐适应，并观察进食有无出现上腹部胀痛、心悸、头晕、出汗、呕吐、腹泻甚至虚脱等症状。

(5)吻合口瘘：注意有无发热及腹膜刺激征，若出现严重腹膜炎，须立即进行手术。

(三)健康教育

1. 保持心情舒畅，适当活动，避免劳累及受凉。
2. 少食多餐，避免生冷、硬、辛辣等刺激性食物，忌食胀气、油脂及过甜食物，饭后卧床30分钟～1小时以预防倾倒综合征。
3. 保持大便通畅。

4.注意有无腹痛、反酸、嗳气、恶心、呕吐、黑便、便血,发现异常及时就诊。

5.定期复查。

四、胆囊摘除、胆总管探查术护理

胆石症是指胆道系统包括胆囊或胆管内发生结石的疾病。胆道感染是属于常见的疾病,按发病部位分为胆囊炎和胆管炎。

主要因素是细菌感染,胆汁淤积,胆汁成分发生变化而形成胆结石。结石形成后可影响胆汁排出,胆汁淤积、细菌繁殖又可加重感染。

临床根据结石大小、存在部位、有无引起梗阻而临床表现不同。胆囊结石常有明显症状,急性发作时出现胆绞痛;肝外胆管结石出现腹痛、寒战、发热和黄疸夏柯三联征;肝内胆管结石以右上腹持续性闷胀,痛伴畏寒、发热、败血症,休克等症状。

(一)术前准备

1.了解病情,做好解释工作,使病人保持良好的心理状态。

2.给予低脂、高蛋白、高维生素饮食,术前禁食、禁水6小时。

3.遵医嘱做好抗炎处理。

4.急性发作期的病情观察:腹痛的性质、范围、部位及程度,有无黄疸等。

(二)术后护理

1.按外科一般术后护理常规。术后6小时改半卧位,全麻患者吸氧4小时~6小时。

2.观察生命体征的变化,继续观察患者腹部体征及皮肤、巩膜黄疸情况,防治术后出血及胆管梗阻、胆瘘。

3.有黄疸者,术后继续使用维生素K,观察鼻腔、口腔、切口及引流管有无出血,全身皮肤瘙痒者可用乙醇棉球轻擦,局部忌抓、忌水烫、忌肥皂擦洗,防止皮肤出血及感染。

4.保持胃管、T型管、腹腔引流等有效,观察引流液量、色和性质。

5.饮食:恢复胃肠道功能后给予低脂流质,渐给予低脂半流,低脂普食。

6.根据患者个体情况术后第2天或第3天可协助病人下床,刺激肠道功能恢复。

7.T管引流8天~10天可拔管,拔管前行试夹管,T管造影。造影后T管开放引流24小时。延期拔管、带管出院病人根据相关因素加强健康指导。

(三)健康指导

1.忌进高脂、油腻食物,如感上腹部饱胀、消化不良者,服消炎利胆片、多酶片等。

2.勿暴饮暴食、忌烟酒辛辣等刺激性食物。

3.如大便不成形或腹泻者,注意调整饮食,一般术后1个月此症状会慢慢消失。

4.休息1个月,一般3个月后恢复正常工作。

五、腹腔镜胆囊切除术护理

腹腔镜胆囊切除术(laparoscoplc cholecystectomy，LC)，是在电视腹腔镜引导下，利用专用器械，通过腹壁小戳口在腹腔内施行胆囊切除的微创手术。它具有创伤小、手术操作简单、术后疼痛较轻、恢复较快、住院时间短、瘢痕小等优点。

(一)手术方式

气管插管全麻，分别在患者脐上缘、右肋缘下、锁骨中线位及右腋前线位、上腹正中近剑突处作直径5～10mm的4个切口，经脐旁切口插入气腹针建立气腹，再置入腹腔镜，经另3个小孔分别置入带电凝的钳、剪及分离钩，将腹腔镜与电视摄像系统连接，通过监视器荧光屏观察腹腔内情况及胆囊切除的手术操作，最后通过腹部小切口将胆囊拉出体外。

(二)术前护理

1. 心理护理：多数患者并不了解LC的手术过程，因而心存疑虑，包括对麻醉以及对结石是否能取出的担心。因此术前指导十分必要。应该向患者介绍手术的适应证、手术方式、可能发生的并发症以及注意事项，可让其与病房中腹腔镜术后的患者交流，以消除病人和家属的思想顾虑。

2. 术前检查：术前行B超检查或CT检查，了解胆总管、肝内胆管有无结石、胆管急性炎症或疑有癌变，如有，应避免做LC。常规检查心电图、胸片以及生化等，了解重要脏器功能情况，了解影响手术的潜在因素，使病人能安全接受手术。

3. 术前常规准备：

(1)术区备皮。按上腹部手术范围备皮，因在脐旁置入腹腔镜，故特别注意脐部卫生，以松节油棉签或双氧水棉签清洗脐孔后，再用碘伏棉签擦拭，注意动作轻柔，以免擦破脐孔皮肤。

(2)胃肠道准备。术前1天进易消化的少渣半流，术前禁食6小时，一般不需常规置胃管或灌肠。

(3)术前锻炼。嘱吸烟患者戒烟，练习胸式呼吸及咳嗽、咳痰等动作，讲解床上翻身和下床活动的技巧。

(三)术后护理

1. 全麻后常规护理：患者去枕平卧，吸氧4小时～6小时，术后6小时取半卧位。

2. 吸氧：术后持续吸氧2～3L／min，可提高氧分压，加速CO_2排除。术后应常规给氧4～6小时，且密切观察呼吸情况。

3. 生命体征的监测：术后监测P、R、BP，4次～6次，每2小时1次至平稳，对于脉率快、血压下降者，应注意有无腹腔内出血。

4. 引流管的观察：术后一般不放置引流管，但对于粘连较重者、术中估计有出血、胆漏时需放置引流管。要防止引流管扭曲、堵塞，定时挤压，观察引流液的性质、颜色、量，一般于术后24～48小时引流量小于20ml，后可拔除。

5. 术后并发症的观察护理：因 LC 操作的不直接性及其所特有的技术、环节等因素，故存在特殊的并发症。

(1) 腹腔内出血：这是 LC 较为常见的并发症，多为术中钛夹位置不当或脱落，引起胆囊床渗血所致。术后应观察血压情况、敷料颜色以及引流液的颜色与量。对于术后 24 小时出现血性引流液突然增多（大于 200mL），同时伴有脉搏增快、血压下降或敷料渗液较多，应及时通知医生处理，必要时再次手术。

(2) 胆道损伤、胆漏：这是最为严重的并发症之一，主要原因是肝外胆管和胆囊管处理不当。主要表现为胆汁性腹膜炎。术后应严密观察有无腹痛、腹胀、腹膜刺激征以及皮肤、巩膜的颜色和引流液的性质。发现异常，及时通知医生，必要时手术处理。

(3) 皮下气肿：这是由于术中气腹压力过高或穿刺针未进入腹腔，使 CO_2 向皮下组织扩散所致。严重者会出现面、颈、胸、腹等处明显肿胀伴呼吸困难、血压升高、心率加快，如有上述情况，应给予低流量吸氧，半卧位，备好吸痰器。

(4) 急性水肿性胰腺炎：可能是术前合并胆总管小结石或手术过程中的胆囊内小结石脱落、胆囊切除后胆道动力学改变，使胆汁逆流入胰管所致，一般发生在术后 5～7 天，有急性胰腺炎的临床表现，故术后应严密观察腹痛的性质、部位以及辅助检查的结果。可给禁食、胃肠减压、抑酸等内科保守治疗；胆总管小结石可经十二指肠镜取石。

(5) 肩部酸痛：肩部酸痛是 LC 术后轻微的并发症，可能是残留于腹腔的 CO_2 刺激双侧膈神经终末细枝所致。一般 3 天可自动缓解。应给患者做好解释工作，也可做适当的按摩和理疗。

(四) 健康指导

1. 注意劳逸结合
2. 低脂饮食
3. 门诊随诊

六、原发-I 生肝癌手术护理

原发性肝癌是我国常见的恶性肿瘤之一，分别占男、女性恶性肿瘤的第三、四位。高发于东南沿海地区。可发生于任何年龄组，以 40 岁～49 岁男性多见。

原发性肝癌的病因和发病机制迄今未明，可能与病毒性肝炎、肝硬化、黄曲霉菌、亚硝胺类致癌物、水土等因素密切相关。

临床表现早期缺乏特异性表现，晚期可有局部和全身症状，包括肝区疼痛、肝脏肿大、消化道症状、全身症状、其他症状等，常见并发症有肝性脑病、上消化道出血、癌肿破裂出血及继发性感染等。

(一) 术前准备

1. 按外科术前护理常规。
2. 疼痛护理：遵医嘱给予止痛药或采用镇痛泵镇痛。

3. 心理护理：护士应热情、耐心、服务周到，使之树立起战胜疾病的信心；介绍成功病例或请成功者现身说法，消除病人恐惧紧张心理；对行化疗和放疗所致头发脱落者，应做好心理护理，以消除其顾虑。

4. 提供适当的营养：采取高蛋白、高热量饮食。对无法经口进食或进食少量者，可考虑使用全胃肠道外的静脉高营养法(TPN)。

5. 注意黄疸程度、出血倾向。为防止术中渗血，可肌注维生素K3或维生素K1。按医嘱给予白蛋白、血浆、全血和保肝药物。术前给予清洁肠道，以减少血氨来源，避免诱发肝昏迷。

6. 做好各项术前准备。

(二)术后护理

1. 按外科术后护理常规。

2. 密切观察病人的心、肺、肾、肝等主要脏器的功能情况，注意血压、脉搏、呼吸、体温、心电图及生化和尿的颜色、量、比重等的变化。

3. 密切观察腹腔引流量及性状：如引流量逐日减少，且无出血及胆汁，引流管一般可在手术后3～5天内完全拔出；如为开胸手术，在排除胸腔积液和肺不张后，可在术后2～3天内拔出胸腔引流管；如血性渗液逐日增加，疑有内出血时，应及时向医师报告，必要时行手术探查止血。

4. 肝断面出血，按医嘱正确使用止血剂、维生素K3及输入新鲜血液。术后2天若血压平稳可给予半卧位，但不宜过早起床活动，避免剧烈咳嗽，防止肝断面出血。

5. 肝脏切除术后易引起低血糖，护理的主要措施有：

(1)密切监测血糖及尿糖，必要时6小时检查1次，严密观察病人有无心悸、乏力、出汗及饥饿等症状。发现问题及时报告医师。

(2)输入葡萄糖时应做到持续均匀输入。防止血糖急剧上升或下降。

6. 继续应用抗生素防治肝创面、胸部、腹部及切口感染。术后注意观察病人的体温、脉搏及腹部状况。如手术3日后体温持续不降、白细胞升高、腹部胀痛，应考虑为有感染可能。

7. 术后2周内应补充适当的白蛋白和血浆，以提高机体的抵抗力；广泛肝切除后，可使用要素饮食或静脉营养支持。

8. 胆汁瘘是肝脏切除术后常见的并发症。应注意观察腹腔引流液的性质；保持引流管通畅，记录引流液的量及性质；观察有无剧烈腹痛、发热等胆汁漏、胆汁性腹膜炎症状。

9. 肝功能衰竭是术后威胁生命的严重并发症。术后早期密切观察病人神志情况如有无嗜睡、烦躁不安等肝昏迷前驱症状；严密观察其血氨的变化，血氨高，可遵医嘱给予生理盐水100ml加入食醋50ml，每日灌肠1次～2次，再按医嘱配合药物治疗；半肝以上切除的病人，需持续吸氧3～4天，定时检测血氧饱和度，使其维持在95%以上，以增加门静脉血氧饱和度。补充血容量以增加门静脉回流，并按医嘱补充葡萄糖、氨基酸、维生素C以及白蛋白、血浆等保肝药物，以促进肝细胞代偿和再生能力。避免使用巴比妥类及对肝细胞有害的药物。

七、肝脏移植手术护理

肝移植分为原位肝移植和异位肝移植。原位肝移植是目前治疗终末期肝病最有效的方法，指切除病肝后于原解剖位置植入供肝。异位肝移植是指将供肝植入受体脊柱右侧或右侧盆腔内，而原有病肝不予切除。

按外科疾病手术一般护理常规。

(一) 术前护理

1. 让患者及家属了解肝移植的必要性，以解除疑虑，树立信心，讲解术前准备及术后配合，以提高移植成功率。

2. 给予高碳水化合物、高蛋白、低脂和高维生素饮食，以改善营养状况。

3. 术前3日肌肉注射维生素K1，以纠正凝血功能异常。

4. 遵医嘱应用免疫抑制剂及抗生素，协助做好各项检查。

5. 术前给予眼药水滴眼、制霉菌素溶液漱口，皮肤皱折处用75%酒精擦拭。

6. 肠道准备：口服肠道不吸收抗生素，术前晚、术日晨用生理盐水清洁灌肠。

(二) 术后护理

1. 专人护理，严格执行保护性隔离制度。

2. 给予高蛋白、高碳水化合物、高维生素、适量脂肪饮食，以利肝功能恢复。

3. 病情观察。

(1) 监测体温：术后30分钟测体温1次，体温下降明显或不升，应加强保暖

(2) 监测呼吸：如出现呼吸困难应给予呼吸机辅助呼吸。

(3) 监测神志：准确记录其清醒时间，如长时间不清醒，应考虑有无缺血性脑病、脑水肿、肝性脑病等，应及时协助处理。

(4) 严密监测心率、血压、中心静脉压等变化。

(5) 观察有无黄疸，详细记录黄疸发生的时间和程度。

(6) 监测肝功能，及时补充白蛋白、维生素，以纠正凝血机制异常，尽早应用护肝及利胆药物。

4. 应用免疫抑制剂，以环胞素A为主，服以硫唑嘌呤和甲基强的松龙的三联用药，观察药物的副作用，每日测定环胞素A全血低谷浓度，持续至术后3个月。

5. 保持各种引流管通畅，观察引流液量、颜色及性质，并详细记录每小时出入量(包括尿量、胃液、胆汁及腹腔各种引流液)。

6. 并发症护理：

(1) 急性排斥反应：观察神志，皮肤、巩膜有无黄染，腹部体征，体温，胆汁量及肝功能情况，出现异常立即遵医嘱给予甲基强的松龙作激素冲击疗法。

(2) 血管吻合口破裂：观察生命体征及腹部体征变化，注意切口渗血及腹

腔引流液情况。

(3)肝动脉血栓形成：如体温突然升高、肝功能异常、肝脾肿大、腹痛等，一旦发生，及时协助处理，遵医嘱应用低分子右旋糖酐、复方丹参静脉滴入，口服阿司匹林、潘生丁，每周行彩超检查肝动脉血流情况。

(4)感染：严格执行消毒隔离制度，及时应用广谱抗生素及抗病毒药物，并给予2%碳酸氢钠溶液漱口及制霉菌素涂手足指(趾)甲及皮肤皱折处。

(三)健康指导

1. 恢复期，注意体力锻炼，适当户外活动，避免劳累。
2. 采用高蛋白、高碳水化合物和低脂饮食，避免生、冷、刺激性食物及饮酒。每周测体重一次。
3. 指导患者正确服药，注意观察有无肝肾毒性、血压升高等不良反应。
4. 做好出院指导，详细介绍出院后的注意事项。告知患者，定时来院复诊；正确服用免疫抑制剂；尽量避免到公共场所；注意"T"管保护等。

八、急性胰腺炎手术护理

急性胰腺炎分为单纯水肿型和出血坏死型两类，前者多见，经内科治疗后大多数均能痊愈；后者病情严重、凶险，进展快，并发症多，常因并发休克、多脏器功能衰竭而危及生命。

主要病因为胰液排出受阻，过量饮酒，暴饮、暴食，创伤，胰腺缺血及其他因素如代谢紊乱、高脂血症、某些药物所致。

临床以腹痛、恶心、呕吐与腹胀、发热与黄疸、休克、腹膜刺激征、出血征象为主要特征。

(一)术前护理

按外科手术前一般护理常规。

1. 禁食，胃肠减压。
2. 遵医嘱抑酶、抗感染，纠正水、电解质紊乱。
3. 对症处理，促进胃肠道功能的恢复。腹胀者，可使用生大黄导泻。
4. 监测血尿淀粉酶、血糖、肝、肾功能及生化指标，监测SPO2、尿量、生命体征，了解重要脏器的功能。
5. 黄疸者术前常规补充维生素K，改善凝血功能。
6. 手术日晨置胃管及导尿管。

(二)术后护理

1. 按外科手术后一般护理常规及麻醉后护理常规。
2. 禁食，胃肠减压。
3. 半卧位。
4. 严密观察体温、脉搏、呼吸、血压、监测血尿淀粉酶、血糖与尿糖，了解重要脏器功能情况，遵医嘱对症治疗。
5. 完全胃肠外营养以及肠内营养按有关章节护理常规。
6. 各种引流管的护理：

胃管、尿管、腹腔双套管(冲洗引流管)、T型管的护理参照有关章节。

肠造瘘管、胰引流管的护理：

(1)保持引流管的通畅。

(2)观察引流液的量、颜色、性质，并记录。

(3)更换引流袋及倾倒引流液时需注意无菌操作，防止逆行感染。

(4)空肠造瘘管早期作胃肠减压使用，待恢复肠蠕动后可给予要素饮食，2周～3周后恢复饮食可拔除空肠造瘘管。

(5)胰引流管待2周后引流液转为无色透明、量逐日渐少、腹部无阳性体征、切口愈合好即可予以拔管。

7.急性出血坏死性胰腺炎术后行腹腔冲洗时，要正确记录冲洗量及引流量，病情较重者记录出入量。

(三)健康指导

1.饮食宜清淡，忌油腻，勿暴饮暴食。

2.忌烟酒等刺激性的食物。

3.积极治疗肠道蛔虫、胆总管结石等病症。

4.遵医嘱服药。

九、腹部损伤护理

腹部损伤是指腹部受到外界各种致伤因素所致的损伤，主要是外界直接暴力作用于腹部引起的腹壁或内脏的损伤；利器或爆震作用于腹部引起的穿透性损伤。

常见的腹部损伤根据腹腔与外界是否相通分为开放性和闭合性损伤，根据损伤的脏器分为实质性脏器损伤(如肝、脾、胰、肾的损伤)和空腔脏器损伤(如胃、肠、膀胱、胆囊的损伤)。

临床以休克、急性腹膜炎及内出血为主要特征。

按外科疾病手术一般护理。

(一)术前护理

1.卧床休息，避免搬动。

2.观察期间应禁食、水，必要时行胃肠减压。

3.禁用镇痛剂，以免掩盖病情；禁止灌肠，以免加重病情。

4.病情观察：

(1)定时测量体温、脉搏、呼吸、血压，注意有无休克发生。

(2)观察腹痛的性质、部位、范围，有无压痛、肌紧张及反跳痛等。

(3)观察有无合并伤及程度和进展情况。

(4)监测各种相关的生化指标，必要时行腹腔穿刺，观察穿刺液的性状。协助诊断。

5.选择有效抗生素，防止腹腔内感染。

6.如需手术治疗，做好术前准备。

(二)术后护理

1.按麻醉后护理常规，血压平稳后取半卧位。

2.禁食、胃肠减压，并观察肠蠕动恢复情况，根据病情逐步恢复饮食。

3. 观察生命体征、尿量和中心静脉压，若出现血压下降、高热、少尿、无尿时均应做出相应处理。

4. 保持腹腔引流通畅，观察引流液的量、颜色及性质，同时了解腹痛情况及腹部体征的变化。

5. 根据病情记录出入量。维持水、电解质及酸碱平衡。

6. 鼓励患者早期离床活动。防止术后肠粘连，减轻腹胀，促进肠蠕动的恢复。

(三)健康指导

1. 平时多食易消化、营养丰富的食物。

2. 保持大便通畅，如有腹痛、腹胀、排气停止，应及时就诊。

3. 适当活动，防止术后肠粘连。

十、脾破裂手术护理

(一)术前观察和护理

1. 监测生命体征：每15分钟或30分钟测1次P、R、BP，有条件者使用监护仪。

2. 患者平卧，休克者按休克体位。

3. 保持呼吸道通畅，吸氧。

4. 快速建立两组静脉通道：遵医嘱扩容、升压、止血等处理。

5. 抽取血标本，进行血交叉试验、凝血试验、血常规测定等。

6. 禁食、禁灌肠、禁止热敷。

7. 快速完善术前常规准备：药物过敏试验、皮肤准备等。

8. 安慰患者，减轻患者恐惧心理。

(二)术后观察和护理

1. 根据麻醉种类，按全麻或硬膜外麻醉护理常规。

2. 保持呼吸道通畅，吸氧。

3. 检测 T、P、R、BP，有条件者使用监护仪，了解 SPO2 情况。

4. 保持腹腔引流管通畅，观察、记录引流液的色、量与性状。一般术后 24 小时后。引流液的色变淡、量减少。

5. 术后 48 小时内禁食。待胃肠道功能恢复，肛门通气后，可进少量流质、半流。鼓励患者进食利于机体恢复的高蛋白、高热量、高维生素的饮食。

6. 患者卧床休息，术后 72 小时后适当下床活动，预防并发症及促进肠蠕动。

7. 预防和及时处理便秘，保持大便通畅，防止有继发性出血。

8. 注意口腔、皮肤卫生，观察体温，遵医嘱使用抗生素。避免和预防感染。

9. 检测血小板、血象及血红蛋白等情况。

10. 出现继发性出血迹象时，立即卧床休息，避免搬动患者，以免加重出血。

十一、门静脉高压症手术护理

正常门静脉压力约为 1.27～2.35kPa(13cmH2O～24cmH2O)，当门静脉血流受阻，血液淤滞，压力大于 24cmH$_2$O 时，称为门静脉高压症。肝门静脉简称门静脉，主干包括 4 个交通支：胃底。食管下段交通支；直肠下端、肛管交通支；前腹壁交通支；腹膜后交通支。约 90% 以上的门静脉高压症由肝硬变引起。

主要临床表现有脾肿大、脾功能亢进，呕血和便血，腹水以及其他症状，如肝肿大、黄疸、蜘蛛痣等。

(一)术前准备

1.按外科术前护理常规。

2.观察出血倾向，防止曲张静脉破裂急性大出血；观察皮肤、牙龈有无出血及黑便等内出血的征兆；尽量避免使用肌肉注射，必须注射时，应尽量使用最小针头。注射后采用压迫法 5～10 分钟，不能按摩。

3.合并有食管静脉曲张的病人，应特别注意指导病人避免食用粗糙或刺激性的食物，避免用力解便、打喷嚏、抬重物等增加腹内压的运动；观察病人是否有黑便、呕吐现象。及时发现异常，及时处理。必要时做好急症手术准备。

4.合理供给营养。给予高糖、高维生素和高蛋白(肝昏迷病人除外)易消化饮食，总热量一般在 2000～3000 卡。

5.适当补充液体和电解质，严密观察水、电解质紊乱的症状和征象。对腹水和水肿病人，记录出、入量，并依据医嘱限制钠的摄入量。对使用利尿剂的病人，严密观察其水电解质的变化，避免低钾低钠现象。

6.休息与活动。宜卧床休息，适度活动，避免劳累，以免加重肝脏负担。

7.协助病人做好心、肺、肝、肾等重要脏器功能的检查，术前一周起应用维生素 K3。

(二)术后护理

1.按外科术后护理常规。

2.监测呼吸、脉搏、血压，观察面色、肢端手细血管充盈时间等休克体征，并观察有无胃体出血等症状。

3.发热是术后常见的反应，一般 38℃左右，2 日～3 日后恢复正常，如持续发热在 38.5℃以上，多为并发症所致。如手术切口感染、胸膜炎或肺部感染、深静脉血栓性静脉炎、肝细胞损害等，须加以注意。

4.严防肝昏迷。手术和麻醉均可影响肝脏功能，尤其是分流术后，肝血液动力学改变，肠道所产生的氨等有害物质直接进入体循环。所以要注意有无肝昏迷的征象。如行为改变、嗜睡、冷淡、神志恍惚、瞻望、扑翼样震颤、肝性口臭等。紧急处理的措施有：

(1)限制牛奶、鸡蛋的摄入，采用低蛋白、糖类为主的食物，且应少量多餐。

(2)限制输入水解蛋白、库存血。

(3)减少客人来访，注意安全，定期呼唤并观察意识的改变。

(4)使用缓泻剂灌肠和口服乳果糖以促进氨气排泄,合理使用抗生素,防止感染。

5.门奇静脉断流术后可发生胃瘘,为结扎血管使局部胃壁缺血坏死所致,其表现为膈下引流液量增加,或引流管驱除后有左上腹疼痛、发热、白细胞增高,B超可协诊。可出现腹水或水肿,严重者可导致切口延迟愈合,感染。

6.补液注意事项:保持输液通畅,按医嘱注意补充葡萄糖、氨基酸、维生素C及白蛋白、血浆等保肝药物,维持水电解质平衡。

7.做好病人的生活护理。

(三)健康指导

1.指导病人及家属认识门静脉高压症的症状和严重程度。

2.指导病人合理饮食。饮食要有规律,少量多餐,以糖类食物为主;无渣饮食,避免食用粗糙、坚硬、油炸和辛辣的食物;肝硬变者应根据病人不同病情、病程分别给予高蛋白饮食、低蛋白饮食或限制蛋白饮食。

3.指导病人建立健康的生活习惯。避免劳累和过度活动,保证充分休息;鼓励病人自我照顾;指导病人戒烟酒,认识其必要性;病人不能穿过紧衣服。

4.指导病人或家属学会发现出血先兆和主要护理措施。

十二、结肠、直肠癌根治术护理

(一)术前准备

1.按外科一般术前护理常规。

2.无结肠、直肠梗阻者术前3天进少渣半流质,术前1天流质,手术日晨前12小时禁食。

3.口服肠道抗菌药物,遵医嘱按时正确给药。

4.口服肠道灌洗液清洁肠道。

5.纠正营养状况,监测重要脏器功能。

6.手术日晨置胃管、导尿管。

7.术前心理护理及健康指导。

(二)术后护理

1.按外科术后一般护理常规。

2.按全麻或椎管内麻醉术后常规护理。术后24小时如病情稳定,改为半卧位,有利腹腔引流。

3.严密观察生命体征的变化,切口渗出情况,必要时记录出入量。

4.引流管护理:保持腹腔引流管或盆腔引流管、导尿管、胃管的有效引流。

5.会阴部护理:保持会阴部清洁、干燥,及时换药,预防褥疮的发生。

6.饮食:一般术后3~4天待胃肠道蠕动、恢复肛门排气或结肠造口开放后,给予流质,1周后进半流质或软食。

7.有人工肛门者,按人工肛门护理常规。

8.化疗者按化疗护理常规。

(三)健康指导

1. 指导病人正确进行造口护理
2. 指导病人进行适量运动及社交活动。
3. 发现人工肛门狭窄或排便困难者及时就医。
4. 使用化疗者，定期复查白细胞及血小板计数。

十三、人工肛门护理

1. 严密观察造口血液循环、颜色等情况，是否有出血、水肿、回缩、坏死等并发症。
2. 观察造口袋内有无气体或粪便排出，了解肠蠕动恢复情况。
3. 早期造口周围需用凡士林纱布保护，勤换药，直到周围切口愈合。
4. 造口袋内排泄物要及时倾倒或更换造口袋，减少排泄物对造口周围皮肤刺激，周围皮肤用氧化锌外涂。
5. 使用造口袋前，应测量造口大小，剪口要比造口大 1～2mm 左右，夹紧开口端。
6. 饮食指导：术后由流质——半流—普食，饮食量均衡，避免刺激饮食（如辛辣、咖啡等），禁食坚果类食物（如：花生、杏仁等），少食洋葱、大蒜等易产气食物。进食应有规律，以便养成定时排便的习惯。
7. 术后 3 个月内定期进行扩肛，动作轻柔，防止人工肛门狭窄。
8. 术后适当活动，但避免超负荷运动，防止过度增加腹压，导致人工肛门结肠黏膜脱出。
9. 指导患者及家属进行造口的基本护理和观察，教会其正确使用造口袋。

十四、阑尾切除手术护理

急性阑尾炎是外科最常见的急腹症之一，多发于青壮年，以 20 岁～30 岁为多，男性比女性发病率高。

根据急性阑尾炎发病过程的病理解剖学变化，分为四种类型：急性单纯性阑尾炎；急性化脓性阑尾炎；坏疽性及穿孔性阑尾炎；阑尾周围脓肿。

（一）术前护理

1. 按外科手术前一般护理常规。
2. 观察腹部症状与体征，防止阑尾穿孔并发腹膜炎。
3. 术前 6 小时禁食禁水，禁服泻药和灌肠。

（二）术后护理

1. 按外科手术后一般护理常规。
2. 按麻醉后常规护理。
3. 观察切口有无渗血渗液，敷料潮湿者及时换药。
4. 饮食：手术当日禁食，第 2 天食流质，禁胀气食物。
5. 鼓励早期下床活动，防止肠粘连。
6. 鼓励老年患者咳嗽，防止坠积性肺炎。

（三）健康指导

1. 慢性阑尾炎手术后更应加强活动，防止肠粘连。
2. 术后近期内避免重体力劳动，特别是增加腹压的活动，防止形成切口疝。

十五、腹股沟疝修补术护理

(一)术前准备

1. 按外科手术前一般护理常规。
2. 术前2周禁止吸烟，有气管炎、支气管炎、慢性咳嗽等及时治疗控制。
3. 注意保暖，防止感冒咳嗽。
4. 多食粗纤维食物。保持大便通畅。
5. 备小沙袋(约500g重)。

(二)术后护理

1. 按外科手术后一般常规护理。
2. 术后平卧位，膝下垫枕，使髋关节屈曲，减轻疼痛。
3. 切口处置小沙袋，压迫24小时后阴囊抬高。
4. 保持会阴部清洁干燥，防止切口感染。
5. 术后6小时可进流质或半流质，第2天可进普食，多食粗纤维食物。
6. 注意保暖，防止受凉引起咳嗽，保持大便通畅，若有便秘用通便药物。
7. 术后卧床休息3天，3天后可起床轻度活动，7天后可适当活动。如行无张力疝修补术后第二天可下床活动。

(三)健康指导

1. 出院后半年内避免重体力劳动，如提重物、抬重物及持久站立等。
2. 多食粗纤维食物，如芹菜、笋等，保持大便通畅。
3. 避免受凉感冒，防止咳嗽、打喷嚏致腹压升高导致疝复发。

十六、肠梗阻手术护理

肠梗阻是指任何原因引起的肠内容物通过障碍，统称为肠梗阻，是外科常见的急腹症之一。

按病因分为机械性肠梗阻、动力性肠梗阻和血运性肠梗阻；按肠壁血运有无障碍分为单纯性肠梗阻和绞窄性肠梗阻；按梗阻部位分为高位小肠梗阻、低位小肠梗阻和结肠梗阻。

临床以腹痛、呕吐、腹胀，排气、排便停止为主要特征。

(一)术前准备

1. 禁食、胃肠减压，观察引流液的量与性质。
2. 建立静脉通道，补液，纠正水、电解质紊乱及酸碱失衡，必要时输血或血浆等，防止休克。
3. 病情观察：
(1) 观察患者体温、脉搏、呼吸、血压的变化，注意有无休克先兆。
(2) 观察腹痛的性质、程度及范围，有无腹膜刺激症状。
(3) 观察呕吐物的量、颜色及性质等。
4. 遵医嘱应用抗菌素及解痉剂。
5. 无休克者取半卧位，以减轻腹痛、腹胀，有利于呼吸及炎性渗液的局限。

6.如需手术治疗，做好术前准备。

(二)术后护理

1.按麻醉后护理常规，血压平稳后取半卧位。

2.禁食、胃肠减压，保持其效能，并观察肠蠕动恢复情况。根据病情进行饮食指导。

3.保持腹腔引流管通畅，注意其引流量、颜色及性质。

4.病情观察：

(1)监测生命体征变化。

(2)观察腹部体征，注意有无腹胀、腹痛、肛门排气等情况。

(3)注意有无肠瘘、腹腔感染等并发症发生。

5.维持水、电解质平衡，应用有效抗生素防止感染。

6.鼓励患者早期下床活动。防止肠粘连。

(三)健康教育

1.给予易消化的饮食，避免暴饮、暴食。

2.避免饭后剧烈活动。

3.养成良好的卫生习惯，保持大便通畅。

4.若有腹痛等不适，及时就诊。

十七、下肢大隐静脉曲张手术护理

(一)术前护理

1.按一般术前护理常规。

2.避免长时间站立及便秘，避免腹内压升高。

3.自足部开始穿上弹力袜或包扎弹性绷带，并抬高患肢。

4.协助医生处理静脉曲张性溃疡。

5.保护皮肤，预防受损。

6.了解深静脉回流情况。

(二)术后护理

1.按一般术后护理常规。

2.患肢弹力绷带加压包扎，并抬高患肢20°～30°，以促进静脉回流，减少水肿。

3.注意患肢血液循环情况，观察足趾颜色、皮温、感觉及运动情况。

4.督促床上做足部背曲运动，促进血流速度。

5.术后24小时下床活动，防止深静脉血栓形成。

6.弹力绷带包扎2～3周。

7.术后避免长时间站立及重体力活动。

十八、胆囊胆道引流管的护理

1.妥善固定引流管。引流管安置部位，分别写明标志，如胆囊造瘘管、胆总管T型管、胆肠吻合口内支撑管等，并分别接床边无菌引流袋，妥善固定引流管，防止滑脱。

2.保持引流管的通畅，如发现引流不畅，可以用手挤捏导管或用无菌盐水冲洗，但压力不宜过大，以免引起胆管炎。

3. 严格观察引流量并记录。并注意其颜色、性质。定期更换引流瓶，注意无菌操作。

4. 引流管长期放置会造成胆汁的大量丢失，影响消化功能，如单纯行 T 型管引流者术后 7 天左右即可用抬管方法，减少胆汁丢失。

5. 胆道引流管的拔除。胆囊造瘘管一般在术后 2 周以后拔除。胆总管 T 型管于术后 10～14 天拔除，如体温正常，黄疸消失，胆汁每天减少至 200～300ml 左右。先行夹管 1～2 小时，细心观察，若无饱胀、腹痛、发热、黄疸出现，全日夹管 1～2 天后拔管，或术后 10～14 天行常规 T 型管逆行胆道造影，开放引流胆道造影剂 1～2 天后拔管。拔管前先引流胆汁 1～2 小时后再拔管，拔管时应注意用手下压腹壁，轻轻拔除，防止暴力，以免将导管窦道撕断，造成胆汁性腹膜炎。拔管后用无菌纱布包扎引流口处，并及时更换敷料，注意严格无菌操作。

十九、逆行性胰胆管造影术(ERCP)护理

(一)术前护理

1. 详细向病人介绍操作步骤及术中可能出现的问题，以取得病人最大限度的配合。

2. 详细询问病人有无碘过敏史，并做碘过敏试验。

3. 对疑有胆道梗阻或胰腺假性囊肿者，术前 1 小时开始静脉滴注抗生素，如头孢类或喹酪酮类抗生素。

4. 病人最好于术前一天晚上开始禁食，最少亦需要禁食 4 小时以上。

5. 患者采取左侧卧位，以便于操作，减轻病人不适。

6. 乳头切开术前常规检测血小板计数、凝血酶原时间和出血时间、凝血时间，若有异常应及时纠正。

7. 常规准备好各种并发症的应急措施。

8. 术前 1 小时常规应用广谱抗生素。

(二)术后护理

1. 一般护理

(1) 观察腹痛及体温情况。对腹痛较轻的患者，可予镇静和解痉剂，一般不主张使用强镇痛药；严重的腹痛，须观察腹肌紧张情况，防止胆管炎、胰腺炎等并发症。

(2) 术后 6 小时后可进食流质。

(3) 术后应用抗生素及有效的胆汁引流，可明显减少 ERCP 术后脓毒血症的发生。

2. 乳头切开术后护理：

(1) 24 小时内监测生命体征，禁食 48 小时后可予温凉流质。

(2) 观察有无黑便，若有黑便，则为出血现象，应予止血剂应用。

(3) 观察有无腹痛等穿孔征象。

(4) 监测血清淀粉酶，预防术后胰腺炎。

(5)抗生素应用预防胆道感染。

二十、完全胃肠外营养(TPN)护理

完全胃肠外营养(TPN)是指完全从静脉供应患者所需的全部营养素,包括丰富的热量、氨基酸、维生素、电解质及微量元素,使患者在不进食的情况下仍然可以维持良好的营养状况,增加体重,愈合创伤,幼儿可继续生长发育。

(一)适应证

1.各种原因不能从胃肠道正常摄入营养者,如胃、肠、胰外瘘、全胃或小肠大部分切除、胃肠道梗阻等患者。

2.严重创伤、烧伤及严重感染者。

3.溃疡性结肠炎及长期腹泻等患者。

4.特殊病例如肝、肾功能衰竭、急性出血性坏死性胰腺炎及恶性肿瘤接受化疗而全身情况极差等患者。

(二)置管前护理

1.心理护理:向患者解释营养支持的重要性,消除紧张和恐惧,配合治疗。

2.皮肤准备:用肥皂、清水擦洗干净,备皮。

3.营养液准备:在严格无菌操作条件下,将营养液高渗葡萄糖、氨基酸与脂肪乳剂等混合装入3L袋内备用。

4.物品准备:常规消毒物品、局麻药、导管、输液泵、终端过滤器、静脉营养液等。

5.了解患者肝、肾功能情况。

(三)置管时护理

1.妥善安置体位,常规消毒置管区皮肤。

2.指导患者呼气憋住,进行穿刺,并观察不良反应。

3.穿刺成功后连接输液管,观察输液是否通畅,导管位置是否合适。

4.穿刺点以碘酊、酒精消毒后无菌纱布覆盖,以透气透明膜外固定。

(四)置管后护理

1.密切观察患者生命体征及局部情况,注意有无胸闷、呼吸困难、肢体活动障碍等。

2.置管处敷料每日或隔日更换,导管入口处每周2次送细菌培养。

3.输液导管每日更换,并防止回血,避免堵塞导管。

4.输液过程中定期监测血糖、尿糖、电解质、肝肾功能。

5.输液完毕,正确封管。

6.准确记录出入量。

7.密切观察有无并发症发生。

(1)与导管有关的并发症:如空气栓塞、导管扭曲、折断、血气胸、血管神经损伤等大多在置管后即刻或24小时内发生,应严密监测生命体征变化及局部情况。

(2) 感染：如导管败血症等，若发生应拔除导管并将导管尖端送细菌培养、药敏试验。

(3) 糖代谢紊乱：注意有无口渴、多尿、头痛甚至昏迷等高糖、高渗性非酮性昏迷，如有，应立即停止营养液输入，协助处理；注意有无心慌、出汗、头晕、乏力等低血糖表现。

二十一、烧伤一般护理

1. 预防感染：入室应戴口罩帽子，接触患者前应洗净双手，接触大面积烧伤患者时，须严格进行无菌操作。

2. 病室要求：病室内保持清洁、舒适，布局合理，便于抢救，减少交叉感染，室温28℃～32℃，温度60%～70%。重症烧伤，暴露疗法除外。每日紫外线消毒1次。时间为1小时，病室内应备有翻身床及抢救用物。

3. 心理护理：针对烧伤患者不同时期病情特点及心理状态、思想活动，积极做好心理护理。

4. 病情观察：严密观察体温、脉搏、呼吸、心率、心律变化和呼吸频率、深度。发现异常及时通知医师，配合抢救。了解烧伤原因、面积、深度等，发现异常及时处理。

5. 晨、晚间护理：严重烧伤患者做好晨间和餐后的口腔护理。头面部无烧伤的患者协助漱口、刷牙，保持皮肤清洁，衣服宜宽松、柔软。

6. 褥疮护理：重视褥疮的预防，按时翻身，骨突处避免受压，保持床单干燥、平整，潮湿应及时更换。

7. 营养护理：鼓励及协助患者进食，根据各阶段病情需要合理调节饮食。

8. 做好静脉穿刺、输液护理：注意保护静脉，并按要求做好静脉切开、套管针穿刺护理。

9. 护理记录：正确及时记录病情变化，包括生命体征、出入水量、神志、情绪、食欲、大小便及创面情况。

10. 康复护理：尽早指导与协助患者进行功能锻炼，减少因瘢痕增生引起的功能障碍。

二十二、烧伤休克期护理

1. 病室保持安静，治疗及护理应集中进行，以减少对患者的刺激。因休克期患者水分从创面蒸发,大量热量丧失，常出现畏寒，必须做好保暖，室温保持在32℃~34℃。

2. 严密观察体温、脉搏、呼吸、神志的变化，观察末梢循环、口渴症状有无改善。

3. 有头、面、颈烧伤，吸入性损伤未行气管切开者，需密切观察呼吸，准备好气管切开的一切用物。

4. 迅速建立静脉通道，如因静脉不充盈穿刺失败，应立即行深静脉穿刺插管或做静脉切开，快速输入液体，补充血容量，确保液体输入通畅。根据24小时总量及病情需要，安排补液，做到晶、胶体交替输入，水分平均输入。

5. 留置导尿，准确记录每小时出入量，观察尿的颜色、性质和量，若有血红蛋白尿和沉淀出现，应通知医师，及时处理，防止急性肾小管坏死。在导尿管通畅的情况下，成人尿量应大于30ml／小时，儿童15ml／小时左右，婴幼儿10ml／小时左右，可根据尿量调节输液的速度和种类。当发现少尿或无尿时。应先检查导尿管的位置，有否堵塞、脱出，检查时需注意无菌操作。

6. 患者出现口渴时，表明血容量不足．此类口渴并不因喝水而减轻，因此，不应满足患者不断喝水的要求，否则可造成体液低渗，引起脑水肿或胃肠功能紊乱如呕吐、急性胃扩张等。大面积烧伤患者休克期应禁食，如无特殊原因，在第3天开始可给予少量饮水，以后根据情况给予少量流质、半流质饮食等，如有呕吐，应头侧向一边，防止误吸。

7. 注意保护创面，四肢适当约束，保持创面干燥，避免污染。

8. 对烦躁患者，应检查原因，有无呼吸道吸入性损伤。如因血容量不足引起，应加快补液速度；如因疼痛引起，在血容量充足的情况下应用冬眠药物，密切观察呼吸、心率、禁忌翻身和搬动。

9. 对有心力衰竭、呼吸道烧伤、老年人或小儿，在补液时须特别注意速度，勿过快，必要时用输液泵控制滴速，防止短时期内大量液体输入。

10. 出现高热、昏迷、抽搐，多见于小儿，尤其是头面部深度烧伤者，要加强观察，及时处理。

二十三、电击伤护理

电击伤是指人体与电源接触后电流进入人体，电在人体内转变为热能而造成大量的深部组织如肌肉、神经血管、骨骼等坏死。在人体体表上有电流进入人体时造成的深度烧伤创面，即电击伤的进口创面和出口创面。电击伤有特殊的并发症，护理中应严密观察。

1. 休克期护理观察同一般烧伤。对严重电击伤患者，休克期尿量要求每小时30～50ml，并严密观察肌红蛋白、血红蛋白尿，发现尿量、尿色异常，应及时通知医师处理，避免引起急性肾功能衰竭。

2. 严密观察电击伤后继发性出血：

(1)床边备放止血带、消毒手套、静脉切开包。

(2)加强巡回，特别是在患者用力、哭叫、屏气时容易出血，夜间患者入睡后更应严密观察。

(3)电击伤肢体必须制动，搬动患者时要平行移动，防止外力引起出血。

(4)出现大出血时，应根据出血部位及时给予正确紧急止血后，尽快通知医师。

3. 严密观察受伤肢体远端的血液循环，并抬高患肢。如肢端冷、紫绀、充盈差及肿胀严重时，应通知医师早期行焦痂和筋膜切开术，恢复肢体的血液供应，切开后的创面可用碘伏纱条覆盖。

4. 严密观察神经系统并发症：

(1)对电击伤伴有短暂昏迷史的患者，临床应严密观察生命体征，观察有无脑水肿、脑出血及脑膨出等征象。

(2)观察有无周围神经(正中神经、桡神经、尺神经)的损伤，以便通知医师及早诊断处理。

5. 防止厌氧菌感染，受伤后应常规注射破伤风抗毒素和类毒素，及长期的大剂量青霉素应用(坏死组织彻底清除干净后停用)。应用前应进行药物过敏试验，试验阴性后方可给予。青霉素配制方法要正确，以达到药物的最佳疗效。

6. 清除坏死组织和截除坏死肢体时，做好一切术后常规护理。

7. 电击伤患者都有不同程度的伤残，要做好对患者的心理护理，鼓励患者增强战胜疾病的信心。

第四节　骨科护理操作流程

一、骨科手术一般护理

(一)术前准备

1. 按一般外科护理常规。

2. 皮肤准备：将准备范围内皮肤上的汗毛或毛发剃净，再清洗擦干。

(二)术后护理

1. 选用硬板床按照一般外科术后护理常规及麻醉后常规护理。

2. 卧位：

(1)四肢手术后，抬高患肢，以利于血液回流。

(2)对石膏外固定的肢体摆放，应以舒适、有利于静脉回流、不引起石膏断裂或压迫局部软组织为原则。

3. 严密观察患肢血液循环。

4. 骨科手术后一般10～14天拆线。

(三)健康指导

1. 指导患者及时恢复功能锻炼，目的是恢复局部肢体功能和全身健康，防止并发症，使手术达到预期效果。

一般术后锻炼可分为3期：

(1)初期：术后1～2周，在医护人员的辅助下活动量由轻到重，幅度由小到大。

(2)中期：从手术切口愈合、拆线到去除牵引或外固定用物一段时间.可根据病情需要，在初期锻炼的基础上及时增加运动量、强度、时间。

(3)后期：加强对症锻炼，使肢体功能尽快恢复。

2. 鼓励患者早期床上运动，手拉吊环，抬高身体，增加肺活量及促进循环，防止肺不张、肺部感染、下肢深静脉血栓形成。

二、石膏固定护理

(一)一般护理

1. 凡行石膏固定患者应进行床头交接班，倾听患者主诉，并观察肢端皮肤颜色、温度、肿胀、感觉及运动情况，遇有血液循环障碍，立即报告医师，并协助处理。

2. 石膏未固前需搬运患者时，须用手掌托住石膏，忌用手指捏压，预防变形与折断。寒冷季节，未干固的石膏需覆盖被毯时应用支架托起。

3. 石膏包扎不宜过紧，以免产生压迫。将患肢抬高，预防肿胀、出血。寒冷季节更需注意石膏固定部位的保暖，以保障患肢远端的血液循环。观察和判断石膏固定肢体的远端血液、感觉和运动状况。密切注意患肢肿胀程度，皮肤温度、颜色及感觉的改变等。

4. 会阴及臀部周围的石膏易受大小便污染，固除保持局部清洁外，该部位石膏开窗大小要适宜。有污染时，及时用软毛巾擦拭干净。换药时，及时清除分泌物，严重污染时，更换石膏。

(二)预防褥疮

经常观察和检查露于石膏外的皮肤，石膏边缘及足跟、肘部等未包石膏的骨突处，每日按摩2次以促进血循环，防止褥疮形成。

(三)出血观察

1. 石膏内面切口出血时，应观察石膏表面、边缘及床单有无血迹。

2. 判断石膏表面血迹是否扩大，若发现石膏表面有血迹渗出，应在血迹边缘用笔画圈标记，并注明日期和时间。如发现血迹边界不断扩大，应报告医师。

(四)功能锻炼。

指导病人加强未固定部位的功能锻炼及固定部位的肌肉等长舒缩活动。定时翻身，患肢置功能位。病情允许时，适度下床活动。

三、牵引术护理

牵引术是利用适当的持续牵引力和对抗牵引力达到整复和维持复位。包括皮牵引和骨牵引。

按骨科一般护理常规

1. 做好心理护理，消除恐惧心理。

2. 维持有效血液循环。加强肢端血液循环观察，重视病人的主诉；及时检查有无局部包扎过紧、牵引重量过大等所致的血液循环障碍，发现异常，及时汇报处理。同时，严密观察有无血管、神经损伤症状。发现相应临床征象，及时汇报处理。

3. 保持有效牵引。皮牵引时，注意防止胶布或绷带松散、脱落。

颅骨牵引时，注意定期拧紧牵引弓的螺母，防止脱落。牵引时，应保持牵引锤悬空，滑车灵活。适当垫高病人的床头、床尾或床的一侧，牵引绳与患肢长轴平行。牵引治疗期间，必须保持正确的体位。明确告之病人及家属，不得擅自改变体位，达到有效牵引。牵引重量不可随意增减。不可随意放松牵引绳。

4. 预防并发症。预防褥疮。骨突部位经常按摩，并保持皮肤、床单位清洁、干燥。皮牵引者，及时观察有无胶布过敏现象。预防牵引针、弓滑落。及时观察，发现有牵引针移位，牵引弓螺母松动现象，及时处理。预防牵引针眼感染。钉孔处每日滴75%酒精2次，避免牵引针滑动。预防关节僵直，应鼓励病人进行主动和被动运动，包括肌肉等长收缩、关节活动和按摩等。预防足下垂。下肢牵引时，在膝外侧垫棉垫，防止压迫腓总神经。应用足府托板，置踝关节于功能位，加强足部的主动和被动运动。预防坠积性肺炎，定期翻身、拍背、促进排痰，预防便秘。

(三)健康指导

1. 坚持功能锻炼。
2. 保持牵引的有效性。
3. 做好出院指导。

四、关节镜术护理

(一)术前准备

1. 心理护理：向患者解释手术的目的，取得配合。
2. 按硬膜外麻醉术前常规护理。
3. 根据医嘱备齐各项常规检查报告，如血常规、尿常规、出凝血时间测定、肝肾功能、心电图、患肢的X线片。
4. 手术野皮肤准备：患侧肢体切口的上、下各20cm处。
5. 手术前1天，根据医嘱做血型测定、备血，完成常规药物的皮肤敏感试验，手术前晚10时后禁食，12时后禁水。
6. 手术日晨按医嘱给术前用药。

(二)术后护理

1. 腰麻后常规护理。
2. 卧位：术后6小时平卧位，头侧向一侧。
3. 根据医嘱定期观察并记录体温、脉搏、呼吸、血压。
4. 患肢抬高约20°，保持膝关节接近伸直位，减轻肿胀。
5. 注意观察切口出血情况，一般切口采用加压包扎的方法。如果切口渗血较多，应及时通知医生更换敷料，并保持床单位的清洁。
6. 观察足趾的末梢循环、温度、肤色和运动，防止因包扎过紧引起血液循环障碍。
7. 功能锻炼：术后第1天开始练习股四头肌等长收缩，促进血液回流，减轻肿胀，为抬腿运动做好准备。术后第2天开始做抬腿运动。
8. 如果关节腔内积液消退，可做膝关节伸屈练习，过早练习会加重关节腔内积液。
9. 应早期下地活动，但不可过早负重。

(三)健康指导

1. 膝关节保暖，夜间抬高下肢。
2. 按照要求进行下肢的功能锻炼，直到关节的疼痛消失、下肢行走如常。
3. 定期随访。

五、手外科一般护理

(一)术前准备

1. 心理护理：向患者解释手术的目的、方法和注意事项。了解患者对手术的要求，取得患者密切配合。

2. 按臂丛或全麻术前常规护理。

3. 根据医嘱备齐各项常规检查报告，如血常规、尿常规、出、凝血时间测定、肝肾功能、B超、血管造影、肌电图、X线片等。

4. 手术野皮肤准备：原则是超过手术部位上下两个关节以上。

5. 手术前1天：

(1)根据医嘱做血型测定、备血，完成常规药物的皮肤过敏试验。

(2)手术前晚10时后禁食12时后禁水。

6. 手术日晨按医嘱给术前用药.并将病历及患肢X线片带入手术室。

(二)术后护理

1. 按臂丛或全麻术后常规护理。

2. 体位：平卧位，患肢抬高20°～30°，以促进血液循环，减轻肢体肿胀。显微外科手术患者需绝对卧床10～14天。

3. 严密观察指端皮肤颜色、温度、肿胀、感觉、运动及切口渗血情况，如有异常情况应及时与医生联系。

4. 按医嘱给予抗生素及扩血管药物，并观察药物反应。

5. 如用石膏固定或用外固定支架者,按石膏固定或外固定支架常规护理。

6. 恢复期必须进行早期功能锻炼，尤其是肌腱损伤者，术后3～4天后应立即进行伸屈指运动。

(三)健康指导

1. 带石膏固定出院者应按期来院拆石膏。

2. 带外固定支架出院者，遵医嘱随访，并注意保持钉孔的清洁和干燥。

3. 按医嘱定时服药。

4. 加强主动和被动运动，并逐渐加大运动幅度和量，直至手的功能恢复为止(肌腱损伤手术后.以主动锻炼为主；周围神经损伤手术后，以被动锻炼为主)。

六、断指(肢)再植术护理

断肢(指)再植是指完全或不完全断离的肢体在光学放大镜的助视下重新接回原位，恢复血液循环，使之成活并恢复一定功能的高精细手术。

常见的致伤原因有切割伤、碾轧伤、挤压伤、撕裂伤及火器伤等。根据损伤程度不同.一般可分为完全性断离，不完全性断离，多发性断离。

临床以低血容量性休克、中毒性休克为主要特征。

(一)现场急救

1. 注意伤员的全身情况，如有休克或其他危及生命的合并损伤，应配合医生迅速抢救。

2. 做好现场急救处理，止血、包扎。

3. 正确保存断离肢体。

(1)离体的肢体应用无菌敷料或清洁布类包裹。

(2)转送时间久或炎热季节，应将离断肢体保存在低温环境中。

(3)保持肢体干燥,切忌使用任何液体浸泡。

4.迅速转送有条件进行肢体再植的医院。

(二)急诊科处理

1.注意患者全身情况,遵医嘱严密观察体温、脉搏、呼吸、血压等。

2.如患者全身情况稳定,遵医嘱摄患肢 X 线片、配血及送必要的化验检查等术前准备工作。

3.连同离断肢体送手术室施行手术。

4.遵医嘱常规 TAT 预防注射。

(三)术后护理

1.病室要求:相对无菌,室温保持 23℃～25℃,湿度 60% 为宜。

2.按臂丛或硬膜外麻醉后常规护理。

3.遵医嘱观察再植肢体的皮温、肤色、毛细血管充盈情况。

(1)皮温:正常应与健侧相似或略高 1℃～2℃。

(2)肤色:颜色应与健侧一般红润,皱纹明显,指(趾)腹丰满。

(3)毛细血管充盈时间正常:指压皮肤和甲床后,在 1～2 秒内恢复充盈。

(4)观察伤口渗血情况。

(5)动态观察病情变化且详细记录,及时发现问题。

4.平卧 10～14 天。患肢略高于心脏水平。

5.保暖,促进血液循环:术后遵医嘱可用 60～100W 照明灯照射再植的肢体,灯距约为 30～45cm,24 小时持续,一般约需 2 周左右。

6.防止血管痉挛,如有以下情况需及时处理:

(1)疼痛:给予止痛剂,禁用血管收缩剂。

(2)呕吐:镇静止吐。

(3)尿潴留:应及时导尿。

(4)便秘:禁用灌肠,可用开塞露通便,或口服泻药保持大便通畅。

7.术后 2～3 周,可做理疗以减轻患肢肿胀。

(四)健康指导

1.患肢保暖。

2.告诉患者术后 2～4 周经摄片证实骨折愈合,拔除钢针后,即可行主动或被动锻炼,并教会患者锻炼方法。

3.定期门诊随访,如有特殊情况,随时就诊。

七、游离足趾移植再造手指术护理

(一)术前护理

1.做好心理护理:告知患者手术名称、方法、效果及配合等,取得配合。

2.按医嘱对有脚癣或炎症患者进行处理。

3.术前 1 周训练床上大小便,以防术后大小便困难导致血管痉挛,影响手术成功。

4.术前遵医嘱做好各种检查,并做好配血准备及药物过敏试验。

5.皮肤准备：修剪指(趾)甲，剃去毛发。一般备皮范围上、下超过两个关节。

6.手术日晨测体温、脉搏、呼吸，如有病情变化，如发热、感冒、月经来潮应延期手术。双手缺失患者需留置导尿。

7.进手术室前，按麻醉要求遵医嘱常规给药。

(二)术后护理

1.按全麻护理常规。

2.遵医嘱密切观察再造手指的血循环，一旦发现血管危象，及时通知医生。

3.观察游离移植足趾端渗血情况，如有出血，加压包扎。

4.引起血管痉挛因素是多方面的，如剧烈疼痛、尿潴留、精神紧张、呕吐、大小便困难、经常翻身、身体压于患侧、寒冷刺激等，针对上述各种原因，要及时采取相应措施。

5.再造手指术后2周～4周，遵医嘱可做再造手指主动或被动锻炼。

八、游离皮瓣移植术护理

(一)术前护理

1.心理护理：手术后被动体位时间久，生活绝对不能自理，要有心理准备。

2.协助做好各种检查，肝肾功能、心电图、出凝血时间测定。

3.术前训练床上大小便，以适应术后卧床需要，劝其戒烟。

4.手术野皮肤准备：术前1天备皮，包括受区与供区皮肤。

5.术前1天，遵医嘱做血型测定、备血，完成药物过敏试验。

6.手术日晨按医嘱使用术前用药。

(二)术后护理

1.按硬膜外麻醉或全麻护理常规护理。

2.卧位：平卧14小时左右，患侧抬高，略高于心脏水平。双下肢桥式交叉皮瓣应四周垫稳，搬动时，双下肢同时抬高，防止皮桥血管蒂撕脱。

3.严密观察生命体征，定期记录体温、脉搏、呼吸，必要时吸氧。儿童游离背阔肌皮瓣禁用呼吸抑制剂，如哌替啶等。

4.局部观察：遵医嘱局部烤灯照射14天左右，方法同上。注意观察皮温、肤色、毛细血管充盈，并与健侧对比。发现皮瓣血循环障碍，及时通知医生。

5.做好裸露部位的保暖，防止感冒及肺部感染发生。

6.预防皮肤感染：背阔肌皮瓣创面大、渗血多，无菌巾直接垫于床上。保持创面清洁及床单干净。

7.按石膏固定护理。

8.正确进行皮温测定，并定时定点与健侧皮温相比较。

九、臂丛神经损伤手术护理

(一)术前准备

1. 心理护理：向患者解释手术的目的及手术后功能恢复情况，取得配合。

2. 备齐各项常规检查报告，如血常规、出凝血时间、肝肾功能、心电图、X线片。

3. 手术前1天，做好药物过敏试验，并做好记录。

4. 皮肤准备：认真做好手术野皮肤的清洁，术前可沐浴1次，并修剪指甲，减少术后感染。清洁范围：患手、患肢，如臂丛神经损伤者，增加患侧颈部、胸部、腋下。

5. 使患者掌握术后石膏固定的体位及注意事项。

6. 手术前日晚10时后禁食，必要时给予镇静药物。

7. 手术日晨，按医嘱给予术前用药。

(二)术后护理

1. 按臂丛麻醉或全麻术后护理。

2. 定时观察、记录体温、脉搏、呼吸、血压，按病情需要，认真做好分级护理。

3. 患侧肢体保持功能位，可适当抬高。

4. 做好石膏固定护理。注意患肢有无被石膏压迫的症状，如观察指端皮肤颜色、温度、肿胀及感觉运动情况，如果发现异常，及时向医师汇报。

5. 臂丛神经损伤者。术后如上臂于内收位，屈肘置于胸前的固定者，应观察石膏是否过紧，影响呼吸。如发现异常，应向医师汇报，以便及早处理。

(三)健康指导

1. 经常活动患肢手指，防止关节僵硬。

2. 术后应遵照医嘱长期应用神经营养药物，促进神经再生。

3. 石膏绷带一般固定3～6周，去除石膏托或石膏筒后逐步伸直锻炼。

4. 在神经再生过程中，可同时进行物理治疗。

十、腰椎间盘突出症手术护理

(一)保守疗法护理

1. 按骨科疾病一般护理常规。

2. 卧硬板床。急性期严格卧床三周，禁止坐起和下床活动。卧床期间宜在腰部垫小枕，根据病人耐受程度逐日增高至10～15cm。

3. 给予局部热敷和按摩。

4. 起床时使用腰围，睡倒时脱下，无症状即应除去。

5. 加强腰背肌锻炼。

6. 恢复期禁止举重和弯腰。

7. 向病人讲解发病机理，防止复发。

8. 进行牵引治疗的病人，按牵引护理常规。

(二)手术治疗护理

1. 术前护理：

(1)按骨科疾病一般护理常规。

(2)卧硬板床。

2.术后护理:
(1)按骨科一般护理常规。
(2)平卧6小时后协助病人翻身。
(3)观察伤口渗血情况,若渗出液过多,病人有恶心、呕吐、头痛等症状,须考虑脊膜破裂。如脊髓液外流,应立即处理。
(4)做好病人生活护理。
(5)术后1周帮助病人锻炼腰背肌,做背伸活动,并指导病人做直腿抬高活动,避免术后神经根粘连。

十一、骨盆骨折护理
1.按骨科严重创伤护理常规。
2.卧硬板床。
3.观察有无腹胀、腹痛、肛门流血情况。
4.观察有无泌尿系统损伤表现,必要时行导尿术。
5.如有皮下出血和肿胀,应在皮肤上标记其范围,观察出血进展情况。
6.如骨折不移位或移位不显著,可使髋部屈曲,以减少疼痛。
7.骨盆悬吊牵引者,吊带应平坦,完整无褶,以防褥疮。吊带宽度要适宜,不应上下移动。大小便时注意清洁。
8.尿道损伤病人保留导尿应严格无菌操作。观察尿液性质、量及颜色并记录。
9.保持病人大便通畅,多饮水、多食水果、蔬菜,必要时服缓泻剂。
10.为防止骨折移位,勿随意搬动或更换体位。每1小时~2小时用50%红花酒精按摩尾骶部及其他骨突部位,以防褥疮形成。
11.行牵引的病人,按牵引护理常规。
12.指导病人做股四头肌收缩和踝关节伸屈等被动活动。

十二、全髋和人工股骨头置换术护理
(一)术前准备
1.按骨科手术一般护理常规。
2.按硬膜外麻醉或全麻术前常规护理。
3.备齐各项常规检查报告,如血常规、尿常规、出凝血时间测定、肝肾功能、髋部及胸部X线片、心电图等。
4.术前2~3天开始按医嘱使用抗生素。
5.手术野皮肤准备:上至剑突以下,下至膝关节以上,前面超过腹中线6~7cm,后面超过脊柱6~7cm。

(二)术后护理
1.按硬膜外或全麻术后常规护理。
2.保持患肢外展、中立位,术后6周内避免做如内收、屈曲动作,以防髋关节的脱位。
3.密切观察患者体温、脉搏、呼吸、血压等全身情况及局部切口出血情况。

4. 切口负压吸引,保持引流管通畅,注意引流液的性质和量。

5. 患肢皮肤牵引 2 周～3 周。一般采用皮肤牵引,老年人皮肤易受到胶布粘贴而过敏、破溃,可使用海绵包扎做牵引,牵引重量应小于 2kg。

6. 功能锻炼:

(1) 术后 6 小时～12 小时后即进行股四头肌锻炼。

(2) 牵引拆除后,可将上身抬高 20°～30°,在膝关节下垫软枕 1 只,使膝关节保持微屈状态。同时可以活动踝关节,以防远端关节僵硬。

(3) 6 周内忌屈曲、内收及内旋,可在两下肢中间放软枕 1 只,以防止髋关节脱位。

(4) 6 周～8 周后可下床,适当负重。

7. 预防并发症及感染:

(1) 预防肺炎、肺栓塞及血栓性静脉炎,鼓励患者利用牵引架上拉手抬高身躯,以促进呼吸及血液循环。

(2) 经常保持床铺平坦、干燥、清洁、无渣屑,预防褥疮。

(3) 预防泌尿系统感染。

8. 预防髋关节脱位:术后 6 周内应嘱患者勿将两腿在膝部交叉放置,3 个月内勿坐小矮凳,勿蹲下,勿爬陡坡。

十三、化脓性关节炎手术护理

化脓性关节炎是指化脓性细菌引起的关节内感染,多见于儿童。

常发生在大关节,以膝、髋关节为多。

最常见的致病菌为金黄色葡萄球菌,其次为溶血性链球菌、肺炎球菌等。主要是因关节开放性损伤、急性血源性感染或因关节疼痛封闭治疗时消毒不严而引起。

临床表现为起病急,高热、寒战等急性感染全身表现,关节局部红、肿、热、痛,表浅关节有波动感,活动受限,剧痛;关节多处于屈曲畸形位,久之发生关节挛缩,并发病理性脱位、半脱位。

按骨科疾病手术一般护理常规。

(一) 术前护理

1. 卧床休息,患肢给予制动,固定于功能位,搬动时动作要轻稳,以免引起疼痛。

2. 给予高蛋白、高热量、多维生素、易消化饮食,必要时给予输血、血浆、白蛋白等。

3. 密切观察神志、体温、脉搏等变化,注意有无高热、惊厥及转移性脓肿征象。

4. 高热者按高热护理常规。

5. 必要时协助做脓液培养、血培养、药物敏感试验。

(二) 术后护理

1. 密切观察患者生命体征变化。

2. 局部开窗或钻孔冲洗引流护理。

(1)保持切口引流通畅，引流袋应低于患肢 50cm，以防止引流液返流。引流袋每日更换 1 次。

(2)观察引流液量、颜色及性质，并记录。

(3)注意引流管内有无血凝块、脓液堵塞、管道受压、扭曲、松动及脱落，应及时处理。

(4)及时更换冲洗液及倾倒引流液，严格无菌操作，避免逆行感染。

(5)合理调节滴速，随着冲洗液颜色变淡逐渐减量，直至引流液澄清为止。

3. 采用皮牵引或石膏托患者应限制患肢活动以减轻疼痛，防止病理性骨折和关节畸形。

4. 应用大剂量抗生素时观察其疗效和不良反应。

5. 功能锻炼：

(1)急性炎症期卧床休息，行股四头肌等长收缩、踝关节运动。

(2)急性炎症消退后，关节、骨质未见明显破坏，体温正常 2 周后可鼓励患者逐渐进行关节伸屈功能锻炼。

(3)必要时辅以理疗。

6. 长期卧床者应防止肺部感染、泌尿系统感染及褥疮等并发症发生。

(三)健康教育

1. 加强营养，增强抵抗力。

2. 指导患者关节功能和肌肉锻炼。

3. 定期复查，如有红肿等感染现象，应立即就诊。

十四、单纯性脊柱骨折手术护理

脊柱骨折是骨科常见的损伤，胸腰段骨折发生率最高，尤其为颈椎、腰椎。主要是由于外伤所致，如高处坠落、车祸、躯干部挤压伤等。

临床表现为局部疼痛和压痛。腰椎部肌痉挛，不能站立，翻身困难，腰椎骨折致腹膜后血肿，出现腹胀、肠蠕动减慢等。

按骨科手术一般护理常规。

(一)术前护理

1. 平卧硬板床，保持脊柱的稳定性。搬动时保持脊柱水平位，并在一直线上，切忌躯干扭曲。

2. 给予高热量、高蛋白、多维生素、富含粗纤维的食物。

3. 急性症状未控制时切忌床上活动。胸、腰段脊柱骨折应鼓励患者床上行四肢主动运动。

4. 训练床上排便习惯，切忌离床排便。

5. 保持皮肤清洁，每 2 小时翻身 1 次，防止褥疮发生。

(二)术后护理

1. 平卧硬板床，保持脊柱的稳定性，可垫海绵垫、水垫等，床铺要平整、干燥以防褥疮。

2. 病情观察：

(1)观察患者生命体征变化及肢体活动度。

(2)注意切口部位渗血、渗液情况.保持引流通畅。

3. 保持大便通畅,必要时给予缓泻剂。

4. 根据病情鼓励患者行床上腰背肌锻炼,具体为仰卧位(挺胸、背伸)、俯卧位(飞燕点水姿势)。

5. 给予心理支持,保持心理健康。

(三)健康教育

1. 加强腰背肌锻炼,术后6周可协助患者离床活动。

2. 嘱患者勿弯腰,逐渐增加运动量,必要时给予腰围保护。

3. 定期复查。

十五、截瘫护理

截瘫是指脊柱的骨折和脱位、骨骼本身的病变、肿瘤等造成的脊髓平面以下的感觉、运动和反射丧失。

临床表现为不同平面节段的脊髓损伤,表现不同临床征象。颈髓损伤表现为四肢瘫;胸髓损伤表现为截瘫;腰髓、脊髓圆锥损伤表现为下肢肌张力增高、腱反射亢进;马尾损伤出现受伤平面以下感觉和运动障碍及膀胱和直肠功能障碍等。

按骨科疾病手术一般护理常规。

(一)一般护理

1. 休息:平卧硬板床,保持脊柱的稳定性,翻身时头、颈、胸、腰段脊柱呈一直线,勿扭曲。高位截瘫者,颈部两侧给予沙袋制动。

2. 饮食:给予高热量、高蛋白、多维生素、粗纤维饮食,鼓励多饮水。

3. 心理护理:了解患者心理变化,有针对性地进行安慰,解除长期卧床、生活不能自理以及担心预后出现的焦虑、压抑的心理。

4. 保持皮肤清洁,定时翻身.预防褥疮的发生。

5. 保持大便通畅,必要时服缓泻剂或灌肠。

(二)保持呼吸道通畅,预防肺部感染

1. 经常变换体位。

2. 鼓励咳嗽、咳痰,协助拍背,痰液黏稠不易咳出给予雾化吸入。

3. 对高位截瘫者早期行气管切开术者,按气管切开术护理常规。

4. 若发生肺部感染,遵医嘱应用抗生素。

(三)长期保留导尿者应预防泌尿系统感染

1. 保持尿管、引流袋无菌,必要时膀胱冲洗。

2. 训练膀胱收缩功能。

3. 导尿管每2周更换1次。

4. 若发生泌尿系感染,遵医嘱应用抗生素。

(四)正确估计截瘫程度,协助患者进行功能锻炼

1. 肢体未瘫痪部位进行主动运动,如利用哑铃或拉弹簧锻炼上肢及胸背部肌肉;仰卧或伏卧位时锻炼腰背肌;借助辅佐工具练习站立和行走。

2. 已瘫痪的下肢每日协助做充分伸直和外展,防止关节僵直的被动运动。

(五)行颅骨牵引者,按颅牵引护理常规。

(六)健康教育

1.教会正确搬动方法。

2.制订功能锻炼计划,使残存功能最大限度地发挥,增强日常生活自理能力。

十六、截肢手术护理

截肢是指通过手术切除失去生存能力、生理功能及危及生命的部分或全部肢体,以挽救患者的生命。

适用于四肢严重毁损伤;肢体广泛挤压伤合并急性肾衰;肢体有严重特异性感染危及生命;冻伤或烧伤而致肢体坏死;血管疾病并发肢体坏死;四肢恶性肿瘤无远处转移;慢性骨髓炎久治不愈,肢体又难以恢复功能;四肢先天性畸形不能手术矫正,严重影响功能。

按骨科疾病手术一般护理常规。

(一)术前护理

1.危重患者应先抢救生命,纠正休克,并监测生命体征变化。

2.向患者及其家属介绍截肢的必要性,消除顾虑,配合手术。

3.患肢制动。

4.严密观察患肢局部皮肤色泽、伤口出血、渗出以及肢端血液循环等情况,及时为医生提供病情变化的动态信息。

(二)术后护理

1.床旁使用护栏,防止患者坠床。

2.病情观察。

(1)观察患者生命体征变化。

(2)观察残端伤口出血情况,若有大出血倾向,立即应用止血带止血,高位截肢发生大出血时应用沙袋压迫止血。

3.保持引流管通畅,观察引流液的量、色和性质。

4.抬高残端,2日后放平肢体。局部弹力绷带加压包扎固定,以防残端关节挛缩。

5.残肢疼痛时,遵医嘱适量应用镇痛剂、镇静剂。

6.残肢反应期后,鼓励患者床上行残肢后伸锻炼,2周后拆线可扶拐下地,并进行残肢肌肉、关节主动性运动,适度撞击、拍打增强皮肤耐受性。为安装假肢做准备。

(三)健康教育

1.术后6个月可装配假肢,教会患者残肢锻炼。

2.培养独立生活能力。

3.定期复查。

十七、先天性髋关节脱位手术护理

先天性髋关节脱位是一种常见的先天性畸形。主要是由于髋臼和股骨头先天发育不良或异常,胎儿在宫内位置不正常以及韧带、关节囊松弛所致,女性多见。

临床表现为会阴部增宽,患侧髋关节活动受限,肢体短缩.臀部、大腿内侧皮肤皱折增多、加深与健侧不对称。股骨大转子上移,牵拉患肢有弹响声或弹响感。

按骨科疾病手术一般护理常规。

(一)术前护理

1.骨牵引、皮牵引者按骨牵引、皮牵引护理常规。

2.备皮,局部有感染灶或破损不可手术。

3.做好各项术前准备。

(二)术后护理

1.按连硬外或全麻后护理常规。

2.病情观察。

(1)密切观察患者生命体征变化,警惕感染征象。

(2)行蛙式支架外固定或使用蛙式、单髋人字形石膏固定。应检查石膏的松紧度,肢体有无受压、卡压,边缘有无刺激及末梢血液循环等情况。

(3)注意石膏内有无出血、石膏表面渗血情况。

3.保持引流管通畅,防止扭曲、受压、松动、脱落等,并观察引流液的量、颜色及性质。

(三)健康教育

1.保持石膏清洁、干燥,防止大小便污染。

2.石膏或支架固定3个月后拆除,鼓励行主动伸屈髋关节锻炼,逐渐离床活动。

3.定期复查。

第五节 神经外科护理操作流程

一、神经外科一般护理

1.按外科一般护理常规。

2.给予高蛋白、高热量、高维生素、易消化饮食,但应限制水及钠盐摄入。不能进食者静脉补液。

3.卧位。颅内压增高清醒者及手术后清醒者取头高位(15°~30°),昏迷者侧卧位,休克者平卧位,躁动者加床档等。

4.有意识不清、走路不稳、视物不清或失明、定向障碍、精神症状、幻觉、复视及癫痫等病史者,应用床挡,防止坠床。

5.严密观察意识、瞳孔、血压、脉搏、呼吸及体温变化。

6.加强呼吸道管理,保持呼吸道通畅。

7.严密观察颅内压增高的临床表现。颅内压增高者,静脉输液速度宜慢,每分钟30~40滴,使用脱水剂、利尿剂时,速度应快。并注意观察血清钾变化。

8. 休克、开放性颅脑损伤，以及脑脊液漏者，如出现有挤压性头痛、坐位或头高位时疼痛加剧、头晕、恶心、呕吐等症状，应警惕低颅压发生需及时处理。

9. 严重颅脑损伤，有昏迷高热者，头部置冰帽或冰袋。

10. 颅腔引流时，应严格执行无菌操作，并记录引流液的性质及量。

(1)脑室引流应将引流瓶悬挂于床头，距侧脑室的高度为10~15cm，绝不可随意放低，以维持正常的颅内压。

(2)脓腔引流瓶应低于脓腔至少30cm。

(3)硬膜外负压引流，注意保持负压状态。

11. 保持大便通畅。

12. 配合医生进行各项检查。

13. 脑室引流者，搬动前应夹闭引流管，防止在短时间内流出多量脑脊液而出现颅低压症或小脑幕裂孔疝。

14. 脑脊液耳、鼻漏者，护理见有关章节。

15. 昏迷病人按昏迷护理常规。

16. 癫痫者按癫痫护理常规。

17. 昏迷、有脊髓压迫症状病人及肢体瘫痪或功能障碍者，应做好预防褥疮护理。

18. 恢复期病人，应定时督促并协助做肢体功能锻炼，利于早日康复。

二、抽搐护理

(一)抽搐发作时的护理

1. 应有专人护理，做好安全防护，防止病人坠床或摔伤。

2. 口腔内放入牙垫，防止舌咬伤。

3. 保持呼吸道通畅。防止误吸和舌后坠而引起窒息。及时清除呼吸道分泌物，必要时气管切开。

4. 详细记录发作情况及肢体抽搐时间，对连续发作者要记录发作次数。

5. 发作时不能强行喂食或用物理方法阻止病人的抽动，预防并发症发生。

6. 维持合理的营养供给。持续发作者，给予鼻饲。

7. 加强基础护理，保持病人舒适。

(二)抽搐发作停止后的护理

1. 尽量让病人安睡以恢复体力。

2. 持续发作停止后，应注意有无精神异常情况。

3. 做好基础护理，保持病人舒适，预防并发症发生。

4. 督促病人按时服用抗癫痫药物，无特殊情况不可减量或停药。

三、呃逆护理

呃逆多见于危重病人，常因脑干、颈髓病变、胃内大量积血等所引起的膈肌痉挛所致，多顽固而持续，常影响呼吸和进食，对病人体力消耗较大，故应密切观察和及时处理。

1. 呃逆如系肺部感染或胃出血所致，应及时吸除呼吸道分泌物或胃内容物，以减少对膈肌的刺激。

2.维持合理的营养供给。应安排好进食时机，必要时给予鼻饲并做好护理。

3.呃逆持续时间较长者，病人常有上腹部疼痛（由于膈肌的腹壁肌长时间痉挛所致）可进行腹部按摩或热敷，以减轻病人的痛苦，必要时进行体针或耳针疗法。影响入睡者，可于睡前给予适当的安眠药物。

四、颅内压增高护理

颅内压增高是颅脑外科疾病的共有征象。颅内压是指颅内容物对颅腔所产生的压力，通常用脑脊液的压力来代表。

正常颅内压成人为。70～200mmH2O，儿童为50～100mmH2O，颅内压持续地超过200mmH2O时称为颅内压增高。

1.保持病人安静，嘱病人卧床休息，勿随意外出活动。

2.密切观察病人的意识、瞳孔、血压、脉搏、呼吸的变化，每4小时测量1次并记录。

3.如有阵发性剧烈疼痛，频繁呕吐，往往是脑疝的前驱症状，除加强观察、应用脱水剂外，需通知医师给予处理。禁用杜冷丁、吗啡等麻醉类药物。

4.如有反复呕吐，遵医嘱应用止吐药物，暂禁食。

5.预防便秘，遵医嘱给予病人通便剂。注意不可高位灌肠，以免增加颅内压导致脑疝形成。

五、脑疝护理

(一)小脑幕切迹疝

1.病情观察：

(1)颅内压增高病人如头痛剧烈、呕吐频繁，可考虑为脑疝先兆，应立即报告医师。

(2)意识障碍者，初期可出现烦躁不安，嗜睡，继而出现浅昏迷至昏迷，通过谈话和疼痛刺激能判断意识情况。

(3)颞叶沟回疝，压迫动眼神经，表现病侧瞳孔散大，光反应消失，病危病人，可出现病变对侧瞳孔散大，光反应消失，为预后不良征象。

(4)脑干锥体束受累可引起病变对侧肢体瘫痪，病危者可出现去大脑强直。

(5)脑疝初期可表现为血压升高，脉搏缓慢，呼吸深慢，脑干功能衰竭时血压下降，脉搏快弱，呼吸不规则，或出现叹息样呼吸，最后心跳停止。

2.一旦出现脑疝症状，按医嘱快速静滴20%甘露醇，降低颅内压。

3.迅速做好手术前准备，及早进行手术治疗。

(二)枕骨大孔疝

1.除观察头痛（常见枕顶部疼痛）、恶心呕吐外，还须注意延髓受压症状，如呼吸变慢、意识不清等，发现异常应及时通知医生。

2.立即给脱水药物。

3.对呼吸骤停者立即行人工呼吸和给氧，必要时，配合医师气管插管，使用呼吸机辅助呼吸。

4. 配合医师进行脑室穿刺,实施脑室持续引流术,以降低颅内压。

5. 脑疝症状缓解后,做好颅后窝开颅探查术的准备。

六、中枢性高热护理

1. 凡易引起中枢性高热的手术或颅脑损伤手术后,应每小时测体温1次,如体温逐渐升高,应及早采取降温措施。

2. 预防手术后中枢性高热,可手术前使用肾上腺皮质激素或手术后使用冬眠疗法。

3. 冬眠疗法常遵医嘱首先给予足量冬眠药物,如冬眠Ⅰ号合剂(包括氧丙嗪、异丙嗪及哌替啶)。用冬眠药期间护理上应注意下列事项:

(1) 专人监护。严密观察病情变化,在治疗前应观察并记录生命体征、意识状态、瞳孔和神经系统病征,作为治疗后观察对比的基础。

(2) 取平卧位。注意保持血压平稳,防止体位性低血压。

(3) 保持呼吸道通畅,预防肺部并发症。

(4) 加强皮肤护理,预防褥疮。但翻身动作应缓慢、轻稳。

(5) 观察有无冬眠药物不良反应,如皮疹、白细胞减少、黄疸等,及时发现异常。

(6) 做好饮食护理。

4. 降温还可用冰帽或冰袋,放置于头、颈、腋窝、腹股沟大血管附近,但要注意预防冻伤。

七、脱水疗法护理

脱水疗法主要是经静脉输入各种高渗性药物,减轻脑水肿,从而使颅内压下降,故常用以防治颅内压增高。但病人如合并有休克、肾功能衰竭、心力衰竭等禁用。

1. 常用的脱水药物的用法:

20%甘露醇每公斤体重1.5~2g,在15~30分钟内点滴完,紧急情况下可加压推注,注射10~20分钟后起降压作用,可维持5~8小时。室温低时,溶液析出结晶,需加热溶解后使用。

2. 高渗性脱水药物,应快速滴注,否则影响作用效果,滴注时要防止药物漏出血管外,以免引起皮下组织坏死。

3. 用药时要密切观察血压、脉搏及呼吸、意识、瞳孔变化。

4. 记录24小时尿量,应注意及时调整水与电解质的平衡,特别注意有无低血钾。

5. 多次用药时应变换静脉穿刺部位,以免引起静脉炎。

八、大脑半球肿瘤切除术护理

颅内肿瘤是指包括来自脑、脑血管、脑垂体、松果体、颅神经和脑膜等组织的颅内原发性肿瘤,也包括一小部分来源于身体其他部位转移到颅内的继发性肿瘤。

(一) 术前准备

1. 患者入院按医嘱做常规检查,如肝肾功能,血尿常规。出、凝血时间,配血、备血，药物过敏试验。

2. 有癫痫病史患者禁用口表测量体温。

3. 有颅内压增高者切忌灌肠，3 天无大便者可用开塞露等。

4. 有精神症状者。为预防意外需家属陪伴，并做好交接班。

5. 患者需做特殊检查(如 CT、脑电图、超声波及各种造影)应由医院工作人员陪同前往。

6. 皮肤准备：术前 1 天备皮并仔细检查手术野有无感染及破损处。

7. 女性患者月经期停止手术，有发热或腹泻者通知医生另作决定。

8. 做好心理护理。消除对手术的恐惧心理。术前晚，必要时给予适量的镇静药或安眠药。

9. 手术前 12 小时禁食(针麻、局麻除外)，哺乳婴儿术前 4 小时禁食。备齐手术中用物。

10. 术日晨按医嘱给药。

(二)术后护理

1. 按神经外科一般护理常规及麻醉后护理常规。

2. 卧位：全麻患者在麻醉未醒之前取平卧位，头转向一侧。意识清醒、血压稳定后，宜抬高床头 15°～30°。

3. 手术日禁食，第 2 天可进流质、半流质或遵医嘱。

4. 病情观察：观察意识、瞳孔、脉搏血压每半小时～1 小时 1 次，连续 6 次以后每 2 小时 1 次，连续 12 次。如观察过程中有异常发现(如瞳孔大小、意识改变、肢体瘫痪、血压不稳)应及时与医师联系。

5. 注意切口引流液情况。经常保持敷料干燥，拔出引流管后须注意有无脑脊液渗漏，发现渗漏者及时通知医师。

6. 术后当日不用镇静剂或安眠药。

7. 手术后 6 小时～8 小时仍不能排尿者，可给予导尿。

(三)健康指导

1. 树立恢复期的信心，对疾病要有正确的认识。避免因精神因素而引起疾病的变化，加强全身支持疗法。多进高蛋白食物，保证良好的营养。

2. 按时服药，切忌自行停药。定时门诊随访，了解病情的转归。

3. 术后放射治疗的患者，一般在出院后 2 周或 1 个月进行。放疗期间定时查血象，放疗治疗中出现全身不适、纳差等症状，停药后可自行缓解。

4. 如去颅骨骨瓣患者，术后要注意局部保护，外出要戴帽，尽量少去公共场所，以防发生意外，出院后半年可来院做骨瓣修补术。

5. 为防肿瘤复发，一般每年须做 CT 检查，以了解病情变化。

九、后颅肿瘤摘除术护理

(一)术前准备

1. 按神经外科手术一般护理常规。

2. 皮肤准备：备皮范围除了全部头发外还需包括后颈部至肩胛皮肤，备皮方法按神经外科手术一般护理常规。

(二)术后护理

1. 按神经外科护理常规。

2. 卧位:根据手术时的卧位,坐位手术患者回病室后给半卧位,侧卧位手术患者回病室仍给侧卧位,麻醉未醒前可向健侧卧。

3. 手术当日禁食,第 2 天按医嘱给饮食。

4. 病情观察:观察意识、瞳孔、脉搏、血压等情况,定时测量并记录,及时发现异常。

5. 保持呼吸道通畅,备好吸痰用具,以备急用。

6. 搬动患者时双手应托住颈部,保持水平位置。

7. 绝对卧床休息。

8. 注意切口渗液情况,拔除引流条后观察有无脑脊液漏。

9. 尿潴留患者要及时给予导尿。

(三)健康指导

1. 做好患者及家属的健康教育.使其对疾病要有充分的认识,积极配合术后治疗和护理。

2. 术后仍有眼睑闭合不全者按时滴眼药水或涂金霉素眼膏。加用眼罩或纱布覆盖;有行走不稳、吞咽困难等症状的患者,需按时门诊随访,定时服药,加强功能锻炼。

3. 户外活动须有人陪护,防止发生意外.并注意保暖.以防感冒而引起并发症。

4. 手术不能全部切除肿瘤的患者,一般在术后 1 个月内需进行放疗,放疗期间定时查血象,注意营养与休息。

5. 定期门诊随访,每年 CT 复查 1 次。

十、经蝶垂体瘤切除术护理

(一)术前准备

1. 按神经外科手术一般护理常规。

2. 皮肤准备,不需剃头,剪清双侧鼻毛。必要时准备右大腿外侧皮肤。

3. 垂体或鞍区病变者,需做垂体功能测定。

(二)术后护理

1. 按神经外科护理常规。

2. 手术日禁食,记录 24 小时尿量 1~3 天。

3. 注意观察双鼻孔内渗液情况。

4. 术后 24 小时后可进流质饮食,并做好口腔护理。

5. 24 小时后去除唇部压迫绷带,鼻腔内指套纱条 48 小时后拔除。随时观察鼻孔内有无清水样液体流出,同时用呋喃西林麻黄素液滴鼻每日 4 次,连续 14 天。鼻腔干燥者可根据需要用消毒石蜡油滴鼻。

6. 避免术后剧烈咳嗽和用力擤鼻涕,以防脑脊液鼻漏。

7. 术后绝对卧床 1 周。

8. 术后第 10 天复查垂体功能,检查内容同术前。

(三)健康指导

1. 做好心理护理，垂体瘤属脑内良性肿瘤，手术效果好，痊愈后可参加正常工作。

2. 加强营养。多食新鲜的、高蛋白质的食物，增强体质，促进早日康复。

3. 放疗时间一般在术后1个月左右，放疗期间少去公共场所，注意营养，定期查血象。

4. 按医嘱服药，1年CT复查1次。

十一、脑血管(动静脉畸形、动脉瘤)手术护理

颅内动静脉畸形为先天性脑血管异常，主要缺陷是脑的局部缺少毛细血管，使脑动脉与脑静脉之间形成短路，引起一系列脑血循环动力学的改变。

颅内动脉瘤是指颅内动脉管壁上的异常膨出部分，80％发生在大脑动脉环的前部或邻近的动脉主干上。

(一)术前准备

按神经外科手术前的一般护理常规。

(二)术后护理

1. 按神经外科术后护理常规。

2. 密切观察生命体征的变化，常规记录24小时出入量。

3. 卧位：根据手术时的卧位，血压平稳可给予翻身，翻身动作应轻稳。

4. 根据医嘱控制血压在正常范围，防止术后再出血。

5. 做好中心静脉导管的护理。

6. 保持大小便通畅，小便不能自解者，保留导尿。2天无大便，需给予通便剂。

7. 保持呼吸道通畅，及时清除呼吸道分泌物，防止误吸而引起吸入性肺炎。

8. 注意保暖，预防手术后并发症。

(三)健康指导

1. 按神经外科一般护理常规。

2. 保持大便通畅，便秘可适当用些通便剂。多食粗纤维食物，切忌用力过度，避免再次发生出血。

3. 外出须有陪护，预防发生意外。

十二、脑损伤护理

脑损伤是指因遭受钝击、穿通伤、爆炸或下坠后间接伤害所造成的损伤(包括头皮损伤、颅骨骨折、颅内血肿和脑挫伤)，根据受伤情况可分为闭合性和开放性两大类。

临床以意识障碍、休克、生命体征改变、脑病灶症状及颅内压增高为主要特征。

(一)术前准备

按神经外科术前一般护理常规。

(二)术后护理

1. 按神经外科术后护理常规。
2. 密切观察病情变化如血压、意识、瞳孔等,观察72小时,稳定后再酌情根据医嘱观察。
3. 颅底骨折耳鼻腔有液体流出者,用消毒纱布覆盖,切忌用棉球填塞。
4. 保持呼吸道通畅,准备好吸痰用具,随时准备做好气管切开的配合和护理。
5. 注意口腔内有无松动牙齿,如有应拔去。若有假牙应取下交给家属保管。

(三)健康指导

1. 饮食以高蛋白、高维生素、低脂肪易消化的食物(如鱼、瘦肉、鸡蛋、蔬菜、水果等)为宜。
2. 注意劳逸结合。
3. 告之患者颅骨缺损的修补,一般需在脑外伤术后的半年后。
4. 按医嘱服药,不得擅自停药,出院后一个月门诊随访。
5. 加强功能锻炼。必要时可行一些辅助治疗,如高压氧等。
6. 外伤性癫痫患者按癫痫护理常规。

十三、脊髓肿瘤(髓内、外)切除术护理

(一)术前护理

1. 按神经外科术前一般护理常规。
2. 皮肤准备:以病变为中心上、下五个椎体的皮肤范围备皮。
3. 手术前夜给开塞露通便,术前12小时禁食禁水,哺乳婴儿术前4小时禁食。
4. 术晨保留导尿。

(二)术后护理

1. 搬动患者时要保持脊髓水平位,尤其是高颈位手术,更应注意颈部不能过伸过屈,以免加重脊髓损伤。
2. 卧位:根据手术定卧位,高颈位手术取半卧位,脊髓手术取侧卧位,脊髓修补取俯卧位。术后2小时翻身1次,翻身时注意保持头与身体的水平位。宜睡硬板床。
3. 麻醉清醒后可进流质或半流质,呕吐暂不进食。
4. 观察:血压每小时测量1次,连续3次,平稳后改为每2小时1次,至停止。

(1)高颈位手术:麻醉清醒后观察四肢肌力活动,注意呼吸情况,术后可能会出现颈交感神经节损伤症(霍纳综合征:患侧瞳孔缩小,眼睑下垂,眼球凹陷)一般不需处理。

(2)胸椎手术:上肢不受影响。术后观察下肢肌力活动,术后常会出现腹胀,排泄困难,可肌肉注射新斯的明0.5mg或肛管排气。

(3)马尾部手术:观察下肢肌力活动度情况及肛周皮肤感觉有否便意,在观察过程中如发现感觉障碍平面上升或四肢活动度有减退,应考虑脊髓出血或水肿，应立即通知医师采取紧急措施。

5. 截瘫患者按截瘫护理。

6. 术后 6～8 小时不能排尿者给予保留导尿。并按保留导尿护理常规。

(三) 健康指导

1. 了解患者心理反应，应给予鼓励，树立战胜疾病的信心。

2. 预防褥疮：按时翻身，避免局部长期受压。并保持皮肤及床单的清洁平整。

3. 预防并发症发生。感觉麻木或消失的肢体应忌用热水袋，防止烫伤，瘫痪肢体要保持功能位，预防关节畸形、足下垂等。

4. 保持大小便通畅，保留导尿者，应保持尿道口的清洁，做好保留导尿护理。便秘时可用通便剂。大便稀薄者，肛门周围皮肤可涂用金霉素油膏。以保护肛周皮肤。

5. 指导患者肢体功能锻炼，做到主动运动与被动运动相结合。促进肢体功能恢复。并教育患者自我护理的方法。

6. 加强营养，进高蛋白、高维生素、高热量的饮食。多食水果、蔬菜，以增加肠蠕动。

7. 按时服药，定期门诊随访。

十四、脑脓肿护理

脑脓肿是指化脓性细菌侵入脑组织引起化脓性炎症，并形成局限性脓肿，主要原因有慢性中耳炎或乳突炎引发的耳源性脑脓肿、脓毒败血症引发的血源性脑脓肿以及外伤鼻源性和原因不明的隐源性脑脓肿。

临床以全身感染症状、颅内压增高及局灶症状为主要特征。

按神经外科疾病手术一般护理常规。

(一) 术前护理

1. 给予心理支持，当患者出现失语、视野缺损、偏瘫时给予安慰，避免情绪激动。

2. 取平卧位，抬高床头 15°～30°，避免颅内压增高的因素，如咳嗽、用力排便等。

3. 密切观察患者神志、瞳孔及生命体征的变化。

4. 高热者按高热护理常规。

5. 合理使用抗生素及脱水剂，注意药物副作用及效果。

6. 小脑脓肿可引起步态不稳，应注意安全，防止意外发生。

7. 协助各项检查。

8. 术前常规皮肤准备。

(二) 术后护理

1. 麻醉未清醒前取平卧位，头偏向健侧；清醒后取头高位 15°～30°，躁动者加床挡。

2. 给予高蛋白、高热量、易消化饮食。鼓励多饮水。

3. 病情观察。

(1) 观察神志、瞳孔、生命体征变化,注意切口渗血情况。

(2) 观察脓腔引流的量、颜色及性质,保持各引流管通畅,防止扭曲、挤压,冲洗引流管后需夹管 2 小时再开放。

(3) 高热者按高热护理常规。

(4) 观察头痛程度,注意有无颅内压增高症状。

4. 合理使用抗生素及脱水剂,注意药物副作用及效果。

(三) 健康教育

1. 加强营养,增强体质。

2. 注意头痛情况及体温变化。

3. 治疗原发病,加强功能锻炼。

4. 遵医嘱服用抗生素并注意有无不良反应。

5. 定期复查。

十五、听神经瘤手术护理

听神经瘤为颅内常见的良性肿瘤,约占颅内肿瘤 10%,发生于第Ⅳ脑神经的前庭支,一般位于桥小脑。主要原因是由于前庭神经鞘细胞增生,逐渐形成肿瘤。发病年龄 30～60 岁,女性多于男性。

临床以听神经、面神经及三叉神经为主要的颅神经损害症状,如耳鸣、耳聋、面部感觉减退、轻度面瘫、共济失调、颅内压增高等为主要特征。

按神经外科疾病手术一般护理常规。

(一) 术前护理

1. 注意安全,对步态不稳的患者,嘱勿自己行走,必要时须有人搀扶,以免摔伤;对喝水呛咳的患者给予饮水、进食指导,以免误吸。

2. 训练床上排便习惯,增强术后的适应性。

3. 协助各项检查。

4. 常规皮肤准备。

(二) 术后护理

1. 密切观察患者神志、瞳孔、生命体征变化,注意切口有无渗出等。

2. 保持呼吸道通畅,鼓励患者深呼吸,协助排痰。

3. 眼睑闭合不全者,用 0.25% 氯霉素眼药水滴眼或金霉素眼药膏涂眼,覆盖凡士林纱布,防止角膜溃疡。

4. 后组颅神经损伤进食吞咽困难、呛咳者给予鼻饲流质。

5. 保持皮肤清洁,定时翻身,按轴线翻身方法进行。

6. 患侧面部及口角出现带状疱疹时遵医嘱涂干扰素或消炎软膏。

(三) 健康教育

1. 指导患者早期配合康复锻炼,提高自理能力。

2. 行走不稳者外出活动须有人陪伴,防止发生意外。患侧面部感觉减退者应防止烫伤。

3. 术后仍有眼睑闭合不全者按时滴眼药水或涂金霉素眼药膏。

4. 定期复查。

十六、颅骨缺损修补手术护理

颅骨缺损是指由于先天性、外伤性或手术后引起的缺损，当直径大于2cm时，造成外形或功能受影响者，应行颅骨缺损修复术。

临床表现以局部可触及颅骨缺损，可见脑组织外膨、搏动为主要特征。按神经外科疾病手术一般护理常规。

(一)术前护理

1. 向患者讲解颅骨修补的重要性，使之消除不良心理，配合治疗。

2. 注意安全，避免缺损处碰撞及强光照射。

3. 遵医嘱服用抗癫痫药物，并观察药物作用及副作用。

4. 密切观察病情变化，注意有无癫痫发作先兆。

5. 协助各项检查。

6. 保持头皮清洁，检查头皮有无炎症性病变。

7. 准备修补材料，材料塑形时应注意患者形象美观。

(二)术后护理

1. 麻醉未清醒前取平卧位，头偏向健侧，清醒后取头高位15°～30°。

2. 病情观察

(1)密切观察患者神志、瞳孔及生命体征变化。

(2)注意切口渗血情况，观察局部有无肿胀、积液，以防排异反应发生。

3. 遵医嘱服用抗癫痫药物，并观察药物作用及副作用。

(三)健康教育

1. 加强营养，增强体质，促进头皮伤口生长。

2. 保持头皮清洁，如皮下有积液应及时就诊。

3. 按时服用抗癫痫药，并注意药物不良反应。

4. 定期复查。

十七、脊髓压迫症手术护理

脊髓压迫症是一组由不同病因产生的脊髓及神经根受压的疾患，是神经系统的常见病。主要是由于脊髓先天性疾病、外伤性脊髓疾病、脊髓炎症、脊髓肿瘤、脊髓血管畸形、寄生虫等所致。

脊髓受损平面的不同，临床表现也各异。上颈段受损可出现四肢痉挛性瘫痪；颈膨大损害可出现上肢弛缓性、下肢痉挛性瘫痪；胸段损伤表现下肢痉挛性瘫痪；腰膨大损害可出现下肢弛缓性瘫痪；马尾圆锥损害可出现马鞍区感觉障碍及双下肢弛缓性瘫痪等。

按神经外科疾病手术一般护理常规。

(一)术前护理

1. 向患者讲解治疗目的、意义，使其消除顾虑，配合治疗，树立战胜疾病的信心。

2. 训练床上排便习惯。

3. 协助各项检查。

4. 感觉障碍者注意避免烫伤。

5. 肢体运动障碍者应置功能位，防止畸形，协助更换体位，预防褥疮发生。

6. 术前一日备皮。

7. 如病变在骶尾部，术前1日晚及次日晨各灌肠1次，术晨留置导尿管。

8. 术前6～8小时禁食、水。

(二)术后护理

1. 卧硬板床，取仰卧位或侧卧位，防止脊柱畸形。

2. 高颈髓占位及受累脊髓节段较多的患者翻身时，应注意保持头、颈、躯干一直线，防止引起呼吸及脊柱功能的改变。

3. 病情观察。

(1)观察患者生命体征的变化。

(2)观察肢体感觉、运动状况。

(3)注意切口渗液、渗血情况。

4. 高位颈髓占位者须颈托固定，保持呼吸道通畅，吸氧。

5. 肢体感觉障碍者，防止烫伤等意外发生；肢体运动功能障碍者，置功能位，术后10～14日进行肢体功能锻炼。

6. 给予高热量、高蛋白、多维生素、粗纤维饮食，禁食辛辣、刺激性食物，多饮水。

7. 保持大便通畅，便秘者给予缓泻剂。

8. 保留导尿者，做好保留导尿的护理。

9. 保持皮肤清洁，预防褥疮发生。

(三)健康教育

1. 防止肢体畸形，上肢瘫痪者恢复先从屈伸运动开始；下肢瘫痪者进行健侧肢体肌力练习，诱发患侧无力肌群的收缩；坐起锻炼术后1个月左右开始，从仰卧逐渐改为半卧，再转为床上坐起；下地前锻炼术后2个月左右开始，练习腹肌、背肌、臂力等。

2. 配合理疗、针灸、推拿，促进功能恢复。

3. 排尿障碍留置导尿管者，试夹管4小时开放尿管1次，训练膀胱功能。便秘者应增加粗纤维饮食或缓泻剂。

4. 感觉功能异常者，应防止烫伤、冻伤、压疮、扭伤。

第六节 泌尿外科护理操作流程

一、泌尿外科一般护理

1. 按外科手术前后护理常规。

2. 正确、及时地收集送检新鲜尿液标本及肝、肾功能测定。

3. 如需留取24小时尿液标本，必要时加入防腐剂。

4. 鼓励病人多饮水。肾功能不良、高血压、水肿者应控制水、钠盐、蛋白质摄入量。

5.有尿瘘或尿失禁病人,注意会阴部皮肤清洁干燥,防止发生湿疹,床单保持清洁干燥。

6.注意尿液的颜色、性质及量,如有异常,留取标本,通知医师。

7.保留导尿护理:

(1)引流管长短适宜,用别针固定于床单上,引流袋固定于床旁。

(2)保持引流管通畅。

(3)注意尿的颜色、性质,记录24小时尿量。

(4)保持尿道口清洁,每日会阴擦洗2次。

(5)严格无菌操作,导尿管每周更换1次,如滑出,应及时更换。定时更换尿袋。

二、肾脏损伤护理

肾脏损伤是指外来暴力直接或间接作用于肾区所致,分为开放性损伤、闭合性损伤、医源性损伤。临床以休克、血尿、疼痛以及腰腹部肿块为主要特征。

按泌尿外科疾病手术一般护理常规。

(一)一般护理

1.休息:取平卧位,绝对卧床休息2～4周,减少搬动。

2.心理护理:消除患者紧张情绪,增加其安全感。

3.注意保暖,防止呼吸道感染。

4.预防便秘,常规使用缓泻剂,防止腹压增加引起继发性大出血。

(二)病情观察

1.观察患者生命体征变化,注意有无出血性休克发生。

2.注意尿液的量、颜色及性质,如尿色加深且腹部包块增大伴血压下降,应积极做好术前准备。

3.观察肾区及腹部体征变化,注意有无腹痛、腹胀等腹膜刺激征。

4.定时测量体温,如体温升高持续不退,警惕肺部及。肾周感染。

(三)健康教育

1.3个月内勿参加重体力劳动。

2.注意血压变化。

三、肾脏手术护理

(一)术前护理

按泌尿及男性生殖系统外科一般护理常规。

(二)术后护理

1.按泌尿及男性生殖系统外科一般护理常规。

2.卧床休息2天～3天后逐步下床活动。对肾修补、肾盂切开的病人,有继发出血可能,应卧床至1周。肾部分切除术患者应卧床2周,取头低脚高位,以防肾下垂。

3.术后24小时禁食。如肠功能恢复良好,可逐步进食,注意少进易胀气食物。如有腹胀，可行肛管排气或按医嘱给药物。

4. 观察出血和排尿情况：定时测量生命体征；注意伤口引流物量、性状及有无出血；密切观察，防止肾切除后肾蒂血管结扎线脱落而危及生命；注意尿少或尿闭情况的发生，观察有无血尿。

5. 保持各引流管通畅。肾造瘘病人引流不畅需要冲洗时，每次量不超过5ml，压力不可过大，严格无菌操作。拔管前一天，应夹管观察，并做肾盂造影，证实尿路通畅后拔管。造瘘口盖无菌敷料，侧卧位，以防漏尿。

6. 肾切除病人，补液速度宜慢，以免增加唯一肾脏的负担。

7. 保持切口周围皮肤的清洁干燥，敷料浸湿及时更换。

8. 一肾切除的女病人，在病情稳定药物治疗结束后2年内，应避免妊娠。

四、全膀胱切除手术护理

全膀胱切除手术用于多发性膀胱癌浸润者，复发快、每次复发肿瘤时期肿瘤体积大且明显边界者等。手术方式是切除整个膀胱，前列腺、精囊，并清扫盆腔淋巴组织，同时行尿液改道或行回肠代膀胱术。

(一)术前护理

1. 按泌尿及男性生殖系统外科疾病一般护理常规。

2. 做好心理护理。术前向病人充分说明手术的必要性和自我管理尿液的方法，使其配合手术。

3. 给予高热量、高蛋白饮食，以增加机体的抵抗力。

4. 术前3天给尿路消毒剂，必要时冲洗膀胱，鼓励病人多饮水，以冲淡尿液。

5. 肠管代膀胱者，做好肠道清洁准备。术前3天每晚灌肠1次，术晨清洁灌肠，按医嘱给肠道杀菌剂。

(二)术后护理

1. 按泌尿及男性生殖系统外科疾病一般护理常规。

2. 标明各种引流导管在体内引流的部位和作用，保持通畅，注意无菌操作.定时更换引流装置。观察各引流液的量和性质，分别记录引流量，并及时倒空。

3. 观察腹壁造瘘口肠管的血运，及时更换敷料，保护瘘口周围皮肤。如系肛门排尿者.亦应保护肛周皮肤。

4. 直肠代膀胱术后，因肛门括约肌的作用，尿液潴留在直肠内，增加了肠道对尿液电解质的吸收，可造成高氯性酸中毒，故术后定期测血电解质，及时纠正。

5. 注意观察术后肠梗阻、肠瘘等并发症。对尿粪合流的病人，注意泌尿系逆行感染的发生。

五、前列腺摘除手术护理

前列腺增生症是以排尿困难为主要特征的老年男性疾病。可能与老年激素代谢异常有关。临床表现为尿频、尿急、进行性排尿困难、急性尿潴留等。

(一)术前护理

1. 按泌尿及男性生殖系外科疾病一般护理常规。

2. 有尿潴留或并发尿路感染、肾功能不良时，术前应留置导尿1周左右。

3. 手术日晨留置导尿，用生理盐水冲洗膀胱至冲出液体澄清后，保留100ml在膀胱内，使之稍充盈，以利于手术操作。冲洗完毕拔出导尿管，清洁阴茎及周围皮肤。

4. 加强老年人的安全及心理护理。对合并高血压、心脏病、肺气肿、糖尿病等患者，按内科护理常规。

（二）术后护理

1. 按泌尿及男性生殖系外科疾病一般护理常规。

2. 立即将耻骨上膀胱造口管及尿道内气囊导尿管连接于密闭式冲洗装置，气囊导尿管的充水管与引流管切勿接错。

3. 膀胱冲洗时，冲洗速度应视出血情况而定，出血多加快冲洗速度，出血少则慢，防止导管阻塞。

4. 手术后出血可随尿液引出，应严密观察血压、脉搏变化。出血较多时，可按医嘱在冲洗液中加入止血药物，注入后夹管半小时，或用低温冲洗液冲洗，亦可全身应用止血剂。

5. 耻骨上膀胱造瘘4～6日拔管后可有漏液，及时更换敷料，保护好造瘘口周围皮肤，并保持床单干燥。

6. 按医嘱给抗生素。定时清洁尿道外口的分泌物，防止感染。

7. 术后1周内，禁肛管排气或灌肠，以免损伤前列腺窝引起出血。便秘时可口服缓泻剂。

六、肾盂切开取石术护理

肾结石位于肾盂和肾盏中，较小的结石常聚集在。肾下盏，上尿路（肾输尿管）结石好发于20～50岁，常与年龄、性别、职业、社会经济地位、饮食成分和结构、水分摄入量、代谢和遗传等因素有关，它的主要临床表现为疼痛（肾盂内大结石及肾盏结石可无明显临床症状，仅表现为活动后镜下血尿）、血尿、脓尿及无尿。

（一）术前护理

1. 按泌尿外科手术前常规护理。

2. 若有尿路感染，术前应按医嘱应用抗生素控制感染。

3. 术前1小时摄定位片，然后嘱患者卧床。

（二）术后护理

1. 按泌尿外科手术后常规护理及麻醉后常规护理。

2. 术中肾脏完全游离者，术后应卧床1～2周。

3. 注意观察尿液颜色，有无血尿发生。

4. 注意切口渗出情况，术后如有渗尿，应及时更换敷料，以免切口感染。

5. 有负压引流管者，应持续负压吸引，并记录引流量，负压袋（或负压瓶）每日更换1次。

6. 结石疏松、多发性结石者，术后排尿时用纱布过滤，以了解有无残石排出。

7. 术后 7 天，摄尿路平片，了解有无残留结石或碎片及其部位。

(三) 健康指导

鼓励患者多饮水，多运动，多食新鲜蔬菜、水果、酸性食物，以防结石再发。

七、输尿管切开取石术护理

输尿管结石绝大多数来自肾脏，由于输尿管的直径自上而下、由粗变细。结石常停留在输尿管解剖上的 3 个狭窄部位：肾盂输尿管交界处、输尿管越过髂血管处、输尿管的膀胱壁段，由于下段输尿管比上段窄，所以结石大量在输尿管下 1/3 处停留。肾和输尿管结石单侧为多，双侧占 10%。主要临床表现为疼痛、呈现阵发性绞痛，病人常常疼痛难忍，辗转不安，并伴有恶心、呕吐。根据结石对黏膜损伤的程度不同，可表现为肉眼或镜下血尿，以后者更为常见。

(一) 术前准备

1. 按泌尿外科手术前常规护理。

2. 做好中段尿培养，有尿路感染者，根据医嘱用抗生素控制感染。

3. 监测血肌酐、尿素氮、肌酐清除率，了解对侧肾脏功能。

4. 术前 1 小时拍摄定位片，然后患者卧床。定位片与以前拍摄的 X 线片一起带入手术室，以做比较。

(二) 术后护理

1. 按泌尿外科手术后常规护理及麻醉后常规护理。

2. 注意观察尿液颜色，有无血尿，记录 24 小时尿量。

3. 注意观察切口渗出情况及有无漏尿发生，如有漏尿可于漏尿处插入一根多孔之硅胶管，并须用负压吸引。经常更换切口敷料，保持局部清洁干燥。

4. 术后腹胀明显者可予肛管排气。

(三) 健康指导

鼓励患者多饮水，以防结石再发。

八、钬激光输尿管下段结石碎石术护理

钬激光是一种脉冲式激光，对周围组织的损伤小，可通过软光纤维传递，具有切割、气化、凝固、止血等功能，与输尿管镜相结合，是治疗输尿管结石的有效方法。它是一种微创技术，具有住院时间短、痛苦小等优点，碎石效率高，结石排净率高，可粉碎任何结石，可同时处理狭窄、息肉等并发症，具有良好的可重复性，可用于各种方法治疗后的复发性结石及排石、体外震波碎石等保守治疗失败的病人。

(一) 术前护理

1. 按泌尿外科手术前常规护理。

2. 做好中断尿培养，有尿路感染者，根据医嘱用抗生素控制感染。

3. 向患者简要介绍此项技术的原理、方法、手术效果、并发症及注意事项，使患者以最佳心态接受手术。

4. 术前 1 小时摄定位片，嘱患者卧床。定位片与以前拍摄的 X 线片一起带进手术室，以做比较。

(二)术后护理

1. 按泌尿外科手术后常规护理。

2. 病人术后常规放置三腔导尿管，妥善固定，24 小时内严密观察尿液颜色、性状并记量。

3. 观察有无并发症发生：疼痛(输尿管穿孔)、发热、尿血等，如有异常，及时通知医生并给相应处理。

4. 观察有无留置双"丁"管引起的不良反应，如尿路刺激症状及尿液逆流等。给予解痉治疗，调整体位，指导患者站立排尿，定时排空膀胱等。

5. 拔尿管后，鼓励患者多饮水、勤排尿，并观察尿中有无细小碎石排出。

6. 出院后半月来院拔除双"丁"管。

九、耻骨上膀胱造瘘术护理

(一)术前准备

1. 按泌尿外科手术常规护理。

2. 协助做好腹部平片和静脉肾盂造影，以了解有无合并膀胱占位、结石等。

3. 按医嘱应用抗生素控制膀胱内感染。

4. 如有留置导尿管，应加强冲洗。

5. 患者送手术室后，备好膀胱冲洗用物 1 套及消毒引流瓶(或引流袋)。

(二)术后护理

1. 按泌尿外科手术后常规护理及麻醉后常规护理。

2. 耻骨上膀胱造瘘管接消毒引流瓶(袋)，妥善固定，保持引流管通畅。

3. 遵医嘱定时行膀胱冲洗，每次注入量为 20～50ml，反复低压冲洗，至冲出液澄清为止。

4. 经常观察尿色及尿量变化，鼓励患者多饮水，以利冲洗尿路。

5. 观察瘘口处有无尿液渗漏，保持局部切口干燥。如冲洗通畅，而无尿液引出时，可能为造瘘管深度不宜所致，可适当调整位置。

6. 拔除造瘘管后，如有漏尿，应留置导尿数日，待造瘘口愈合后，再行拔管。

(三)健康指导

1. 指导患者学会膀胱冲洗，告知其操作的注意要点，以便带管出院者自行冲洗。

2. 多饮水，以利冲洗尿路。

3. 保持造瘘口周围清洁、干燥。

4. 每月来院更换造瘘管 1 次。

十、同种异体肾脏移植手术护理

(一)术前护理

1. 按泌尿外科手术前护理常规。

2.做好心理护理,向患者讲解手术方式及术后注意事项,了解患者病情及生活习惯。指导患者学会床上大小便。

3.术前除做好常规检查外,还应做好尿肌肝、尿素氮、供血者血型、淋巴细胞毒素试验、HL-A位点配型等。

4.术前1天给少渣饮食。

5.术前给服吗替麦考酚酯片,以抗排斥反应。

6.患者送手术室时,带入药品包括:甲强龙、地塞米松、呋塞米、VitC、VitK1、10%葡萄糖酸钙,备齐病史及各项化验报告。

7.做好病房清洁消毒工作。病房彻底打扫后,用乳酸熏蒸消毒,准备好消毒床单及一切用具,包括血压表、听诊器、量杯、口表、消毒引流瓶、便器、痰杯、坐浴盆等。

(二)术后护理

1.按一般外科护理常规及麻醉后护理常规。

2.了解患者一般情况,手术经过、尿量多少、补液量及输液速度、激素用量等,并及时执行各项术后医嘱。

3.术后2天内每小时测量体温、脉搏、呼吸、血压各1次,平稳后每2小时测量1次,记录每小时尿量及颜色。

4.术后第一个24小时内补液原则:排尿量小于200ml/时,补液量为尿量的全量;排尿量为200~500ml/h,补液量为尿量的70%;排尿量大500ml/h,补液量为尿量的1/2;补液种类为5%葡萄糖与乳酸林格氏液各50%,两者交替使用,以缩短多尿期。

5.取平卧位,移植侧下肢屈曲15°~25°,减少切口疼痛,降低手术血管吻合处张力。以利愈合。但应避免过度屈曲,并禁止做静脉注射。

6.术后肠蠕动恢复,肛门排气后,给高热量、高蛋白、多维生素、易消化的软食,鼓励患者多饮水。

7.观察切口渗血情况及有无外科并发症(切口出血、血肿、尿瘘、淋巴瘘、肾破裂等)。保持局部清洁干燥,腹带要高压灭菌后使用。

8.准确记录24小时出入液量、饮食情况及计算蛋白含量。

9.每日早晚各测体重1次,并记录。

10.应用大剂量免疫抑制剂时,注射部位要严格消毒,并保持皮肤清洁干燥。

11.加强基础护理,预防呼吸道感染,鼓励患者做深呼吸,痰液黏稠时,给予雾化吸入。

12.移植后1个月内,应重点观察有无急性排斥反应发生,注意防止感染,严格执行无菌操作,加强病室消毒隔离工作,注意口腔卫生。

(杨彦彦 孙晋密 李丽 王燕 张鑫 靳静 高红 宋珍珍)

第十九章　儿科护理技术操作流程

第一节　儿科一般护理操作流程

1. 患儿在门诊或急诊室经医师初步诊断后，确定需要住院时由医师签发住院证，在导诊员指导下，由家属到住院处办理入院手续。
2. 迎接新患儿与家属，及时通知医师，并进行详细的入院宣教及安全告示，介绍床位医师及护士。为患儿提供舒适、安全、清洁的环境。
3. 严格执行消毒隔离制度，按年龄与病种合理安置床位，防止院内感染。
4. 及时执行医嘱，按分级要求进行护理，书写护理记录单。
5. 加强巡视，观察病情变化，发现异常，及时汇报医师并配合处理。
6. 进行各项护理操作，应认真执行查对制度，杜绝差错事故发生。
7. 根据不同年龄和病情，做好患儿的心理护理。
8. 做好健康教育和出院康复指导。

第二节　新生儿护理操作流程

1. 患儿入室后，由本室当班护士进行沐浴、换衣、套手圈，安排床位。
2. 认真做好护理体检，并与家长核实患儿性别，书写护理病历。
3. 维持体温稳定。保持适宜的环境温湿度。室温维持在 22℃～24℃，相对湿度 55%～65%。注意保暖，可使用婴儿温箱。护理操作时，不要过分暴露新生儿。
4. 保持呼吸道通畅。及时清除口、鼻腔的黏液及呕吐物。避免物品阻挡新生儿口、鼻或压迫其胸部。保持合适体位，如仰卧时，避免颈部前屈或过度后仰；俯卧时，头侧向一侧，专人看护。防止窒息。
5. 预防感染。
   (1) 建立消毒隔离制度和完善清洁设施。接触新生儿前后勤洗手。室内湿式清洁。做好各项监测工作。新生儿用品均应"一人一用一消毒。"
   (2) 保持脐部清洁干燥。每日脐部护理 1～2 次，发现问题，及时处理。
   (3) 做好皮肤护理。每日沐浴一次。勤换尿布，便后温水清洗并涂鞣酸软膏，有红臀者，按红臀护理常规进行护理。
6. 合理喂养。
   (1) 正常足月新生儿提倡早期哺乳。
   (2) 定时、定磅秤、定地点测量体重。
7. 确保安全。避免新生儿处于危险的环境中，如可能触及的热源、电源及尖锐物品。工作人员指甲保持短而钝。使用暖箱者，应严格执行操作规程。

(一)早产儿护理

1. 按新生儿护理常规。

2. 体重低于 2 000g 的早产儿,应放入暖箱(按暖箱操作常规),各种治疗、护理应集中进行。

3. 吸吮能力差、喂奶后有呕吐或体重低于 1 500g 的未成熟儿,宜采用鼻饲或滴管喂养。喂哺时,易发生紫绀的患儿,可以在喂哺前后几分钟,给予氧气吸入。

4. 吸氧患儿,应采用空氧混合仪给氧。持续吸氧不超过 3 天。

5. 密切观察病情变化,严密观察早产儿生命体征,进食情况,精神反应,哭声、反射、面色及皮肤颜色等变化。发现异常及时汇报医生,及时处理。

(二)新生儿窒息护理

1. 按新生儿护理常规。

2. 急救复苏。

(1)保持呼吸道通畅,迅速清除口、鼻、咽部分泌物。

(2)予以吸氧,根据血氧饱和度调节氧流量,必要时,给予呼吸机应用并做好相应监护。

(3)建立静脉通道,准确、及时执行医嘱。

(4)注意保暖,将患儿置于远红外保暖床上抢救。病情稳定后置暖箱中保暖。

3. 复苏后护理。

(1)严密观察并记录体温、呼吸、心率、面色、神志、反射、吸吮力、肌张力及有无抽搐发生。发现异常,及时汇报医生处理。

(2)使用心电监护仪时,保持监护仪功能状态良好。

(3)合理用氧及观察用药反应。

(4)注意能量的供给,必要时予以静脉营养支持。

(三)新生儿缺血缺氧性脑病护理

新生儿缺血缺氧性脑病是由各种因素引起的缺氧和脑血流的减少或暂停而导致的胎儿及新生儿的脑损伤,是新生儿窒息后的严重并发症之一。病死率高,少数幸存者留下永久性功能性神经功能缺陷,如智力障碍、癫痫、脑性瘫痪等。

主要表现为意识和肌张力变化,严重者伴有脑干功能障碍、根据病情程度分轻、中、重 3 度。

1. 按新生儿护理常规。

2. 加强监控,控制惊厥。

(1)给氧。选择适当的给氧方法。

(2)严密监护患儿的呼吸、心率、血氧饱和度、血压等。注意观察患儿的神志、瞳孔、前囟张力,肌张力及抽搐等症状,观察药物反应。

(3)遵医嘱给予镇静剂,脱水剂。

3. 早期康复干预。

(四)新生儿颅内出血护理

新生儿颅内出血是新生儿时期常见的缺氧或产伤引起的脑损伤。主要表现为：意识改变、眼症状、颅内压增高、呼吸改变等症状。

1. 按新生儿护理常规。
2. 保持绝对安静，抬高床头，尽量减少对患儿的移动和刺激，护理工作尽量集中进行，动作做到轻、稳、准，忌沐浴。
3. 观察病情，如出现烦躁不安、尖叫、呻吟、呼吸暂停等，立即报告医师。
4. 保持呼吸道通畅，及时清除呼吸道分泌物，防止发生窒息，病情好转后，遵医嘱按需喂养。
5. 危重者、暂不喂奶者，按医嘱给予静脉补液，保证液量按需滴入。
6. 必要时氧气吸入，注意选择适当的给氧方式。
7. 按医嘱给予镇静剂、脱水剂等。
8. 做好出院指导，嘱定期门诊随访。

(五)新生儿破伤风护理

新生儿破伤风是由破伤风杆菌侵入脐部而引起的急性感染性疾病，临床以全身骨骼肌强直性痉挛和牙关紧闭为特征。

1. 按新生儿护理常规。
2. 控制痉挛，保持呼吸道通畅。
   (1) 置单独、安静、光线较暗的病房内，专人看护。
   (2) 各种治疗护理尽量集中进行。
   (3) 氧气吸入，有缺氧、紫绀者间歇用氧，选用面罩给氧。避免鼻导管给氧。
   (4) 遵医嘱给予破伤风抗毒素、镇静剂等。
   (5) 避免反复穿刺，最好使用留置针。
   (6) 密切观察病情变化。尤其注意观察抽搐发生的时间、强度、持续时间和间隔时间。备齐抢救用物。
3. 按接触隔离实施隔离措施，一切接触患儿的用品应先消毒再清洗，医用废物须焚烧。
4. 每日口腔、脐部护理 1～2 次，脐部伤口换下的敷料焚烧。
5. 早期痉挛频繁者应禁食，给予静脉营养支持。在喉痉挛减轻后，给予鼻饲喂养。喂养前先检查胃内余奶，超过奶量 1/3，可暂停 1 次。病情稳定后，遵医嘱按需喂养。

(六)新生儿黄疸护理

新生儿黄疸是指新生儿时期血清胆红素浓度升高引起的皮肤、巩膜及黏膜黄疸，分为生理性黄疸和病理性黄疸两类。病理性见于新生儿溶血症、新生儿感染及先天性胆道畸形等梗阻性疾病。

临床表现为：

1. 生理性黄疸：出生后 2～3 日出现黄疸，4～5 天达到高峰，7～

10天消退。足月儿不超过2周，早产儿不超过4周。

2.病理性黄疸：出生后24小时内出现，进展速度快，黄疸程度重，足月儿血清胆红素每日大于205μmol/L，早产儿每日大于256μmol/L。持续长，足月儿大于2周，早产儿大于4周或退而复现。

3.新生儿肝炎综合征：一般时间在出生后2～3周出现黄疸，并逐渐加重，厌食、体重不增、大便色浅及肝脾肿大，血清胆红素以结合胆红素增高为主。

4.胆红素脑病：一般在出生后2～7日，黄疸突然加深，患儿反应差、嗜睡、拒乳、双眼凝视、肌张力增高、角弓反张甚至抽搐，留下后遗症。血清胆红素以未结合胆红素增高为主。

(1)按新生儿护理常规。

(2)一般护理：

①尽早喂养，及时建立肠道菌群，以减轻黄疸。

②遵医嘱正确应用蓝光疗法，保护眼及会阴部，观察副作用，如发热、皮疹、腹泻、呕吐，停止光疗后自愈。

(3)病情观察：

①评估黄疸的程度、范围及进展情况。

②观察患儿哭声、吸吮力和肌张力等临床表现，注意有无胆红素脑病。

③观察大小便次数、量、颜色及性质，如出生后不久大便呈灰白色，则提示有先天性胆道闭锁；如黄疸持续不退，大便色浅，有时呈灰白色，则提示有新生儿肝炎综合征；如存在胎粪延迟排出，应予灌肠处理，促进大便及胆红素排出。

④注意皮肤有无破损及感染灶，脐部有无分泌物，如有异常及时协助处理。

(4)健康教育：

①新生儿溶血症应做好产前咨询及预防性服药。

②胆红素脑病者，注意有无后遗症出现。给予康复治疗和护理。

③红细胞G6PD(6-磷酸葡萄糖脱氢酶)缺陷者，忌食蚕豆及其制品。保管患儿衣物时勿放樟脑丸，以免诱发溶血。

(七)新生儿硬肿症护理

肿，常伴有低温及多器官功能受损。主要是由于寒冷、早产低体温、窒息引起。临床表现为低体温、拒乳、反应差、哭声低、心率慢、少尿、肢体发凉、皮肤变硬、色暗红，按之如橡皮样，轻度凹陷。重者出现心、肾、肺多脏器损害，甚至出现DIC。

1.按新生儿护理常规。

2.一般护理：

(1)保证足够的热量及水分，吸吮力差者鼻饲或静脉补充。

(2)做好皮肤护理，勤更换体位，护理治疗集中进行，以免影响复温。

3.复温：

(1) 一般在 12～24 小时体温恢复正常范围，轻症可予棉絮、绒毯包裹，外加热水袋保暖。

(2) 重症患儿放入 28℃ 暖箱，以每小时提高箱温 1℃ 逐渐升至 30℃～32℃，相对湿度 55%～65%。

4. 病情观察：

(1) 观察体温、呼吸、心率、心音及精神状态，注意哭声、反应能力、吸吮能力等变化。

(2) 注意硬肿程度、皮肤色泽、尿量等情况。

(3) 注意有无出血倾向及并发症发生，如败血症、肺炎、DIC 等。

(八) 新生儿败血症护理

新生儿败血症是指细菌侵入血循环并生长、繁殖、产生毒素造成的全身感染，主要是由于新生儿免疫系统功能不完善，皮肤黏膜屏障功能差、血中补体少等因素引起。其病原菌以葡萄球菌、临床以全身严重中毒症为主要特征。重者出现硬肿、出血倾向、休克、DIC。

1. 按新生儿护理常规。

2. 一般护理：

(1) 鼓励母乳喂养，病情危重拒奶者，应给予鼻饲喂养或静脉营养，以保证足够的营养、水分和热量。

(2) 高热者应调节环境温度，按高热护理常规。体温不升者应采取保暖措施，以维持正常体温。

(3) 保持呼吸道通畅，必要时给氧。

(4) 注意保护血管，有计划地更换穿刺部位。

(5) 消除局部病灶，如脐炎、鹅口疮、皮肤破损等，促进皮肤病灶早日痊愈，防止感染继续蔓延扩散。

3. 病情观察：

(1) 观察呼吸及面色，注意有无呼吸不规则、紫绀或面色苍白。

(2) 观察消化道症状，注意有无呕吐、腹胀、腹泻。

(3) 观察神经及精神症状，注意有无烦躁不安、精神萎靡、嗜睡、昏迷，若出现呻吟、尖叫、两眼凝视或抽搐，应及时协助医师处理。

(4) 注意有无出血倾向，观察出血部位和出血量。

(5) 观察药物作用及副作用。

(6) 配合做好脓液、血液培养和药敏，以了解抗生素使用的效果。

(九) 新生儿肺炎护理

新生儿肺炎可发生在宫内、分娩过程中或出生后。前两者称宫内感染性肺炎，后者称出生后感染性肺炎。新生儿肺炎主要是由不同病原菌引起的肺部感染性疾病，与羊水、胎粪、乳汁以及其他分泌物吸入等因素有关。临床表现为呼气性呻吟、气促、发绀和吸气性凹陷，进行性加剧。重者可有呼吸不规则、呼吸暂停和呼吸衰竭。

1. 按新生儿护理常规。

2.一般护理：
(1)保持室内空气新鲜，温度、湿度适宜。
(2)取侧卧位，注意保暖。
(3)喂养应以少量多次为主，一次不宜喂得过饱，以防呕吐后误吸，病情严重者可给予鼻饲喂养或静脉补液。
(4)保持呼吸道通畅，勤翻身、拍背、吸痰、雾化吸入等，必要时给予氧气吸入。
(5)严格控制输液速度和量，滴速不宜过快，以4～6滴/分为宜，以免发生肺水肿。
3.病情观察：密切观察体温、呼吸、心率的变化，如有面色苍白、口吐白沫、口唇青紫、呻吟等临床表现，以及拒乳或吃奶差等情况，说明患儿病情加重，应及时协助医师处理。

第三节 高热护理操作流程

1.按儿科一般护理常规。
2.卧床休息，随时测量体温，注意观察体温变化。
3.给予高维生素、清淡易消化的流质或半流质饮食，保证充足水分摄入，饮食后注意清洁口腔，多饮水。
4.降温措施：体温升至39℃以上者，予以物理降温或遵医嘱药物降温。降温后隔30分钟～60分钟测量体温，并记录。
物理降温的方法：
(1)头置冰袋或毛巾冷敷。
(2)降低环境温度。
(3)松解衣被。
(4)洗温水浴(水温34℃)。
(5)30%～50%酒精擦浴。
5.加强基础护理：
(1)勤换内衣，保持皮肤清洁，及时更换汗湿的衣服。
(2)根据病情每日测体温4次～6次，并观察热型，协助诊断。
6.做好口腔、皮肤清洁，防止感染。
7.观察病情，凡有哭吵、烦躁不安、拒食、惊厥等异常表现时，及时与医生联系。

第四节 肺炎护理操作流程

肺炎系不同病原体或其他因素所致的肺部炎症。以发热、咳嗽、气促、呼吸困难和肺部湿啰音为共同临床表现。此病是儿科常见疾病中能威胁生命的疾病之一。

按儿科一般护理常规。

(一)病情观察

1. 观察有无嗜睡、精神萎靡、烦躁不安、昏迷、惊厥、呼吸不规则等神经系统症状,及时通知医师及时处理。

2. 观察有无面色苍白、烦躁、气急加剧、心率加速、肝脏在短期内急剧增大等心力衰竭的表现。护士应熟悉洋地黄药物治疗的剂量及使用注意事项。

3. 观察呼吸的频率、节律、深浅度的改变,如发现有双吸气、呼吸暂停等中枢呼吸衰竭危象,应与医师联系,及时处理。

4. 合并脓胸、脓气胸,应配合医师抽气排脓,或做胸腔闭式引流。

(二)对症处理

1. 高热时,按高热护理常规。

2. 气急烦躁时,给予半卧位,氧气吸入,按医嘱用镇静剂。

3. 重症患儿,做好口腔护理,以增进食欲,防止真菌性口腔炎。

4. 补液时应严格控制静脉输液速度,以防肺水肿及心力衰竭的发生。纠正呼吸性酸中毒时应用碱性药物,速度宜慢。天气寒冷时,进行输液的肢体要注意保暖。

5. 氧气吸入。根据缺氧情况决定氧浓度。

6. 保持呼吸道通畅,清除口、鼻腔分泌物,必要时喂奶及服药前吸痰,鼓励患儿咳嗽排痰,勤翻身,轻拍患儿背部,促使其咳痰。分泌物黏稠而不易咳出时,可采用超声雾化吸入。

(三)健康教育

1. 饮食应富有营养、易消化的流质或半流质,有气急、紫绀的患儿,在喂奶或喂药时应抱起,奶头孔不宜过大。咳呛严重者,必要时可用滴管或鼻饲管喂养。

2. 准确执行医嘱,严密观察药物毒副作用。

第五节 哮喘护理操作流程

支气管哮喘,简称哮喘,是由嗜酸性粒细胞、肥大细胞和T淋巴细胞等多种细胞参与的气道慢性变态反应性炎症,使易感者对各种激发因子具有气道高反应性,并可引起气道缩窄,临床表现为反复发作性咳嗽和伴有哮鸣音的呼气性呼吸困难,常在夜间(和)或清晨发作、加剧,又自行缓解或治疗后缓解,以1～6岁患病较多,大多在3岁以内起病。

(一)一般护理

1. 保持病室空气新鲜,阳光充足,环境安静、舒适、室内避免放置花、鸟、羽毛等易引起过敏的物质。

2. 保证休息,做好心理护理,鼓励锻炼,提高活动耐力。

3. 饮食宜选清淡易消化饮食,鼓励多饮水。避免诱发哮喘发作的食物,如牛奶、蛋、鱼虾等。

4.哮喘发作时给予半卧位，保持呼吸道通畅，按医嘱用镇静剂、解痉剂及氧气吸入或氧喷治疗，并观察疗效。

(二)病情观察

严密观察面色、呼吸、脉搏、如有心力衰竭现象应立即与医师联系处理。各种处理后，症状不见改善，而出现意识不清、紫绀、呼吸浅、呼吸暂停等呼吸衰竭征象时，立即做人工呼吸，并通知医师，做好气管内插管的一切准备工作。

(三)健康教育

健康教育，鼓励锻炼，提高活动耐力，寻找哮喘发作因素，去除各种诱发因素。

第六节 充血性心力衰竭护理操作流程

充血性心力衰竭简称心衰，是指心脏在充足的回心血量的前提下，心搏出量不能满足周身循环和组织代谢的需要，而出现的一种病理生理状态。心功能代偿期，临床无症状。心功能失代偿期，出现静脉回流受阻，体内水潴留、脏器淤血等。

1.按儿科一般护理常规及先天性心脏病护理。

2.绝对卧床休息，取半卧位。保持呼吸道通畅，必要时吸氧。给予易消化、营养丰富的饮食，少量多餐，控制钠盐的摄入。

3.应用洋地黄类药物治疗时的护理。

(1)严格按时间及剂量给药，宜在饭前口服，以免呕吐。

(2)用洋地黄前用听诊器听心律及心率(1分钟)，并做好记录。如年长儿心率每分钟低于80次，婴幼儿每分钟低于100次，应与医师联系后再决定是否用药。

(3)洋地黄达到疗效的主要指标是：心率减慢、气促改善、肝脏缩小、尿量增加、安静、情绪稳定。

(4)密切注意洋地黄的毒性反应，如有无恶心、呕吐等肠胃道症状，有无嗜睡、昏迷、视力模糊、绿视等神经系统症状，以及有无心律失常，如过早搏动、心动过缓等，应及时报告医师。

4.心理护理，密切注意其心率、心律、呼吸及血氧情况。

5.严格控制补液量及补液速度。

第七节 病毒性心肌炎护理操作流程

病毒性心肌炎是指病毒侵犯心脏，以心肌炎性病变为主要表现的疾病，伴有心包炎和心内膜炎。

临床表现为发病前1～4周内有呼吸道或消化道的病毒感染史而出现相应的局部或全身症状，重者可发生心力衰竭、心源性休克、心律失常或心脑综合征。

按儿科疾病一般护理常规。

(一)一般护理

1. 保持环境安静，温、湿度适宜，阳光充足，减少不良刺激。

2. 急性期伴有心力衰竭和心脏扩大者应绝对卧床休息3～6个月，病情好转后逐渐增加活动量。

3. 给予高热量、高蛋白、多维生素、易消化饮食，心功能不全伴水肿者应限制钠盐及水摄入量。

4. 呼吸困难者，给予氧气吸入。

(二)病情观察

1. 密切观察体温、脉搏、心率、心律、呼吸、血压变化，注意有无心源性休克发生。

2. 注意有无乏力、胸闷、心悸、心前区不适等心肌受累表现。发现异常及时协助处理。

3. 观察洋地黄毒性反应，用药前后应测量心率、了解心前区不适等心肌受累表现，发现异常，及时协助处理。

4. 慢性心肌炎患儿长期服用激素时，应注意观察有无高血压、低血钾、消化性溃疡等副作用。

5. 控制输液的速度及量，以防肺水肿及心力衰竭的发生。

(三)健康教育

1. 向患儿及家长介绍医疗保健知识，使之对疾病有正确认识。

2. 加强锻炼，增强体质，防止呼吸道、消化道等病毒感染，在疾病流行期少去公共场所，一旦发病及时就诊。

3. 注意营养，保证休息，防止复发。

第八节 先天性心脏病护理操作流程

1. 按儿科一般护理常规。

2. 避免患儿情绪激动、剧烈活动及啼哭，以免加重心脏负担。保持大便通畅，保持病房安静，适当限制体力活动。

3. 注意营养，给予高蛋白、高热量、多种维生素饮食，给予足够的水分。

4. 加强对病情的动态观察，注意神志、面色、呼吸等，并注意有无气急、烦躁、心率增快等心力衰竭早期症状。如呼吸困难者，给予半卧位及氧气吸入；如有烦躁不安、心率增快现象，应及时与医生联系处理。

5. 需静脉补液时，输液速度必须严格控制，不宜太快，以防加重心脏负担，促使心力衰竭。

6. 四联症患儿：

(1) 给予足够的水分，定期喂开水，必要时静脉补液，预防脱水。

(2) 加强护理，避免啼哭，以免引起脑缺血、缺氧。一旦发生，应将小儿置于膝胸卧位并配合医生进行抢救。如年长儿主诉头痛时,应提高警惕,防止昏厥。

附C:

心导管检查术护理

(一)术前护理

1. 做好解释工作,减少患儿对检查的恐惧心理。
2. 观察体温情况,如有发热,暂停检查。
3. 术前3天开始肌肉注射抗生素,预防感染。
4. 术前6小时起禁食、禁水。
5. 术前1小时,按医嘱用镇静剂。

(二)术后护理

1. 患儿于麻醉清醒前,应去枕平卧,头侧向一侧,注意呕吐,以免吸入呼吸道。
2. 每30分钟测量血压1次,连续3次,注意脉搏、呼吸,特别注意有无心律失常现象。
3. 卧床休息12～24小时,穿刺侧肢体制动8小时,血管穿刺局部以沙袋压迫2～4小时,并观察患侧趾端颜色及足背动脉搏动。
4. 注意切口渗血,保持切口清洁,防止感染,如有渗血要找出原因,及时处理。
5. 原有心衰者,观察有无心衰加重现象。

第九节 风湿热护理操作流程

风湿热是一种累及多系统的炎症性疾病,初发与再发多与A组乙型溶血性链球菌感染后的变态反应、自身免疫密切相关,好发年龄为5岁～15岁。临床发热,伴关节炎、心脏炎、较少出现舞蹈病、皮下结节、环形红斑。按儿科疾病护理常规。

(一)一般护理

1. 保持居室阳光充足,注意保暖,避免寒冷和潮湿。
2. 绝对卧床休息,无心脏炎休息2周,有心脏炎时,轻者休息4周,重者休息6周～12周.伴心力衰竭者待心功能恢复后再卧床休息3周～4周。血沉接近正常时方可逐渐下床活动,活动量应根据心率、心音、呼吸、有无疲劳而调整。
3. 给予高蛋白、高热量、多维生素、易消化的饮食,伴心力衰竭者适当限制钠盐,少食多餐。
4. 对舞蹈病患儿应采取必要的安全保护措施,防止跌伤。

(二)病情观察

1. 观察心率、心律及心音等变化,注意有无烦躁不安、面色苍白、多汗、气急等心力衰竭表现。

2. 伴有心房颤动者，注意有无偏瘫、失语、腰痛及肢体疼痛，以便能早期发现脑、肾、肺、肢体等部位的栓塞现象。

3. 密切观察药物副作用，如长期服用水杨酸制剂及肾上腺皮质激素时，应注意有无胃肠道症状、消化道出血及感染倾向，并予饭后服用以减少反应。

（三）健康教育

1. 避免受凉，以防止呼吸道感染。

2. 注意休息，避免过度活动。

3. 坚持长期治疗，定期复查。

第十节 小儿腹泻护理操作流程

小儿腹泻是因多种病原、多种因素引起的以大便次数增多和大便性状改变为特点的一组临床综合征，是儿科的常见病。根据病因分为感染性和非感染性两类，以前者更为多见。

（一）一般护理

按儿科护理常规。

1. 饮食宜清淡易消化，少量多次。重型腹泻应暂禁食，指导饮食卫生。

2. 遵医嘱给予正确补液，掌握输液速度和补液原则："先快后慢，先盐后糖，先浓后淡，见尿补钾"。

3. 加强生活护理及皮肤护理。勤换尿布，预防红臀。

4. 预防交叉感染，接触患儿后应注意清洗双手，做好大便的管理，保持床单整洁。

（二）病情观察

1. 观察呕吐、腹泻的次数、颜色、性质、尿量。

2. 密切观察脱水情况，如皮肤弹性、前囟凹陷程度、精神状态等。

（三）健康教育

1. 宣传母乳喂养的优点，指导合理喂养。

2. 注意饮食卫生。

3. 增强体质，适当户外活动，防止受凉或过热。

第十一节 婴儿红臀护理操作流程

1. 每次便后用温水洗净，并涂红霉素软膏。

2. Ⅰ臀红，可涂青鱼肝油。

3. Ⅱ臀红，表皮破损，百多邦外用，暴露臀部。

4. Ⅲ臀红，表皮破损，面积较大，伴有渗血。暴露臀部，或用烤灯，严重者可给予抗菌药物，以防感染。烤灯照射时，需要注意：

（1）使用 40～60W 灯泡。

（2）灯泡距离臀部 30～50cm，防止烫伤。

(3)照射时间一般为15分钟～20分钟，每日2次。
(4)在烤灯照射过程中，应注意保暖。
5.臀部伴真菌感染可涂克霉唑软膏、达克宁霜等。

第十二节 急性肾炎护理操作流程

急性肾小球肾炎简称急性肾炎，是儿科常见的免疫反应性肾小球疾病，主要临床表现为急性起病、水肿、血尿、蛋白尿和高血压。本病多见于感染之后，其中多数发生于溶血性链球菌感染之后，被称为急性链球菌感染后肾炎。而由其他感染因子引起的急性肾炎，称为急性非链球菌感染后肾炎。

1.按儿科一般护理常规。
2.密切观察病情
(1)及时发现并发症的发生，如患儿出现烦躁、喘憋、不能平卧、头疼、眩晕、呕吐、尿少等症状时，应警惕有无心力衰竭、高血压脑病、急性肾功能衰竭的发生，应立即报告医师，及时处理。
(2)观察降压药的疗效，利血平肌肉注射时，应及时复测血压，因此药可致患儿鼻塞、嗜睡、面红、体位性低血压。在护理时嘱患儿缓慢起床及站立，避免直立性低血压发生。
3.准确记录24小时出入量，并注意尿色的改变。
4.协助留取晨尿，及时送检。
5.应用利尿剂期间，每日测体重1次，了解水肿增减情况。
6.注意保暖，减少探视，防止感冒加重病情。
7.饮食：有浮肿及高血压患儿，应限制钠盐摄入，每天1～2g。有氮质血症时应限制蛋白质的摄入量，每日0.5g/kg。除非严重少尿或循环充血，一般不必严格限水。
8.休息：发病2周内，应卧床休息，待浮肿消退、肉眼血尿消失、血压正常，才可下床在室内活动。血沉降至正常可恢复上学，但应避免剧烈运动，直至阿迪氏记数恢复正常，才能正常活动。

第十三节 肾病综合征护理操作流程

肾病综合征简称肾病，是多种病因所致。肾小球基底膜通透性增高，导致大量蛋白尿的一种临床症候群。临床具有四大特点：大量蛋白尿；低蛋白血症；高胆固醇血症；高度水肿。

1.按儿科一般护理常规及急性肾炎护理。
2.密切观察并发症的发生，如感染、电解质紊乱，应及时与医师联系。
3.预防感染：
(1)与感染患儿分室居住，天气变化时要随时增减衣服，注意口腔清洁，预防呼吸道感染。

(2)饮食：按医嘱给适量优质蛋白、低盐饮食。浮肿消退后给普通饮食。

(3)休息：有浮肿、蛋白尿时，应卧床休息。症状消失。可逐渐增加活动，合理安排作息制度。

(4)加强皮肤护理，注意床单清洁、整齐，勤换内衣裤，以防皮肤磨损。

(5)遵医嘱合理用药，观察药物治疗的疗效及副作用，激素治疗时，要预防继发感染，避免摔跤，防止骨折，并注意观察血压。免疫抑制剂应用时，注意血象及肝肾功能测定，观察有无出血、胃肠道反应、脱发等副作用。

第十四节 营养不良护理操作流程

按儿科疾病一般护理常规。

(一)一般护理

1.病室应保持清洁，阳光充足，温、湿度适宜，防止交叉感染。

2.调整饮食：

(1)指导家长合理喂养。

(2)循序渐进地给予高热量、高蛋白、多维生素饮食。

(3)观察患儿的消化情况，如大便的形状、气味等，根据情况添加辅食，不可操之过急。

3.保持口腔、皮肤清洁，防止并发症发生。

4.定期测体重，评估营养状况是否改善。

5.输液、输血时，应控制滴速和液体总量，防止心力衰竭及肺水肿的发生。

(二)病情观察

1.注意面色、呼吸、脉搏及神志的变化。

2.注意有无电解质紊乱、酸碱平衡失调，尤其是夜间应防止低血糖发生。

(三)合并多种维生素缺乏的护理

1.维生素 A 缺乏时常出现干眼病、角膜炎或角膜溃疡，可用生理盐水湿润角膜或涂金霉素眼膏。

2.肌注维生素 AD 时部位准确，穿刺宜深。

3.维生素 C 缺乏时易引起毛细血管脆弱、黏膜出血，护理时动作应轻柔。

(四)健康教育

1.向家长讲解营养不良的常见病因及预防方法。

2.指导家长合理喂养，讲解母乳喂养的重要性。

3.加强户外活动，多晒太阳，注意补充富含维生素 D、钙、蛋白质等营养食品，防止佝偻病发生，定期复查。

第十五节 维生素 D 缺乏性佝偻病护理操作流程

维生素 D 缺乏性佝偻病简称佝偻病，是指缺乏维生素 D 所致的一种慢性营养缺乏病，见于婴幼儿，主要是由于日光照射不足，维生素D摄入不足；生长速度快，需要维生素D增多。

慢性肝胆、胃肠道疾病可影响维生素D的吸收、利用。

临床分为活动期(初期、激期)、恢复期和后遗症期。活动期主要表现为易激惹、烦躁、易惊、夜啼、多汗枕秃、骨髓改变、颅骨软化、方颅、佝偻病手镯或足镯、肋骨串珠、鸡胸或漏斗胸；恢复期可见下肢弯曲成"O"形或"X"形腿；后遗症期仅遗留不同程度的骨骼畸形。

按儿科疾病一般护理常规。

(一)一般护理

1.病室光线充足，空气新鲜，每日定时户外活动，直接接触阳光。

2.采用母乳喂养，及时添加辅食及补充维生素D和钙片，喂鱼肝油时直接滴在舌面上，保证达到指定剂量。

3.避免早坐、久坐、早走，保持正确姿势，宜侧卧位，预防骨髓畸形骨折。护理操作时应避免重压和强力牵拉。

(二)药物护理

1.维生素D注射时宜深部肌肉注射，以利吸收。注射维生素D制剂前，必须口服钙剂1周或静脉补钙3日，以免使血钙降低而发生搐搦。

2.静脉注射钙剂时应稀释后缓慢推注，以免血钙突然升高引起心脏骤停。

3.钙剂勿与牛奶混合喂服，宜在两餐之间。口服10%氯化钙时，应稀释3倍～5倍，以免刺激胃黏膜。

(三)健康教育

1.提倡母乳喂养，并及时添加副食及维生素D。应从生后第2周开始给予维生素D预防剂量，每日400～800U。

2.合理安排生活，要经常进行户外活动和日光浴。

3.注意母亲孕期和哺乳期的保健，饮食应富有营养并多晒太阳。

第十六节 血液病护理操作流程

1.按儿科一般护理常规。

2.防止交叉感染，单病种应安排在同一病室(重点指白血病患儿)，避免与感染性疾病的患儿接触，室内空气保持流通，每天通风2次，每天紫外线消毒1次。限制探视者。

3.防止出血护理：

(1)婴幼儿期患儿，要加强安全保护措施，防止由于外伤引起出血。

(2)尽量少用肌肉注射药物，以免深部出血。必须注射时。须较长时间压迫止血，防止再出血发生。

(3)采血后，用干棉球压迫止血，直至不出血，并加强观察是否有出血现象。

(4)宜用软毛牙刷，避免挖鼻以免损伤鼻腔黏膜，引起出血和继发感染。

4. 出血护理：

(1) 鼻中隔出血时，患儿应平卧。少量渗血，用 1：1 000 肾上腺素棉球或明胶海绵剪成条形填塞鼻孔，鼻额部冷敷。大量出血时，报告医师，应请耳鼻咽喉科会诊，用碘仿纱条进行后鼻孔填塞，一般保存 24 小时～48 小时。应经常用消毒石蜡油滴入鼻孔以保持润滑，并加强口腔护理。

(2) 口腔出血：常见为牙龈出血，局部处理可用明胶海绵压迫止血。饮食不宜过热过硬，以免刺激引起再度出血。

(3) 胃肠道出血：患儿禁食，要密切观察面色、脉搏、血压、尿量。记录呕吐、便血量，如患儿有面色灰白、四肢冰冷、出冷汗、心悸等症状，应及时报告医师，采取抢救措施。

(4) 颅内出血，患儿有头痛、头昏、嗜睡、神志模糊、瞳孔散大等神经系统症状，应去枕平卧，头侧向一侧，保持呼吸道通畅，做好大静脉穿刺，氧气吸入等抢救准备。

5. 预防感染：

(1) 严格按无菌原则进行技术操作。

(2) 注意皮肤清洁干燥，防止破损。保持会阴部清洁，对白细胞降低者，可用 1:5 000 高锰酸钾坐浴，每日 1 次，防止肛旁脓肿发生。

(3) 加强口腔护理，每餐饭后漱口，按医嘱可用 0.05% 氯已定或复方硼砂溶液漱口。

6. 化疗时护理：

(1) 注意保护静脉，穿刺宜从远心端到近心端，并熟练掌握穿刺技术。

(2) 静脉注射药物时，药物不能外漏，推药前后，均用生理盐水冲静脉。万一药液外漏，用 25% 硫酸镁湿敷，0.25%～1% 普鲁卡因局封。

(3) 鞘内注射时，术后须平卧 4～8 小时，并注意观察有无头痛、恶心、呕吐、感觉障碍等毒性反应。

(4) 激素治疗时，注意保暖，预防继发感染，避免摔跤，防止骨折。

(5) 患儿使用化疗药物后常有恶心、呕吐、食欲减退、脱发及骨髓抑制情况发生．甚至出现出血性膀胱炎等反应，因此应嘱患儿多饮开水或按医嘱补液，应使用新鲜配制药液。

7. 增加营养、注意饮食卫生，给予高蛋白、高维生素、高热量饮食，鼓励患儿进食，多饮水。

8. 消除心理障碍，建立战胜疾病的信心。

第十七节 营养性缺铁性贫血护理操作流程

营养性缺铁性贫血是指由于体内铁储存缺乏引起血红蛋白合成减少导致低色素小细胞性贫血，主要是由于先天性储铁不足、饮食缺铁、生长发育快及丢失过多或吸收减少引起，以婴幼儿及青少年发病率最高。

临床表现为起病缓慢、面色苍白、乏力、食欲不振、对周围环境缺乏兴趣、注意力不集中、智力及动作发育迟缓，严重者可出现心力衰竭。

按儿科疾病一般护理常规。

(一)一般护理

1. 注意休息，适量活动，对严重贫血者，应根据其活动耐力下降程度制定休息方式、活动强度及每次活动时间。

2. 给予营养丰富的饮食，如动物肝脏、鸡蛋、蔬菜、水果等，注意合理添加辅食，纠正偏食、择食等不良习惯。

3. 保持口腔清洁，预防感染。

(二)药物护理

1. 口服铁剂应饭中或餐中服用，以减少胃肠刺激。

2. 铁剂不宜与牛奶、钙剂和咖啡等同服，以免影响铁的吸收。

3. 口服液体铁剂时应使用吸管。以免牙齿长时间接触铁剂而变黑。服用铁剂后大便发黑应事前告诉家属，停药后可恢复正常。

4. 注射铁剂应精确计算剂量，分次深部肌肉注射，每次应更换注射部位，以免引起组织坏死。

5. 观察疗效。铁剂治疗有效者，用药后3日～4日网织红细胞上升，1周后可见血红蛋白逐渐上升。如服药3周～4周无效，应查找原因。

(三)健康教育

1. 掌握科学的喂养知识。

2. 合理安排膳食，培养良好的饮食习惯。

3. 加强体育锻炼，增强其抗病能力。

第十八节 原发性血小板减少性紫癜护理操作流程

原发性血小板减少性紫癜(ITP)是指血小板免疫被破坏，外周血中血小板减少的出血性疾病，是小儿最常见的出血性疾病。主要病因是病毒体吸附于血小板表面，改变血小板抗体性而导致的一种自身免疫性能低下的疾病。

临床以自发性皮肤黏膜出血、血小板减少、束臂试验阳性为主要特征。

按儿科疾病一般护理常规。

(一)一般护理

1. 急性期应卧床休息，血小板低于$20\times10^9/L$时，常有自发性出血，应绝对卧床休息。

2. 给予高蛋白、高热量、多维生素的饮食，禁食坚硬及带刺食物，牙龈出血、消化道出血者应给予温凉流质饮食，出血量多时应禁食。

3. 做好患儿及家属的心理护理，消除恐惧。

(二)病情观察

1. 观察生命体征变化。

2. 注意有无出血倾向，如皮肤黏膜、消化道、泌尿道、颅内出血等症状。

3. 监测血小板数量的变化。

(三)避免出血
1. 限制剧烈活动，忌玩锐利玩具，以免碰伤、刺伤、摔伤。
2. 减少肌肉注射，以免发生深部血肿。
3. 尽量避免哭闹，以免加重出血。
(四)健康教育
1. 教会患儿及家属压迫止血方法。
2. 知道自我防护方法，防止上呼吸道感染。
3. 避免使用阿司匹林等抗凝药，以免加重出血。

第十九节　急性白血病护理操作流程

急性白血病是指造血干细胞的克隆性恶性疾病，发病时骨髓中异常原始细胞(白血病细胞)大量增殖并浸润各器官、组织，使正常造血功能受到抑制，临床分为急性淋巴细胞白血病和急性非淋巴细胞白血病两大类。

临床上多数起病较急，少数起病缓慢，以发热、贫血、出血等白血病细胞浸润引起的症状为主要特征。

护理常规

按儿科疾病一般护理常规。

(一)一般护理
1. 根据病情适当休息，有高热、严重贫血、出血症状，以及在化疗过程中，应绝对卧床休息。
2. 给予高蛋白、高热量、多维生素、易消化的饮食，鼓励患儿进食，化疗期间多饮水。
3. 中枢神经系统白血病，鞘内注射后，须去枕平卧8小时。

(二)病情观察
1. 观察体温的变化。
2. 注意口腔、咽喉、肛周皮肤有无异常。
3. 观察皮肤黏膜、消化道、泌尿道及颅内有无出血倾向。
4. 注意有无白血病细胞浸润脑膜的表现。
5. 高热时按高热护理常规，忌用酒精擦浴。

(三)防止出血
1. 保持口腔清洁，忌食坚硬食物，防止牙龈出血。牙龈出血时可用明胶海绵贴敷或肾上腺素棉球压迫止血。
2. 勿用手挖鼻，鼻出血时可用1%麻黄素或0.1%肾上腺素棉球填塞。
3. 有颅内出血征兆时，应制动，头部罩冰枕，吸氧。
4. 消化道出血时，按消化道出血护理常规。

(四)预防感染
1. 保持病室环境整洁，每日空气消毒。限制探视。
2. 严格无菌技术操作，保持口腔、皮肤、肛周清洁。

3. 患儿白细胞低于 $3.0×10^9/L$，行保护性隔离。

(五) 药物护理

1. 观察化疗药的疗效及副作用。

2. 化疗时应注意保护血管，防止药液外渗。如有外渗，立即用硫酸镁湿敷或用生理盐水加利多卡因及地塞米松局部封闭，外涂美宝烫伤药。

(六) 健康教育

1. 少去公共场所，防止上呼吸道感染。

2. 适当进行体育锻炼，增强抗病能力。

3. 定期复查。

第二十节 中枢神经系统感染性疾病护理(化脓性脑膜炎、病毒性脑膜炎)操作流程

化脓性脑膜炎是指各种化脓菌引起的脑膜炎，主要是由肺炎链球菌(肺炎双球菌)、流感嗜血杆菌、脑膜炎双球菌引起，以婴幼儿多见，病死率较高。

临床以发热、头疼、呕吐、烦躁、惊厥、脑膜刺激征和脑脊液改变为主要特征。

病毒性脑炎是指由各种病毒引起的一组以精神和意识障碍为突出表现的中枢神经系统感染性疾病，80%由肠道病毒引起。

临床以脑实质损害及颅内高压为主要特征。首发症状多有不同程度的发热、意识障碍，轻者出现表情淡漠、嗜睡，重者出现颅内压增高，严重者出现脑疝甚至呼吸循环衰竭。

按儿科疾病一般护理常规。

(一) 一般护理

1. 保持室内安静.避免不良刺激。

2. 给予富有营养、清淡、易消化的流质或半流质饮食，不能进食者给以鼻饲。

3. 取平卧位或头高足低位，抬高头部15°～30°，频繁呕吐时取侧卧位，腰穿后应去枕平卧6～8小时。

4. 保持皮肤、口腔清洁，如昏迷患儿应做好眼部及耳部护理。眼睑不能闭合者可用金霉素眼膏涂眼，并用生理盐水纱布遮盖。注意勤翻身、拍背，防止褥疮及坠积性肺炎的发生。

5. 高热时应用冰枕或冰袋敷大血管处，也可用酒精擦浴或服用退热药物。

6. 惊厥时应将头偏向一侧，及时吸出口、鼻、咽部分泌物，保持呼吸道通畅，防止窒息。压舌板放于上下臼齿之间，防止舌咬伤。

7. 恢复期应加强功能锻炼，促进语言、运动功能的恢复。

(二) 病情观察

1. 观察生命体征、神志及瞳孔的变化。若出现意识障碍、囟门改变、瞳孔改变、躁动不安、频繁呕吐、四肢肌张力增高等惊厥先兆，提示有脑水肿、

颅内压升高的可能；若出现呼吸节律不规则、瞳孔忽大忽小或两侧不等大对光反应迟钝、血压升高，提示有脑疝、呼吸衰竭。

2. 注意有无并发症发生，患儿在治疗中发热不退或退而复升、前囟饱满、颅缝裂开、呕吐不止、频繁惊厥，应立即协助处理。

3. 颅内压增高者，腰穿前应先快速静脉输入脱水剂，防止脑疝发生，同时要避免药液外渗。如发生渗出，立即用硫酸镁湿热敷，以免引起局部组织坏死。

(三)健康教育

1. 保持皮肤清洁干燥，防止褥疮。
2. 指导家属及患儿锻炼的方法，如语言训练、肢体按摩及被动运动等。
3. 注意保暖，预防上呼吸道感染。
4. 定期复查。

第二十一节 蓝光疗法护理操作流程

(一)目的

以波长 420～470nm 的蓝色荧光管照射患儿皮肤，可使患儿血清及照射部位皮肤的间接胆红素转变为光一氧化胆红素，经胆汁及尿液排出体外，达到降低血清间接胆红素含量的目的。

(二)用物准备

蓝光箱一台，黑色眼罩或墨镜1副、尿布，护理记录单。

(三)操作方法与护理

1. 患儿放入光疗箱之前，应先调好光管的升降把手，上方的蓝光灯管距离患儿 42cm，下方的蓝光灯管距离患儿 28cm，测体温、脉搏、呼吸，预热箱温 30℃，剪短指甲，戴眼罩，丁字形尿布遮住会阴部，脱去衣服，方可将患儿放入蓝光箱内。

2. 每小时测量体温、脉搏、呼吸，并记录箱温，通常箱温应保持在 30℃～33℃，相对湿度 55%～65%，患儿体温维持在 36.5℃～37.5℃。

3. 照射期间每 2 小时喂奶 1 次，在两次喂奶之间喂 5%葡萄糖液，入量平均为每小时 10ml／kg 或稍多，详细记录出入量。

4. 每日详细记录光照部位皮肤黄疸情况，将患儿包裹后抱到自然光下观察。

5. 光照时间遵医嘱执行，一般可持续照射 6～8 小时。

6. 观察副作用，早期患儿可出现呼吸节律不规则，多能自动转为规则。少数患儿经照射后胸腹和四肢部位皮肤可能出现轻度皮疹，不需做特殊处理。

7. 蓝光照射结束后护理。去眼罩，检查眼部有无感染发生，并用新霉素眼药水滴眼；沐浴，检查皮肤有无破损、炎症或皮疹等；称体重，测体温，每 4 小时测体温 1 次，连续观察 2 日。

8. 光疗后复查胆红素，光疗箱消毒备用。

(四)注意事项

1.光照前应检查灯管,若灯管不亮应及时调换,有灰尘时及时擦拭,检查是否漏电。

2.光疗箱温直接影响患儿体温,必须保持箱温恒定,以患儿体温变化为依据,及时调整箱温。如夏季天气炎热时,可开空调降温、拉开侧窗等。冬季天气寒冷,可在室内放置电暖炉等。

3.照射期间密切注意病情变化,发现异常及时处理。

4.蓝光灯管使用时间过长会影响疗效效果,应设立记录卡,照射超过300小时应更换灯管。

5.蓝光可引起视觉损伤,护理人员应戴墨镜,以阻断蓝光对眼的刺激。

第二十二节 保暖箱应用护理操作流程

(一)目的

保暖箱使用是用科学的方法,创造一个温度和湿度相适宜的环境,使患儿体温保持稳定,以提高未成熟儿的成活率。

(二)入保暖箱条件

1.凡出生体重在2 000g以下的新生儿。

2.体温不升、新生儿硬肿症等异常新生儿。

(三)保暖箱温度与湿度标准

温度是根据早产儿体重及出生天数决定,见表19-1。相对湿度为55%～65%。

表19-1 不同体重早产儿暖箱温度参考数

新生儿体重(g)	保暖温度(℃)				湿度
	35	34	33	32	
1000以下	出生10天以后内	10天以后	3周以后	5周以后	55%～65%
1000～1500	/	初生10天内	10天以后	4周以后	同上
1500～2000	/	初生10天内	2天以后	3周以后	同上
大于2500	/	/	初生2天内	2天以后	同上

(四)保暖箱使用方法

1.使用前将保暖箱预热,一般先调至28℃,然后每小时提高箱温1℃,注意加水于水箱中以保持相对湿度(根据上表,按早产儿体重调节所需温度)。

2.将患儿仅包裹尿布、穿单衣置温箱。

3.护理、治疗集中操作,避免过多开启箱门,影响箱温。

4. 勤测体温，根据体温来调节箱温。

5. 暖箱每日用消毒液内外擦拭1次，水箱用水每日晨更换1次。出箱后，彻底消毒，备用。

6. 暖箱不宜放在阳光直射或对流风位置，以免影响箱内温度控制。

(五)出箱标准

1. 体重增到2 000g左右或以上。

2. 连续3天体温正常且一般情况良好者。

（李　晴　何宜臻　邵珠红　韩玲）

第二十章 妇产科护理技术操作流程

一、产前检查
(一)孕妇预约登记及随访
1.妊娠 3 个月以上的孕妇,可开始产前登记及检查。
2.登记时阅读孕妇联系卡。
3.认真填写,项目完整,字迹清楚。
(二)初诊检查常规
1.了解病史:详细填写病史,力求完整准确,包括其现在史、过去史、月经史、婚育史和家族史,以及本次妊娠情况及有无急慢性疾病等。
2.体格检查:注意一般情况如孕妇体态、发育营养状况、皮肤有无黄疸,测量身高、体重及血压。
3.产科检查
(1)骨盆外测量。
(2)腹部检查:按四步手法检查子宫高度、胎位、胎先露、先露入盆情况,用软尺测量耻骨联合至子宫底的长度,听胎心并记录每分钟胎心率。
(3)外阴部有无肿胀、炎症、静脉曲张、分泌物及会阴情况。
4.化验血常规、血型、尿常规、肝肾功能及血糖测定。
5.预约:经初诊检查后鉴别正常妊娠和作高危妊娠,并分别预约复诊日期。若系高危妊娠应做高危评分记录,如有异常,则在高危门诊就诊。
(三)复诊检查常规
1.复诊随访预约:原则上正常孕妇产前检查次数为 8～10 次。
(1)一般随访预约:孕 13 周预约 20 周检查,孕 20 周至孕 28 周预约 4 周后复查,孕 29 周至孕 36 周可 2 周检查 1 次,孕 36 周始预约 1 周后复查。
(2)有异常情况者按预约复诊,如腹胀、腹痛、见红或阴道流血,尿常规异常及各种并发症,应随时检查。
(3)按预约日期,2 周没来院检查者,应督促按时检查。
2.每次检查要测体重、量血压、检测尿常规。
3.产科检查:
(1)查看病史,询问主诉,了解前次血压、体重等情况。
(2)测量宫底高度,检查胎位、胎先露及先露衔接情况,测胎心率,估计胎儿大小,注意有无胎儿宫内生长迟缓(IUGR),检查下肢有无浮肿,如检查胎心胎位有异常,可请另一位复查,必要时做 B 超。
(3)孕 28 周始指导孕妇自我监护,自测胎动,若有异常,应嘱来院检查,必要时转高危门诊。

(4) 预约复诊日期，并记录在孕妇联系卡上。

(5) 每日门诊结束后由专人将当日检查孕妇病历复查一遍，有遗漏及处理不妥者及时纠正。

二、孕妇入院护理

1. 孕妇凭入院证入院，阅读门诊病史，按常规进行入院护理。

2. 向孕妇介绍入院须知、各项规章制度，测血压、体重，带孕妇到所在床位。

3. 向孕妇介绍环境，包括厕所、盥洗室、各类生活用品放置处等。

4. 孕30周以上的孕妇，嘱其每日测胎动3次，并向其解释胎动及自我监护意义。

5. 告知孕妇如有腹痛、胎膜早破、见红等情况及时告知当班医务人员，胎膜早破者立即平卧。

6. 如有重度妊高征、先兆子痫、妊娠合并心脏病等各种内科合并症的孕妇，入院时做好各种抢救准备，发现异常立即报告医师，同时进行抢救。

三、产程观察护理

(一) 第一产程

1. 临产后每4时测1次体温、脉搏、呼吸、血压，如有异常，增加测量次数，并汇报医生及时处理。

2. 观察宫缩。随时掌握正规宫缩开始时间，持续及间隔时间，宫缩强弱及节律，并注意子宫形态，有无压痛，及时发现先兆子宫破裂征兆。

3. 观察胎心，潜伏期2小时听1次，活跃期每半小时听1次，宫缩紧、产程快时，随时听取，每次听1分钟并记录。如发现胎心大于160次/分或胎心小于120次/分且伴有不规则时，应立即给氧气吸入，进行胎心监护，同时通知医师积极处理。

4. 肛门检查。了解宫口扩张、先露下降情况。根据宫缩决定肛查时间。一般潜伏期每2～4小时查1次，活跃期每1～2小时查1次，并画好产程图。肛查次数不宜超过10次，疑有胎盘位置异常应禁止肛查。如发现潜伏期延长、活跃期停滞或胎头下降梗阻等异常者，应及时通知医生。

5. 破膜处理。一旦破膜立即听胎心，并观察流出羊水的量、色、质。如头先露而羊水中混有胎粪者，系提示胎儿宫内窘迫。如破膜而无宫缩，则按胎膜早破护理常规。

6. 凡胎位异常、胎膜早破、阴道流血、严重妊娠高血压综合征及心脏病等，应卧床休息。正常产妇可下床适当活动。

7. 宫缩不太紧时，应间断摄入一些清淡而营养丰富的半流质饮食，以适应分娩时体力消耗的需要，必要时可静脉输液补充能量。

8. 督促产妇勤排尿。如排尿困难、膀胱充盈影响先露下降且诱导排尿失败时，应及时导尿。

9. 初产妇宫口开全，经产妇宫口开大3～4cm，入分娩室继续观察产程，做接产准备。

(一)第一产程

1. 协助产妇仰卧于床上，取膀胱截石位，继续观察产妇的一般情况。分娩是剧烈的体力活动，出汗多，应以湿毛巾擦拭。解除不适，在宫缩间歇时，协助给予饮料。

2. 须有专人守护，严密观察宫缩，一般每隔5～10分钟听一次胎心。如有异常，应及时通知医生，尽快结束分娩。

3. 指导产妇正确使用腹压，如第二产程已达1小时还未分娩，则应通知医生，找出原因，积极处理。

4. 正确观察产程，适时行外阴消毒，铺无菌巾，做好接产准备。

5. 备好吸痰器等用物，及时做好新生儿的抢救准备工作。

6. 接生者应按手术要求洗手、穿手术衣、戴手套、铺无菌产包、正确保护会阴，按分娩机转接生。如需做会阴切开缝合术、胎吸或产钳术，则按相应的手术操作常规进行。

7. 接生和检查过程中，要严格执行无菌操作技术，杜绝一切可能感染的因素。

8. 产房中的新生儿护理：

(1) 婴儿出生后立即擦净全身羊水、血迹，保暖，清理呼吸道。保持呼吸道通畅。

(2) 脐带处理。在距脐根0.5cm处结扎第一道，再于脐根上1～1.5cm处结扎第二道，距此处上0.5cm处剪断脐带。检查脐带断端无活动性出血，用2%碘酒消毒断端后，用无菌纱布包扎。处理脐带过程中，须注意新生儿保暖。

(3) Apgar评分。新生儿出生后根据新生儿心率、呼吸、皮肤颜色、肌张力、喉反射于产后1分钟、5分钟、10分钟各评分1次。

(4) 抱示产妇，认清性别。

(5) 双眼滴抗生素眼药水。

(6) 行全身检查，测体重、身长、头围、胸围，如有畸形，应立即通知家属。

(7) 打新生儿足印，系手圈，盖母亲拇指印(右)。裸体与母亲皮肤接触，早吸吮，并做好宣教。遵医嘱给新生儿应用维生素K1。

(8) 认真填写新生儿产时记录单。

9. 胎儿娩出后，产妇无禁忌证者，给予缩宫素10～20U肛肌肉注射。

(三)第三产程

1. 注意胎盘剥离征象。若阴道流血大于200ml或半小时后胎盘仍未剥离，应立即协助处理。

2. 检查胎盘、胎膜是否完整，如有缺损通知医生，做必要处理。

3. 检查软产道有无撕裂伤，必要时遵医嘱用缩宫素。

4. 常规缝合会阴切口或撕裂伤，术毕取出带线纱布，检查阴道及肛门，防止纱布遗留体腔，遵医嘱用抗生素预防感染。

5. 注意子宫收缩、宫底高度、膀胱充盈、阴道流血、会阴、阴道内有无血肿、血压、脉搏等情况。

6. 产妇分娩后给予易消化营养丰富的饮料及食物。

7. 产后在产房内观察2小时，子宫收缩好、阴道流血不多，更换会阴垫，换产妇衣裤，将母儿送至母婴同室并交班。

四、产前阴道流血护理

产前阴道流血包括胎盘早剥和前置胎盘，是产科严重的并发症，对母婴有很大危害，应积极进行抢救和处理。

1. 根据主诉、症状及初步检查，了解病情的严重程度，在医师来之前，置孕妇于平卧位，测血压、脉搏、胎心，观察阴道出血量及腹痛情况，孕妇带来的内裤卫生垫等应保留，以估计出血量。

2. 阴道出血多或腹痛明显，患者诉头晕、心慌、出冷汗、面色苍白等休克症状时，应氧气吸入。

3. 迅速建立静脉通路，同时做血型、血红蛋白或全血化验，遵医嘱配血备用。

4. 一般状况尚好者，送做B超或其他检查时，应用轮椅或平车推送，如需住院，通知病房做好准备。

5. 密切观察阴道出血量、血压、脉搏、体温、宫底上升及胎心变化，注意休克的早期症状，重视孕妇主诉，及时和医师联系。

6. 前置胎盘患者，禁止肛门检查及灌肠。

7. 胎盘早期剥离易引发凝血机制障碍.应密切观察全身性出血倾向，注意有无皮下、黏膜、注射部位渗血不凝及阴道出血不止等，准备充足的抢救用物及药品，如输液、输血用具、注射器、肝素、纤维蛋白原、新鲜血液等。

8. 阴道检查前应备血，开放静脉通路，做好急诊手术准备及抢救婴儿的各项措施。

9. 贫血患者机体抵抗力低，应予保护性隔离，严格各项无菌操作，防止交叉感染。

10. 抢救的产妇应安排专人护理，密切注意尿量，警惕失血性休克引起急性肾功能衰竭。

11. 饮食护理对失血过多患者.应给高蛋白、含铁、易消化食物，有手术指征者应禁食。

12. 孕妇需绝对卧床休息。注意保暖。

13. 针对产妇及家属的焦急和紧张情绪，给予心理护理。

14. 保持外阴清洁，每日用消毒溶液清洁外阴，用消毒会阴垫。

15. 产后密切观察子宫收缩及阴道出血情况，遵医嘱使用缩宫素。

五、胎膜早破护理

临产前破膜者称为胎膜早破。羊水可一次大量排出，继以少量间断性排出。腹压增加或先露部上推时可见羊水流出，石蕊试纸测pH为7.0~7.5。

1. 立即听胎心，记录破膜时间。定时观察羊水颜色、性状及量，并进行描述。

2. 注意观察胎心及宫缩情况，有脐带脱垂可疑者做阴道检查。

3. 测体温每 4 小时 1 次，观察白细胞计数及分类的变化，注意有无体温上升、羊水混浊及胎心变化。

4. 禁止灌肠。会阴清洁每日 2 次，外阴部置消毒无菌巾，保持清洁干燥。

5. 绝对卧床休息。胎位不正及胎头高浮者遵医嘱取侧卧位或头低脚高位。

6. 遵医嘱应用抗生素预防感染。

7. 帮助孕妇分析目前状况，讲解胎膜早破的影响，使孕妇积极配合护理。

六、妊娠合并糖尿病护理

妊娠合并糖尿病时，妊娠高血压综合征、羊水过多、巨大儿等发病率可增高，常使病情复杂化，围产儿死亡率较高。

1. 准确记录 24 小时尿量，测餐前 1 小时及 24 小时尿糖。

2. 观察有无烦躁不安、出汗及突然昏迷等低血糖症状。必要时可给予甜食或糖开水。

3. 观察有无极度口渴、软弱无力、口中烂苹果样酮味等酮症酸中毒及电解质紊乱症状，视病情轻重予以护理、抢救。

4. 按医嘱进行血压、体重、肾功能、胎儿胎盘功能的监护。

5. 糖尿病饮食：需控制食量，食物中应忌含糖量，给予富含维生素、纤维素和钙、铁等矿物质。

6. 指导患者注意个人卫生，勤擦身。勤换衣裤，预防皮肤感染。

7. 遵照医嘱准备应用胰岛素。孕期不用口服降糖药，临产或手术时改皮下注射为静脉滴注。分娩后恢复皮下注射。

8. 临产时认真估计胎儿大小，预防肩难产发生。

9. 缩短第二产程，减少产妇过度劳累。

10. 加强子宫收缩和阴道出血情况观察，胎儿前肩娩出后即注射缩宫素预防产后出血。

11. 加强新生儿观察和护理，预防呼吸窘迫综合征及低血糖的发生。新生儿娩出 30 分钟开始定期喂服糖水。

12. 产后会阴清洁每日 2 次，换清洁衣裤。

13. 患者可有自主神经功能障碍，易发生体位性低血压，首次起床及产后 24 小时内上厕所应有人陪伴。

14. 指导患者出院后在内科门诊随访。

七、妊娠合并高血压护理

孕 20 周后发生高血压、水肿和蛋白尿症候群为妊高征。

1. 重视患者头痛、恶心、胸闷、眼花等主诉，发现有先兆子痫症状时立即报告医生。

2. 密切观察血压、心率、呼吸及体重变化，注意水肿分布及其程度，及时详细记录。

3. 低盐饮食，食物应富含蛋白质、维生素和纤维素等。

4. 指导患者取左侧卧位休息,以改善子宫胎盘循环。

5. 做好心理护理,减轻患者紧张焦虑心情。

6. 应用硫酸镁,应注意以下几项:

(1) 肌注应选用 7 号~8 号长针头做深部肌肉注射,左右臀部交替注射。

(2) 静脉滴注时,滴速每小时 1g。滴注瓶上应有醒目标记。

(3) 在使用硫酸镁期间应注意观察疗效、毒性反应,若出现膝反射消失,呼吸小于 16 次/分,尿量小于 25ml/时应立即停药,给予 10%葡萄糖酸钙 10ml 对症治疗。

(4) 使用大剂量镇静剂和降压药时,注意预防体位性低血压。

7. 根据医嘱正确留取血、尿样本,及时送验。

8. 密切观察胎心、宫缩及阴道流血情况。

9. 注意预防子痫发生(详见先兆子痫、子痫护理章节)。

八、先兆子痫、子痫护理

妊高征患者血压大于或等于 21.3kPa/14.6kPa(160mmHg/110mmHg),蛋白质大于等于 5g/24 小时,出现头痛、眼花、恶心、呕吐等症状称先兆子痫。在上述严重征象的基础上进而有抽搐发生,或伴有昏迷,则称为子痫。

(一)先兆子痫护理

1. 每 2 小时 1 次或按医嘱测量血压,密切注意头痛、恶心、眼花等主诉变化。

2. 一级护理,绝对卧床休息。

3. 做好心理护理,避免情绪激动。

4. 鼓励患者进食,饮食宜低盐高蛋白、高维生素,力求营养素均衡,不能进食者或食后呕吐者按医嘱静脉补充能量和液体。

5. 每日测胎动 3 次,每次 1 小时。

6. 严密观察产程进展,注意宫缩及宫口扩张情况,勤听胎心。

7. 床旁置子痫盘备用。盘内置拉舌钳、压舌板、开口器,以备子痫发生时急救用。

8. 根据医嘱进行解痉、降压、利尿、扩容等用药治疗,注意观察用药后疗效及有无药物副作用产生。应用硫酸镁治疗的注意事项,参见妊娠合并高血压护理。

9. 产时准备氧气及新生儿抢救用物。

10. 分娩后遵医嘱给药,产后 2 小时专人护送入母婴同室,予以详细交接班。

(二)子痫护理

1. 患者置暗室,避光,专人护理,床旁备子痫盘、吸痰器、氧气、护架等急救用物、药物。

2. 氧气吸入,保持呼吸道通畅,头偏向一侧防呕吐物吸入气管,有假牙者取下假牙。

3. 特级护理,禁食,防止坠床。

4. 密切观察血压、呼吸、脉搏和尿量,正确记录 24 小时出入量。

5. 正确记录子痫抽搐时间、次数、持续时间及状况。

6. 患者躁动不安时,注意有无产兆及胎心率变化。

7. 子痫发作时,应预防舌咬伤或舌后坠堵塞气道。

8. 及时、正确地收集和送验各种标本。

9. 严密观察产程进展和阴道流血情况,警惕有无胎盘早剥、早产及急产的发生。产后注意有无软产道裂伤、会阴血肿或产后出血征象。

10. 保持安静,治疗及护理操作应轻柔,集中进行,尽量减少对孕产妇刺激。

11. 保持口腔、皮肤、外阴清洁,防止并发症发生。

九、胎儿宫内窘迫护理

1. 密切观察产程,注意胎心变化。每 5～10 分钟听胎心 1 次,或用胎心监护仪监测,发现异常,及时处理。

2. 疑有脐带隐性脱垂或脐带宫内受压者,可抬高床脚、转换胎位,观察胎心变化。

3. 给氧气吸入,左侧卧位以改善胎儿血氧供应,遵医嘱静脉注射大三联药物(10%葡萄糖 40ml,维生素 C 500mg,地塞米松 5mg)或能量合剂,以减少胎儿颅内出血,改善血液循环及减少脑部淤血。

4. 迅速结束分娩。若宫口开全,胎心好转,可行胎头吸引或产钳助产;若宫口尚未开全,胎心仍未好转,可行剖宫产术。

5. 胎儿娩出后,按新生儿窒息抢救常规护理。

十、新生儿窒息抢救及护理

1. 估计胎儿出生后窒息的可能性大者,分娩前备好急救药品及器械,做好复苏准备。

2. 胎儿娩出后立即清除口腔、呼吸道内羊水、黏液,保持呼吸道通畅,并进行触觉刺激促使啼哭,禁止倒悬新生儿乱拍乱打的粗暴手法。呼吸恢复后给氧气吸入,注意保暖。

3. 胎粪污染且苍白窒息者,应行气管插管,吸出气管内黏液、羊水,然后人工正压通氧,每分钟 40～60 次,至建立自主呼吸后拔出气管导管改为常压吸氧。

4. 新生儿复苏后应继续观察呼吸、心率、面色及精神状态,加强护理。给予侧卧位,延期哺乳。重度窒息新生儿复苏后,还须遵医嘱继续纠正酸中毒,给能量合剂以改善组织缺氧状态。

5. 按医嘱给抗生素及维生素 K1 预防感染及颅内出血。

十一、产后出血护理

产后 24 小时内阴道出血量达 500ml 以上为产后出血,可因胎盘滞留或残留、子宫收缩乏力、软产道撕裂、凝血功能障碍引起。

1. 子宫收缩乏力者,立即腹部按摩子宫,按摩必须待子宫收缩好转,出血控制后才能停止,及时建立静脉通道、静脉滴注或推注缩宫素(催产素)。

2. 若子宫收缩良好仍有出血，应进一步检查软产道是否损伤，及时寻找出血原因.对症处理。

3. 准备输液、配血、输血及急救物品，正确测量出血量。

4. 产妇平卧、吸氧.注意保暖，保持环境安静。

5. 严密观察心率、呼吸、血压及阴道出血等.及时补充血容量。

6. 如发现脉搏细弱、血压下降、呼吸急促、面色苍白等现象。立即报告医师，根据医嘱及时给药。

7. 消除紧张、恐惧心理，适当解释病情及各种护理措施、目的，增加安全感，以取得配合.利于康复。

8. 止血后应在产房观察2小时，随时注意观察宫缩。阴道流血及全身一般情况，送母婴同室床边交接班，继续观察24小时出血量。

9. 产后增加营养，酌情纠正贫血及给抗感染药物。

十二、会阴切开缝合术护理

会阴切开缝合术是为了防止会阴造成的分娩阻滞以及自然分娩或手术产所引起的严重会阴损伤。常用于初产妇会阴体过高、过短、坚韧或准备使用产钳、胎吸助产或臀位助产、早产等。

（一）术前准备

1. 用物准备：会阴切开剪、持针器、血管钳有齿无齿小镊子、三角针、圆针、丝线、肠线、导尿管、局麻用具1套，0.5%～1%普鲁卡因，0.5%碘伏液等。

2. 病人准备：

(1) 取膀胱截石位，常规消毒会阴，铺无菌巾。

(2) 导尿，排空膀胱。

(3) 予0.5%～1%普鲁卡因做阴部神经阻滞麻醉或局部麻醉。

（二）操作及注意事项

1. 左手中、食二指伸入阴道内，撑起左侧阴道壁。

2. 将会阴切开剪在切口部位放好，一般放在会阴后联合中线偏左45°位置（如会阴高度膨隆时，角度应扩大到60°～70°）。

3. 待宫缩时做会阴全层切开，切口长约3～5cm，直切即在会阴正中做切口，长约2～3cm.出血处用纱布压迫止血.必要时结扎止血。

4. 胎儿胎盘娩出后，缝合切口。缝合前在阴道内塞带尾纱布块，阻止宫腔内血液下流，使视野清晰。

5. 黏膜用0号或1号肠线连续或间断缝合，注意有效止血，勿留空腔。

6. 皮肤用1号丝线间断缝合，注意两断面对齐。缝线不宜过紧。

7. 缝毕取出阴道内带尾纱布.按摩子宫压出官腔血块仔细检查有无阴道血肿。

8. 做肛查，了解有无肠线穿透直肠。

9. 严格无菌操作，避免粪便污染切口。

十三、胎头吸引术护理

胎头吸引术是为了加速胎头娩出，缩短第二产程。常用于胎头位置不正，胎儿窘迫或产妇有心、肝、肾严重疾病及妊娠高血压综合征等。

(一)术前准备

1.用物准备：胎头吸引器、50ml或100ml注射器、止血钳、消毒石蜡油、会阴侧切用物1套，必要时准备新生儿急救用物。

2.病人准备：同会阴切开缝合术，经阴道检查宫口确已开全，无头盆不称，胎头已过坐骨棘。

(二)操作及注意事项

1.初产妇应先行会阴切开术。

2.吸引器开口端涂以润滑剂，以左手食指和中指分开阴道口，右手持吸引器，旋转滑入阴道紧贴胎儿头顶部，调整吸引器牵柄，使与胎头矢状缝方向一致。

3.检查有无阴道壁、宫颈等软组织嵌入吸引器内。缓慢抽出空气约150ml，造成26.7～40kPa的负压。等待2～3分钟，使产瘤充分形成，再行牵引。

4.在宫缩时，沿着产轴按分娩机转缓缓牵引。并鼓励产妇配合宫缩向下用力，助手须注意保护会阴。

5.待胎头即将娩出时放开止血钳，解除负压。取下吸引器，然后按分娩机转助产。

6.吸引器滑脱.可重新放置，滑脱两次应改用产钳术。全部牵引时间不宜超过20分钟。

7.胎儿娩出后，仔细检查宫颈、阴道及会阴.发现裂伤及时缝合。会阴切开者行缝合术。

8.检查新生儿头皮损伤情况，遵医嘱给肌注维生素K 3天，以防颅内出血，并按手术产儿护理。

十四、产钳助产术护理

(一)术前准备

1.用物准备：

(1)产包、手套、产钳、卵圆钳3把以及座椅、灯光。

(2)消毒用品：0.5%碘伏棉球、血管钳、导尿管、长针头、20ml注射器、0.5%～1%普鲁卡因溶液、肠线、器械润滑油。

2.孕妇准备：

(1)说明产钳助产的目的，以取得孕妇的配合。

(2)注意保暖。

(3)产妇取膀胱截石位，双腿架于腿架上。对时间稍长有麻木感或肌肉痉挛的产妇，应为其做局部按摩，指导产妇配合用力及放松。

(二)术中护理

1.操作程序配合：

(1)拉开产床.放置好体位，外阴常规冲洗后铺消毒巾，平铺双层消毒巾于产床上，铺产包。

(2) 协助医生穿手术衣。

(3) 协助医生抽 0.5%～1% 普鲁卡因 20ml。

(4) 胎儿娩出时，准备吸痰和急救；胎儿娩出后，给予缩宫素。

(5) 医生检查宫颈时，帮助灯光照射。

(6) 缝合会阴时，注意纱布及丝线、肠线的补充。

2. 观察要点：

(1) 5～10 分钟听胎心 1 次，观察宫缩及羊水颜色。

(2) 胎盘娩出后，测血压 1 次。观察宫缩情况。

(3) 产程长者注意宫缩及排尿情况。

(三) 术后护理

1. 新生儿护理后。给产妇做早吸吮。并做好有关宣教。

2. 手术完毕放平产妇双腿。让产妇休息，注意保暖。

3. 每 30 分钟观察宫缩、会阴、膀胱等情况，并记录。

4. 产后 2 小时，更换会阴垫及衣裤，送休养室。

十五、剖宫产术护理

(一) 术前准备

1. 心理护理：向患者解释手术目的，消除紧张心理。

2. 按硬膜外术前常规护理。禁食 6 小时，禁水 4 小时。

3. 备齐各项常规检查报告，如血、尿常规、出凝血时间、血型等。

4. 手术野皮肤准备：范围上界剑突下缘下线，下界耻骨联合平面，两侧至腋中线。清洁外阴。

5. 按医嘱给术前用药。

6. 留置导尿管。

(二) 术后护理

1. 按硬膜外麻醉术后常规护理。

2. 头偏向一侧，去枕平卧 6 小时。

3. 定期观察记录脉搏、呼吸、血压。半小时 1 次，共 6 次。

4. 注意观察切口渗血、阴道流血及子宫收缩情况。

5. 禁食 6 小时后改流质饮食至半流质。肛门未排气前，禁食糖及牛奶等产气食物，排气后给普食。

6. 保持导尿管通畅，注意尿量、颜色，一般 24 小时后拔管。

7. 术后正确记录 24 小时尿量。有内科合并症者，记 24 小时出入量。

8. 观察体温和恶露性质，保持外阴清洁，每日消毒液擦洗 2 次。若体温超过 38℃ 或恶露有臭味，即提示有感染可能。应通知医生及时治疗。

9. 鼓励病人早期活动。情况良好者，24 小时～48 小时后可下床活动，有利于各器官的功能恢复。

10. 做好新生儿皮肤接触、早吸吮护理。

十六、新生儿一般护理

1. 接收新生儿入室须详阅记录，了解出生情况及注意事项，并核对婴儿手圈，检查性别、床号、出生日期、时间是否正确，检查新生儿脚印、母亲手印是否清晰、新生儿有无畸形，并详细记录。

2. 根据 Apgar 评分和新生儿分娩前后情况决定护理分级。

3. 观察体温变化，每日测体温2次，如体温低于36℃或高于37.5℃应每4小时测1次。早产儿及体温低于36℃者，应置新生儿保暖床。如体温升高超过38℃者，可喂白开水或5%葡萄糖水并报告医师查明发热原因，对症处理。

4. 出生后24小时内给侧卧位，左右侧卧位定时交替。注意面色、呼吸，及时清除口腔分泌物以防发生吸入性肺炎。必要时氧气吸入。

5. 婴儿入室后，尤其2小时内，密切观察脐带有无渗血、出血、若有出血须重新结扎。

6. 观察新生儿第一次大小便并记录。如超过24小时无尿、24～48小时无胎粪排出者，应通知医生.查明原因给予处理。

7. 眼睛护理。每日用生理盐水自内眦向外擦洗两眼，分泌物过多者，用抗生素眼药水滴眼，每日3～4次；发现脓血性分泌物，应涂片查淋病双球菌。如阳性。立即上报，并给其父母及婴儿3人同时治疗。

8. 口腔护理。新生儿口腔黏膜柔嫩，不宜擦洗，以免损伤而致感染。

9. 沐浴。新生儿每日晨沐浴1次。调节室温至26℃～28℃。操作时动作应轻柔，防止受凉和损伤；勿使浴水进入婴儿口、鼻、耳内及污染脐带；注意皮肤及全身有无感染；核对手圈。床边隔离婴儿应最后沐浴。早产儿、难产儿等出生3日内不宜多动者，可在床上擦浴。

10. 脐带护理。出生12小时之后即可断脐，用75%酒精消毒后，沿脐根剪去脐带残端，覆盖无菌纱布加压包扎，24～48小时脐断面干燥后即可暴露。

11. 臀部处理。每次哺乳前换尿布，注意观察大小便性状，以了解喂养情况。大便后应用温水洗净擦干，并涂以鞣酸软膏，避免发生红臀。

12. 每日观察并记录体温、体重、哺乳量及脐部情况，如有精神不振、抽搐、呕吐、黄疸、红臀等，应通知医生，及时给予处理。

13. 正常新生儿24小时内接种乙肝疫苗，24小时后接种卡介苗，手术儿3天后接种卡介苗。

十七、新生儿抚触护理

(一)抚触前准备

1. 房间应整洁、安静、温度适宜，一般在25℃左右。
2. 抚触时间一般在沐浴后、睡前、两次进食之间。
3. 抚触者洗净并温暖双手。
4. 准备润肤油、爽身粉、大毛巾、尿布及清洁衣服。

(二)抚触的顺序

前额→下颌→头部→胸部→腹部→上肢→下肢→背部→臀部

(三)抚触的方法

1. 额部：两拇指指腹由中央至两侧推。

2. 下颌部：两拇指指腹由中央向两侧以上滑行。

3. 头部：一手托头，另一手食、中、无名指指腹从前额发际抚向后发际。最后停在耳后。换手抚触另半部。

4. 胸部：双手食、中指指腹分别由胸部外下方向对侧上方交叉抚触。

5. 腹部：双手食、中指指腹轮换从右下腹至右上腹，左上腹至左下腹做顺时针抚触，避开新生儿脐部。

6. 四肢：双手交替从近端向远端滑行达腕部，然后在重复滑行过程中节段性用力．挤压肢体肌肉．再从近至远进行抚触手掌、手背，再抚触每个手指．同法抚触下肢。

7. 背：以脊柱为中点，双手食、中、无名指指腹向外侧滑行，从上到下。然后从上到下抚触脊柱两侧。

(四)注意事项

1. 确保按摩时不受打扰，可放柔和的音乐帮助放松。

2. 选择适当时间进行按摩。不宜在新生儿饥饿和过饱时进行。

3. 注意与新生儿情感交流。

4. 观察新生儿有无不适反应和异常表现，如出现哭闹、肤色发生变化、呕吐等反应时，应暂停抚触。

5. 抚触应避开乳腺及脐孔，有血肿部位不宜抚触。

十八、新生儿游泳护理

(一)游泳前准备

1. 房间应清洁、安静，室温在28℃左右，水温在38℃左右。

2. 选择足月正常分娩的剖宫产儿，顺产儿(0个月至10个月)，孕32周～孕36周分娩的早产儿、低体重儿，(体重在2 000～2 500g住院期间无须特殊治疗者)。

3. 吃奶后1小时游泳，每天2次，10～15分/次。

4. 选择适宜的新生儿游泳圈和游泳桶，使用前进行安全检查(如型号、保险按扣是否漏气)。

5. 水质用特殊新生儿游泳液配方或洁净水。

(二)游泳的方法

1. 新生儿脐部贴防水护脐贴以免污染脐部。

2. 新生儿套好游泳圈检查下颌是否垫托在预设位置，要逐渐且缓慢入水。

3. 游泳完毕迅速擦干新生儿身上的水，注意保暖。

4. 取下防水护脐贴，予以碘伏消毒棉签或75%酒精消毒脐部，且用一次性护脐带包扎。

(三)注意事项

1. 进行新生儿游泳前要严格掌握适应征和禁忌证。

2. 游泳期间必须专人看护，新生儿与看护者的距离必须在监护人的一臂之内。

3. 住院期间为防止交叉感染，游泳桶内套一次性塑料袋，做到一人一池水。

4. 观察新生儿有无不适反应和异常表现，如出现哭闹、肤色发生变化、呕吐等反应时应停止游泳。

十九、母婴同室护理

1. 按产后护理常规接待新产妇。

2. 宣传母乳喂养和母婴同室的优点，发放母乳喂养的宣传资料。新生儿入室后即刻喂哺，第一次哺乳护理人员应在旁指导正确的哺乳姿势。

3. 宣传母乳喂养的好处，树立母乳喂养的信心，要求产后 24 小时内至少让新生儿吸吮 8 次～10 次。

4. 鼓励产妇早期起床活动，了解母乳喂养情况，指导产妇正确估计奶的摄入量。

5. 教会产妇正确挤奶，做好乳房异常情况的护理（如乳头皲裂、奶胀等），指导哺乳中可能碰到的一些问题及解决方法。

6. 向产妇宣教新生儿一些常见生理现象及新生儿护理常规（如喂养、沐浴等）。

7. 加强产后宣教，产褥期卫生及产后营养指导。

第一节　妇科护理技术操作流程

一、妇科一般护理

1. 入院安置床位后及时通知医师，责任护士详细介绍医院环境、入院须知等、并及时完成入院评估。

2. 按医嘱留血尿标本，陪送病人进行各项功能检查，介绍检查目的和注意事项。

3. 新入院患者，每日测体温、脉搏、呼吸 3 次，3 天后每日测量 1 次.观察并记录排便情况，体温超过 38℃按发热患者护理。

4. 一般患者可进普食，急腹症患者暂禁食。

5. 有阴道流血的患者.禁用阴道冲洗与坐浴。

6. 凡有各种引流的患者，每 24 小时更换引流袋，观察记录引流情况并记量。

7. 未明确诊断者。应密切观察血压、脉搏、腹痛及阴道流血等情况，必要时保留排出物及会阴垫以供检查，并认真听取患者主诉。

8. 做好晨、晚间护理，入院时未做卫生处置者应在 24 小时内做好个人卫生。

二、妊娠剧吐护理

孕妇呕吐频繁，不能进饮食，体重明显下降，严重时可引起水、电解质紊乱和酸中毒，称为妊娠剧吐。

1. 做好心理护理，使患者对妊娠有正确的认识。
2. 按医嘱每日或隔日留尿查酮体至阴性为止。
3. 注意观察呕吐物的性质，必要时记录出入量并按医嘱抽血监测电解质。
4. 关心体贴孕妇，及时清除呕吐物。保持环境整洁舒适。
5. 注意口腔卫生，嘱孕妇尽可能吃喜爱的食物，一般可进易消化清淡饮食，少量多餐。重症时须禁食。
6. 按医嘱输液以纠正脱水、酸中毒、低钾血症等。
7. 服用中药宜浓煎口服。
8. 密切观察病情，谨防发生脱水、酸中毒等。

三、流产护理

凡妊娠不足 28 周、胎儿体重不足 1 000g 而终止妊娠者，称为流产。流产发生于妊娠 12 周以前者称早期流产，发生在妊娠 12 周之后不足 28 周者称晚期流产。流产又分为自然流产和人工流产，自然流产的发生率占全部妊娠的 15% 左右，多数为早期流产。

1. 绝对卧床休息，减少不必要的阴道检查。
2. 有阴道流血者置消毒会阴垫，保持会阴清洁，避免感染。
3. 观察宫缩和阴道流血量及血的颜色，如有阴道排出物，需检查有无绒毛或胚胎组织，必要时送病理检查。
4. 嘱进食粗纤维食物，保持大便通畅，如有便秘可用弱缓泻剂，禁止灌肠。
5. 留晨尿送妊娠试验。
6. 做好优生优育的健康教育工作，对曾有流产者给予精神支持，解除思想顾虑。

四、异位妊娠护理

受精卵在子宫体腔外着床发育时，称为异位妊娠，简称宫外孕。按其发生的部位不同，可分为输卵管妊娠、卵巢妊娠、腹腔妊娠、宫颈妊娠及子宫残角妊娠等，其中输卵管妊娠最为常见，占异位妊娠的 95% 左右。

1. 心理安慰和必要的解释、宣教，使患者积极配合。
2. 密切观察血压、脉搏、呼吸、面色、腹痛及阴道流血等，发现异常情况报告医师。做好阴道后穹窿穿刺和腹腔镜检查的准备。
3. 保持会阴清洁，必要时保留会阴垫，注意有无"蜕膜管型"排出，帮助确诊。
4. 在观察过程中禁用止痛剂及肥皂水灌肠。
5. 合理饮食，卧床休息。尽量减少突然改变体位或增加腹压的动作，以免诱发出血，加重病情。
6. 留晨尿做妊娠试验。
7. 需手术者按腹部手术护理。

8.休克患者取休克位。立即配血、输液、给氧、保暖,并做好剖腹手术前准备。

五、葡萄胎护理

葡萄胎是因妊娠后胎盘绒毛滋养细胞增生,间质水肿,而形成大小不一的水泡,水泡借细蒂相连成串,形如葡萄得名,也称水泡状胎块。它可发生在生育期妇女的任何年龄,大于40岁或小于20岁好发;多产妇多见;曾患葡萄胎的女性再次患病的可能性是第一次患病概率的40倍。另外,营养因素、感染因素、卵异常、细胞遗传异常等可能与发病有关。东南亚国家或地区的发病率比欧美国家高。

1.讲解疾病知识和治疗过程,消除顾虑和恐惧。

2.卧床休息,严密观察腹痛及阴道流血,保持会阴清洁,必要时保留会阴垫观察排出物。

3.清宫前备血,建立静脉通路,准备好缩宫素和抢救药品。第1次清宫后一般1周后再行第2次清宫。所有宫内容物均送病理检查。

4.清宫后按医嘱给抗生素预防感染,纠正贫血。

5.进高蛋白、高维生素易消化饮食。

6.根据医嘱做好尿及血HCG检查的标本采集。

7.做好出院指导:一般清宫后1个月内每周查1次血hCG,阴性后每月查1次,持续半年后每3个月查1次,1年后每半年查1次,直至2年。嘱患者坚持避孕,2年中宜采用阴茎套避孕。

六、月经失调护理

月经失调是妇科的常见病,临床主要表现为月经周期或经期不规则。流血量的异常或伴发某些异常的症状,可由良性病变或月经调节机制失常引起。

1.做好心理护理.避免精神紧张。

2.对出血多者,保留会阴垫,准确估计流血量,并观察记录血压、脉搏。

3.增加营养,纠正贫血,根据医嘱给予止血药物及补血剂,严重贫血者要做好输血准备。

4.对闭经患者查找闭经原因,改善周围环境.去除慢性病灶。

5.需要刮宫者按刮宫护理。

6.需要手术者按手术护理。

7.痛经者按医嘱给予止痛、镇静、缓解痉挛的药物,如阿托品、复方颠茄片等,禁用吗啡、哌替啶等易成瘾药物。

8.用内分泌激素治疗时要向患者解释清楚用药剂量、方法及注意事项,持续3个~4个疗程,并观察药物撤退后的出血情况。

9.协助医师做好各种功能检查。

七、急、慢性盆腔炎护理

女性生殖道及其周围组织的炎症,称为盆腔炎。引起盆腔炎的病原体有来自原寄居于阴道内的菌群和来自外界的病原体。盆腔炎有急性和慢性两类。

1.给予半卧位休息,有利阴道分泌物引流。

2. 进食富有营养的高蛋白、高热量、易消化食物，以增加机体抵抗力。

3. 输液以补足水分，抗生素治疗应注意各种药物的疗效及毒性反应，并嘱患者多饮水，使体内毒素排出体外。

4. 发热时按发热护理。

5. 勤换衣服，保持皮肤外阴清洁干燥。

6. 做好中药灌肠治疗的护理。

7. 慢性盆腔炎患者要加强体质锻炼. 劳逸结合，以增加全身抵抗力。

8. 手术治疗者按手术患者护理常规。

八、输卵管癌、卵巢癌护理

1. 做好心理护理，鼓励患者正确认识疾病。

2. 了解患者家庭及社会支持的情况，配合治疗。

3. 进食富有营养. 平衡饮食，增加机体抵抗力以适应手术及化疗。

4. 适当活动，卧床休息与下床活动相交替。有腹水不能平卧者。可取半卧位。

5. 手术治疗按手术护理常规。

6. 化疗治疗按化疗护理常规。

7. 注意观察转移症状，发现异常及时报告医师。

九、子宫脱垂护理

子宫脱垂是指子宫从正常位置沿阴道下降，宫颈外口达坐骨棘水平以下，甚至子宫全部脱出于阴道口以外，常伴有阴道前后壁膨出。

1. 讲解疾病知识，消除增加腹压的因素，保持大便通畅，治疗慢性咳嗽，指导患者做提肛肌锻炼。

2. 子宫颈溃疡患者用 1:5 000 高锰酸钾液坐浴。

3. 伴膀胱、直肠膨出，有排尿、大便困难时应给予处理。

4. 需手术患者，根据术式按阴式或腹式手术护理。

5. 术后休息 3 个月，半年内避免重体力劳动。

十、全子宫、双侧附件切除术护理

(一) 术前准备

1. 心理准备：了解患者对疾病和手术的认识，给予安慰和解释，消除顾虑和恐惧。

2. 全身准备：按医嘱协助完成各项常规检查，指导患者摄入高蛋白、高热量、高维生素、低脂肪饮食，纠正贫血，将血红蛋白提高到大于等于 80g/L。

3. 阴道准备：术前 3 天开始清洁阴道。手术日晨再次清洁阴道。

4. 皮肤准备：手术前 1 日剃毛备皮，上至剑突下，下至大腿上 1/3，两侧至腋中线、外阴部。脐孔用棉签蘸汽油拭净，再用酒精消毒。协助患者沐浴、洗头、剪指甲、更衣，注意保暖，预防感冒。

5. 消化道准备：术前晚进半流饮食，术前 8 小时禁食、禁水。手术前晚及术前 4 小时用肥皂水灌肠。

6.膀胱准备：术晨常规使用弗勒氏导尿管保留导尿，连接引流袋，保持通畅。

7.按医嘱完成药物过敏试验，对有过敏反应者，在病历夹、体温单、医嘱单、床头牌做明显标记，并通知医师。

8.其他：手术日晨了解有无月经来潮，体温升高等情况，与手术室护士核对病人姓名、床号、住院号，并做好回室准备。

(二)术后护理

1.全麻未清醒前，连硬外麻醉者，去枕平卧6～8小时后协助翻身，术后次晨采取半卧位。

2.测血压、脉搏每30分钟1次(至少6次)至平稳。术后每日测体温、脉搏、呼吸3次，连续3日，正常后，改每日1次。

3.观察伤口有无渗血疼痛，用腹带固定，必要时，沙袋加压6小时。

4.保留导尿48小时，保持通畅，观察尿液性状，记录尿量，每日会阴擦洗2次。

5.全麻后患者禁食12小时，连硬外麻醉后禁食6小时，开始协助饮水，次日根据医嘱指导进食，肠蠕动恢复前禁食易产气食物。

6.做好预防术后并发症护理，减轻患者疼痛和不适。

7.术后第3天鼓励患者下床活动，观察有无阴道流血。

(三)出院指导

1.注意营养合理搭配，保持大便通畅。

2.劳逸结合，2个月内勿用力提重物，避免剧烈咳嗽等增加腹压的动作。

3.保持会阴清洁，术后1个月可沐浴，3个月经医师同意可恢复性生活。

4.出现阴道流血，异常分泌物时应及时就医。

十一、经阴道全子宫切除术护理

(一)术前准备

1.术前3天给予1:5 000高锰酸钾溶液坐浴，每日2次。清洗阴道每日2次。

2.皮肤准备范围：术前1日手术区备皮，上自耻骨联合以上10cm左右，下至肛门以下5cm，包括腹股沟、外阴和大腿内侧的上1/3处。

3.消化道准备：术前3天无渣半流饮食，术前1天清洁灌肠。

4.术日晨排空膀胱，不需预先放置导尿管。

5.其他术前准备同经腹全子宫切除术护理。

(二)术后护理

1.同全子宫切除术护理。

2.术后导尿管留置3天～5天。注意外阴部清洁，每日擦洗外阴1～2次，每次大便后需清洁会阴。

(三)健康指导

同经腹全子宫切除术。

十二、阴道成形术护理

(一)术前准备

1. 心理护理：要同情、理解、安慰患者，讲清手术的目的和注意事项，以取得患者的合作。

2. 按腹部阴道联合手术前准备。

3. 阴道模型的准备：通常采用木质或塑料制品，长约8～11cm，直径1.5～3.5cm 不等，根据需要选择不同的尺寸，外套避孕套后高压蒸汽消毒后备用。

(二)术后护理

1. 按经腹及经阴道手术护理常规。

2. 术后用丁字带或月经带固定阴道模型，注意保持外阴清洁，每日外阴擦洗2次，每次大便后清洁会阴。

十三、早孕药物流产护理

(一)用药前护理

1. 了解病史，详细讲清药物特点、效果、不良反应或失败的可能性，使患者有充分的思想准备，消除紧张心理。

2. 备齐各项常规检验报告，如血尿常规、尿 hCG、B 超和阴道分泌物检查。

3. 核对患者的姓名，测量体温、脉搏、血压、填写服药和随访日期。

(二)服药方法

米非司酮25mg，每12小时1次，共6次，总量150mg。于第3天服末次米非司酮后，即刻来院。留院观察再服米索前列醇0.6mg。

(三)注意事项

1. 服用以上两药前后均需空腹2小时，用温水(30℃)吞服。不能同时服用吲哚美辛(消炎痛)或退热镇痛药，药物忌入冰箱保存。

2. 注意用药不良反应，如胃肠道反应，阴道出血多，及时就诊。

3. 注意阴道排出物，大小便应排入痰盂内，如见组织物，即送医院检查。

4. 给每位患者发一份有关药物流产服药方法及用药注意事项的书面指导材料。

(四)留院观察护理

1. 核对留观床号、姓名，询问末次服米非司酮的时间，在末次服用后2小时，即给服米索前列醇0.6mg。

2. 在使用米索前列醇过程中，必须留院观察6小时，注意药物反应，观察阴道出血量和胚囊的排出时间。检查阴道排出物是否完整，如出血量过多，或排出物未见胚囊时，应留存备检，报告医师。并注意生命体征。

3. 备齐缩宫素、止血药、静脉输液和输血等急救用品。

4. 服米索前列醇后6小时，仍未见胚囊排出，可根据病人情况加服药物。

(五)健康指导

1. 保持外阴部清洁卫生，2周内禁盆浴、禁房事。

2. 1个月后随访。

3. 指导避孕方法。

4.凡未见胚囊排出者,应复查B超。

十四、腹部羊膜腔利凡诺引产护理

(一)用药前准备

1.了解病史,向患者讲解利凡诺引产特点、效果和用药后可能出现发热反应,解除患者思想顾虑。

2.备齐各项常规检验报告,如血尿常规,血小板计数,出凝血时间,肝、肾功能,胸透。心电图和阴道分泌物检查。

3.核对受术者的床号、姓名,测量体温、脉搏、血压,术前2次体温小于或等于37.5℃者方可引产。

4.配备羊膜腔穿刺包和药物,内有7号至9号腰穿针、30ml注射器、长钳、洞巾、手套、方纱布若干。利凡诺针剂100mg,注射用水20ml、胶布等。

5.患者排尿后,送妇检室接受引产手术。

(二)用药后护理

1.做好分级护理和引产的标记。

2.卧床休息,鼓励饮水。

3.注意主诉,观察患者的全身情况,如皮肤黄染、尿少或尿闭等,应及时报告医师。

4.严密观察宫缩和宫口扩张,如宫口扩张无进展而穹隆饱满,应及时报告医师,预防后穹隆穿孔造成子宫破裂。

5.注意阴道出血起始时间和出血量。如有阴道排出物,应留存备查。

6.备齐宫缩剂、解痉药、止血药、静脉输血和补液等急救物品。

(三)分娩时护理

1.外阴消毒,消毒范围同一般足月分娩。消毒后垫上无菌巾和消毒盘,做好接生前的准备。

2.胎儿娩出后,按常规肌注缩宫素。胎盘娩出后,检查胎盘胎膜是否完整,软产道有无损伤,如有损伤,应协助医师给予缝合。

3.胎儿娩出半小时后,胎盘尚未娩出,给予手取胎盘术;检查胎盘胎膜不完整或阴道出血较多时,均需报告医生,准备钳刮器械,并密切观察生命体征。

(四)分娩后护理

1.嘱患者保持外阴清洁,指导卫生巾使用方法。

2.注意恶露量、色泽和气味。

(五)健康指导

1.保持外阴部清洁卫生,勤换内裤和卫生巾。1个月内禁盆浴和禁房事。

2.1个月后随访。

3.指导避孕方法。

4.如有腹痛或出血量超过月经2倍,应随时就诊。

十五、绒毛膜癌护理

绒毛膜癌简称绒癌,为一种高度恶性肿瘤,早期通过血行转移至全身,破坏组织及器官，引起出血性坏死。

最常见的转移部位依次为肺、阴道、脑及肝。妊娠绒癌50%继发于葡萄胎，多在胎块清除后1年以上；发生流产或足月分娩后各占25%，少数发生于异位妊娠(即宫外孕)后。

临床以阴道流血、腹痛、盆腔肿块、肺转移、阴道转移、脑转移和肝转移为主要特征。

按妇科疾病手术一般护理常规。

(一)一般护理

1. 执行保护性隔离，病房每日空气消毒，限制探视。
2. 鼓励患者进食，给予高蛋白、多维生素、易消化饮食，增强机体抵抗力。

(二)病情观察

1. 观察患者体温、脉搏、呼吸、血压的变化。
2. 观察有无阴道转移结节；有无咳嗽、咯血、呼吸困难等肺转移症状；有无头痛、恶心、呕吐、视力模糊、失语等脑转移症状，如有异常，立即协助处理。
3. 注意有无阴道大出血、剧烈腹痛等，警惕肿瘤穿破宫腔壁。若有危象，还应立即做好急诊手术准备。
4. 如化疗按化疗护理常规。
5. 需手术者按妇科疾病手术一般护理常规。

(三)健康教育

1. 饮食多样化.以富于营养、易消化为原则。
2. 进行户外活动，以增强机体抵抗力。
3. 坚持避孕(同葡萄胎)。
4. 定期随访，第1年内每月随访1次，1年后每3个月随访1次持续至3年，再每年1次至5次，此后每2年1次。

十六、功能失调性子宫出血护理

功能失调性子宫出血为妇科常见病。主要是由于调节生殖的神经内分泌机制失常引起的异常子宫出血，而全身及内外生殖器官无器质性病变存在。

机体内部和外界许多因素如精神过度紧张、恐惧、忧伤、环境及气候骤变，以及全身性疾病、营养不良、贫血及代谢紊乱等均可导致功血。分为排卵性和无排卵性两大类。

临床表现为子宫不规则出血，特点是月经周期紊乱，经期长短不一，出血量时多时少，甚至大量出血。

按妇科疾病手术一般护理常规。

(一)一般护理

1. 耐心解释病情，减轻患者不安心理，积极配合治疗。
2. 注意休息，保证充足睡眠。
3. 鼓励患者多食高蛋白及含铁高的饮食，以保证营养。纠正贫血。

(二)病情观察

1.观察生命体征变化，注意阴道流血量。

2.性激素治疗时应按量给药，并观察不良反应。

3.若有大出血时.除做好一般大出血患者的护理外，还应做好手术止血准备。

(三)健康教育

1.注意休息，加强营养，保持轻松愉快的心情。

2.经期注意卫生，防止逆行感染。

3.出院带药时应遵医嘱服药，不能随意停止或增减，防止出血。

4.出血量多时及时就诊。

十七、腹腔镜手术护理

腹腔镜检查及手术是向腹腔内注入CO_2气体，形成人工气腹后，将腹腔镜自腹壁插入腹腔内观察病变的形态、部位及与周围脏器的关系，必要时取组织做病理检查或进行手术。适用于内生殖器发育异常、肿瘤、炎症、异位妊娠、子宫内膜异位症、子宫穿孔、下腹疼痛等原因不明的诊断及治疗。

按妇科疾病手术一般护理常规。

(一)术前准备

1.术前沐浴，腹部及外阴部常规备皮。脐孔清洁、消毒。

2.术前1日阴道擦洗1次。

3.术前1日下午甘露醇250ml口服或肥皂水灌肠1次。

4.术前晚无渣半流饮食，术前6小时禁食。

5.遵医嘱给麻醉前用药，更换手术衣裤。

6.入手术室前排空膀胱。

(二)术后护理

1.卧床休息4～6小时。尽早下床活动.以防粘连。

2.全麻清醒后或硬膜外麻醉6小时后可进食。

3.术后12小时内应严密观察血压、脉搏、呼吸变化。

4.腹痛者遵医嘱使用止痛剂。

5.术后4～6小时拔除尿管，尽量促使小便自解。子宫切除者可适当延长拔尿管时间。

6.注意有无并发症发生。

十八、宫腔镜手术护理

适用于探查异常子宫出血、原发或继发不孕的子宫内病因，子宫内异物取出，节育器的定位与取出以及输卵管粘堵等。

按妇科手术一般护理常规。

(一)术前准备

1.月经干净后7日内行手术，急诊手术除外。

2.按常规行血常规、凝血功能、心电图、白带常规检查。

3.药物过敏实验，备皮。

4. 宫颈准备。

5. 术前禁食6小时。

(二)术后护理

1. 禁食6小时。

2. 术后监测生命体征变化。

3. 清醒后可下床活动。

4. 遵医嘱使用宫缩剂、止血剂、抗生素。

（王　燕）